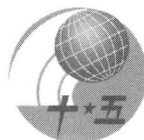

普通高等教育"十五"国家级规划教材

新世纪全国高等中医药院校规划教材

内 科 学

（新世纪第二版）

（供中医类专业用）

主　编　徐蓉娟（上海中医药大学）

副主编　孙颖立（北京中医药大学）

　　　　罗日永（广州中医药大学）

　　　　张荣新（陕西中医学院）

　　　　陈新宇（湖南中医药大学）

主　审　胡婉英（上海中医药大学）

中国中医药出版社

·北京·

图书在版编目（CIP）数据

内科学/徐蓉娟主编 . —北京：中国中医药出版社，
2002.12（2015.1 重印）

普通高等教育"十五"国家级规划教材

ISBN 978 - 7 - 80156 - 438 - 2

Ⅰ. 内…　Ⅱ. 徐…　Ⅲ. 内科学 - 中医学院 - 教材
Ⅳ. R5

中国版本图书馆 CIP 数据核字（2002）第 099902 号

中 国 中 医 药 出 版 社 出 版
北京市朝阳区北三环东路 28 号易亨大厦 16 层
邮政编码：100013
传真：64405750
北京市松源印刷有限公司印刷
各地新华书店经销

*

开本 850 × 1168　1/16　印张 27.75　字数 641 千字
2007 年 4 月第 2 版　2015 年 1 月第 26 次印刷
书号　ISBN 978 - 7 - 80156 - 438 - 2

*

定价：31.00 元
网址　www.cptcm.com

全国高等中医药教材建设
专家指导委员会

李佃贵（河北医科大学副校长　教授）

吴咸中（天津中西医结合医院主任医师　中国工程院院士）

吴勉华（南京中医药大学校长　教授）

张伯礼（天津中医药大学校长　教授　中国工程院院士）

肖培根（中国医学科学院研究员　中国工程院院士）

肖鲁伟（浙江中医药大学校长　教授）

陈可冀（中国中医科学院研究员　中国科学院院士）

周仲瑛（南京中医药大学　教授）

周　然（山西中医学院院长　教授）

周铭心（新疆医科大学副校长　教授）

洪　净（国家中医药管理局科技教育司副司长）

郑守曾（北京中医药大学校长　教授）

范昕建（成都中医药大学校长　教授）

胡之璧（上海中医药大学教授　中国工程院院士）

贺兴东（世界中医药学会联合会　副秘书长）

徐志伟（广州中医药大学校长　教授）

唐俊琦（陕西中医学院院长　教授）

曹洪欣（中国中医科学院院长　教授）

梁光义（贵阳中医学院院长　教授）

焦树德（中日友好医院　主任医师）

彭　勃（河南中医学院院长　教授）

程莘农（中国中医科学院研究员　中国工程院院士）

谢建群（上海中医药大学常务副校长　教授）

路志正（中国中医科学院　研究员）

颜德馨（上海铁路医院　主任医师）

秘 书 长　王　键（安徽中医学院院长　教授）

洪　净（国家中医药管理局科教司副司长）

办公室主任　王国辰（中国中医药出版社社长）

办公室副主任　范吉平（中国中医药出版社副社长）

再版前言

"新世纪全国高等中医药院校规划教材"是全国唯一的行业规划教材。由"政府指导，学会主办，院校联办，出版社协办"。即：教育部、国家中医药管理局宏观指导；全国中医药高等教育学会及全国高等中医药教材建设研究会主办，具体制定编写原则、编写要求、主编遴选和组织编写等工作；全国26所高等中医药院校学科专家联合编写；中国中医药出版社协助编写管理工作和出版。目前新世纪第一版中医学、针灸推拿学和中药学三个专业46门教材，已相继出版3~4年，并在全国各高等中医药院校广泛使用，得到广大师生的好评。其中34门教材遴选为教育部"普通高等教育'十五'国家级规划教材"，41门教材遴选为教育部"普通高等教育'十一五'国家级规划教材"（有32门教材连续遴选为"十五"、"十一五"国家级规划教材）。2004年本套教材还被国家中医药管理局中医师资格认证中心指定为执业中医师、执业中医助理医师和中医药行业专业技术资格考试的指导用书；2006年国家中医、中西医结合执业医师、执业助理医师资格考试和中医药行业专业技术资格考试大纲，均依据"新世纪全国高等中医药院校规划教材"予以修改。

新世纪规划教材第一版出版后，国家中医药管理局高度重视，先后两次组织国内有关专家对本套教材进行了全面、认真的评议。专家们的总体评价是："本次规划教材，体现了继承与发扬、传统与现代、理论与实践的结合，学科定位准确，理论阐述系统，概念表述规范，结构设计合理，印刷装帧格调健康，风格鲜明，教材的科学性、继承性、先进性、启发性及教学适应性较之以往教材都有不同程度的提高。"同时也指出了存在的问题和不足。全国中医药高等教育学会、全国高等中医药教材建设研究会也投入了大量的时间和精力，深入教学第一线，分别召开以学校为单位的座谈会17次，以学科为单位的研讨会15次，并采用函评等形式，广泛征求、收集全国各高等中医药院校有关领导、专家，尤其是一线任课教师的意见和建议，为本套教材的进一步修订提高做了大量工作，这在中医药教育和教材建设史上是前所未有的。这些工作为本套教材的修订打下了坚实的基础。

2005年10月，新世纪规划教材第二版的修订工作全面启动。修订原则是：①有错必纠。凡第一版中遗留的错误，包括错别字、使用不当的标点符号、不规范的计量单位和不规范的名词术语、未被公认的学术观点等，要求必须纠正。②精益求精。凡表述欠准确的观点、表达欠畅的文字和与本科教育培养目的不相适应的内容，予以修改、精练、删除。③精编瘦身。针对课时有限，教材却越编越厚的反应，要求精简内容、精练文字、缩编瘦身。尤其是超课时较多的教材必须"忍痛割爱"。④根据学科发展需要，增加相应内容。⑤吸收更多院校的学科专家参加修订，使新二版教材更具代表性，学术覆盖面更广，能够全面反应全国高等中医药教学的水平。总之，希冀通过修订，使教材语言更加精练、规范，内容准确，结构合理，教学适应性更强，成为本学科的精品教材。

根据以上原则，各门学科的主编和编委们以极大的热情和认真负责的态度投入到紧张的修订工作中。他们挤出宝贵的时间，不辞辛劳，精益求精，确保了46门教材的修订按时按质完成，使整套教材内容得到进一步完善，质量有了新的提高。

教材建设是一项长期而艰巨的系统工程，此次修订只是这项宏伟工程的一部分，它同样要接受教学实践的检验，接受专家、师生的评判。为此，恳请各院校学科专家、一线教师和学生一如既往关心、关注新世纪第二版教材，及时提出宝贵意见，从中再发现问题与不足，以便进一步修改完善或第三版修订提高。

全国中医药高等教育学会

全国高等中医药教材建设研究会

2006 年 10 月

修订说明

新世纪全国高等中医药院校规划教材《内科学》是根据教育部《关于"十五"期间普通高等教育教材建设与改革的意见》的精神，经国家中医药管理局统一规划、指导，由全国中医药高等教育学会、全国高等中医药教材建设研究会具体负责，组织部分中医药大学有关教师共同编写，以供中医、针推、骨伤、五官、儿科等专业本科教学使用。

新世纪规划教材《内科学》自 2003 年 1 月出版以来，全国大部分的中医药类专业都采用了此版教材，也受到广大师生和专家的好评，目前已经多次印刷。其配套教材《内科学习题集》和《易学助考口袋丛书·内科学》分别于 2004 年 2 月和 2006 年 1 月出版。

根据内科学发展的形势和需要，全国高等中医药教材建设研究会决定修订原教材，并于 2006 年春召开《内科学》新二版编委会，议定修订方案及计划，目前修订工作已完成。

《内科学》第二版为符合中医临床应用型人才的需要，体现科学性、先进性、简明性、实用性，在上版教材的基础上作出如下修订：①本《内科学》64 多万字，共 10 篇，57 章，其中新增慢性阻塞性肺病、传染性非典型肺炎 2 章；删除目前内科临床较为少见的急性肾炎、特发性面神经麻痹、癫症、钩端螺旋体病和疟疾，有关内容列入相关章节的鉴别诊断中阐述。②个别篇目增添总论（如第六篇内分泌及代谢疾病概述），某些章节附有重要的综合征（如代谢综合征）或病理分类的疾病（如 IgA 肾病）。③各章均更新了内容，并根据最新防治指南、循证医学结论、传染病法规进行修订；某些章节的名词及定义作了必要的更新。④新增部分插图便于理解和记忆。

本教材保留上版教材的特点：①某些系统选择一个核心疾病重点详述，如心力衰竭、消化性溃疡、肾病综合征等，寓举一反三之意，而其在相关疾病中的重复内容则从简叙述。②药物名词采用中国药品通用名称，并参考《新编药物学》（第 15 版），部分药名首次出现时附有英文名。③由于诸多中医教材，尤其是《中医内科学》中已有大量内科疾病的中医诊治内容，故本教材不再赘述。

根据编委会成员的专长，本次修订具体分工如下（按篇目先后次序排列）：

徐蓉娟（绪论，第 37～40、52 章）；周建锋（第 1～5、55 章）；倪伟（第 6～9、49 章）；陈新宇（第 10、14、16、56 章）；刘钧超（第 11、15、17、54 章）；王民英（第 12、13、45～47 章）；罗日永（第 18、19、22、50 章）；童昌珍（第 20、21、23～25、43、44 章）；邓跃毅（第 26～30 章）；孙颖立（第 31～36、48 章）；曾升平（第 41、42、51、53、57 章）。

由于时间匆促以及水平有限，本教材必有很多不足之处，衷心期望各院校师生赐教。

徐蓉娟

2007 年 2 月于上海

目　录

绪　论

第一篇　呼吸系统疾病

第二篇　循环系统疾病

第六篇　内分泌及代谢疾病

第七篇　结缔组织病

第八篇　急性中毒

第九篇　神经系统疾病

第十篇　传染病

绪　　论

内科学是研究内科疾病的病因、发生发展规律、诊断方法和防治措施旳一门临床医学。内科学所阐述的内容是现代临床医学各学科的基础，涉及面广、整体性强，并与中医各临床学科密切相关。

高等中医药院校开设内科学之目的是培养新世纪的中医专业本科生在全面掌握中医药理论和技能的基础上，能系统地掌握现代医学内科学的基础理论、基本知识、基本技能和常见病、多发病的诊断和防治；熟悉内科急诊的处理原则及方法；以利于学生在今后的中医药临床、教学及科研工作中更好地发挥中医优势，促进中医药学及中西医结合医学的发展。

【内科学的范围和内容】

内科学是与外科学相对而言，其诊治措施不具创伤性或仅有轻微的创伤性（如介入疗法等）。20 世纪 50 年代后，随着临床医学的迅速发展，内科学分成众多的专业学科。西医面向 21 世纪内科学教材（第六版）已与神经病学、精神病学及传染病学分离，后三者已各自成为一门独立的学科，故仅保留呼吸系统疾病、循环系统疾病、消化系统疾病、泌尿系统疾病、造血系统疾病、内分泌系统疾病、代谢性疾病和营养性疾病、结缔组织病和风湿性疾病、理化因素所致疾病等 9 篇内容。根据中医药院校教学计划的要求，为适应中医各专业培养目标的实际需要，本教材除包括上述内科学的内容外，仍加入神经精神系统疾病及传染病，合并内分泌系统疾病及代谢性疾病，故共集成 10 篇、57 个病种。每个病种的具体内容分别包括概述、病因和发病机制、病理、临床表现、并发症、实验室及其他检查、诊断与鉴别诊断、治疗、预防等方面。内容力求反映近年来公认的新进展；选材的深度和广度力求符合本专业学生的实际需要；文字力求通顺易懂；指导思想力求贯彻基础理论与临床实际相结合的原则。

【内科学的进展】

一、医学模式的转变

传统医学模式是"生物医学模式"，即以生物学为基础，重点在于诊断及防治疾病，并已取得了很大成就。然随着社会的发展，认识的不断深化，发现在患病和治疗过程中心理和社会因素的影响极为重要，与其密切相关的疾病的发生率和死亡率日益增加。因而逐渐转变为新的"生物－心理－社会医学模式"（bio－psycho－social model）。疾病防治的重点不仅仅是"病"，而是"人"；不仅仅是传染病，更应重视与心理、社会和环境因素密切相关的非传染病（冠状动脉粥样硬化性心脏病、高血压病、糖尿病、恶性肿瘤等）。最终目标是使人民的身心处于更加良好的健康状态。因此，现代医学模式的产生，使治疗疾病的指导思想进展为从医病到医人；从局部到整体；从个体到群体；从治疗到预防、保健。宏观上从原有的生物医学范畴扩展到社会医学、心理医学、预防医学等广阔的领域。然而对传染病的斗争千万不可松懈，老的传染病尚未控制，甚至有卷土重来者，而新的传染病又纷纷出现。例如，2002 年 11 月，我国受到传染性非典型肺炎（severe acute respiratory syndrome，SARS）的突然袭击，该病传染性极强，死亡率极高，急速跨国波及 32 个国家和地区。经 WHO 认定为新型冠状病毒感染所致，经过政府、医务人员及群众的共同努力，终于在 2004 年夏得到控制。SARS 的暴发性流行敲响了警钟，我们深感任重而道远。

二、循证医学的指导

循证医学（evidence – based medicine，EBM）强调临床医师要慎重、准确而明智地应用目前所能获得的最佳证据，将个人的临床经验与外部提供的客观资料相结合，为自己所面对的具体患者做出相对正确的处理决策。在过去的数十年中，循证医学的发展对临床医学产生了巨大的影响。循证医学的思想已被医学界、患者、各级政府及卫生部门所接受。目前，越来越多的系统评价（systematic review，SR）和大规模、多中心的随机对照试验（randomized controlled trial，RCT）为临床实践提供了可靠的依据，从而使循证医学成为临床医师对患者做出合理诊治方案的指导思想。近年来国内外有关权威机构对许多常见病制定了相应的防治指南（如支气管哮喘、高血压病、冠状动脉粥样硬化性心脏病、慢性肾脏病、糖尿病、血脂异常和脑血管病等），"指南"集中反映了循证医学的观点，指导临床医师防治相关疾病。

三、病因和发病机制方面

由于遗传学、免疫学、内分泌学、细胞生物学、分子生物学、物质代谢等学科的进展，使很多疾病的病因和发病机制得以进一步阐明，并已深入到分子和基因水平。例如近年来已从染色体基因异常来探讨再生障碍性贫血、白血病和 1 型糖尿病的发病机制。目前已发现数百种由于基因缺陷导致酶或其他蛋白质异常或缺乏而引发的遗传性疾病。对自身免疫性疾病、原发性和获得性免疫缺陷以及免疫调节异常疾病的发病机制有了进一步认识，如恶性肿瘤、部分慢性活动性肝炎、肾小球疾病、Graves 病、风湿病等。

四、诊断方面

随着对疾病本质的认识不断深入，很多疾病的诊断标准、分型和分期得以更新修订，如糖尿病、高血压病、血脂异常等。由于医用生物化学、医用物理学、细胞生物学、分子生物学、现代免疫学、医学遗传学及计算机技术的渗透，内科学的实验室诊断方法亦随之迅速发展。酶学检查、酶联免疫吸附试验、基因诊断技术等的应用提高了检验的准确性和特异性。心、肺、脑、血压的电子监护系统的使用使我们能及时准确地掌握危重患者的病情变化。利用纤维内镜能直接观察、录像、采集标本（脱落细胞），进行活组织检查以明确诊断。影像医学的建立，应用三维立体成像和多普勒彩色血流显像的超声诊断技术、高精密度螺旋电子计算机 X 线体层显像（CT）检查、磁共振体层显影（MRI）、数字减影法心血管造影及放射性核素检查等均能帮助我们提高内科疾病的诊断水平，血管内超声显像能显示血管壁结构的变化，弥补血管造影的不足。

然而先进而繁多的检测方法，需由医生去准确选择，而不是采取撒网方式进行。众多病例的临床表现常常是千变万化的，这就需要运用自己所学到的理论知识去联系实际，有的放矢地选择必要的检查项目，以免浪费社会资源，增加患者的负担和痛苦。

五、治疗方面

1. 新药物 新的有效的药物不断涌现。受体学说的提出以及受体阻滞和神经介质的深入研究，导致从发病机制角度研制的新药不断问世，如 β 受体阻滞剂、H_2 受体阻滞剂、钙拮抗剂、血管紧张素转换酶抑制剂和血管紧张素 II 受体阻滞剂、质子泵阻滞剂等。对微生物致病机制和耐药性的深入探讨，导致 β – 内酰胺类抗生素、喹诺酮类、抗病毒药物拉米夫定等药物问世为抗感染治疗增加了生力军。基因重组技术生产的红细胞生成素、胰岛素、组织纤溶酶原激活剂、干扰素等已广泛应用于临床，显著提高了有关疾病的疗效。

2. 新的药物治疗方案 久经考验而逐步成熟的方案如溶栓疗法、抗幽门螺杆菌方案、白血病的化疗方案、肾病综合征的免疫抑制治疗方案等均已被广大内科医生所采用，有利于提高临床治愈率。

3. 新的治疗技术 如心脏电复律，人工心脏起搏，埋藏式的自动起搏复律除颤，带球囊心导管的心脏瓣膜扩张术，经心导管的电能、射频、激光消融术和血管内置入支架（包括药物性支架），血液净化技术，器官移植术等的应用，通过内镜的止血、切除组织和取石，均在挽救垂危的生命过程中，使很多患者免受更大的创伤与痛苦。

4. 免疫治疗 对先天性或获得性免疫缺陷症、超敏反应性疾病、自身免疫性疾病、免疫增生性疾病等，按其免疫应答机制和类型的不同，分别采取相应的治疗措施，合理使用免疫抑制剂或免疫增强剂。免疫治疗恰当与否常是免疫性疾病治疗成败的关键。

5. 基因治疗 由基因突变而引发的许多疾病，可通过对缺陷基因进行修复、更换或采用基因调控等基因疗法进行治疗。基因疗法现已进入临床试验阶段，近期可望用于治疗血液病、肿瘤和心血管等疾病。

6. 饮食治疗 合理膳食，改善营养结构，可防治疾病。由于生活富裕、饮食结构改善、体力活动减少，与此相关的营养性和代谢性疾病增多，例如糖尿病、血脂异常、高尿酸血症、肥胖病等，目前已充分认识到合理膳食、改善营养结构可防治上述疾病。此外已发现维生素 A 和锌与免疫力密切相关，维生素 C、E、β 胡萝卜素和硒抗自由基损害，均有助于抗衰老、抗肿瘤、预防心脑血管疾病。

上述科学技术的新进展必将更进一步加快中医药现代化的步伐。

【学习要求与方法】

学好内科学必须做到如下几点：

1. 树立全心全意为人民服务的思想，发扬救死扶伤的革命人道主义精神，并付之于行动。

2. 经常复习有关基础医学知识，尤其是诊断学基础，强化基本功训练，使其能熟练运用于学习内科学的全过程。

3. 坚持理论联系实际，临床见（实）习与课堂讲授同样重要，认真询问病史，详细全面地进行体格检查，结合已知的实验室及其他检查结果，然后综合分析，才能做出准确的初步诊断，制定合理的检查及治疗方案，并在临床实践中不断修正。

4. 临床工作应与科学研究相结合，在学习新理论、新知识和新技术的同时，注意临床资料的收集和总结，贯彻循证医学的概念，使用现有的最佳证据，做出合理的医疗决定，提高诊治水平，推动医学科学的发展。

5. 学习内科学，必须主动联系已学过的中医药知识，尤其是中医内科学，力求在西医辨病的基础上结合辨证论治，达到融会贯通，提高医疗质量，并为继承发扬祖国医学遗产，造福于民，奠定坚实的基础。

6. 2002 年起我国《医疗事故处理条例》等卫生医药法规相继实施。我们应增强法律意识，依法行医，严格遵守工作规范和诊疗常规。要学好内科学，提高自己业务水平和服务质量，关爱患者，尊重患者的知情权和选择权。要做好病历记录。在医疗工作中注意尽量减少和避免医疗纠纷。

第一篇　呼吸系统疾病

第一章　急性气管-支气管炎

急性气管-支气管炎（acute tracheo-bronchitis）是指气管-支气管黏膜的急性炎症。常见病因有感染因素、理化刺激以及变态反应，部分由上呼吸道感染迁延而来。临床主要症状为咳嗽和咳痰。常见于寒冷季节或气温突然变冷时。

【病因和发病机制】

1. 感染　引起本病的病毒有腺病毒、流感病毒、呼吸道合胞病毒、副流感病毒；细菌有流感嗜血杆菌、肺炎链球菌、链球菌、葡萄球菌等。病毒和细菌可以直接感染气管-支气管，也可先侵犯上呼吸道，继而引起本病。近年来由支原体和衣原体引起者逐渐增多。

2. 物理、化学刺激　吸入冷空气、粉尘、刺激性气体或烟雾（如二氧化硫、二氧化氮、氨气、氯气、臭氧等）等可以引起气管-支气管黏膜的急性炎症。

3. 变态反应　引起气管和支气管变态反应的常见变应原包括花粉、有机粉尘、细菌蛋白质、真菌孢子以及在肺内移行的钩虫、蛔虫的幼虫。

【病理】

气管、支气管黏膜充血、水肿；纤毛细胞损伤、脱落；黏液腺体增生、肥大；并有淋巴细胞和中性粒细胞浸润。

【临床表现】

1. 症状　常先有上呼吸道感染症状，继之出现干咳，随着咳嗽症状加剧，痰量逐渐增多，有时痰中带血，咳嗽和咳痰可延续2~3周才消失。如支气管痉挛可出现程度不等的胸闷、气急。

全身症状不严重，发热常为低至中等度，多在3~5天后降至正常。

2. 体征　可无明显体征或两肺呼吸音粗糙，并可闻及散在的干、湿性啰音，部位不固定，咳嗽后减少或消失。

【实验室及其他检查】

1. 血象　白细胞计数和分类多无明显改变，少数细菌感染严重者白细胞总数和中性粒细胞增多。

2. 痰液检查　涂片和培养可发现致病菌。

3. 胸部 X 线　多数表现为肺纹理增粗，少数无异常发现。

【诊断与鉴别诊断】

一、诊断

根据病史、症状和体征并结合外周血象和胸部 X 线检查结果做出诊断。痰液涂片和细菌培养等检查有助于病因诊断。

二、鉴别诊断

1. 流行性感冒　呼吸道症状较轻，全身中毒症状较重，如高热、全身肌肉酸痛、头痛、乏力等，常有流行病史，须根据病毒分离和血清学检查结果确诊。

2. 急性上呼吸道感染　鼻咽部症状较为突出，咳嗽、咳痰一般不明显，肺部无异常体征，胸部 X 线正常。

3. 其他疾病　急性气管－支气管炎尚应与支气管肺炎、肺结核、支气管哮喘、肺脓肿、麻疹、百日咳等多种疾病进行鉴别。

【治疗】

一、一般治疗

注意休息、多饮水，有助于缓解病情。

二、对症治疗

1. 镇咳　咳嗽较剧无痰时可选用氢溴酸右美沙芬等镇咳剂。但可待因等强力镇咳药不宜用于有痰的患者。痰稠不易咳出时可用复方甘草合剂。

2. 祛痰　常用祛痰药有复方氯化铵、溴己新、N－乙酰－L－半胱氨酸（NAC）、盐酸氨溴索（ambroxol）和强力稀化黏素、鲜竹沥等。

3. 解痉、抗过敏　伴有胸闷、喘息等支气管痉挛者可选用氨茶碱、沙丁胺醇和马来酸氯苯那敏等药物。

三、抗菌药物治疗

一般选用青霉素类、大环内酯类（红霉素、罗红霉素、阿奇霉素等）、氟喹诺酮类（环丙沙星、左氧氟沙星等）、头孢菌素类等抗生素，及时应用抗菌药物以控制气管－支气管内的炎症。给药方法多为口服或肌肉注射，病情严重者可静脉滴注。

【预后和预防】

1. 预后　多数可痊愈，少数病情迁延，可发展为慢性支气管炎。

2. 预防　加强锻炼，增强体质，提高呼吸道的抵抗力，防止上呼吸道感染，避免吸入有害物质及过敏原，可预防或减少本病的发生。

第二章
慢性阻塞性肺病

慢性阻塞性肺病（chronic obstructive pulmonary disease，COPD）是一种气流受限不完全可逆的肺部疾病。慢性支气管炎和肺气肿是导致 COPD 最常见的病因。在慢性支气管炎和肺气肿的早期，患者肺功能检查尚无气流受限，此时不属于 COPD，随着病情进展，气道病变加重，肺功能检查出现气流受限并不能完全可逆时，即为 COPD。支气管哮喘与 COPD 也有关系，单纯哮喘，气流阻塞具有可逆性，不属于 COPD，当哮喘反复发作，或并发慢性支气管炎，导致气流阻塞不能完全可逆时，也应属于 COPD 的范畴。但是已知病因或者病理表现特异的气道阻塞性疾病不属于 COPD，如支气管扩张以及闭塞性支气管炎等。

COPD 是一种常见的呼吸系统疾病，1992 年我国中部和北部地区 10 万农村人群调查结果显示，COPD 患病率占 15 岁以上人群的 3%，是导致慢性肺源性心脏病和慢性呼吸衰竭的最常见病因。WHO 调查发现，COPD 的死亡率位居所有死亡原因的第四位，且有逐年增加的趋势。

COPD 发病的关键机制是气道、肺实质和肺血管的慢性炎症，而气道阻塞和气流受限则是其最重要的病理生理改变。临床上 COPD 除具有原发病的临床表现外，典型的症状就是气短或呼吸困难。实验室及辅助检查方面不仅要针对原发疾病进行检查，更重要的是肺功能检查，这是判断气流受限的主要客观指标，对诊断 COPD、评价其严重程度、了解疾病进展状况、判断预后和治疗反应都有重要意义。

根据肺功能诊断 COPD 的标准是：吸入支气管舒张药后 $FEV_1/FVC < 70\%$，而 $FEV_1 < 80$ 预计值，可明确诊断为 COPD。同时根据 $FEV_1\%$ 预计值下降的幅度还可对 COPD 的严重程度进行分级：

Ⅰ级（轻度）：$FEV_1/FVC < 70\%$，而 $FEV_1 \geq 80\%$ 预计值；

Ⅱ级（中度）：$80\% > FEV_1\% \geq 50\%$ 预计值；

Ⅲ级（重度）：$50\% > FEV_1\% \geq 30\%$ 预计值；

Ⅳ级（极重度）：$30\% > FEV_1\%$ 预计值或 $50\% > FEV_1\%$ 预计值伴慢性呼吸衰竭。

有些专家主张 COPD 分 5 级，在上述 4 级基础上另加 0 级（高危）：即有 COPD 的危险因素，肺功能正常，但有慢性咳嗽咳痰症状者。

COPD 的治疗一方面要治疗原发病，另一方面治疗气道阻塞和气流受阻。虽然支气管扩张药对 COPD 气流阻塞的治疗效果不如支气管哮喘，但由于很小程度的气道阻塞的减轻就能明显改善患者气短的症状，因此，COPD 稳定期最主要的治疗药物就是使用支气管扩张药。常用的支气管扩张药包括抗胆碱药、β_2 肾上腺素受体激动剂和茶碱类三种，如 COPD 并发慢性呼吸衰竭可给予长期家庭氧疗，而 COPD 合并支气管哮喘的患者，长期联合吸入糖皮质激素和长效 β_2 肾上腺素受体激动剂可以取得良好的疗效。康复治疗也是稳定期治疗的重要手段，免疫调节治疗可能有一定的作用。在急性加重期，首先要寻找加重的病因，针对病因进行治疗，如抗感染等；其次就是给氧和使用支气管扩张药、糖皮质激素，治疗气流受限；其他治疗包括及时纠正水和电解质平衡，积极处理各种伴随疾病和并发症。

下面介绍引起 COPD 的两种最常见的疾病：慢性支气管炎和阻塞性肺气肿。

第一节　慢性支气管炎

慢性支气管炎（chronic bronchitis）简称慢支，是指气管、支气管黏膜及其周围组织的慢性非特异性炎症。临床表现以慢性反复发作性的咳嗽、咳痰或伴有喘息为特征。慢支是一种严重危害人民健康的常见病，根据 1992 年国内普查资料，患病率为 3.2%，并随着年龄增长而递增，50 岁以上的患病率高达 15% 以上。早期症状轻微，晚期炎症加重，常并发阻塞性肺气肿，甚至肺源性心脏病。本病的发生与吸烟、地区和环境卫生等有密切关系。吸烟者的患病率为 10%～20%，远高于不吸烟者，北方患病率高于南方，大气污染严重的工矿地区患病率高于一般城市。

【病因和发病机制】

慢性支气管炎的病因可能与下列因素有关。

一、吸烟

吸烟是慢性支气管炎最主要的发病因素。吸烟可导致支气管上皮纤毛变短、不规则，纤毛运动发生障碍；支气管杯状细胞增生，黏液分泌增加，气管净化能力减弱；支气管黏膜充血、水肿、黏液积聚，削弱肺泡吞噬细胞的吞噬、杀菌作用；平滑肌收缩，引起支气管痉挛，增加气道阻力。这些因素均会降低局部抵抗力，使支气管容易受到细菌、病毒的感染。

二、空气污染

空气中的刺激性烟雾和一些有害气体如氯、二氧化氮、二氧化硫等能直接刺激支气管黏膜，并产生细胞毒作用。二氧化硫能刺激腺体分泌，增加痰量，二氧化氮可诱导实验动物的小气道阻塞。空气中的烟尘或二氧化硫超过 $1000\mu g/m^3$ 时，慢性支气管炎的发病显著增多。

三、感染

呼吸道感染是慢性支气管炎发生、发展的重要因素。慢性支气管炎急性发作期呼吸道病毒感染的发生率为 7%～64% 不等。感染的病毒主要有鼻病毒、流感病毒、副流感病毒、腺病毒以及呼吸道合胞病毒。呼吸道上皮因病毒感染造成损害，又容易继发细菌（常见的细菌为肺炎链球菌、流感嗜血杆菌、甲型链球菌和卡他莫拉菌）感染。

四、其他

寒冷空气刺激呼吸道，引起呼吸道防御功能降低、支气管平滑肌收缩、局部血液循环障碍，有可能诱发慢性支气管炎急性发作。喘息型慢支与过敏因素也有一定的关系。过敏反应造成支气管收缩痉挛、组织细胞损害和炎症反应，引起慢支。慢支的发生还可能有机体内在因素的参与，如：①自主神经功能失调，副交感神经功能亢进，气道反应增高；②年老体弱，呼吸道防御功能下降，喉头反射减弱，慢支的发病增加；③维生素 A、维生素 C 等营养物质的缺乏，影响支气管黏膜上皮的修复功能；④遗传可能也是慢支发生的因素之一。

【病理】

支气管黏膜上皮细胞变性、坏死、增生及鳞状上皮化生，纤毛变短、粘连、倒伏、参差不齐或脱落，杯状细胞增生，黏膜下腺体增生肥大，黏液腺分泌亢进，浆液腺及混合腺相应减少，黏膜下炎性细胞浸润，毛细血管充血、水肿，并逐渐蔓延至周围组织。晚期，支气管平滑肌和气管周围纤维组织增生，肺细小动脉壁硬化，软骨退变、骨化，管腔狭窄或局部扩张、弹性减退，进而发生阻塞性肺气肿和间质纤维化。

电镜观察下可见 I 型肺泡上皮细胞肿胀变厚，其中线粒体肿胀，内质网扩张呈空泡状，II 型肺泡上皮细胞增生；毛细血管基底膜增厚，内皮细胞损伤，血栓形成和管腔纤维化、闭塞；肺泡壁纤维组织弥漫性增生。这些变化在并发肺气肿和肺源性心脏病者尤为显著。

【病理生理】

慢性支气管炎早期病变主要发生在内径 $<2mm$ 的小气道，闭合气量可见增大，但常规肺功能测验大多正常。当炎症蔓延至较大的支气管时，气道狭窄，阻力增加，常规通气功能测验如最大通气量、第一秒用力呼气量、最大呼气中期流速均轻度减低。残气量轻度增加，但肺活量正常。并发阻塞性肺气肿后，呼吸功能损害非常明显。慢支患者采用常规肺功能仪检出气流受限，就可以诊断为 COPD。

【临床表现】

一、症状

主要症状有咳嗽、咳痰、喘息。起病缓慢，病程较长，反复发作，病情逐渐加重。起初常在寒冷季节出现，晨起尤为显著，夏天自然缓解，以后可终年发病。

1. 咳嗽　咳嗽的主要原因是支气管黏膜的充血、水肿以及分泌物在支气管腔内的积聚。咳嗽的特征一般是白天程度较轻，早晨较重，临睡前出现阵发性咳嗽或排痰。

2. 咳痰　由于夜间副交感神经相对兴奋，支气管分泌物增加，痰液不断地在支气管腔内蓄积，因此，早晨起床改变体位，痰液就会刺激支气管引起排痰，所以慢支的排痰常以清晨较多。痰液一般呈白色黏液或浆液泡沫状，黏稠不易咳出，量不多，偶尔可以带有血液。在伴有急性呼吸道感染时，变为黏液脓性，同时症状加剧，痰量增多，黏稠度增加。

3. 喘息   部分患者有喘息并伴有哮鸣音。早期无气促现象，随着病情发展，并发 COPD
或肺气肿后，可伴有不同程度的气短或呼吸困难，并逐渐加重。

二、体征

本病早期多无体征。急性发作期有时在肺底部可听到湿性和干性啰音，为散在性，咳嗽
后可以减少或消失。喘息型慢支在咳嗽或深吸气后可听到哮鸣音，发作时，有广泛湿啰音和
哮鸣音，哮鸣音持续时间较长，不易完全消失。长期发作 COPD 者听诊呼气延长。并发肺气
肿者可见到肺气肿相应的体征。

三、临床分型和分期

（一）分型

分为单纯型和喘息型。单纯型主要表现为咳嗽、咳痰，不伴有喘息；喘息型除有咳嗽、
咳痰外，尚伴有喘息、哮鸣音，其喘鸣在阵发性咳嗽时加剧，睡眠时明显。

（二）分期

根据病情进展分为 3 期。

1. 急性发作期   指在 1 周内出现脓性或黏液脓性痰，痰量明显增加，或伴有发热等炎
症表现，或"咳"、"痰"、"喘"等症状任何 1 项明显加剧。急性发作期根据患者气短、痰
量增多和脓性痰 3 项表现出现的多少又可分为轻、中、重 3 度，出现 1 项为轻度，2 项为中
度，3 项为重度急性发作。

2. 慢性迁延期   指有不同程度的"咳"、"痰"、"喘"症状，迁延 1 个月以上者。

3. 临床缓解期   指经过治疗或临床缓解，症状基本消失或偶有轻微咳嗽，少量咳痰，
保持 2 个月以上者。

【实验室及其他检查】

1. X 线检查   可见两下肺纹理增粗、紊乱，呈网状或条索状、斑点状阴影，亦可无明显
异常。

2. 呼吸功能检查   闭合容量增加，最大呼气流量－容量曲线在 50% 和 25% 肺容量时，
流量明显降低说明有小气道阻塞；如第一秒用力呼气量（FEV_1）与用力肺活量（FVC）的
比值减少（<70%），最大通气量减少（<预计值的 80%），最大流量－容量曲线明显减低
则常常是气道狭窄或有阻塞，发生阻塞性通气功能障碍的肺功能表现。

3. 血常规   白细胞计数以及中性粒细胞比值增高常见于慢支急性发作期和并发肺部细
菌感染时；嗜酸性粒细胞增多可见于喘息型患者。

4. 痰液检查   痰涂片或培养可以找到肺炎链球菌、流感嗜血杆菌、甲型链球菌和卡他
莫拉菌等。涂片中并可见大量中性粒细胞、破坏的杯状细胞，喘息型者嗜酸性粒细胞较多。

【并发症】

1. 阻塞性肺气肿   参考本章第二节。

2. 支气管肺炎　当慢性支气管炎的炎症蔓延至支气管周围肺组织中时，可并发支气管肺炎，临床上咳嗽加剧，痰量增加且呈脓性，并有肺炎的相应表现如寒战、发热等。血白细胞总数及中性粒细胞增多。X线检查两下肺野可见斑点状或小片状阴影。

3. 支气管扩张　慢性支气管炎反复发作，支气管黏膜充血、水肿，形成溃疡，管壁纤维组织增生，管腔发生变形、扩张而形成支气管扩张。

【诊断与鉴别诊断】

一、诊断

主要根据病史和症状。临床上凡有慢性或反复发作的咳嗽、咳痰或伴喘息，每年发病至少持续3个月，并连续两年或以上者，在排除其他心、肺疾患（如肺结核、尘肺、支气管哮喘、支气管扩张、肺癌、心脏病等）后，诊断即可成立。如每年发病持续不足3个月，而有明确的客观检查依据（如X线、呼吸功能等），亦可诊断为慢性支气管炎。

二、鉴别诊断

1. 肺结核　活动性肺结核患者常有结核中毒症状或局部症状如低热、乏力、盗汗、咯血等，X线检查可发现肺部病灶，痰结核菌检查阳性。老年肺结核的中毒症状不明显，常被慢性支气管炎的症状所掩盖，应特别注意。

2. 支气管哮喘　起病年龄较轻，常有个人或家族过敏史，发病的季节性强，一般无慢性咳嗽、咳痰史，临床上以发作性喘息为特征，两肺满布哮鸣音。而喘息型慢支多见于中、老年人，一般以咳嗽、咳痰伴发喘息及哮鸣音为主要表现，喘息在感染控制后多可缓解，但肺部哮鸣音可持续存在。

3. 支气管扩张　多继发于儿童或青年期麻疹、肺炎或百日咳后，有反复咳嗽、大量脓痰和咯血症状。肺下部一侧可听到部位固定的湿啰音，并可见杵状指（趾）。胸部X线检查常见肺下部肺纹理粗乱，病变严重者可见卷发状阴影。CT和支气管碘油造影示支气管呈柱状或囊状扩张。

4. 肺癌　多见于40岁以上长期吸烟者，咳嗽性质发生改变，出现刺激性干咳，持续性痰中带血，胸部X线检查肺部有块影或阻塞性肺炎，经正规抗菌治疗未能完全消散，应考虑肺癌的可能。痰脱落细胞、CT或纤维支气管镜检查一般可以明确诊断。

5. 其他原因所致慢性咳嗽　矽肺（硅沉着病）及其他尘肺，有粉尘接触史，X线检查可见矽结节，肺门阴影扩大、网状纹理增多。血管紧张素转换酶抑制剂亦可引起慢性咳嗽，容易被忽视，仔细询问服药史可以鉴别。

【治疗】

根据慢性支气管炎的不同类型和不同病期采取相应的治疗措施。急性发作期和慢性迁延期以控制感染和祛痰、镇咳治疗为主，喘息型慢支尚需给予解痉平喘治疗。临床缓解期主要是预防复发，应加强锻炼，增强体质，提高机体抵抗力。

一、急性发作期及慢性迁延期的治疗

1. 抗感染　抗生素的选择和使用应根据感染的主要致病菌以及感染的严重程度，必要时可进行药物敏感试验。常用的抗生素有氨苄西林、阿莫西林、头孢菌素类、喹诺酮类和新大环内酯类等，严重患者须联合或静脉用药。

2. 祛痰、镇咳　祛痰、镇咳可以改善症状，同时也有利于感染的控制。可用盐酸氨溴索（沐舒坦）30mg，或化痰片（羧甲基半胱氨酸）500mg，每天 3 次，口服。溴己新（必嗽平）、氯化铵、棕色合剂等均有一定的祛痰作用。慢性支气管炎使用祛痰疗法可以协助排痰，通畅呼吸道，所以对老年以及痰多患者祛痰治疗尤为重要，慢支除少数刺激性干咳外，一般不宜单纯采用镇咳药物，以免影响痰液排出，抑制呼吸中枢，加重呼吸道阻塞，使病情加重。

3. 解痉、平喘　喘息型慢性支气管炎常须选用解痉平喘药物，如氨茶碱、特布他林（terbutaline，喘速康）、沙丁胺醇（salbutamol，舒喘灵）、复方氯喘片等口服。如支气管扩张剂使用后效果不明显，气道仍有持续阻塞，必要时可试用糖皮质激素。

4. 气雾疗法　生理盐水气雾湿化吸入，或用超声雾化吸入，可稀释气管内的分泌物，有利排痰。也可选用抗生素、祛痰药及解痉平喘药进行雾化吸入治疗，常用吸入型支气管扩张剂如特布他林、沙丁胺醇或异丙托溴铵（溴化异丙托品）等气雾剂。

二、缓解期的治疗

免疫调节剂如核酪注射液（麻疹病毒疫苗的培养液）、卡介苗多糖核酸注射液（斯奇康）和必思添（Biostim，克雷白杆菌提取的糖蛋白）等对预防继发感染、减少发作可能有一定的效果，有条件可以试用。

【预防】

首先是戒烟。吸烟不仅是慢性支气管炎的重要原因，烟雾对周围人群也会带来危害。应改善环境卫生，做好个人保护，加强体育、呼吸和耐寒锻炼，增强体质，注意保暖，预防感冒。处理"三废"，消除大气污染，避免有害气体对呼吸道的刺激。

第二节　阻塞性肺气肿

阻塞性肺气肿（pulmonary emphysema），简称肺气肿，是指终末细支气管远端（呼吸细支气管、肺泡管、肺泡囊和肺泡）的气腔弹性减退，过度膨胀、充气和肺容积增大，同时伴有气道周围肺泡壁的破坏。肺气肿的这种改变使肺的弹性回缩力减低，呼气时由于胸膜腔压力增加而使气道过度萎陷，造成不可逆的气道阻塞。肺气肿按其发病原因可分为非阻塞性肺气肿和阻塞性肺气肿两大类。当气流阻塞和气流受限不完全可逆时即属于 COPD。阻塞性肺气肿是慢性支气管炎最常见并发症，也是肺气肿中最常见的一种。一般病程较长，发展缓慢，若不及时治疗，可导致慢性肺源性心脏病。本节重点叙述阻塞性肺气肿。

【病因和发病机制】

一般认为肺气肿是多种因素协同作用形成的。

一、病因

引起慢性支气管炎的各种因素如感染、大气污染、吸烟、职业性粉尘、有害气体的长期吸入、过敏等均可引起阻塞性肺气肿。

二、发病机制

发病机制尚未完全阐明。比较有影响的是蛋白酶与蛋白酶抑制因子失衡学说。该学说认为人体内存在着蛋白酶和蛋白酶抑制因子。蛋白酶有弹性蛋白酶、基质金属蛋白酶等，这些酶能够分解肺组织弹性纤维，造成肺气肿的病理变化；蛋白酶抑制因子主要为 α_1 - 抗胰蛋白酶、基质金属蛋白酶抑制物等，这些抑制因子可以抑制蛋白酶的活力，防止肺气肿的发生。正常情况下，两者处于动态平衡状态，一旦平衡被打破，蛋白酶增加或蛋白酶抑制因子减少，就会发生肺气肿。很多因素都会增加肺组织的蛋白酶，如吸烟、大气污染等，有些致病因素在增加蛋白酶的同时还会降低肺组织蛋白酶抑制因子的作用，结果导致肺气肿的发生。

慢性支气管炎是肺气肿最常见的病因，其导致肺气肿的机制可能包括如下几个方面：

（1）支气管慢性炎症，使细支气管管腔狭窄，形成不完全阻塞，产生单向活瓣作用，吸气时气体容易进入肺泡，呼气时胸腔内压增加，支气管过度缩小、塌陷，阻碍气体排出，肺泡腔内气体潴留，致使肺泡明显膨胀，压力升高。

（2）肺泡壁毛细血管受压，血液供应减少，肺组织营养障碍，引起肺泡壁弹性减低，促成肺气肿。

（3）慢性炎症破坏小支气管软骨，使气道失去支气管正常的支架作用，引起呼气时支气管过度缩小陷闭，阻碍气体排出，肺泡内积聚多量气体，使肺泡明显膨胀和压力升高。

（4）支气管慢性炎症使白细胞和巨噬细胞释放的蛋白分解酶增加，损伤肺组织和肺泡壁，致使多个肺泡融合成肺大泡或肺气肿。

【病理】

肺体积显著膨大，边缘钝圆，色泽灰白，肺组织柔软而弹性差；镜下可见肺泡扩张，间隔变窄或断裂，肺泡孔扩大，扩张的肺泡融合成较大的囊腔；肺毛细血管明显减少，肺小动脉内膜呈纤维性增厚，细小支气管壁可见慢性炎症改变。

【病理生理】

早期主要表现为第一秒用力呼气量（FEV_1）、肺活量（VC）降低而残气量（RV）升高，随着病情的进展，可出现气道阻力增加、气流受限形成 COPD，如呼气流量降低、弥散功能下降、肺静态顺应性和肺总量增加，甚至通气/血流比例失调，使换气功能发生障碍。通气和换气功能障碍可引起缺氧和二氧化碳潴留，发生不同程度的低氧血症和高碳酸血症，最终出现呼吸衰竭。

【临床表现】

1. 症状　慢性支气管炎并发肺气肿时，在原有咳嗽、咳痰症状基础上，出现逐渐加重的呼吸困难。初起仅在劳动、上楼或登山爬坡时有气促，随着病情的发展，在平地活动时，甚至在静息时也感气促。当慢性支气管炎急性发作时，气道阻塞加重，胸闷、气促加重，并可发生低氧血症和（或）高碳酸血症，出现头痛、嗜睡、神志恍惚等呼吸衰竭的症状。

2. 体征　胸部过度膨隆，呈桶状胸，膈肌运动受限，叩诊呈过清音，心浊音界缩小或不易叩出；听诊心音遥远，呼吸音减弱，呼气延长。并发肺部感染时，两肺干、湿啰音明显。晚期患者呼吸困难加重，常采取身体前倾位，颈、肩部辅助呼吸肌参与呼吸运动，呼吸时常呈缩唇呼气，有口唇发绀及肺动脉高压、右心室肥厚，甚至出现颈静脉怒张、下肢浮肿等右心衰竭的体征。

【实验室及其他检查】

1. X 线检查　胸腔前后径增大，肋间隙增宽，肺野透亮度增加，横膈降低，心脏悬垂狭长，肺野血管纹理减少。

2. CT 检查　可了解肺大疱的大小和数量，估计非大疱区域肺气肿的程度，预计外科手术的效果。

3. 肺功能检查　通过肺功能检查可以确诊肺气肿，主要改变包括：①FEV_1/FVC 常 < 60％；②RV 增加，RV/TLC（肺总量）常 >40％。

4. 动脉血气分析　COPD 早期可见轻度至中度的低氧血症和呼吸性碱中毒，晚期可同时出现高碳酸血症。

【诊断与鉴别诊断】

综合分析病史、临床表现及实验室检查可做出阻塞性肺气肿的初步诊断。肺功能检查有助于判断气流阻塞的严重程度。必要时可进行胸部 X 线检查和动脉血气分析。

【治疗】

一、治疗目的

阻止病情发展；保持适当的肺功能；改善活动能力，提高生活质量。

二、治疗方法

可采用停止吸烟，控制职业病或环境污染，防止粉尘、烟雾及有害气体的吸入等措施。

1. 抗生素　肺气肿急性加重与感染关系密切，应使用合适的抗菌药物。一般社区获得性感染革兰阳性菌约占 50% 以上，而医院内感染则是革兰阴性菌约占 60%～80%。

2. 支气管扩张剂　支气管扩张剂能松弛支气管平滑肌使支气管扩张，缓解气流阻塞症状。主要包括 β 受体激动剂、抗胆碱能药物以及茶碱类药物等，用法详见第四章。

3. 祛痰药　祛痰药能抑制气道黏液分泌，防止继发感染，通畅气道。常用的祛痰药有溴己新片、乙酰半胱氨酸片、盐酸氨溴索和强力稀化黏素等。

4. 氧疗　纠正缺氧可以改善肺气肿合并慢性呼吸衰竭患者的生存率。常用方法有医院内氧疗和长期家庭氧疗。

5. 康复治疗　康复治疗包括呼吸生理治疗、肌肉训练、营养支持、精神治疗等措施。这些措施可以改善活动能力、提高生活质量。

6. 肺减容手术　部分患者可采用肺减容术，其疗效有待进一步评价。

7. 其他　急性加重期在应用支气管扩张剂的基础上使用糖皮质激素，可服用泼尼松龙 30～40mg/d。有效后减量，10～14 天为一疗程，并发呼吸衰竭时使用呼吸兴奋剂。

【预后】

当 FEV_1＜50% 预计值时，患者 5 年生存率大约为 50%。

第三章

慢性肺源性心脏病

慢性肺源性心脏病（chronic pulmonary heart disease）简称慢性肺心病，是指慢性肺、胸廓疾病或肺血管病变所引起的肺循环阻力增加、肺动脉高压，进而引起右心室肥厚、扩大，甚至发生右心衰竭的心脏病。

本病是我国比较常见的一种心脏病，见于40岁以上的患者。以寒冷、高原、农村地区吸烟者患病率为高。本病绝大多数是从慢性支气管炎、阻塞性肺气肿发展而来，多在冬季由于呼吸道感染而导致呼吸衰竭和心力衰竭。

【病因】

1. 支气管、肺疾病　最常见，其中慢性支气管炎并发阻塞性肺气肿约占80%～90%。其次为支气管哮喘、重症肺结核、支气管扩张、尘肺、慢性弥漫性肺间质纤维化、结节病和结缔组织病等。

2. 严重的胸廓畸形　较少见，如严重的脊椎后、侧凸，脊椎结核、类风湿性脊柱炎、广泛胸膜增厚粘连和胸廓成形术后造成的严重胸廓或脊柱畸形等，可引起胸廓运动受限、肺受压、支气管扭曲或变形，气道引流不畅，反复肺部感染而引起肺纤维化、肺不张、肺气肿等。

3. 肺血管疾病　甚少见，原因不明的原发性肺动脉高压、广泛或反复发作的多发性肺小动脉栓塞和肺小动脉炎以及原发性肺动脉血栓形成等，均可引起肺小动脉狭窄、阻塞，从而发生肺血管阻力增加、肺动脉高压和右心室负荷加重，最终发展成肺心病。

4. 神经肌肉疾病　罕见，如脊髓灰质炎、肌营养不良和肥胖通气不良综合征等，导致肺泡通气不足，引起缺氧，肺血管收缩，肺血管阻力增加，肺动脉高压，进而发展成肺心病。

【发病机制】

肺循环阻力增加，肺动脉高压，右心负荷增加，右心室肥厚扩大，最后引起右心衰竭，是不同病因发展至慢性肺心病的共同机制。

一、肺动脉高压

肺动脉高压（pulmonary arterial hypertension，PAH）的发生主要与以下因素有关。

1. 肺血管器质性改变　长期反复发作的慢支及其周围炎可累及邻近肺细小动脉，引起管壁炎症，管壁增厚，管腔狭窄或纤维化，甚至完全闭塞，导致肺泡内压增高，压迫肺泡壁毛细血管，使肺泡壁毛细血管床减少。严重COPD出现明显肺气肿时，肺泡过度充气，使多数肺泡的间隔破裂融合，也可导致肺泡壁毛细血管床减少。如其减少程度较轻、范围较小，则肺动脉压力升高不明显，当其减少超过 70% 时，则肺循环阻力增大，肺动脉压力明显升高，促使肺动脉高压发生。

2. 肺血管功能性改变 由于阻塞性肺气肿及其他病因使肺的呼吸功能发生障碍，引起缺氧和呼吸性酸中毒，使肺细小动脉痉挛，导致肺动脉高压。

（1）体液因素 肺部炎症可激活炎症细胞，释放一系列炎症介质，引起肺血管收缩。

（2）组织因素 缺氧可直接引起肺血管收缩。肺泡气 CO_2 分压（$PaCO_2$）上升可引起局部肺血管收缩和支气管舒张。

（3）神经因素 缺氧和高碳酸血症可刺激颈动脉窦和主动脉体化学感受器，反射性地通过交感神经兴奋，儿茶酚胺分泌增加，使肺动脉收缩。

3. 肺血管重建 血管重建（remodeling）是指在缺氧等刺激因子作用下，肺血管在结构上发生的一系列变化，主要表现在无肌层肺小动脉出现明显的肌层，肌层肺小动脉中层增厚，内膜纤维增生，内膜下出现纵行肌束，以及弹力纤维和胶原纤维性基质增多，结果使肺血管变硬，阻力增加。

4. 血容量增多和血液黏稠度增加 慢性缺氧，导致促红细胞生长素分泌增加，继发性红细胞生成增多，肺血管阻力增高。COPD 患者还存在肺毛细血管床面积减少和肺血管顺应性下降等因素，血管容积的代偿性扩大明显受限，因而肺血流量增加时，引起肺动脉高压。

二、右心功能的改变

肺循环阻力增加，肺动脉压力升高后，右心发挥其代偿功能，以克服肺动脉压力升高的阻力而发生右心室肥大。肺动脉高压早期，右心室尚能代偿，舒张末期压仍正常。随着病情的进展，特别是在急性呼吸道－肺感染发作时，肺动脉高压持续存在且较严重，超过右心的负荷，右心失代偿，右心排血量下降，右心室收缩末期残余血量增加，舒张末期压增高，发生右心衰竭。

【病理】

1. 肺部主要原发性病变 绝大多数为慢性支气管炎和阻塞性肺气肿的病理变化。

2. 肺血管的病变 肺动脉血管的管壁增厚和管腔狭窄或闭塞；肺泡壁毛细血管床的破坏和减少；肺广泛纤维化、瘢痕组织收缩；严重肺气肿压迫肺血管使其变形，扭曲。

3. 心脏病变 慢性肺心病时，心脏的主要病变表现为心脏重量增加、右心肥大、右心室肌肉增厚、心室腔扩大、肺动脉圆锥膨隆。

【临床表现】

本病发展缓慢，分为代偿期和失代偿期两个阶段，临床上除原有肺、胸疾病的各种症状和体征外，主要是逐步出现的肺、心功能不全以及其他器官受损的征象。

一、肺、心功能代偿期（包括缓解期）

1. 肺部原发疾病表现　①患者常有长期慢性咳嗽、咳痰或喘息病史，逐渐出现乏力、呼吸困难，活动后心悸、气促加重。②肺气肿体征。③由于肺或支气管病变，肺部听诊常有干、湿啰音。

2. 肺动脉高压和右心室肥大体征　①肺动脉瓣区第二心音亢进（提示肺动脉高压）。②三尖瓣区出现收缩期杂音或剑突下的心脏收缩期搏动，多提示有右心室肥厚、扩大。③部分病例因严重肺气肿使胸腔内压升高，上腔静脉回流受阻，可出现颈静脉充盈；又因膈肌下降，肝下缘可在肋下触及，酷似右心功能不全的体征，但此时静脉压无明显升高，肝脏无淤血、前后径并不增大，且无压痛，可予鉴别。

二、肺、心功能失代偿期（包括急性加重期）

多由急性呼吸道感染所诱发。除上述症状加重外，相继出现呼吸衰竭和心力衰竭。

1. 呼吸衰竭　主要表现为缺氧和二氧化碳潴留症状。

（1）低氧血症　除胸闷、心悸、心率增快和紫绀外，严重者可出现头晕、头痛、烦躁不安、谵妄、抽搐和昏迷等症状。

（2）二氧化碳潴留　头痛，多汗，失眠，夜间不眠，日间嗜睡。重症出现幻觉、神志恍惚、烦躁不安、精神错乱和昏迷等精神、神经症状，以致死亡。

2. 心力衰竭　以右心衰竭为主。心悸、心率增快、呼吸困难及紫绀进一步加重，上腹胀痛、食欲不振、少尿。主要体征为颈静脉明显怒张，肝肿大伴有压痛，肝颈静脉反流征阳性，下肢水肿明显，并可出现腹水。因右心室肥大使三尖瓣相对关闭不全，在三尖瓣区可听到收缩期杂音，严重者可出现舒张期奔马律。也可出现各种心律失常，特别是房性心律失常。病情严重者可发生休克。少数患者亦可出现急性肺水肿或全心衰竭。

【并发症】

1. 肺性脑病　本病是慢性肺、胸疾病伴有呼吸功能衰竭，出现缺氧、二氧化碳潴留而引起精神障碍、神经症状的一种综合征。为肺心病死亡的首要原因。临床常见神志淡漠、肌肉震颤、间歇抽搐、嗜睡、昏睡、昏迷等表现，神经系统检查可出现腱反射减弱或消失、锥体束征阳性等体征。

2. 酸碱平衡失调及电解质紊乱　呼吸衰竭时，由于动脉血二氧化碳分压升高，血液碳酸浓度增加，普遍存在呼吸性酸中毒。然而，常因体内代偿情况的不同或并存其他疾病的影响，还可出现各种不同类型的酸碱平衡失调及电解质紊乱，如肺心病急性加重期，治疗前，往往是呼吸性酸中毒并发代谢性酸中毒及高钾血症；治疗后，又易迅速转为呼吸性酸中毒并发代谢性碱中毒及低钾、低氯血症而加重神经系统症状。

3. 心律失常　多表现为房性早搏及阵发性室上性心动过速，也可有房性扑动及心房颤动。少数病例由于急性严重心肌缺氧，可出现心室颤动以至心脏骤停。

4. 休克　休克是肺心病较常见的严重并发症及致死原因之一。其发生原因有：①中毒性休克由于严重呼吸道 – 肺感染、细菌毒素所致微循环障碍引起；②心源性休克由严重心力衰竭、心律失常或心肌缺氧性损伤所致心排血量锐减引起；③失血性休克由上消化道出血引起。

5. 消化道出血　缺氧、高碳酸血症及循环淤滞可使上消化道黏膜糜烂、坏死，发生弥漫性渗血；或因高碳酸血症时，胃壁细胞碳酸酐酶的活性增加，使氢离子释出增多，产生应激性溃疡而出血。

6. 其他　功能性肾衰竭、弥散性血管内凝血等。

【实验室及其他检查】

1. X 线检查　除肺、胸原发疾病及急性肺部感染的特征外，尚可有肺动脉高压征，如右下肺动脉干扩张，其横径≥15mm；肺动脉段明显突出或其高度≥7mm；右心室肥大。

2. 心电图检查　主要表现为右室肥大的改变。如电轴右偏，额面平均电轴≥90°，重度顺钟向转位，$R_{V1} + S_{V5} \geq 1.2mV$，$R_{V1} \geq 1.0mV$ 及肺型 P 波。也可见右束支传导阻滞及低电压图形。在 V_1、V_2 甚至 V_3 出现酷似陈旧性心肌梗死图形的 QS 波，乃膈肌降低及心脏极度顺钟向转位所致。

3. 超声心动图检查　可显示右室内径增大（≥20mm），右室流出道增宽（≥30mm）及肺动脉内径增大、右室前壁厚度增加。多普勒超声心动图显示三尖瓣返流和右室收缩压增高。

4. 心向量图检查　主要表现为右心室及右心房增大的图形。

5. 动脉血气分析　呼吸衰竭时，$PaO_2 < 60mmHg$，$PaCO_2 > 50mmHg$。pH 值因机体对酸、碱代偿情况不同而异，可正常、降低或升高。详见有关章节。

6. 血液检查　血液流变学检查可了解红细胞变形性、血液高凝状态；血电解质测定可了解是否存在电解质紊乱；血常规检查可见红细胞、血红蛋白升高，合并感染时，白细胞总数和中性粒细胞升高。

【诊断与鉴别诊断】

一、诊断

必须结合病史、体征及实验室检查结果，全面分析，综合判断。在慢性肺、胸疾患的基础上，一旦发现有肺动脉高压、右心室肥大的体征或右心功能不全的征象，同时排除其他引起右心病变的心脏病，即可诊断本病。若出现呼吸困难、颈静脉怒张、紫绀或神经精神症状，为肺心病呼吸衰竭表现。如有下肢或全身水肿、腹胀、肝区疼痛，提示肺心病右心衰竭。

二、鉴别诊断

1. 冠状动脉粥样硬化性心脏病（简称冠心病）　冠心病与肺心病同样多见于中老年患者，两者均可出现心脏增大、肝肿大、下肢水肿及紫绀，而肺心病患者的心电图 $V_1 \sim V_3$ 可呈 QS 型，又酷似心肌梗死的心电图改变，但冠心病患者多有心绞痛或心肌梗死史，心脏增大主要为左心室，心尖区可闻及收缩期杂音。X 线检查显示心左缘向左下扩大。心电图显示缺血型 ST、T 改变，如 ST 段明显压低或下垂型，T 波深倒，或异常 Q 波，可与肺心病鉴别。值得注意的是，肺心病伴发冠心病者临床并非罕见，应详细询问病史、体格检查和有关的心、肺功能检查，加以鉴别。

2. 原发性扩张型心肌病　该病右心衰竭与肺心病相似。尤其是伴有呼吸道感染者，容易误诊为肺心病。但该病心脏大多呈普遍性增大，多见于中青年，无明显慢性呼吸道感染史及显著肺气肿体征，无突出的肺动脉高压征，心电图无明显顺钟向转位及电轴右偏，而以心肌劳损多见。超声心动图检查可资鉴别。

3. 风湿性心脏病　风湿性心脏病二尖瓣狭窄所致的肺动脉高压、右心室肥大，常并发肺部感染，易与肺心病混淆。但该病多见于青少年，有风湿活动史，二尖瓣区有舒张中、晚期隆隆样杂音，X 线表现为左心房扩大为主。其他瓣膜如主动脉瓣常有病变。而慢性肺心病好发于 40 岁以上患者，常有慢性肺、胸疾患和阻塞性肺气肿、右心室肥厚体征，X 线检查左心房不大。心电图在 II、III、aVF 导联上常出现肺型 P 波。超声心动图检查可示左房室瓣"城墙样"的改变。

【治疗】

一、急性加重期

积极控制感染；通畅气道，改善呼吸功能；纠正缺氧与二氧化碳潴留；控制呼吸衰竭和心力衰竭。

1. 控制呼吸道感染　由于呼吸道感染是呼吸衰竭与心力衰竭的常见诱因，因此，控制感染是治疗肺心病的关键。肺心病并发的感染多为混合性感染，故应采取联合用药。一般可首选青霉素类、氨基糖苷类、氟喹诺酮类及头孢菌素类等。根据痰培养和药物敏感试验选用抗生素更为合理。多为静脉用药。此外，尚可局部雾化吸入或气管内滴注药物。长期应用抗生素要防止真菌感染。一旦真菌成为肺部感染的主要病原菌，应调整或停用抗生素，给予抗真菌治疗。

2. 改善呼吸功能，抢救呼吸衰竭　采取综合措施，包括缓解支气管痉挛、清除痰液、通畅呼吸道、持续低浓度（25%～33%）给氧、应用呼吸中枢兴奋剂等。必要时施行气管切开、气管插管和呼吸机辅助通气等。

3. 控制心力衰竭　在积极控制感染、改善呼吸功能后，一般患者心功能常能改善，尿量增多，水肿消退，肝肿大可缩小或恢复正常，不需使用利尿剂和强心剂。但较重患者或经以上治疗无效者可适当选用利尿剂和强心剂。

（1）利尿剂　通过抑制肾脏钠、水重吸收而消除水肿，减少血容量，减轻心脏前负荷。但过多利尿，易导致低钾、低氯性碱中毒，产生神经精神症状，增加氧耗，加重病情；还可以使痰液黏稠不易排出，加重呼吸衰竭；又可使血液浓缩，增加循环阻力，且易发生弥散性血管内凝血。因此，宜短疗程、小剂量、间歇联合使用排钾和保钾利尿剂。一般可用氢氯噻嗪（双氢克尿噻）25mg，每日 1～3 次，合用螺内酯 40mg，每天 1～2 次。

（2）强心剂 肺心病患者由于慢性缺氧及感染，对洋地黄类药物耐受性很低，疗效差，且易引起中毒，强心剂的剂量宜小，约为常规剂量的 1/2～2/3，同时选用作用快、排泄快的强心剂。用药期间应注意纠正缺氧，防治低钾血症，以免发生药物不良反应。低氧血症、感染等均可使心率增快，故不宜以心率减慢作为衡量强心药的疗效指征。应用指征是：○感染已被控制，呼吸功能已改善，利尿剂不能取得良好疗效而反复水肿的心力衰竭患者；②合并室上性快速心律失常，如室上性心动过速、心房颤动（心室率＞100 次/分）者；③以右心衰竭为主要表现而无明显急性感染的诱因者；④出现急性左心衰竭者。

（3）血管扩张剂的应用 血管扩张剂如酚妥拉明有缓解支气管平滑肌痉挛，降低气道阻力，从而改善通气功能，降低二氧化碳分压，提高氧分压，扩张肺小动脉，周围静脉容量增高，降低右心室舒张末期玉，使肺血流阻力降低，减轻心脏前、后负荷，降低氧耗量，增加心肌收缩力，对部分顽固心力衰竭者可能起到降低肺动脉压，改善心力衰竭的良好作用。使用时以 10% 葡萄糖液 500ml 加酚妥拉明 10～20mg，静脉滴注。近年来许多研究表明，吸入 NO 有良好的降低肺动脉高压的作用，同时不影响体循环血压降低和 PaO_2，目前临床尚未普遍开展。

4. 控制心律失常 房性异位心律随着病情好转，多可迅速消失。如经治疗仍不能消失时，未经洋地黄制剂治疗者，可在密切观察下选用小量毛花苷丙或地高辛治疗；对频发室性早搏、室性心动过速者，可选用利多卡因、丙吡胺等药物。洋地黄中毒所致的心律失常，则按洋地黄中毒处理。另外，还要注意避免应用普萘洛尔等 β 肾上腺素能受体阻滞剂，以免引起支气管痉挛。

5. 糖皮质激素的应用 糖皮质激素可解除支气管痉挛，改善通气，降低肺泡内压力，减轻右心负担，所以在有效控制感染的情况下，短期应用大量糖皮质激素，有利于抢救呼吸衰竭和心力衰竭。可用氢化可的松 100～200mg 或地塞米松 5～10mg 加入 5% 葡萄糖液中，静脉滴注，病情好转后逐渐停用。

6. 降低血黏度 肝素 50mg、山莨菪碱 10mg 加入葡萄糖液中静脉滴注，每天 1 次，共 7～10 天，可降低痰及血液黏滞性，解除支气管痉挛。川芎嗪 240mg/d 加于 5%～10% 葡萄糖液 250～500ml 中，每天静脉滴注 1 次，共 10 天，有降低血黏度、改善微循环、抗凝及扩血管作用。

7. 并发症的处理

（1）肺性脑病的处理 除上述治疗措施外，还应注意纠正酸碱平衡失调和电解质紊乱。发现脑水肿时可快速静脉滴注 20% 甘露醇 250ml，必要时 6～8 小时重复 1 次。肺性脑病出现兴奋、躁动时慎用镇静剂。

（2）其他 酸碱平衡失调和电解质紊乱、消化道出血、休克、肾衰竭、弥散性血管内凝血等给予相应治疗。

二、缓解期

1. 呼吸锻炼 呼吸锻炼是为了增强膈肌的活动，提高潮气量，减少呼吸频率，变浅速呼吸为深慢呼吸。呼吸锻炼时除采用腹式呼吸外，还必须缩拢口唇进行呼气，这样可延缓呼气流速，提高气道内压力，防止细小气道呼气时过早闭合。此外，呼吸锻炼时亦可采取上身前倾20°~40°的姿势进行呼气，可使腹壁放松，膈肌活动增加，辅助呼吸肌的活动减弱，疗效更为满意。

2. 增强机体免疫力　肺心病患者机体免疫力大多是降低的，其中以细胞免疫功能的降低尤为明显。因此，积极提高肺心病缓解期患者的免疫力，对延长其缓解期，减少急性发作次数具有重要的意义。常用药物有转移因子、胸腺素、干扰素、人体丙种球蛋白等。

3. 家庭长期氧疗

【预防】

预防慢性肺心病的关键是防止 COPD 的发生和发展。主要措施包括：①避免吸烟；②避免或减少有害粉尘、烟雾或气体吸入；③预防呼吸道感染，包括病毒、支原体或细菌感染。流感疫苗、肺炎链球菌疫苗等对于预防流感病毒、肺炎链球菌感染可能有一定意义。

第四章
支气管哮喘

支气管哮喘（bronchial asthma）简称哮喘，是一种由肥大细胞、嗜酸性粒细胞、淋巴细胞等多种炎症细胞介导的气道慢性炎症。本病常存在气道高反应性（airway hyper responsiveness，AHR）和广泛的、可逆性气流阻塞。临床以反复发作的喘息、呼气性呼吸困难、胸闷或咳嗽为特征，常在夜间和（或）清晨发作。

近年来，哮喘的患病率和病死率均呈上升趋势，根据有关调查资料，我国哮喘平均患病率为 0.5% ~ 1.0%。地区不同其患病率也各异，西藏高原的患病率仅为 0.11%，而沿海某些地区如福建省的患病率高达 2.03%。目前，"全球支气管哮喘防治创议"（Global Initiative for Asthma，简称 GINA）已成为指导全世界哮喘病防治工作的指南。

【病因和发病机制】

支气管哮喘的病因众多，发病机制十分复杂，主要有以下几种学说。

1. 变态反应学说　外源性变应原刺激机体，产生特异性的 IgE 抗体，吸附在肥大细胞和嗜碱性粒细胞表面。当变应原再次进入体内并与 IgE 抗体结合后，导致肥大细胞脱颗粒，释放出多种炎症介质，炎症介质使支气管平滑肌痉挛、微血管渗漏、黏膜水肿、分泌增多，致支气管腔狭窄，引起速发相哮喘反应（IAR）的发生。Ⅰ型变态反应通常在几分钟内发生，持续 1 个多小时，常见变应原有尘螨、花粉、真菌等。

2. 气道炎症学说　气道炎症是最重要的哮喘发病机制，是导致哮喘患者气道高反应性和气道弥漫性、可逆性阻塞的病理基础。炎症发生的机制主要在于外源性过敏原使肥大细胞脱颗粒，释放出炎性介质，引起多种炎症细胞从外周循环血液聚集到气道，炎症细胞又活化，再次释放出许多炎性介质，使气道黏膜上皮破坏、微血管渗漏、黏膜水肿、腺体分泌增加，导致迟发相哮喘反应（LAR）的发生。而 T 淋巴细胞的免疫调节作用失常（Th_1 功能不足，Th_2 功能亢进，Th_1/Th_2 比值低于正常）与炎症的发生密切相关。重要的炎症介质和细胞因子有嗜酸性粒细胞释放的嗜酸性粒细胞阳离子蛋白（ECP）、嗜酸性粒细胞趋化因子（ECT）、主要碱性蛋白（MBP）、白三烯（LTs）、血小板活化因子（PAF）、白细胞介素 – 3（IL – 3）、白细胞介素 – 4（IL – 4）、白细胞介素 – 5（IL – 5）和粒细胞巨噬细胞集落刺激因子（GM – CSF）等。

3. 神经 – 受体失衡学说　肾上腺素能神经的 α 受体、胆碱能神经的 M_1、M_3 受体和非肾上腺素能非胆碱能神经的 P 物质受体功能增强，肾上腺素能神经的 β 受体、胆碱能神经的 M_2 受体和非肾上腺素能神经的 VIP（血管活性肠肽）受体功能不足，均可使气道对各种刺激因子的反应性增高，引起气道平滑肌收缩、痉挛。

4. 其他机制　哮喘的发生与呼吸道的病毒感染、服用某些解热镇痛药（如阿司匹林、普萘洛尔）和含碘造影剂、运动过程中的过度换气、胃－食管反流、心理因素、遗传等也有一定的关系。支气管哮喘属于多基因遗传，约2/3的支气管哮喘患者有家族遗传病史。先天遗传因素和后天环境因素在支气管哮喘的发病中均起着重要作用。

【病理】

主要病理特征是大量嗜酸性粒细胞在气道内的浸润。早期病理改变大多为可逆性的，表现为支气管黏膜肿胀、充血，分泌物增多，气道内炎症细胞浸润，气道平滑肌痉挛等，病情缓解后基本恢复正常。随着哮喘的反复发作，病理改变的可逆性逐渐减小，支气管呈现慢性炎症性改变，表现为柱状上皮细胞纤毛倒伏、脱落，上皮细胞坏死，黏膜上皮层杯状细胞增多，支气管黏膜层大量炎症细胞浸润、黏液腺增生、基底膜增厚，支气管平滑肌增生，并可形成黏液栓（含有大量的嗜酸性粒细胞和 Curschmann 螺旋体），出现"气道重建（airway remodeling）"现象，通气功能也明显降低。晚期可形成阻塞性肺气肿，甚至肺源性心脏病。

【临床表现】

反复发作性的呼气性呼吸困难是支气管哮喘典型的临床表现。非典型的支气管哮喘可以发作性胸闷或顽固性咳嗽为唯一的临床表现。无喘息症状者又称之为"咳嗽变异性哮喘"。哮喘的发作常常与吸入外源性变应原有关，大多数有季节性，且日轻夜重（下半夜和凌晨易发），发作时胸部呈过度充气状态，两肺可闻及弥漫性哮鸣音，以呼气相为主，严重者被迫采取坐位或呈端坐呼吸，干咳或咳大量白色泡沫痰，甚至出现发绀、心率增快、奇脉、胸腹反常运动，经数小时至数天，脱离变应原和（或）应用支气管扩张剂后逐渐缓解，亦有自行缓解者，缓解期可无任何哮喘症状。由运动以及药物诱发者分别称之为运动性哮喘和药物诱发性哮喘。

典型发作多有鼻、眼睑痒，打喷嚏，流涕或干咳等黏膜过敏先兆，继之出现带哮鸣音的呼气性呼吸困难、胸闷，被迫采取端坐位，两目直视，两手前撑，两肩耸起，大汗、微紫绀，喉中发出阵阵哮鸣音，表情痛苦异常。发作持续时间长短不一。胸廓饱满，叩之呈过清音，听诊两肺满布哮鸣音。发作将停时，常咳出较多稀薄痰液后，气促减轻，发作缓解。严重哮喘发作时称为危重哮喘，表现为呼吸困难、紫绀、大汗、四肢冷、脉细数、两肺满布哮鸣音，有时因支气管高度狭窄或被大量痰栓堵塞，肺部哮鸣音反可减弱或消失，此时病情危急，经一般治疗不能缓解，可导致呼吸衰竭。

【实验室及其他检查】

1. 血液检查　可有嗜酸性粒细胞增多，并发感染者有白细胞总数和中性粒细胞增多。

2. 痰液检查　涂片镜检可见较多嗜酸性粒细胞，也可见尖棱结晶（Charcort－Leyden 结晶体）、黏液栓（Curschmann 螺旋体）和透明的哮喘珠（Laennec 珠）。细菌检查有助于病原菌的诊断，而痰液中细胞因子和炎性介质含量的测定，则不仅有助于哮喘的诊断，同时还可帮助判断病情的严重程度。

3. 呼吸功能检查　哮喘发作期呼吸功能明显受到影响，有关检查指标均显著下降。其中以第一秒用力呼气量（FEV_1）占预计值的百分率（$FEV_1\%$）最为可靠，以最大呼气流速（PEF）的测定最为方便，同时 PEF 测定值占预计值的百分率（PEF%）和 PEF 昼夜变异率也是判断支气管哮喘病情严重度的两项重要的指标。缓解期各项指标可部分或全部恢复正常。必要时可进行支气管激发试验或支气管舒张试验，支气管激发试验阳性是指呼吸功能基本正常的患者，吸入组胺、乙酰甲胆碱或过敏原后 FEV_1 或 PEF 下降 >20%，而支气管舒张试验阳性则是指通气功能低于正常的病人，吸入支气管舒张剂后 FEV_1 或 PEF 测定值增加 ≥15%。

4. 免疫学检测 缓解期血清中特异性 IgE 和嗜酸性粒细胞阳离子蛋白（ECP）含量的测定有助于哮喘的诊断，哮喘患者 IgE 可较正常升高 2 倍以上。

5. 胸部 X 线检查 发作期可见两肺透亮度增加，呈过度充气状态，缓解期多无明显改变，并发呼吸道感染时可见肺纹理增加及炎性浸润阴影。并发肺不张、气胸或纵隔气肿时有相应的 X 线表现。

6. 动脉血气分析 PaO_2 和 $PaCO_2$ 正常或轻度下降表明哮喘发作程度较轻，PaO_2 下降而 $PaCO_2$ 正常可能是中度哮喘发作，重度哮喘发作者 PaO_2 明显下降而 $PaCO_2$ 超过正常，并可能出现呼吸性酸中毒和（或）代谢性酸中毒。

【诊断与鉴别诊断】

一、诊断

根据支气管哮喘的病史、症状、体征、肺功能试验以及有关的实验室检查，尤其是"三性"，即喘息症状的反复发作性，发病时肺部哮鸣音的弥漫性和气道阻塞的可逆性，对典型病例诊断不难。咳嗽变异性哮喘虽以咳嗽为唯一临床症状（有时伴有胸闷），但咳嗽常呈季节性，部分患者尚患有其他变态反应性疾病（如过敏性鼻炎等）或有家族过敏史，经积极的抗炎和镇咳治疗无效，而给予平喘和抗过敏治疗后咳嗽明显缓解，有助于诊断。必要时可进行气道反应性测定、支气管激发试验或支气管舒张试验。运动性哮喘和药物性哮喘皆有特殊的诱发因素，停止运动或停止用药后哮喘随之缓解。

详细询问病史，了解患者哮喘发作与周围环境的关系，进行变应原检测试验有助于哮喘病因学的诊断，从而指导哮喘临床防治工作，但是，检测变应原的体内试验有一定的危险性，体外试验又比较繁琐、费时，且结果往往不十分可靠，所以，变应原的寻找有时很困难。

支气管哮喘的分期：通常分为急性发作期和临床缓解期。急性发作期：咳嗽、气喘和呼吸困难症状明显，多数需要应用平喘药物治疗；临床缓解期：哮喘症状、体征消失、肺通气功能基本恢复到发作前水平，达 4 周以上。

二、鉴别诊断

1. 心源性哮喘 心源性哮喘是指由于左心衰竭引起肺血管外液体量过度增多甚至渗入肺泡而产生的哮喘。临床表现为呼吸困难、紫绀、咳嗽、咳白色或粉红色泡沫痰，与支气管哮喘症状相似，但心源性哮喘多有高血压、冠状动脉粥样硬化性心脏病、风心病二尖瓣狭窄等病史和体征，两肺不仅可闻及哮鸣音，尚可闻及广泛的水泡音。左心界扩大，心率增快，心尖部可闻及奔马律。影像学表现为以肺门为中心的蝶状或片状模糊阴影。鉴别困难者，可先静脉注射氨茶碱或雾化吸入 β₂ 受体激动剂，待症状缓解后再做进一步的检查。注意，此时忌用肾上腺素和吗啡，以免抑制呼吸，造成生命危险。

2. 喘息型慢性支气管炎 多见于老年人，喘息常年存在，并伴有慢性咳嗽、咳痰，有加重期，有肺气肿体征，两肺常可闻及水泡音和哮鸣音。

3. 支气管肺癌 中央型支气管肺癌肿瘤压迫支气管，引起支气管狭窄或伴有感染时，亦可出现喘鸣音或哮喘样呼吸困难，但肺癌的呼吸困难及喘鸣症状呈进行性加重，常无明显诱因，咳嗽咳痰，痰中带血。痰找癌细胞、胸部 X 线摄片、CT、MRI 或纤维支气管镜检查可明确诊断。

4. 肺嗜酸粒细胞浸润症 包括热带性嗜酸粒细胞增多症、肺嗜酸粒细胞增多性浸润、外源性变态反应性肺泡炎和变态反应性支气管肺曲菌病等。患者临床症状较轻，哮喘伴有发热，胸部 X 线检查可见多发性、此起彼伏的淡薄斑片浸润影，临床表现可自行消失或再发，寄生虫、原虫、花粉、真菌、化学药品、职业粉尘等为常见的致病原，大多有接触史，肺组织活检有助于鉴别诊断。

【治疗】

本病虽无特效治疗方法，但是合理的治疗能控制症状，减少发作，防止病情恶化，提高生活质量，延缓或防止不可逆性气道阻塞的形成。

1. 消除病因 应避免或消除引起哮喘发作的变应原和其他非特异性刺激，去除各种诱发因素。

2. 控制急性发作 哮喘发作时应兼顾解痉、抗炎、去除气道黏液栓，保持呼吸道通畅，合并细菌感染者酌情给予抗生素。一般可单用或联用下列药物。

（1）β₂ 肾上腺素受体激动剂 简称 β₂ 受体激动剂，是缓解哮喘症状的首选药物。主要作用机制是兴奋 β₂ 受体，激活腺苷酸环化酶，增加细胞内环磷酸腺苷（cAMP）的合成，舒张支气管平滑肌，稳定肥大细胞膜。作用特点是舒张支气管作用强，平喘作用迅速，不良反应小。常用制剂有：①短效－速效 β₂ 受体激动剂：如沙丁胺醇（salbutamol）和特布他林（terbutaline）气雾剂，每次吸入 1~2 喷，适用于控制哮喘急性发作；②短效－迟效 β₂ 受体激动剂：如沙丁胺醇和特布他林片剂，每次 1~2 片，每天 3 次口服，适用于治疗日间哮喘。控释剂作用时间较长已有逐渐取代片剂的趋势，班布特罗（bambuterol）为新型前体药，近来使用也逐渐增多；③长效－迟效 β₂ 受体激动剂：如沙美特罗（salmeterol）气雾剂，适用于防治夜间哮喘；④长效－速效 β₂ 受体激动剂：如福莫特罗（formoterol）干粉吸入剂，既可用于防治夜间哮喘，也适用于控制哮喘急性发作。

（2）茶碱（黄嘌呤）类药物 作用机制尚未阐述清楚，可能与其抗炎作用、抑制磷酸二酯酶（PDE）的活性、拮抗腺苷、刺激内源性儿茶酚胺分泌、抑制细胞内 Ca^{2+} 的释放等有关。临床常用茶碱缓释片或控释片，每次 1 片，每天 1~2 次。由于其半衰期长，服药次数少，患者的依从性好，同时血药浓度稳定，既可保证疗效，又可避免不良反应，适合夜间哮喘的治疗。应当注意，氨茶碱静脉注射应缓慢进行，速度一般为每小时 0.5mg/kg，注射速度过快，可能造成严重的心律失常，甚至死亡。氨茶碱血药浓度个体差异大，监测血清或唾液中茶碱浓度，可以及时调整茶碱的用量。

（3）抗胆碱药物　主要作用机制为抑制气道平滑肌表面 M_3 型受体、松弛气道平滑肌。不良反应有口干、痰液黏稠不易咳出、尿潴留和瞳孔散大等。青光眼、前列腺肥大患者和妊娠 3 个月的妇女慎用。常用制剂包括阿托品、东莨菪碱、654－2 和溴化异丙托品（ipratropium bromide）等。其中溴化异丙托品气雾剂作用较强而不良反应较小，用法为每次吸入 3～4 喷（每喷 20μg），每天 3～4 次。该类尤其适合有吸烟史的老年患者。抗胆碱药物与 β 受体激动剂联合使用具有协同效应。

（4）糖皮质激素　糖皮质激素具有抑制气道炎症、抗过敏、抗微血管渗漏和间接松弛气道平滑肌等作用，是最强的抗炎剂，是目前 GINA 方案中推荐的一线药物，不仅能有效控制症状，并可作为缓解期的预防用药。常用药物有二丙酸倍氯米松（baclomethasone dipropionate，BDP）吸入剂、布地奈德（budesonide，BUD）吸入剂、丙酸氟替卡松（fluticasone propionate，FP）吸入剂等。BDP 气雾剂一般用量为每次 100～200μg，每天 3～4 次；BUD 的一般用量为每次 200μg，每天 2 次。主要副作用有咽部不适、声音嘶哑和念珠菌感染等局部不良反应。吸入型糖皮质激素一般起效较慢，唯布地奈德溶液雾化吸入起效较快。

（5）非激素类抗炎剂　主要是肥大细胞膜稳定剂如色甘酸二钠（disodium cromoglycate）和奈多罗米钠（nedocromil sodium）等。

（6）其他药物　其他用于防治支气管哮喘的药物有钙拮抗剂（维拉帕米、硝苯地平等）、酮替芬（ketotifen）、曲尼司特（tranilast）、白三烯（LTs）受体拮抗剂（扎鲁司特、孟鲁司特）、血栓烷 A_2（TXA_2）受体拮抗剂等。钙拮抗剂可治疗运动性哮喘，酮替芬对过敏性哮喘有效，白三烯（LTs）受体拮抗剂主要用于慢性哮喘的防治。

3. 危重哮喘的处理

（1）氧疗与辅助通气　出现低氧血症，应经鼻导管吸入较高浓度的氧气，以纠正缺氧。如缺氧严重，应经面罩或鼻罩给氧，使 $PaO_2 > 60mmHg$。如患者全身情况进行性恶化，神志改变，意识模糊，$PaO_2 < 60mmHg$，$PaCO_2 > 50mmHg$，宜及时作气管插管或气管切开，行机械辅助通气。近年来主张应用允许性高碳酸血症通气又称控制性低通气量辅助呼吸（mechanical controlled hypoventilation，MCHV），不良反应小，且可纠正低氧血症。

（2）解痉平喘　①$β_2$ 受体激动剂：可用舒喘灵溶液持续雾化吸入，或者皮下或静脉注射 $β_2$ 受体激动剂。老年人心律不齐或心动过速者慎用。②氨茶碱：静脉滴注每小时 0.3～0.4mg/kg，可以维持有效血药浓度。③抗胆碱药：可以同时雾化吸入溴化异丙托品溶液与 $β_2$ 受体激动剂溶液，两者有协同作用。

（3）纠正水、电解质及酸碱平衡紊乱　①补液：纠正脱水，避免痰液黏稠导致气道堵塞；②纠正酸中毒：可用 5% 碳酸氢钠静脉滴注或缓慢静脉注射，但应避免形成碱血症，因为氧离曲线左移不利于血氧在组织中的释放；③纠正电解质紊乱：及时纠正低钾、低钠等电解质紊乱。

（4）抗生素　酌情选用广谱抗生素，静脉滴注，可以防治呼吸道和肺部感染。但应注意防止发生药物变态反应。

（5）糖皮质激素　可选用泼尼松、琥珀酸氢化可的松、甲基泼尼松琥珀酸钠。

（6）其他　重度哮喘发作的患者哮鸣音突然降低或消失，但其紫绀和呼吸困难更为严重时，应引起警惕，及时查明原因，并采取有效的对症处理措施。

4. 缓解期治疗　加强体育锻炼，增强体质。注射哮喘菌苗和脱敏疗法。可使用吸入性糖皮质激素等药物以减少复发。

【预后】

少数患者可并发肺气肿和肺源性心脏病，预后较差。

第五章

慢性呼吸衰竭

呼吸衰竭（respiratory failure）简称呼衰，是指外呼吸功能严重障碍，不能进行有效的气体交换，导致缺氧伴或不伴二氧化碳潴留，而引起的一系列生理功能和代谢紊乱的临床综合征。如在海平面、静息状态下呼吸室内空气，动脉血氧分压（PaO_2）低于60mmHg，伴或不伴有动脉血二氧化碳分压（$PaCO_2$）高于50mmHg，即为呼吸衰竭。

呼吸衰竭有急性和慢性之分，急性呼吸衰竭是指原来肺功能正常，由于突发原因，如溺水、电击、外伤、药物中毒或物理化学因素刺激以及急性呼吸窘迫综合征等，导致突然发生的呼吸功能衰竭，常在数秒或数小时内发生，病情危重，需及时抢救才能挽救患者的生命；慢性呼吸衰竭主要是指在原有慢性阻塞性肺病等的基础上，呼吸功能障碍逐步加重而引起的缺氧和二氧化碳潴留。在临床上慢性呼吸衰竭较为常见。由于发病过程缓慢，机体通过代偿适应，尚能保持一定的工作和生活自理能力时，称为代偿性慢性呼吸衰竭。若并发呼吸道急性感染或由于其他原因，加重呼吸功能损害，代偿丧失，则称为失代偿性慢性呼吸衰竭。呼吸衰竭根据其发生的病理生理和动脉血气分析结果还可分为Ⅰ型呼吸衰竭和Ⅱ型呼吸衰竭，Ⅰ型呼吸衰竭是由于换气功能障碍所致，有缺氧，不伴有二氧化碳潴留；Ⅱ型呼吸衰竭是由于通气功能障碍所致，既有缺氧又伴有二氧化碳潴留。

本章主要阐述慢性呼吸衰竭。

【病因和发病机制】

一、病因

1. 支气管、肺疾病　如慢性支气管炎、阻塞性肺气肿、支气管哮喘、慢性肺心病、重症肺结核、广泛肺纤维化和尘肺等。其中，COPD 最为常见。

2. 神经及肌肉疾病　常见的有脑部疾病（炎症、肿瘤、外伤、药物麻醉或中毒等）损及延髓呼吸调节中枢；颈胸段脊髓炎、脊髓灰质炎、急性多发性神经根炎、肌萎缩侧索硬化症、重症肌无力等，影响呼吸运动。

3. 胸廓病变　胸部手术、外伤、广泛胸膜增厚和脊柱严重后、侧突等。

二、发病机制

上述疾病发生缺氧和二氧化碳潴留的主要机制有：肺泡通气不足、通气/血流比例失调、气体弥散障碍以及氧耗量增加。

1. 肺泡通气不足　神经系统疾病使呼吸抑制，或阻塞性肺病并发感染使气道阻塞加重时，肺泡通气量减少，氧和二氧化碳不能有效交换引起缺氧和二氧化碳潴留，两者的程度呈平行，临床表现为低氧血症伴高碳酸血症呼吸衰竭。

2. 通气/血流比例失调　正常通气/血流比例为0.8，若大于正常，如肺栓塞，进入肺泡的部分气体不能与血流进行充分换气，造成无效通气，徒然增加呼吸功能和氧耗，引起缺氧。若小于正常，如气道阻塞、肺不张，由于通气减少，流经肺泡周围的静脉血就不能充分取得氧和排出二氧化碳而进入动脉，造成生理性静-动脉分流。不论是无效通气或是静-动脉分流，都影响气体交换，但其表现往往以缺氧为主。

3. 弥散障碍　氧和二氧化碳对肺泡膜的通透能力相差很大，前者仅为后者的1/20，故在病理情况下，弥散障碍主要影响氧的交换，临床表现为低氧血症呼吸衰竭。

4. 氧耗量增加　氧耗量增加是呼吸功能不足时，加重缺氧的原因之一。发热、寒战、呼吸困难和抽搐等都能增加氧耗量。

【病理生理】

一、缺氧

1. 中枢神经系统　大脑皮层对缺氧最敏感，缺氧最易引起脑功能障碍。缺氧可使脑血管扩张，脑血流增加，当缺氧加重时，可引起细胞内和间质性水肿，导致颅内压升高，从而压迫血管，使脑血流减少，加重缺氧性脑损害。供氧停止4～5分钟可发生脑组织不可逆性损伤。

2. 循环系统　轻度缺氧使心率加快，心肌收缩力增强，心排血量增加；严重缺氧时由于心肌变性、坏死等损害，心肌收缩力减弱和心排血量减少，使心率变慢并出现心律失常。缺氧对血管的影响按部位不同而异，脑和冠状血管扩张，皮肤和内脏血管收缩，肺小动脉痉挛，使肺动脉压升高。长期缺氧引起肺动脉压持久升高，引起右心室肥厚，甚至右心衰竭。

3. 呼吸系统　呼吸中枢对缺氧的敏感性远较二氧化碳为低，因此仅于明显缺氧时，方出现通气量增加。

4. 肝、肾、消化系统　缺氧可损害肝、肾功能，使转氨酶升高，尿量减少和氮质潴留。缺氧引起的肝、肾功能损害多为功能性改变。慢性缺氧可引起继发性红细胞增多。严重缺氧可增强胃壁细胞碳酸酐酶活性，使胃酸分泌增多，故可出现胃黏膜糜烂、坏死、出血与溃疡。

5. 对酸碱平衡和电解质的影响　严重缺氧时由于无氧酵解的加强，产生大量乳酸，从而引起代谢性酸中毒。同时由于能量代谢不足，钠泵功能障碍，氢离子和钠离子进入细胞内，钾离子移向细胞外，引起血钾升高。

二、二氧化碳潴留

1. 中枢神经系统　少量二氧化碳可兴奋呼吸中枢，但超过一定浓度，发生二氧化碳潴留时，则起抑制作用。脑血管扩张、血流量增加是二氧化碳潴留早期代偿现象；晚期则颅内压升高，并出现脑水肿。当$PaCO_2$增至正常2倍以上时，患者逐渐陷于昏迷，出现肺性脑病。引起肺性脑病的常见原因有高碳酸血症、低氧血症、酸碱平衡失调等，而呼吸道感染、使用镇静剂或给氧不当等常为其诱发因素。

2. 循环系统 二氧化碳潴留对循环系统最突出的影响是血管扩张，如周围皮肤血管、脑血管、冠状动脉血管等。一定程度 $PaCO_2$ 升高，也可刺激心血管运动中枢和交感神经，使心率加快，心肌收缩力增强，心输出量增高，内脏血管收缩，血压升高。

3. 呼吸系统 二氧化碳虽然是强有力的呼吸中枢兴奋剂，但当 $PaCO_2$ 明显增加，超过 80mmHg 时，呼吸中枢反而受到抑制。慢性呼吸衰竭二氧化碳潴留的患者，呼吸中枢已适应了 $PaCO_2$ 增高的体液环境，二氧化碳已不能再兴奋呼吸中枢。此时呼吸中枢的兴奋性，主要靠缺氧刺激颈动脉窦及主动脉体化学感受器来维持。这些患者一旦接受高浓度氧疗，即可因解除了缺氧对呼吸中枢的兴奋，使呼吸中枢完全转为抑制，通气量减少。因此，在临床上，对 Ⅱ 型呼吸衰竭患者进行氧疗，主张吸入氧浓度 <33%。

4. 对酸碱平衡和电解质的影响 慢性呼吸衰竭时，由于缺氧和二氧化碳潴留的影响，可引起复杂的酸碱平衡和电解质紊乱。除呼吸性酸中毒和代谢性酸中毒以外，由于患病时间较长，饮食摄入不足和治疗中使用利尿剂、糖皮质激素不恰当等原因，常引起血钾降低。

5. 对肾功能的影响 轻度二氧化碳潴留可扩张肾血管，增加肾血流，使尿量增加；但如果呼吸性酸中毒失代偿，pH 值明显下降时，肾血管痉挛，肾血流量明显减少。

【临床表现】

除导致呼吸衰竭的原发疾病的临床表现外，慢性呼吸衰竭的临床表现还包括缺氧和二氧化碳潴留所引起的各脏器损害。两者表现虽各有不同，但常同时存在，故难以明确区分。

1. 呼吸困难 呼吸困难是临床最早出现的症状，轻者仅感呼吸费力，重者呼吸劳累窘迫、大汗淋漓，甚至窒息。呼吸可浅速或深缓，节律呈潮式、间歇或抽泣样等。中枢性呼吸衰竭的呼吸困难主要表现在节律和频率方面的改变；呼吸器官病变引起的呼吸困难，呼吸辅助肌多参与活动，表现为点头或抬肩呼吸。呼吸衰竭并不一定有呼吸困难，如中枢神经药物中毒时呼吸匀缓，表情淡漠或昏睡；严重肺气肿并发呼吸衰竭或肺性脑病，进入二氧化碳麻醉阶段，也可能没有明显呼吸困难表现。

2. 紫绀 紫绀是缺氧的典型症状，其发生与局部血流情况有关。血流淤积，毛细血管及静脉血氧饱和度偏低，容易出现紫绀。紫绀主要取决于缺氧的程度，也受血红蛋白量、皮肤色素及心功能状态的影响。当血氧饱和度（SaO_2）低于 90% 时，可在唇甲出现紫绀。贫血者则紫绀不明显。

3. 精神神经症状 轻度缺氧可有注意力不集中、定向障碍；严重缺氧者特别是伴有二氧化碳潴留时，可出现头痛、兴奋、抑制、嗜睡、抽搐、意识丧失甚至昏迷等。慢性胸肺疾患引起的呼吸衰竭急性加剧，低氧血症和二氧化碳潴留发生迅速，可出现肺性脑病的临床表现。

4. 心血管功能障碍 缺氧和二氧化碳潴留早期，心率增快，心搏出量增加，血压上升，肺循环小血管收缩，产生肺动脉高压。急性严重心肌缺氧，可出现心律失常，甚至心跳骤停。严重或长期缺氧，心肌收缩力减弱，心搏出量减少，血压下降，最后导致循环衰竭。长期肺动脉高压将诱发右心衰竭。

5. 消化和泌尿系统症状　肝细胞缺氧发生变性坏死或肝脏淤血，可见血清丙氨酸转移酶增高。严重缺氧和二氧化碳潴留常有消化道出血，可能是由胃肠道黏膜充血、水肿、糜烂渗血或应激性溃疡所引起。部分患者发生肾功能障碍，出现少尿、蛋白尿、管型或氮质血症。

【实验室及其他检查】

一、血液气体分析

确定缺氧和二氧化碳潴留的程度与呼吸衰竭的类型，并协助判定酸碱平衡失调的类别及其程度，以指导治疗。

1. 动脉血氧分压（PaO_2）　PaO_2 是物理溶解于血液中的氧分子所产生的压力，正常值为 96～100 mmHg。呼吸衰竭时低于 60mmHg。

2. 动脉血二氧化碳分压（$PaCO_2$）　$PaCO_2$ 是物理溶解于血液中的二氧化碳分子所产生的压力，正常值为 35～45 mmHg，平均 40 mmHg。通气不足，$PaCO_2$ 增高；通气过度，$PaCO_2$ 减少。

3. 动脉血氧饱和度（SaO_2）　SaO_2 是单位血红蛋白的含氧百分数，正常值约为 97%。呼吸衰竭时降低。

4. 血液酸碱度（pH 值）　pH 表示血液中氢离子浓度的负对数值，它反映血液的酸碱度，正常值为 7.35～7.45。酸中毒时血 pH 值下降，低于 7.35 为失代偿性酸中毒，发生酸血症。碱中毒时，血 pH 值升高，高于 7.45 为失代偿性碱中毒，发生碱血症。

5. 碱剩余（BE）　BE 正常值为 0±2.3mmol/L。代谢性酸中毒时，BE 负值增大；代谢性碱中毒时，BE 正值增大。

二、二氧化碳结合力（CO_2-CP）

CO_2-CP 正常值为 22～31mmol/L，其反映体内主要碱储备。代谢性酸中毒或呼吸性碱中毒时 CO_2-CP 降低；呼吸性酸中毒或代谢性碱中毒时 CO_2-CP 则升高。

三、X 线检查

可见胸部原发病变，如慢性阻塞性肺气肿、广泛肺部疾病、胸腔积液、气胸等。

【诊断】

1. 病史　有慢性支气管、肺部疾病或其他导致呼吸功能障碍的原发疾病，近期内有促使肺功能恶化的诱因。

2. 临床表现　有缺氧和二氧化碳潴留的临床表现。

3. 血气分析　动脉血气分析对明确诊断、分型、指导治疗以及判断预后均有重要意义。其诊断标准为：

（1）I 型呼吸衰竭为海平面平静呼吸空气的条件下 $PaCO_2$ 正常或下降，PaO_2 <60mmHg。

（2）Ⅱ型呼吸衰竭为海平面平静呼吸空气的条件下 $PaCO_2 > 50mmHg$，$PaO_2 < 60mmHg$。

【治疗】

慢性呼吸衰竭的治疗原则包括病因治疗，去除诱因，保持呼吸道通畅，治疗与防止缺氧和二氧化碳潴留及其所引起的各种症状，同时积极处理心力衰竭，纠正电解质紊乱和酸碱平衡失调。

一、建立通畅的气道

1. 清除呼吸道分泌物　可用祛痰剂如氯化铵、碘化钾、溴己新或沐舒坦，亦可用蒸气吸入或 α - 糜蛋白酶 5mg 加生理盐水 10ml 雾化吸入等措施促进痰液咳出。咳痰无力的患者，可采用翻身、拍背、体位引流等措施帮助排痰。咽喉部和气管内痰液，可用吸痰器抽吸。痰液干结、有脱水表现者，应适当补液，稀释痰液，以利排痰。

2. 解除支气管痉挛　对于慢性阻塞性肺病或有支气管痉挛者，应使用支气管解痉剂解除支气管痉挛，减少气道阻力，改善通气功能。常用 0.5% 沙丁胺醇溶液 1 ~ 5mg 或特布他林 2.5 ~ 10mg 雾化吸入治疗；氨茶碱 0.25 ~ 0.5g 加入生理盐水 250ml 静脉滴注。

二、氧疗

临床上适当浓度的氧气吸入，可以纠正低氧血症，保证细胞组织氧供应，防止重要器官的缺氧损害，解除肺细小动脉痉挛，降低肺动脉压，减轻右心负荷，改善心脏功能，是慢性呼吸衰竭行之有效的重要治疗方法。但氧对机体亦有其消极作用的一面，因此，氧疗时要根据缺氧原因和具体病理生理以及缺氧程度，严格掌握氧疗指征和使用浓度，发挥其积极作用，防止其不良反应。

1. 氧疗适应证　理论上只要 PaO_2 低于正常就可给予氧疗，慢性呼吸衰竭患者 $PaO_2 < 60mmHg$ 则是氧疗的绝对适应证。

2. 氧疗的方法　慢性呼吸衰竭患者临床上最常用、简便的氧疗方法是应用鼻导管吸氧，氧流量 1 ~ 3L/min，其吸氧浓度（FiO_2）= 21 + 4 × 氧流量（L/min）。有条件者也可用面罩吸氧。

慢性呼吸衰竭应采用控制性氧疗，其吸氧浓度通常为 25% ~ 33%。Ⅰ型呼吸衰竭患者吸氧浓度可适当提高，尽快使 $PaO_2 > 60mmHg$，但一般吸氧浓度也不超过 40%。Ⅱ型呼吸衰竭患者，吸氧宜从低浓度开始，逐渐提高浓度，一般不超过 33%。

三、增加通气量、减少 CO_2 潴留

1. 呼吸兴奋剂的应用　缺氧伴有二氧化碳潴留患者若出现神经精神症状时，即肺性脑病时，可以使用呼吸中枢兴奋剂。Ⅱ型呼吸衰竭患者当 $PaCO_2 > 75mmHg$ 时，即使无意识障碍也可酌情使用呼吸中枢兴奋剂。呼吸兴奋剂可刺激呼吸中枢或主动脉体、颈动脉窦化学感受器，在气道通畅的前提下提高通气量，从而纠正缺氧并促进二氧化碳的排出。此外，尚能使患者清醒，有利于咳嗽、排痰。呼吸兴奋剂需与氧疗、抗感染、解痉和排痰等措施配合应

用，方能更好的发挥作用，常用洛贝林或尼可刹米静脉滴注。

2. 建立人工气道　应用上述治疗及呼吸兴奋剂 12 小时仍无效，痰液壅塞，患者陷入昏迷或半昏迷状态，应考虑做气管插管或气管切开，建立人工气道。

3. 机械辅助通气　机械通气是一种借助人工装置的机械力量产生或增强患者呼吸动力和呼吸功能的方法。由于这种方法能够十分有效地解决患者缺氧和二氧化碳潴留的问题，并为原发性肺部疾病的治疗赢得时间，所以是治疗急性呼吸衰竭和慢性呼吸衰竭急性加重期的最有效的治疗方法。对于呼吸频率超过 35 次/分；并发肺性脑病；$PaCO_2$ 进行性升高超过 70 ~80mmHg；严重的低氧血症，经合理治疗 PaO_2 <40mmHg 都可以考虑机械通气疗法。

适当途径的人工气道对机械通气是十分重要的，慢性呼吸衰竭应尽可能选择无创伤性的人工气道。

使用呼吸机不仅要设置合适的参数，还要选择恰当的呼吸模式和呼吸功能，并要注意机械呼吸与自主呼吸之间的协调。通常在开始时用间歇正压通气或辅助—控制通气模式，在撤机时改用同步间歇指令通气或压力支持通气模式。目前，双水平气道正压通气（BiPAP）模式在临床上得到广泛运用。

四、控制感染

呼吸道或肺部感染是诱发呼吸衰竭的常见原因，控制感染对改善通气和换气功能，减轻心脏负担意义重大。慢性呼吸衰竭患者病原菌大多为革兰阴性杆菌、耐甲氧西林金黄色葡萄球菌（MRSA）和厌氧菌，并且细菌的耐药性明显增高。临床可首选喹诺酮类或氨基糖苷类联合下列药物之一：①抗假单胞菌 β 内酰胺类，如头孢他啶、哌拉西林等；②广谱 β 内酰胺类/β 内酰胺酶抑制剂，如哌拉西林/他唑巴坦；③碳青霉烯类，如亚胺培南；④如为 MR-SA 感染，可联合使用万古霉素；⑤真菌感染时，选用有效的抗真菌药物。

痰培养和药物敏感试验，结合病史和临床综合分析有助于明确致病菌和选用敏感有效的抗生素。

五、纠正酸碱平衡失调和电解质紊乱

1. 呼吸性酸中毒　积极改善肺泡通气，排出体内潴留的二氧化碳。

2. 呼吸性酸中毒并发代谢性酸中毒　常发生于慢性呼吸衰竭急性加重期，此时，患者低氧血症严重，除应充分供氧及改善通气外，可考虑静脉滴注少量碱性药物，常用的碱性药物有碳酸氢钠溶液，作用直接而迅速，但有加重二氧化碳潴留的可能，故宜与呼吸兴奋剂和支气管解痉药物同时使用。

3. 呼吸性碱中毒　发生于应用人工呼吸器通气量过大，二氧化碳排出过多时，应调节机械呼吸通气量。

4. 呼吸性酸中毒并发代谢性碱中毒　常发生于使用利尿剂或糖皮质激素不当，进食减少、呕吐频发之后。患者低钾、低氯，应补钾盐和氯离子，同时继续改善通气，并除去低钾原因。如无肾功能障碍，用氯化钾每天 3 次，每次 1.0g，口服，必要时用 1.0 ~1.5g 加入 5% ~10% 葡萄糖液 500ml 中静脉滴注，每小时不超过 1.0g，每天可静脉滴注 3.0g。低氯严

重者，可用氯化铵每天 3 次，每次 0.3～2.0g，口服，或用精氨酸每天 10g 稀释后静脉滴注。纠正低钾一般需经 1～2 周，不可操之过急，要牢记"见尿补钾，多尿多补，少尿少补，无尿不补"的原则。如经上述处理不见好转，则应考虑到低血镁存在的可能。

六、糖皮质激素的应用

有解痉、消炎、抗过敏作用，同时减少支气管分泌，减轻脑水肿。一般用于有显著支气管痉挛表现、毒血症症状严重、脑水肿或并发休克的病例。疗程宜短，用量不宜太大，常选用氢化可的松 100～300mg，甲基强的松龙 40～80mg，或地塞米松 10～20mg，每天 1 次静脉滴注，3～5 天即可。

七、防治消化道出血

严重缺氧和二氧化碳潴留患者，应常规给予西咪替丁或雷尼替丁口服，预防消化道出血，出血时采用静脉注入。若出现大量呕血或柏油样便，应输新鲜血。防治消化道出血的关键在于纠正缺氧和二氧化碳潴留。

八、防治休克

引起休克的原因繁多，如酸碱平衡失调和电解质紊乱、血容量不足、严重感染、消化道出血、心力衰竭以及机械通气使用压力过高等，应针对病因采取相应措施。经治疗未见好转，应给予升压药如多巴胺、间羟胺等以维持血压。

九、其他

如精神症状明显时，可给予小剂量地西泮肌肉注射，或水合氯醛保留灌肠。禁用对呼吸中枢有抑制作用的吗啡、哌替啶、巴比妥类、氯丙嗪或异丙嗪等药物。有心力衰竭和水肿者，可酌情使用利尿剂和强心剂，以及营养支持疗法。

【预防】

积极防治慢性阻塞性肺病、肺结核、尘肺等呼吸系统疾病；平时加强体育锻炼，积极防治感冒和呼吸道感染，增强机体抗病能力，改善心、肺功能。

第六章

肺 炎

肺炎（pneumonia）是指包括终末气道、肺泡腔及肺间质等在内的肺实质的急性炎症。可由多种原因（如细菌、病毒、真菌、寄生虫、放射线、化学及过敏因素等）引起。

肺炎可按解剖或病因分类。

按解剖分类：可分为大叶性（肺泡性）、小叶性（支气管性）及间质性肺炎。

按病因分类：①感染性肺炎，占绝大多数，如细菌、病毒、衣原体、支原体、立克次体、真菌、寄生虫等，其中以细菌感染最为常见（约占 80%），包括需氧革兰阳性球菌，如肺炎链球菌（统称肺炎球菌）、金黄色葡萄球菌、甲型溶血性链球菌等；需氧革兰阴性菌，如肺炎克雷白杆菌、流感嗜血杆菌、绿脓杆菌、肠杆菌属、大肠埃希菌、变形杆菌等；厌氧杆菌如棒状杆菌、梭形杆菌等；②理化性肺炎，如放射线、药物、毒气等所致的肺炎；③变态反应性肺炎，如过敏性肺炎等。

细菌性肺炎目前主要分两大类。①社区获得性肺炎（院外肺炎）：主要致病菌仍为肺炎球菌（约 40%），革兰阴性杆菌约占 20%，其中最常见的是肺炎克雷白杆菌；②医院内获得性肺炎：多继发于各种原发疾病的危重患者，治疗困难，且革兰阴性杆菌可高达约 50%，常为混合感染，耐药菌株多，病死率高。一些非致病菌在适宜条件亦可成为机会致病菌。

随着抗生素的普遍使用以及预防手段的进步，虽然肺炎的发病率有所下降，但其病原菌分布规律正在发生变化。20 世纪 30 年代以前，90% 以上的细菌性肺炎均由肺炎球菌所致，而近 20 年来则不断下降，革兰阴性杆菌如绿脓杆菌、肺炎克雷白杆菌等感染所占的比例却不断增加，且新的病原菌（如军团菌）及耐药菌所致肺炎的发生率亦逐年增加。由此导致所谓"难治性"肺炎屡见不鲜。在我国的人口死因顺序统计中肺炎居第 5 位。故提高病原学诊断水平、合理使用抗生素、避免耐药菌出现、改善支持治疗等是临床迫切需要强调和解决的问题。

本章重点介绍临床常见的肺炎球菌肺炎。

肺炎球菌肺炎（pneumococcal pneumonia）是由肺炎球菌引起的急性肺部感染，病理改变主要为肺实变，临床特征为突然发病，寒战、高热、胸痛、咳嗽、咯铁锈色痰、呼吸困难和肺实变体征。多发生于寒冬或早春，常见于青壮年。近年由于抗生素的广泛使用，其起病方式及临床症状均不典型。约占院外肺炎的 50%。

【病原学】

肺炎球菌为革兰阳性球菌，常成对或成链排列，菌体外有荚膜，荚膜多糖具有特异抗原性和致病力，根据其抗原性不同，可分为 90 个血清型。成人致病菌多属 1~9 及 12 型，以第 3 型毒力最强。肺炎球菌在干燥痰中能存活数月。但阳光直射 1 小时，或加热至 52℃10

分钟，即可杀灭，对石炭酸等消毒剂亦甚敏感。当人体免疫功能正常时，肺炎球菌是寄居在口腔及鼻咽部的一种正常菌群，其带菌率常随年龄、季节及免疫状态的变化而有差异。机体免疫功能受损或有毒力的肺炎球菌入侵人体而致病。

【发病机制】

正常的呼吸道具有免疫防御机制，如对吸入气体的过滤和湿化、会厌和咳嗽反射、支气管纤毛黏液排泌系统、体液和细胞免疫功能的作用等，使气管、支气管和肺泡组织保持无菌状态。如上呼吸道感染、吸入麻醉、受寒、疲劳、醉酒等，使呼吸道黏膜受损；年老、体弱、慢性心肺疾病、长期卧床者以及长期使用免疫抑制剂等，导致全身免疫功能低下，均易引起肺炎球菌进入下呼吸道，在肺泡内繁殖而发病。肺炎球菌不产生毒素，不引起原发性组织坏死或形成空洞。荚膜是其主要致病物质，具有抗吞噬及对组织的侵袭作用，首先引起肺泡壁水肿，出现白细胞与红细胞渗出，含菌的渗出液经 Cohn 孔流向邻近的肺泡，使炎症扩大。由于炎症不通过支气管，所以病变不受肺段的限制，而可累及整个肺叶，亦易累及胸膜，引起渗出性胸膜炎。自抗生素得到应用以来，病变呈整叶分布的典型病例已甚少见。

【病理】

典型的病理变化大致可分为 4 期：早期为充血期，肺泡毛细血管扩张、充血。中期为红色肝变期，有较多的红细胞渗出，病变部位的肺组织色红而饱满；后期为灰色肝变期，有大量白细胞和吞噬细胞积聚，病变部位的肺组织灰白而充实；最后炎症逐渐消散，肺泡内重新充气，进入消散期。实际上 4 个病理阶段不能绝对分界，在应用抗生素后，此种典型的病理分期已很少见。病变消散后肺组织结构多无损坏，不留纤维瘢痕。极个别患者肺泡内纤维蛋白吸收不完全，甚至有成纤维细胞形成，即所谓机化性肺炎。若未及时治疗，5%～10% 的患者可能并发脓胸，15%～20% 的患者因细菌经淋巴管、胸导管进入血循环，形成诸如脑膜炎、心包炎、心内膜炎、关节炎、中耳炎等肺外感染。由于病灶中红细胞的渗出，可咯血性痰；或因渗入肺泡内的红细胞被破坏，含铁血黄素混入痰中，可出现铁锈色痰；病灶范围广可影响换气功能，出现气急、紫绀等症状。

【临床表现】

多数起病急骤，常有受凉淋雨、劳累、病毒感染等诱因，约 1/3 患者病前有上呼吸道感染。病程约 7～10 天。

一、症状

1. 寒战、高热　典型病例以突然寒战起病，继之高热，体温可高达 39℃～40℃，呈稽留热型，常伴有头痛、全身肌肉酸痛，食量减少。抗生素使用后热型可不典型，年老体弱者可仅有低热或不发热。

2. 咳嗽、咳痰　初期为刺激性干咳，继而咳出白色黏液痰或带血丝痰，经 1～2 天后，可咳出黏液血性痰或铁锈色痰，也可呈脓性痰，进入消散期痰量增多，痰黄而稀薄。

3. 胸痛 多有剧烈病侧胸痛，常呈针刺样，随咳嗽或深呼吸而加剧，可放射至肩或腹部。如为下叶肺炎可刺激膈胸膜引起剧烈腹痛，易被误诊为急腹症。

4. 呼吸困难 由于肺实变通气不足、胸痛以及毒血症而引起呼吸困难，呼吸快而浅。病情严重时影响气体交换，使动脉血氧饱和度下降而出现紫绀。

5. 其他症状 少数有恶心、呕吐、腹胀或腹泻等胃肠道症状。严重感染者可出现神志模糊、烦躁、嗜睡、谵妄、昏迷等。

二、体征

呈急性热病容，呼吸浅速，面颊绯红，皮肤灼热，部分有鼻翼扇动，口唇单纯疱疹。早期肺部体征无明显异常，或仅有少量湿啰音，呼吸音减低及胸膜摩擦音等。典型的肺实变体征有患侧呼吸运动减弱、触觉语颤增强、叩诊呈浊音、听诊呼吸音减低或消失，并可出现支气管呼吸音。消散期可闻及湿性啰音。重症患者有肠充气，上腹部压痛多与炎症累及膈胸膜有关。少数重症患者可出现休克，可在 24 小时内血压骤降，多见于老年患者；可伴有败血症，出现皮肤、黏膜出血点，巩膜黄染；如累及脑膜时，可有颈抵抗及出现病理性反射。心率增快、肺底出现湿啰音，提示心功能不全。

本病自然病程约 1~2 周。发病 5~10 天后，体温可自行骤降或逐渐减退；使用有效的抗菌药物后可使体温在 1~3 天内恢复正常，一般情况改善，症状减轻，肺实变体征消失。但局部的湿啰音及 X 线的肺部改变可持续 1 周以上。

【并发症】

1. 感染性休克 常由于发生严重败血症或毒血症而引起，多见于老年人，亦可见于青壮年。发病急骤伴高热，但亦有体温不升者，血压下降甚至测不到，脉搏细数或不可触及，呼吸急促，口唇及肢体紫绀，皮肤湿冷，四肢厥冷、多汗，表情淡漠或烦躁不安，甚至昏迷、少尿或无尿。胸部体征可不明显，或呈典型肺实变的表现，心音减弱，心率快。白细胞明显升高，中性粒细胞可达 90% 以上，甚至呈类白血病反应，细胞内有中毒颗粒。常有水、电解质紊乱和代谢性酸中毒。易并发心功能不全、急性肾衰竭、弥散性血管内凝血等症，预后危重。

2. 胸膜炎及脓胸 并发胸膜炎时多为浆液纤维蛋白性渗出液，一般积液不多，预后良好。如患者持续高热不退，或热退后又上升，白细胞持续升高，胸腔积液体征明显时，应考虑并发脓胸的可能。

3. 心肌炎 此并发症因严重中毒引起，表现为心脏扩大、奔马律、心动过速等，肺炎控制后多可逐渐恢复。

4. 其他肺外并发症 常因菌血症引起，如心瓣膜炎、关节炎、脑膜炎等。

【实验室及其他检查】

1. 血常规 血白细胞计数（10~20）×10^9/L，中性粒细胞多在 80% 以上，并有核左移，或细胞内可见中毒颗粒。年老体弱、酗酒、免疫功能低下者白细胞计数可不增高，但中性粒细胞的百分比仍高。

2. 病原学检查 痰直接涂片作革兰染色及荚膜染色镜检,如发现典型的革兰染色阳性、带荚膜的双球菌,即可初步做出病原学诊断。痰培养24～48小时可以确定病原体。聚合酶链反应(PCR)检测及荧光标记抗体检测可提高病原学诊断率。对病情危重者,应争取在使用抗生素前做血培养。

3. X线检查 早期仅见肺纹理增粗、增深。肺实变期呈大叶、肺段分布的密度均匀增高阴影,并在实变阴影中可见支气管气道征,肋膈角可有少量胸腔积液征。消散期显示实变阴影密度逐渐减低,变为散在的、大小不等的片状阴影,多数病例起病3～4周后才能完全消散,老年患者病灶消散较慢,亦可能为机化性肺炎。

【诊断与鉴别诊断】

一、诊断

根据典型症状与体征,结合胸部X线检查,可做出初步诊断。对于临床表现不典型者,需认真加以鉴别。确诊有赖于病原菌检测。

二、鉴别诊断

1. 肺结核 浸润性肺结核与轻型肺炎相似,但前者发病缓慢,中毒症状相对较轻,可有反复咯血,病灶常位于肺尖,X线检查其病灶有特征性。干酪性肺炎多有长期发热、乏力和消瘦,X线呈大片密度增高阴影,其中有多个不规则的薄壁空洞,对侧肺常有播散病灶。痰结核菌阳性,病程长,抗结核治疗有效。

2. 其他病原菌引起的肺炎

(1) 金黄色葡萄球菌肺炎 常发生于儿童或年老体弱者,中毒症状严重,身体其他部位有化脓性病灶,如疖、痈等;咯粉红色乳样或脓性痰;肺部X线检查具有特征性,常为多发性病灶,且在短期内变化很大,常迅速扩展,多并发气胸、脓胸;痰培养可发现凝固酶阳性的金黄色葡萄球菌。

(2) 克雷白杆菌肺炎 多见于年老体弱者,起病急骤,中毒症状重,咳棕色胶冻样痰;严重者可有谵妄、黄疸、肺水肿、休克、呼吸衰竭等;X线表现为肺叶实变,其中有蜂窝状透亮区,叶间隙下坠,痰涂片或培养可找到肺炎克雷白杆菌。

(3) 其他革兰阴性杆菌肺炎 多发生于年老体弱、慢性心肺疾病或免疫缺陷患者,常为院内获得性感染。通过临床观察和细菌学检查,鉴别诊断一般不难。

(4) 病毒、支原体等引起的肺炎 病情较轻,白细胞常无明显增加。痰液病原体分离和血清免疫学试验有助于诊断。

3. 肺癌 患者年龄多较大,起病缓慢,常有刺激性咳嗽和少量咯血,无明显全身中毒症状,血白细胞计数不高,若痰中发现癌细胞可以确诊。肺癌可伴发阻塞性肺炎,若经有效抗生素治疗后肺部炎症迟迟不消散,或暂时消散后又复出现者,应密切随访,必要时进一步做CT、MRI、纤维支气管镜检查、痰脱落细胞检查等,以免贻误诊断。

4. 急性肺脓肿 早期临床表现与肺炎球菌肺炎相似。但随病程进展，咳出大量脓臭痰为肺脓肿的特征。X 线显示脓腔及液平面。

5. 其他 肺炎伴剧烈的胸痛时，应与渗出性胸膜炎、肺梗死鉴别。相关的体征及 X 线影像有助鉴别。肺梗死常有静脉血栓形成的基础，咯血较多见，很少出现口角疱疹。下叶肺炎可能出现腹部症状，应通过 X 线、B 超等与急性胆囊炎、膈下脓肿、阑尾炎等进行鉴别。

【治疗】

一、一般治疗

卧床休息，体温低时注意保暖，多饮水，给予易消化食物。高热、食欲不振者应静脉补液，注意补充足够蛋白质、热量及维生素。密切观察呼吸、脉搏、血压等变化，防止休克发生。

二、对症治疗

高热者可采用物理降温，不用阿司匹林或其他解热药，以免过度出汗及干扰真实热型。如有气急发绀者应吸氧。咳嗽、咳痰不易者可给予溴己新 8 ~ 16mg ，每天 3 次。剧烈胸痛者，可热敷或酌用小量镇痛药，如可待因 15mg。如有腹胀、鼓肠可用腹部热敷及肛管排气。如有麻痹性肠梗阻，应暂时禁食、禁饮、肠胃减压。烦躁不安、谵妄者酌用地西泮（安定）5mg 或水合氯醛 1 ~ 1.5g，禁用抑制呼吸的镇静药。

三、抗菌药物治疗

一经诊断即应予抗生素治疗，不必等待细菌培养结果。治疗肺炎球菌肺炎时，首选青霉素 G，用药途径及剂量视病情轻重及有无并发症而定。轻者用青霉素 240 万 U/d，分 3 次肌肉注射；病情稍重者，宜用青霉素 G 240 万 ~ 480 万 U/d，静脉滴注，每 6 ~ 8 小时 1 次；重症及并发脑膜炎者，每日剂量可增至 1000 万 ~ 3000 万 U，分 4 次静脉滴注。滴注时每次量尽可能在 1 小时内滴完，以维持有效血浓度。对青霉素过敏者，可用红霉素或阿奇霉素静脉滴注；亦可用林可霉素肌肉注射或静脉滴注。重症患者亦可酌情选用头孢菌素类，如头孢噻吩钠、头孢唑啉钠、头孢三嗪等。氟喹诺酮类药物可用于对青霉素过敏或耐青霉素菌株感染者。抗菌药物疗程通常为 5 ~ 7 天，或在退热后 3 天停药或由静脉用药改为口服，维持数天。

四、感染性休克的治疗

1. 一般处理 平卧，体温低时注意保暖，高热者予以物理降温，吸氧。保持呼吸道通畅，密切观察血压、脉搏、呼吸及尿量。

2. 补充血容量 补充血容量是抢救感染性休克的重要措施。只有当血容量得到适当补充后，血管活性药物的作用才能有效地发挥。补液量和速度视病情而定。一般先给右旋糖酐 40、复方氯化钠溶液等，以维持有效血容量，减低血液黏滞度，防止弥散性血管内凝血。血压、尿量、尿比重、血细胞比容及患者的全身情况，可作为调整输液的指标，并应监测中心静脉压。

3. 纠正水、电解质和酸碱平衡紊乱 输液不宜过快，以免发生心力衰竭与肺水肿。随时监测和纠正钾、钠及氯紊乱以及酸、碱中毒。应注意感染性休克时主要是纠正代谢性酸中毒，可酌情用5%碳酸氢钠100~250ml静脉滴注，或根据检查结果补充。在纠正酸中毒后，血压常可回升。

4. 糖皮质激素的应用 对病情危重、全身毒血症症状明显的患者,可短期(3~5天)静脉滴注氢化可的松100~300mg或地塞米松5~20mg。

5. 血管活性药物的应用 一般不作首选药物，多在经上述处理后血压仍不回升时使用。紧急情况下亦可在输液的同时使用，以保证重要器官的血液供应。异丙肾上腺素0.1~0.2mg/100ml液体，或多巴胺20mg/200ml液体，静脉滴注。亦可根据病情将多巴胺与间羟胺（阿拉明）联合静脉滴注。同时密切观察血压，调整药物浓度。

6. 控制感染 诊断明确者，可加大青霉素剂量，每天400万~1000万U静脉滴注；或用第二、三代头孢菌素。对病因不明的严重感染，可合并头孢他啶（ceftazidme）或头孢哌酮钠及氨基糖苷类抗生素，以兼顾革兰阳性及阴性细菌，再根据血培养药物敏感试验选用有效抗生素。

7. 防治心肾功能不全 有心功能不全者，应减慢输液速度，控制入液量，酌用毒毛花苷K或毛花苷丙静脉注射。若血容量已补足而24小时尿量<400ml、比重<1.018时，应考虑合并有急性肾衰竭，应紧急处理。

【预防】

锻炼身体，增加机体抵抗力，避免淋雨受寒、疲劳、醉酒等诱发因素，预防上呼吸道感染。多型组合的纯化荚膜抗原疫苗，保护期1~5年，可显著降低肺炎球菌发病率，可用于易感人群如慢性肺病、糖尿病、器官移植或脾切除者等。

第七章 肺结核

肺结核（pulmonary tuberculosis）是由结核分枝杆菌引起的肺部慢性传染病，占各器官结核病总数的80%～90%。病理特点是结核结节、干酪样坏死和空洞形成。临床上多呈慢性发病过程，常有低热、盗汗、消瘦、咳嗽、咯血等症状，病程长、易复发为其特点。如能及时正规治疗多可痊愈。尽管结核病总的疫情有所下降，但疫情依然严重，仍是当前一个重要的公共卫生问题。

【病原学】

结核分枝杆菌，简称结核杆菌，属放线菌目，分枝杆菌科的分枝杆菌属。分为人型、牛型及鼠型等种类，肺结核多由人型结核菌引起，牛型菌多引起肠道结核病。镜检为细长而稍弯的杆菌。严格需氧，涂片染色具有抗酸性，故称抗酸杆菌。生长缓慢，增殖一代需15～20小时，至少需4～6周才可见菌落。对外界抵抗力较强，在阴湿处能生存5个月以上，在痰内可活6～8个月，在人体内可存活多年，但在烈日下曝晒2小时，70%乙醇接触2分钟或煮沸1分钟，均能被杀灭。将痰吐在纸上直接焚烧是最简易的灭菌方法。结核菌中含有类脂质、蛋白质、糖类等。类脂质能促进人体单核细胞、上皮样细胞和淋巴细胞浸润而形成结核结节；蛋白质可引起过敏反应，中性粒细胞和单核细胞浸润；多糖则参与某些免疫反应。

病灶中菌群常包括多种不同生长速度的结核菌群。A群多存在于早期浸润性病灶和空洞内，为细胞外菌，生长繁殖旺盛，致病力强，传染性大，也易被抗结核药物所杀灭；B群存在于巨噬细胞内的酸性环境中，繁殖缓慢，吡嗪酰胺杀菌效果较好；C群为偶然繁殖菌，存在于包裹的干酪坏死灶内，仅对少数药物如利福平敏感；D群为休眠菌，无致病力和传染性。其中B群和C群菌为顽固菌，是日后复发的根源，可存活数年。

变异性为结核菌重要的生物学特性，耐药性变异直接关系到治疗的成败。结核菌在繁殖过程中由于染色体基因突变而产生耐药性（天然耐药菌）。另一种是药物与结核菌接触后，有些菌发生诱导变异，逐渐适应能在含药环境中继续生存（继发耐药）。在接受化疗过程中敏感菌被大量杀灭，而耐药菌却继续生长繁殖，终以耐药菌群为主，则化疗亦失效。患者以往未用过某药，但其痰菌对该药耐药，称原始耐药菌感染。长期不合理用药，包括不当的联合、不足的剂量、不规则服药、中断治疗或过早停药等，称继发耐药。复治患者中很多为继发耐药病例。近年来对多种药物耐药结核菌日益增多，某些病例很难治愈。此外，尚应注意临床上的阳性痰菌培养约5%为非结核分枝杆菌。它们引起的肺内和肺外感染，临床表现与结核病相似，但多数对抗结核药耐药。

【流行病学】

古代的结核病曾肆虐并夺去数亿人生命。自 20 世纪 50 年代初，由于异烟肼等抗结核化疗药物相继问世，全球结核病疫情不同程度地逐渐下降。但是自 20 世纪 80 年代中期以来，全球结核病疫情回升，并出现多重耐药菌等，使结核病有可能再次成为难治之症。全球现有结核病人约 2000 万人，每年有近 300 万人死于结核病，已超过艾滋病、疟疾及热带病死亡的总和。我国结核病患者约与世界的 1/4，死亡高达 25 万，且农村痰涂片阳性患病率是城市的 2.8 倍。

传染源主要为排菌的肺结核患者咳出的带菌飞沫及未经消毒的牛奶。主要通过带菌飞沫经呼吸道传播及饮用未经消毒的牛奶感染。各种年龄、性别的人群对结核菌均有易感性。

【发病机制】

1. 免疫与变态反应　人本对结核菌的自然（先天）免疫力是非特异性的。接种卡介苗或经过结核菌感染后所获得的（后天）免疫力具有特异性，可杀死或包匿入侵的结核菌，制止扩散，终致愈合。两者对防止结核病的发生都是相对的。人体感染结核菌后，可被免疫防御机制所杀灭而不发病。一旦人体免疫力减弱，就容易受感染而发病，或原已稳定的病灶重新活动。结核病的免疫主要是细胞免疫，表现在 T 淋巴细胞的致敏和吞噬细胞作用的增强。巨噬细胞将侵入的细菌吞噬、消化，并致敏 T 淋巴细胞，当致敏的 T 淋巴细胞再次接触细菌，便释放多种淋巴因子，使巨噬细胞聚集在细菌周围，激活并增强其吞噬、杀菌功能，在其吞噬并杀灭细菌后可转化成类上皮细胞和朗罕（Langhans）巨细胞，最后形成结核结节，使病变局限化。机体感染结核菌 4 ~ 8 周后，常出现过分强烈的变态反应，局部出现炎性渗出，甚至干酪样坏死，多伴有发热、食欲下降等全身症状。人体对结核菌及其代谢产物的这种细胞免疫反应属于迟发型变态反应。初次感染结核菌者可能出现多发性关节炎、结节性红斑或疱疹性结合膜炎等变态反应的表现。

2. 初感染与再感染　用结核菌注入未受感染的豚鼠，10 ~ 14 天后注射局部发生红肿，形成溃疡，局部淋巴结肿大，终因结核菌大量繁殖造成全身播散而死亡。这表明豚鼠对结核菌无免疫力。如果用同量结核菌注入 4 ~ 6 周前已受少量结核菌感染的豚鼠体内，注射 2 ~ 3 天后局部反应剧烈，迅速形成表浅溃疡，但较快愈合，无淋巴结肿大及全身播散，亦不死亡。这种局部剧烈反应是变态反应，使病灶趋于局限而不播散，为获得性免疫的证据。此即郭霍（Koch）现象。此现象同临床上原发性与继发性肺结核的不同表现是一致的。感染结核菌后机体获得免疫力，90% 的人可以终生不发病；5% 的人因免疫力低下而发病，即原发性肺结核；另 5% 的人仅于其后机体免疫力下降或从外界再次感染才发病，称继发性肺结核，为成人肺结核的最主要感染方式。

【病理】

一、基本病变

1. 渗出型病变　表现为充血、水肿、白细胞浸润和纤维蛋白渗出等，病灶中结核菌数量较多，常出现在结核炎症的早期、病灶恶化或浆膜结核。若免疫力强，病情可完全吸收或演变为增生型病变。

2. 增生型病变　发生在菌量较少而致敏 T 淋巴细胞数量多，形成结核病特征性病变——结核结节，其中央为巨噬细胞衍生而来的朗罕巨细胞，周围由类上皮细胞、淋巴细胞、浆细胞和纤维细胞组成。结节可融合，或表现为结核性肉芽肿。病灶中结核菌很少。

3. 干酪样坏死（变质型）　多发生在变态反应较强的患者。由于结核菌数量过多和毒力较强，在渗出或增殖性病变的基础上，发生组织凝固性坏死，坏死物呈浅黄色块状物，类脂质含量多，状似干酪，故名干酪样坏死，坏死物中常有大量的结核菌。

肺结核是一种慢性病变，上述病理类型常可互相转化、交错存在，而以一种病变为主。

二、结核病的转归

1. 吸收　早期渗出性病灶吸收后，常不遗留瘢痕，病灶吸收标志临床好转，如完全吸收表示临床痊愈。

2. 纤维化　病灶愈合过程中常有纤维组织增生，形成条索状瘢痕。

3. 钙化　结核病灶内钙盐沉着，常见于儿童的原发结核病灶内。

4. 液化　干酪样坏死病灶中结核菌大量繁殖可引起液化，部分坏死物被吸收，部分由支气管排出形成空洞，亦可造成支气管播散。如机体抵抗力强，病变被纤维组织包围，可形成结核球。

5. 播散　人体初次感染结核菌时，结核菌被细胞吞噬，经淋巴管被带到肺门淋巴结，少量结核菌常可进入血循环向周身播散，但并不一定伴随明显的临床症状（隐性菌血症）。坏死病灶侵蚀血管，大量结核菌进入血循环，可引起全身粟粒状结核，如肺、肾、脑结核等。肺内细菌也可沿支气管播散到其他肺叶。当大量含菌痰被咽入消化道，可引起肠结核、腹膜结核等。肺结核可局部进展扩大，直接蔓延到胸膜引起结核性胸膜炎。

【临床类型】

一、原发型肺结核

原发型肺结核是指初次感染而发病的肺结核，多见于儿童，也可见于山区、农村初次进入城市的成人。肺部的原发病灶多发生于通气良好的肺部如上叶底部、下叶上部，与随后引起的淋巴管炎和肺门淋巴结炎，统称为原发综合征。临床症状轻，预后良好，绝大多数病灶吸收、消散或钙化。少数肺门淋巴结结核经久不愈，甚至扩展至附近淋巴结，称为支气管淋巴结结核。偶可形成干酪性坏死，出现空洞，造成结核播散。X 线检查可见肺部原发灶，相应的淋巴管增粗和肺门淋巴结肿大。

二、血行播散型肺结核

血行播散型肺结核为干酪病灶液化溃入肺血管内后，结核菌肺内广泛播散所致。多为原发型肺结核发展而来，儿童较多见，成人则多由潜伏菌重新繁殖而发病。

1. 急性粟粒型肺结核　此型肺结核是大量结核菌一次或在短时间内侵入血循环引起的，可以是全身性播散，或仅局限于肺内。常急骤起病，全身毒血症状重，可有高热、呼吸困难等，可并发结核性脑膜炎。早期病灶在 X 线下不明显，常致误诊，通常在起病 3~4 周后，胸片显示双肺满布边缘整齐、大小在 1~3mm 的粟粒样致密阴影。

2. 亚急性血行播散型肺结核　此型肺结核是在人体具有一定免疫力基础上，少量结核菌间歇多次进入血循环所引起。病情进展缓慢，临床表现不典型，可无显著的中毒症状，具有反复性和阶段性特点。X 线显示大小不等、新旧不一的病灶，密度和分布均不一致，多在两肺上、中野。

三、继发型肺结核

多发生于成人，病程长，易反复。肺内病变多为含有大量结核分枝杆菌的早期渗出性病变，易进展，病灶可形成干酪样坏死、液化，可演变为空洞和支气管播散，同时又多出现病变周围纤维组织增生，使病变局限化和瘢痕形成。X 线表现特点为多态性，好发于上叶尖后段和下叶背段。痰结核分枝杆菌检查常为阳性。根据病理特点和 X 线表现常见的有以下 5 种类型：

1. 浸润性肺结核　多发生于肺尖和锁骨下，X 线表现为小片状或斑点状阴影，可融合和形成空洞。渗出性病变易吸收，而纤维干酪增殖病变吸收很慢，可长期无改变。

2. 空洞性肺结核　空洞形态不一，大多由干酪渗出性病变融解形成洞壁不明显的、多个空腔的虫蚀样空洞。临床症状较多，发热、咳嗽、咳痰和咯血等，痰中经常排菌。应用有效的化学治疗后，出现空洞不闭合，但长期多次查痰阴性，空洞壁由纤维组织或上皮细胞覆盖，诊断为"净化空洞"。

3. 结核球　多由干酪样病变吸收和周边纤维包裹或干酪空洞阻塞性愈合而形成。结核球多为 2~3cm，内有钙化灶或液化坏死形成空洞，同时 80% 以上结核球有卫星灶，可作为诊断和鉴别诊断的参考。

4. 干酪样肺炎　多发生在机体免疫力低和体质衰弱，又受到大量结核分枝杆菌感染的患者，或有淋巴结支气管瘘，淋巴结中的大量干酪样物质经支气管进入肺内而发生。大叶性干酪样肺炎 X 线呈大叶性密度均匀磨玻璃状阴影，逐渐出现融解区，呈虫蚀样空洞，可出现播散病灶，痰中能查到结核分枝杆菌。小叶性干酪样肺炎的症状和体征都比大叶性干酪样肺炎轻，X 线呈小叶斑片播散病灶，多发生在双肺中下部。

5. 纤维空洞型肺结核　多因肺结核失治或误治，空洞迁延不愈，洞壁逐渐变厚并广泛纤维化；随机体免疫力高低，使病灶吸收、修复与恶化、进展交替发生。病灶常有反复的支气管播散，痰中带有结核菌，为结核病的重要传染源。X 线可见一侧或两侧单个或多个厚壁空洞，多伴有支气管播散病灶及明显的胸膜增厚，肺纹呈垂柳状阴影，纵隔向病侧牵引。

四、结核性胸膜炎

结核性胸膜炎是胸膜感染结核菌或对结核菌过敏反应所致，常见于青壮年，临床上分为干性及渗出性两种。

1. 干性胸膜炎　病变侧胸膜有纤维素渗出，渗出液少，故胸膜粗糙，随呼吸与咳嗽产生胸痛。听诊时有胸膜摩擦音，X线检查无明显异常。

2. 渗出性胸膜炎　胸膜内有不同程度的渗出液。发病急，高热、胸痛、咳嗽、气促。体征有患侧胸廓饱满、呼吸运动减弱、气管向健侧移位，触诊语音震颤减低，叩诊呈浊音或实音，听诊呼吸音减弱或消失。X线显示患侧为均匀一致的阴影，外侧上缘呈弧形升高。

五、其他肺外结核

按部位和脏器命名，如骨关节结核、肾结核、肠结核等。

【临床表现】

肺结核临床表现多种多样。轻者可无症状，仅在X线检查时始被发现，尤其是老年、慢性病患者常被其他疾病所掩盖。应特别关注不典型肺结核。

1. 全身症状　全身中毒症状表现为长期低热，多见于午后，可伴乏力、盗汗、食欲减退、体重减轻、面颊潮红、妇女月经失调等。当肺部病灶急剧进展播散时，可有高热，多呈稽留热或弛张热。

2. 呼吸系统症状　①咳嗽、咳痰：早期可有干咳或有少量黏液痰，如继发感染则痰呈脓性。②咯血：可见于半数患者。痰中带血是因病灶炎性使毛细血管扩张所致；若小血管受损或空洞的血管瘤破裂可引起中到大量咯血。咯血易引起结核病灶播散，如伴有持续高热则为有力佐证。大咯血时可发生休克甚至窒息。③胸痛：炎症波及壁层胸膜时可引起相应部位的刺痛，随呼吸和咳嗽加重。④呼吸困难：慢性重症肺结核时，肺功能受损或胸膜广泛粘连，胸廓活动受限，可出现渐进性呼吸困难。并发气胸或大量胸腔积液时，则呼吸困难可急骤加重。

3. 体征　早期病灶小，多无异常体征。若病变范围较大，叩诊呈浊音，听诊可闻及支气管呼吸音和细湿啰音。因肺结核好发于上叶尖后段和下叶背段，故锁骨上下、肩胛间区闻及湿啰音对诊断有极大帮助。空洞性病变位置表浅而引流支气管通畅时有支气管呼吸音或伴湿啰音；巨大空洞可出现带金属调空瓮音。当病变广泛纤维化或胸膜增厚粘连时有患侧胸廓下陷、肋间变窄、气管移位与叩浊，而对侧可有代偿性肺气肿体征。

【实验室及其他检查】

1. 结核菌检查　此检查是确诊肺结核最特异的方法。涂片抗酸染色镜检快捷、简便，在我国非典型分枝杆菌感染尚属少见，如抗酸杆菌阳性则诊断可基本成立。直接厚涂片阳性率优于薄涂片。集菌法涂片和荧光镜检可提高阳性率，但假阳性率亦有所增加。培养法虽较费时，但更为精确，特异性高，除了解结核菌有无生长，并能做药物敏感试验和菌型鉴定。有条件时涂片与培养均应进行。结核菌生长缓慢，使用改良罗氏培养基，一般需4~8周始能报告。应用聚合酶链反应（PCR）方法，具有特异性强和快捷简便的特点。

2. 影像学检查　胸部X线检查是早期诊断肺结核的主要方法。胸部CT有助于发现微小或隐蔽区病变及孤立性结节的鉴别诊断。肺结核的常见X线表现有：渗出性病灶表现为云雾状或片絮状，密度较淡，边缘模糊；干酪性病灶表现为密度较高，浓淡不一，边缘清晰；空洞病灶表现为环形边界的透光区；纤维化、钙化、硬结病灶表现为斑点、条索、结节状，密度较高，边缘清晰。肺结核病灶好发于肺上部、肺下叶上部，存在时间较长，且有多种形态病灶混合存在。

3. 结核菌素（简称结素）试验　此试验是诊断有无结核感染的参考指标。

旧结素（OT）是结核菌的代谢产物，由液体培养基长出的结核菌提炼而成，主要成分是结核杆菌蛋白，抗原不纯，可能引起非特异性反应。在人群普查时，可用 1∶2000 的 OT 稀释液 0.1ml（5U），在左前臂内侧上中 1/3 交界处做皮内注射，使局部形成皮丘，经 48 ~ 96 小时（一般为 72 小时）观察反应，结果判断以局部硬结直径为依据，如小于 5mm 为阴性，5 ~ 9mm 为弱阳性，提示结核菌或结核分枝杆菌感染，10 ~ 19mm 为阳性反应，20mm 以上或局部出现水疱与坏死者为强阳性反应。

纯蛋白衍化物（PPD）由旧结素滤液经三氯醋酸沉淀后的纯化物，为纯结素，不产生非特异性反应，并已取代 OT。国际上常用 PPD – RT23，我国从人型结核菌制成 PPD – C 及从卡介苗制成 BCG – PPD，纯度均较好，已广泛用于临床诊断，皮内注射 0.1ml（5U）硬结平均直径≥5mm 为阳性反应。临床诊断多使用 5U，若无反应，一周后可再用 5U 皮试，若仍为阴性，大多可排除结核感染。

成人结素阳性仅说明曾有过结核感染，并不一定目前患病，而成人强阳性或 3 岁以下儿童的阳性反应和新近转阳性者常提示有活动性肺结核的可能。结素试验阴性有下列情况：①没有结核菌感染；②结核菌感染后需 4 ~ 6 周才建立充分变态反应，而在此前可呈阴性；③应用皮质激素等免疫抑制药物，或营养不良、麻疹、百日咳等患者，结素反应亦可暂时消失；④严重结核病及各种重危患者对结素无反应，或仅出现弱阳性，与人体免疫力及变态反应暂时受抑有关，待病情好转，可转为阳性反应；⑤其他细胞免疫功能缺陷，如白血病、淋巴瘤、结节病、艾滋病等患者或年老体衰者。

4. 其他检查　结核病患者血象多正常，严重病例可有继发性贫血，急性粟粒型肺结核可有白细胞总数减低或类白血病反应。活动性肺结核可出现红细胞沉降率增快，但对诊断无特异性。纤维支气管镜检仅用于支气管内膜结核的诊断或需要排除其他肺部疾病。对无痰或痰菌阴性以及肺外结核等，可用酶联免疫吸附试验（ELISA）检查其血清中特异性抗体，但特异性差。浅表淋巴结活检有助于结核病的鉴别诊断。

【诊断与鉴别诊断】

一、诊断

根据临床表现（慢性咳嗽、咯血、长期低热等）、X 线检查及痰结核菌检查等不难对肺结核作出诊断。轻症病例常缺少特异性症状。除临床类型外，完整的诊断还应包括痰结核菌检查和治疗状况、病变范围及部位。

1. 肺结核病分类诊断　详见临床类型。

2. 痰结核菌检查　痰菌阳性或阴性，分别以涂（＋）、涂（－）、培（＋）、培（－）

表示。患者无痰或未查痰时，注明"无痰"或未查痰。

3. 治疗状况 明确是初治还是复治，初治为新发现或已知活动性肺结核，凡未经抗结核药物治疗或治疗未满1月者。凡初治失败、规则用药满疗程后痰菌复阳、不规则化疗超过1个月、慢性排菌患者的治疗均列为复治。

4. 病变范围及部位 范围按左侧、右侧，每侧以上、中、下肺野划分。

5. 记录方式 按结核病分类、病变部位、范围、痰菌情况、化疗史程序书写。如：原发型肺结核 右中 涂（－），初治。继发型肺结核 双上 涂（＋），复治。血行播散型肺结核可注明急性或慢性；继发型肺结核可注明浸润性、纤维空洞等。并发症（如自发性气胸肺不张等）、并存病（如硅沉着病、糖尿病等）、手术（如肺切除术后、胸廓成形术后等），可在化疗史后按并发症、并存病、手术等顺序书写。

二、鉴别诊断

1. 肺癌 多见于40岁以上患者，可有长期吸烟史，常无毒性症状，而有刺激性咳嗽、明显胸痛和进行性消瘦。X线可有特征性改变。脱落细胞检查、纤维支气管镜检以及活组织检查有助于鉴别诊断。

2. 慢性支气管炎 发病年龄较大，常无明显的全身中毒症状，慢性咳嗽、咳痰，很少咯血；痰检无结核菌，X线仅见肺纹理改变，抗感染治疗有效。老年肺结核患者常与之共存，应注意鉴别。

3. 肺炎球菌肺炎 急起高热、寒战、咳嗽、胸痛和咳铁锈色痰，X线可见某一肺段或肺叶密度均匀一致阴影，白细胞数及中性粒细胞增多，痰涂片检查为肺炎球菌，青霉素治疗有效，病程较短。

4. 支气管扩张 慢性咳嗽、咳痰和反复咯血史，痰结核菌阴性，X线胸片可无异常发现，或仅见肺纹理增粗或卷发状阴影，CT可以确诊。

5. 肺脓肿 起病较急、发热高、脓痰多，痰中无结核菌，有多种其他细菌，白细胞总数及中性粒细胞增多，抗生素治疗有效。

【治疗】

合理应用抗结核药物是治疗肺结核、控制和消灭传染源的首要方法。适当休息、增强营养亦是辅助治疗的措施。

一、化学药物治疗（简称化疗）

1. 化疗原则 结核化疗的目标是预防耐药性产生，早期杀菌和最终灭菌。治疗原则是：早期、联合、适量、规则和全程使用敏感药物，其中以联合和规则用药最为重要，同时应参考全身状况，初治或复治，痰结核菌及有无并发症等制定相应的治疗原则。在执行中不能随意更改药物及缩短疗程，切忌"用用停停"。

2. 抗结核药物 目前公认的抗结核药物有异烟肼、利福平、链霉素、吡嗪酰胺等一线杀菌剂和乙胺丁醇、对氨水杨酸、氨硫脲、卷曲霉素、卡那霉素、丙硫异烟胺等二线抑菌剂。近年来临床应用的抗结核新药主要有利福霉素类如利福喷汀、利福布汀与喹诺酮类如氧氟沙星、左旋氧氟沙星和环丙沙星等。常规剂量的异烟肼和利福平在细胞内外都能达到杀菌要求，称全杀菌剂。链霉素和吡嗪酰胺为半杀菌剂，前者在偏碱的环境中能发挥最大作用，但对细胞内结核菌无效；后者可渗入吞噬细胞，只在偏酸环境中有杀菌作用。以下介绍主要抗结核药物。

（1）异烟肼（isoniazid，H 或 INH）　杀菌力强，不受周围环境 pH 值的影响，且相对低毒，能迅速穿透组织与病变，能通过血脑屏障，杀灭细胞内外代谢旺盛或代谢缓慢的结核菌。其抗菌机制是抑制结核杆菌细胞壁的主要成分（分枝菌酸）的合成。成人每天 300mg，1 次口服。对结核性脑膜炎和急性粟粒型结核病，剂量可加倍，症状缓解后改常规量。可予气管内或胸腔内给药。不良反应偶见周围神经炎、中枢神经系统中毒、肝脏损害等。

（2）利福平（rifampin，R 或 RFP）　为广谱抗生素。其杀灭结核菌的机制在于抑制菌体的 RNA 聚合酶，从而阻碍 mRNA 的合成。对结核菌 A、B、C 三种菌群均有作用，常与 INH 联合应用。成人口服 450～600mg，每天 1 次。不良反应轻微，可有过敏反应、转氨酶升高等。近年问世的长效利福类衍生物，如利福喷汀，每周口服 1 次，疗效与每天服用利福平相仿。

（3）链霉素（streptomycin，S 或 SM）　为广谱氨基苷类抗生素，对结核菌有杀菌作用，能干扰结核菌的酶活性，阻碍蛋白质合成。此药对细胞内的结核菌作用较小。成人每天肌肉注射 0.75～1g。间歇疗法为每周 2 次，每次肌肉注射 1g。妊娠妇女慎用，肾功能减退者不宜使用。不良反应有第 8 对颅神经损害，过敏反应较少见。不良反应显著时必须及时停药。

（4）吡嗪酰胺（pyrazinamide，Z 或 PZA）　能进入细胞内特别是巨噬细胞内酸性环境中杀灭结核菌，对减少远期复发率起重要作用。每天 1.5～2.0g，分 3 次口服。不良反应有高尿酸血症、关节痛、胃肠道反应和肝损害。

（5）乙胺丁醇（ethambutol，E 或 EMB）　为抑菌药，可延缓结核菌对其他抗结核药物耐药性的出现。25mg/kg，每天 1 次，口服，8 周后改为每天 15mg/kg。不良反应很少。剂量过大时引起球后视神经炎，视力减退等，停药后能恢复。

（6）对氨水杨酸钠（sodium para－aminosalicylate，P 或 PAS）　为抑菌药，可以延缓对其他抗结核药物的耐药性。成人每天 8～12g，分 2～3 次口服，宜饭后服用。不良反应有胃肠道反应，严重者应停药。

3. 化疗方法

（1）"标准"化疗和短程化疗　过去常规使用异烟肼、链霉素和对氨水杨酸钠 12～18 个月治疗结核病，习惯称为"标准"疗法。但由于疗程太长，患者常不能坚持全程而影响疗效。现在联用异烟肼、利福平等 2 个以上杀菌剂，将疗程缩短至 6～9 个月（短程化疗），而疗效和复发率均与"标准化疗"同样满意。

（2）间歇用药与两阶段用药　实验证明结核菌与药物接触数小时后可延缓数天生长。临床上有规律地每周 3 次联合用药（间歇用药），能达到每天用药同样的效果。在开始化疗的 1～3 个月内每天用药（强化阶段），其后每周 3 次间歇用药（巩固阶段）。如此有利于督导用药，保证全程化疗。

4. 化疗方案

（1）初治　初治涂片阳性病例，无论培养是否阳性，可以用异烟肼、利福平和吡嗪酰胺组合为基础的 6 个月短化方案，如：①2HRZE（S）/4HR，强化期：H、R、Z、E 或 S，每天 1 次，共 2 个月。巩固期：H、R，每天 1 次，共服 4 个月。②2HRZE（S）/4H$_3$R$_3$，强化期用 H、R、Z、E（S）每天 1 次，共 2 个月。巩固期：H、R 每周 3 次，共服 4 个月。③2H$_3$R$_3$Z$_3$E$_3$（S$_3$）/4H$_3$R$_3$，强化期：H、R、Z、E（S）每周 3 次，共 2 个月。巩固期：H、R 每周 3 次，共服 4 个月。

（2）复治　复治目标：①细菌转阴和治愈。②为手术治疗创造条件。复治方案由 2～3 种估计敏感的药物组成。既往若未用过 RFP、EMB 或 PZA，则此 2～3 种药联合疗效最佳，疗程 6～9 个月或稍长。喹诺酮类药物为复治提供了新的选择机会，但必须与其他有效药物联合。复治方案中均保留 INH。复治方案的拟订须保证方案的整体性和所联合药物的可靠性，绝不要逐个药物试加。

5. 疗效判定　以痰结核菌持续 3 个月转阴为主要指标。X 线检查病灶吸收、硬结为第二指标。临床症状在系统治疗数周后即可消失，因此不能作判定疗效的决定指标。

6. 化疗失败原因与对策　疗效结束时痰菌未能阴转，或在疗程中转阴，X 线显示的病灶未能吸收，稳定或恶化，说明化疗失败。其重要原因多为化疗方案不合理，未规律用药或停药过早，或者细菌耐药，机体免疫力低下等。为了避免失败，化疗方案必须正确拟订，患者在督导下坚持早期、适量、规律、全程联用敏感药物。只有在严重不良反应或证实细菌已耐药的情况下，才能由医生停药，改换新的化疗方案。新方案应包含两种以上敏感药物。

二、对症治疗

1. 发热、盗汗　应以卧床休息及使用抗结核药物为主，不需特殊处理，但高热时可给小量退热药口服或物理降温等；盗汗甚者可于睡前服阿托品 0.3mg。

2. 咳嗽、咳痰　可不必用药，但剧烈干咳时可服喷托维林 25mg 或可待因 0.015～0.03g；痰多黏稠者可用氯化铵。

三、大咯血的紧急处理

1. 一般处理　吸氧。应采取患侧卧位，轻轻将气管内存留的积血咳出。患者安静休息，消除紧张情绪，必要时可用小量镇静剂、止咳剂。年老体弱、肺功能不全者，慎用强镇咳药，以免抑制咳嗽反射和呼吸中枢，使血块不能咳出，导致其发生窒息。在抢救大咯血时，应特别注意保持呼吸道的通畅。若有窒息征象，应立即取头低脚高体位，轻拍背部，以便血块排出，并尽快挖出口、咽、喉、鼻部血块。

2. 止血药物的应用　脑垂体后叶素 5U 加入 50% 葡萄糖 40ml 中，缓慢静脉推注有效；或用 10U 加入 5% 葡萄糖液 500ml 静脉滴注。但忌用于高血压、心脏疾病的患者及孕妇。亦可选用氨基己酸、氨甲苯酸、肾上腺素等。

3. 输血　咯血过多者，根据血红蛋白和血压测定酌情给予少量输血。

4. 局部止血　大量咯血不止者，可经纤维支气管镜确定出血部位，用浸有稀释的肾上腺素海绵压迫或填塞于出血部位止血。亦可用冷生理盐水灌洗，或在局部应用凝血酶或气囊压迫控制止血等。必要时可在明确出血部位的情况下考虑肺叶、肺段切除术。

四、糖皮质激素的应用

在一般情况下不用糖皮质激素治疗，因其并无制菌作用，而能抑制机体免疫力，单独应用可促使结核病变扩散。若毒性症状过于严重，可在使用有效抗结核药物的同时，加用糖皮质激素，以减轻炎症和变态反应，促使渗液吸收，减少纤维组织形成和胸膜粘连的发生。毒性症状减退后，激素剂量递减，至 6~8 周停药。适应证为：急性粟粒型肺结核、干酪性肺炎、急性结核性渗出性胸膜炎等。

五、手术治疗

适用于一些肺组织被严重破坏，经长期内科治疗未能促使其复原的病灶，如一侧或一叶肺广泛的破坏、较大的结核球、单侧纤维厚壁空洞、严重的支气管扩张并有反复咯血等，可做肺叶或全肺切除。结核性脓胸和（或）支气管胸膜瘘必要时可做肺叶胸膜切除术。

【预防】

1. 防治系统　健全各级防痨组织。防治机构必须实施治、管、防、查系统和全程管理，根据本地流行情况，制订防治规则，开展卫生宣教，培训防治骨干，推动社会力量的参与和支持。

2. 发现与管治患者　主动查找无症状患者，如定期集体胸透，但多数患者还是在平时就诊发现，避免漏诊和误诊。对所查出病例进行登记随访，动态管理，切实执行化疗方案，做到查出必治，治必彻底，切断传染链。

3. 卡介苗接种　卡介苗（BCG）是一种无毒牛型结核菌活菌疫苗，接种后可使人体产生对结核菌的获得性免疫力，以保护未被感染者。接种对象是未受感染的人，主要是新生儿、儿童或结素阴性的青少年。

4. 化学药物预防　主要适用于儿童和青少年以及存在发病高危因素的结素阳性者。方法为异烟肼每天 300mg，持续 1 年，疗程中宜监测肝功能。

第八章 原发性支气管肺癌

原发性支气管肺癌（primary bronchogenic carcinoma）简称肺癌，是原发于各级支气管上皮的恶性肿瘤，其发病与吸烟及环境污染等因素有关。近年来世界各国肺癌的发病率和死亡率明显增高。但在吸烟率降低的芬兰、英国、美国，近年肺癌发病率趋于下降。1999 年WHO 报告肺癌是癌症第一位死因。在我国，肺癌占癌症死亡病因的第三位，城市占第一位，农村为第四位。由于肺癌的早期诊断目前尚缺乏有效手段，多数患者一旦被发现，已处于中、晚期，所以总的 5 年生存率仍然很低，约为 10% 。

【病因和发病机制】

迄今尚未明确。一般认为肺癌的发病与下列因素有关。

1. 吸烟 目前公认长期吸烟是肺癌的重要危险因素。吸烟与肺癌的发生呈正相关，且与吸烟量呈正比。吸烟年限越长，量越多，开始吸烟的年龄越小，发病率与死亡率越高，吸烟者的发病率与死亡率比不吸烟者高 10 倍以上。被动吸烟也容易引起肺癌。纸烟中主要含有尼古丁、一氧化碳、苯并芘、亚硝胺和少量放射性元素钋等多种致癌物质，其中苯并芘为主要的致癌物质。重度吸烟者可见支气管上皮细胞纤毛脱落、鳞状上皮化生、上皮细胞增生、核异形变等现象，与肺癌的癌前期病变相似。

2. 空气污染 包括室内小环境和室外大环境的空气污染。如室内被动吸烟、燃料燃烧和烹调加热所释放出的油烟雾等均可能产生致癌物。根据统计，城市肺癌发病率明显高于农村，工业发达国家比工业落后国家高。这可能与工业废气和致癌物质（主要是苯并芘）污染空气有关。

3. 职业性致肺癌因素 如石棉、无机砷化合物、铬及某些化合物、镍、铍、二氧甲醚、芥子体、氯乙烯，放射性物质如铀、镭衰变过程中产生的氡及氡子体，煤烟、焦油和石油中的多环芳烃、烟草的加热产物，以及长期接触与吸入粉尘等，均可诱发肺癌。

4. 其他 近年认为肺癌的发生与某些癌基因的活化及抗癌基因的丢失密切相关。此外，电离辐射、病毒感染、β 胡萝卜素和维生素 A 缺乏、机体免疫功能低下、内分泌失调以及家族遗传等因素对肺癌的发生可能起综合性作用。

【病理和分类】

一、按解剖学部位分类

1. 中央型肺癌 生长在段支气管以上位于肺门附近的肺癌称中央型肺癌，约占 3/4，以鳞癌和小细胞癌较常见。

2. 周围型肺癌　生长在段支气管及其分支以下的肺癌称为周围型肺癌，约占 1/4，以腺癌较为常见。

二、按组织学分类

1. 鳞状上皮细胞癌（简称鳞癌）　鳞癌为最常见的类型，约占原发性肺癌的 40% ~ 50%。多见于老年男性，多有吸烟史，以中央型肺癌多见。早期导致管腔狭窄，出现肺不张和阻塞性肺炎。癌组织易变性、坏死，形成空洞或脓肿。鳞癌生长缓慢，转移晚，手术切除的机会相对较多。典型的鳞癌细胞大，呈多形性，胞浆丰富，有角化倾向，核畸形，染色深，细胞间桥多见，常呈鳞状上皮样排列。

2. 小细胞未分化癌（简称小细胞癌）　在原发性肺癌中恶性程度最高。患者年龄较轻，多有吸烟史。多发生于肺门附近的大支气管，常侵犯管外肺实质，易与肺门、纵隔淋巴结融合成团块。癌细胞体积小，类圆形或梭形，胞浆少，类似淋巴细胞，且生长快，侵袭力强，远处转移早。确诊时多有血管受侵或转移，常转移至淋巴结、脑、肝、骨和肾上腺等。本型对放射治疗和化学药物治疗敏感。

3. 大细胞未分化癌（简称大细胞癌）　可发生在肺门附近或肺边缘的亚段支气管。由大小不一多角形或不规则形细胞组成，呈实性巢状排列，常有大片出血、坏死和空洞形成；癌细胞浆丰富，细胞核大，核仁明显，核分裂多见，可分巨细胞型和透明细胞型。本型转移较小细胞癌晚，手术切除机会较多。

4. 腺癌　女性多见，与吸烟关系不大，与肺组织炎性瘢痕关系密切。本型常在肺边缘部形成直径 2 ~ 4cm 的肿块。多表现为周围型。腺癌细胞多呈腺体或乳头样结构，圆形或椭圆形，胞浆丰富，核大，常有核仁，核膜较清楚。腺癌富含血管，故局部浸润和血行转移较鳞癌早。易转移至肝、脑和骨，更易累及胸膜。

5. 其他　类癌、支气管腺体癌等。

【临床表现】

依部位、类型、大小、发展阶段、有无并发症或转移而不同。

1. 原发肿瘤引起的症状　咳嗽为常见的早期症状，可有刺激性干咳或少量黏液痰。如肿瘤导致远端支气管狭窄，表现持续性咳嗽，呈高音调金属音，为特征性阻塞性咳嗽。如继发感染时，则咳脓性痰。癌组织血管丰富，痰内常间断或持续带血，如侵及大血管可导致大咯血。如肿瘤引起支气管部分阻塞，可引起局限性喘鸣，并可有胸闷、气急等。体重下降、发热等为常见的全身症状。

2. 肿瘤局部扩展引起的症状　肿瘤侵犯胸膜或纵隔，可产生不规则的钝痛；侵入胸壁、肋骨或压迫肋间神经时可致胸痛剧烈，且有定点或局部压痛，呼吸、咳嗽则加重。如肿瘤压迫大气道，可出现吸气性呼吸困难。如侵及食管可表现咽下困难，尚可引起支气管 - 食管瘘。如癌肿压迫或转移性淋巴结压迫喉返神经（左侧多见），则发生声音嘶哑。如侵犯纵隔，压迫阻滞上腔静脉回流，导致上腔静脉压迫综合征，表现头、颈、前胸部及上肢水肿淤血等。肺上沟癌（Pancoast 癌）压迫颈部交感神经引起同侧眼睑下垂、眼球内陷、瞳孔缩小、额部少汗等 Horner 综合征。

3. 癌肿远处转移引起的症状 如肺癌转移至脑、肝、骨、肾上腺、皮肤等组织，这些组织可出现相应的表现。锁骨上淋巴结是肺癌常见的转移部位，可毫无症状，多位于前斜角肌区，无痛感，固定而坚硬，逐渐增大、增多并融合。

4. 其他的肺外表现 包括内分泌、神经肌肉、结缔组织、血液系统和血管的异常改变，又称副癌综合征。有下列几种表现：杵状指（趾）和肥大性骨关节病；高钙血症；分泌促性激素引起男性乳房发育；分泌促肾上腺皮质激素样物质可引起 Cushing 综合征；分泌抗利尿激素引起稀释性低钠血症；神经肌肉综合征，包括小脑皮质变性、脊髓小脑变性、周围神经病变、重症肌无力和肌病等。此外可有类癌综合征，表现为哮鸣样支气管痉挛、阵发性心动过速、水样腹泻、皮肤潮红等。

【实验室及其他检查】

1. 影像学检查 胸部 X 线检查为常规检查方法，如该检查发现块影或可疑肿块阴影，可进一步选用高电压摄片、体层摄片、CT、磁共振显像（MRI）等检查。①中央型肺癌多表现为一侧边缘毛糙的肺门类圆性阴影，或单侧性不规则的肺门肿块等；②周围型肺癌早期表现为边缘不清的局限性小斑片状阴影，如动态观察可呈密度增高且边缘清楚的圆形或类圆形影；③细支气管 – 肺泡癌有结节型和弥漫型两种类型。CT 对发现气管、主动脉周围、脊柱旁沟和肺门附近等早期隐蔽性病灶极有帮助，还能辨别肺门和纵隔淋巴结是否肿大。高分辨 CT 或螺旋 CT 能发现大于 3mm 病灶。MRI 对了解肺癌与心脏大血管、支气管胸壁的关系极有帮助，但对肺内病灶的显示方面不如 CT。

2. 痰脱落细胞检查 此检查是简单而有效的早期肺癌诊断手段之一，并能进行组织学检查。痰细胞学检查的阳性率的高低与标本是否合格、检查技术水平、肿瘤类型及送检次数（以 3 ~ 4 次为宜）等因素有关，非小细胞癌的阳性率较小细胞肺癌者高，可达 70% ~ 80% 左右。

3. 纤维支气管镜检查 此检查是确诊肺癌的重要检查方法。优质窥镜能直接窥视到 4 ~ 5 级支气管以内的癌肿或浸润。可在透视下经纤维支气管镜做肺活检，或吸取支气管深部痰液或肺泡灌洗液送检。中央型肺癌确诊率可达 95% 左右，周围型确诊率可达 55%。

4. 其他检查 淋巴结活检、肺针吸活检、胸膜活检、纵隔镜活检、开胸活检等均可采用。放射性核素扫描检查利用肿瘤细胞摄取放射性核素与正常组织的差异进行肿瘤的定位、定性诊断。

【诊断与鉴别诊断】

一、诊断

肺癌的早期诊断极为重要。对 40 岁以上长期大量或过度吸烟患者有下列情况者应注意肺癌的可能：①刺激性咳嗽持续 2 ~ 3 周，治疗无效；②原有慢性呼吸道疾病，咳嗽性质改变者；③持续痰中带血而无其他原因可解释者；④反复发作的同一部位的肺炎，特别是段性肺炎；⑤原因不明的肺脓肿，无中毒症状，无大量脓痰，抗感染治疗效果不显著者；⑥原因不明的四肢关节疼痛及杵状指（趾）；⑦X 线的局限性肺气肿或段、叶性肺不张，孤立性圆形病灶和单侧性肺门阴影增大者；⑧原有肺结核病灶已稳定，而形态或性质发生改变者；⑨无中毒症状的胸腔积液，尤以血性、进行性增加者等，若有怀疑应进一步检查。影像学、细胞学和病理学检查是肺癌诊断的必要手段。

二、鉴别诊断

1. 肺结核　多见于青壮年患者，病程长，常有持续性发热及全身中毒症状，可有反复的咯血，痰液可检出结核菌。X 线检查有结核灶的特征，抗结核药物治疗有效。

2. 肺炎　多见于青壮年，急性起病，寒战高热，咳铁锈色痰，白细胞增高，抗生素治疗有效。若起病缓慢，无毒血症状，抗生素治疗效果不明显，或在同一部位反复发生的肺炎等，应注意肺癌的可能。

3. 肺脓肿　起病急，中毒症状明显，伴咳大量脓臭痰，白细胞和中性粒细胞增高，胸部 X 线呈薄壁空洞，内壁光整，内有液平，周围有炎症改变。而癌性空洞常先有肿瘤症状，然后出现继发感染的症状。纤维支气管镜等可以鉴别。

4. 结核性胸膜炎　胸液多呈透明，草黄色，有时为血性，而癌性胸水增长迅速，以血性多见，并结合能否找到癌细胞、抗结核治疗疗效等进行鉴别。

【临床分期】

现介绍 1987 年国际抗癌联盟（UICC）所订的分期法（表 8-1）。

表 8-1　　　　　　　　　　　　**肺癌 TNM 分期标准**

隐性肺癌	$Tx\ N_0\ M_0$
0 期	Tis 原位癌
I 期	$T_1N_0M_0$　　$T_2N_0M_0$
II 期	$T_1N_0M_0$　　$T_2N_1M_0$
IIIa 期	$T_3N_0M_0$　　$T_3N_1M_0$　　$T_{1\sim3}N_2M_0$
IIIb 期	任何 TN_3M_0；T_4 任何 N，M_0
IV 期	任何 T 任何 NM_1

说明：T：原发肿瘤；T_0：无原发肿瘤证据；Tx：从气管肺癌的分泌物中找到有诊断意义的肿瘤细胞，但 X 线和纤维支气管镜检查未证实有肿瘤病灶，称隐性肺癌；Tis：原位癌；T_1：肿瘤最大直径≤3cm，被肺组织或脏层胸膜所包裹，支气管镜检查无叶支气管近端受侵犯的表现；T_2：肿瘤最大直径>3cm，或肿瘤侵犯脏层胸膜，或伴有阻塞性肺炎或肺不张；肿瘤可侵犯肺门，但不超过气管隆凸下 2cm，未累及一侧全肺叶，且无胸腔积液；T_3：任何大小的肿瘤直接侵犯胸壁、膈、纵隔、胸膜或心包，但未累及心脏、大血管、气管、食管或椎体，也包括肺上沟肿瘤以及主支气管肿瘤距离隆凸 2cm 之内，但未累及隆凸的肿瘤；T_4：任何大小的肿瘤侵犯纵隔及心脏、大血管、气管、食管、椎体或隆凸或有恶性胸腔积液；N：为局部区域性淋巴结的侵犯；N_0：未发现局部淋巴结侵犯；N_1：支气管周围或同侧肺门的淋巴结，或两者均有；N_2：肿瘤转移至同侧纵隔淋巴结和隆凸下淋巴结；N_3：肿瘤转移

到对侧纵隔淋巴结，对侧肺门淋巴结，同侧或对侧斜角肌淋巴结或锁骨上淋巴结；M：远处转移；M_0：未发现远处转移；M_1：已有远处转移。

【治疗】

根据肺癌的生物学特点及预后，多将肺癌分为非小细胞肺癌（包括鳞癌、腺癌、大细胞癌）和小细胞肺癌两大类。两者的治疗原则不同。前者采用以手术为主的综合治疗，后者以化疗为主，辅以手术和（或）放疗。

1. 手术治疗 为非小细胞肺癌的主要治疗方法。鳞癌比腺癌和大细胞癌术后效果好，小细胞肺癌国内主张先化疗、后手术。推荐肺叶切除术，肺功能不良者及外周性病变患者可行肺段切除术和楔形切除术。

2. 化学药物治疗（简称化疗） 小细胞肺癌对化疗最敏感，鳞癌次之，腺癌最差。有较多的化疗药物能提高小细胞肺癌的缓解率，如依托泊苷（VP-16）、阿霉素（ADM）、替尼泊苷（VM-26）、卡铂（CBP）、顺铂（DDP）及环磷酰胺（CTX）等。还有洛莫司丁（CCNU）、长春新碱（VCR）等对本病也有效。常用的小细胞肺癌化疗方案：①EP方案：VP-16 100mg/（$m^2 \cdot d$）静脉滴注第1~3天；DDP 100 mg/（$m^2 \cdot d$）静脉滴注第1~3天。每3周为1周期。②CAV方案：CTX 1000mg/m^2 第1天静脉注射；ADM 40~50mg/m^2 第1天静脉注射；VCR 1mg/m^2 第1天静脉注射。每3周为1周期。

目前所推荐的标准方案为：以铂类为基础，加一新的化疗药物（如紫杉醇、多烯紫杉醇、长春瑞滨和吉西他滨等）。

3. 放射治疗（简称放疗） 可分为根治性和姑息性两种。根治性放疗用于病灶局限、因解剖原因不便手术或患者不愿意手术者。若结合化疗可提高疗效。姑息性放疗目的在于抑制肿瘤的发展，延迟肿瘤扩散和缓解症状，常用于控制骨转移性疼痛、骨髓压迫、上腔静脉压迫综合征和支气管阻塞及脑转移引起的症状。放疗对小细胞肺癌效果较好，其次为鳞癌和腺癌，其放射剂量以腺癌最大，小细胞癌最小。

4. 其他 小剂量干扰素、转移因子、左旋咪唑、集落刺激因子（CSF）等在肺癌的治疗中都能增加机体对化疗、放疗的耐受性，提高疗效。

【预防】

应积极宣传和采取有效措施减少或避免吸入含有致癌物质污染的空气和粉尘，如劝告戒烟，加强作业防护，防止大气污染等。重点普查高发人群，早期发现，及时治疗。

第九章

气　胸

气胸（pneumothorax）是由于胸膜破裂，气体进入胸膜腔，导致胸腔积气。气胸时肺组织被压缩引起不同程度的呼吸及循环功能障碍。临床上常骤然发生胸痛及呼吸困难，需及时确诊与治疗。

【病因和发病机制】

按其病因，气胸可分为创伤性气胸及自发性气胸。

一、创伤性气胸

因胸部刺伤、挫伤，肋骨骨折，以及由诊断及治疗进行的各种手术、穿刺等，伤及胸膜及肺组织所致。

二、自发性气胸

1. 原发性气胸　原发性气胸是指在常规 X 线检查肺部无明显病变的健康者发生的气胸，乃由于胸膜下肺大疱的破裂所致，可能与非特异性炎症瘢痕或肺组织先天性发育不良有关，多见于 20~40 岁瘦高体型的青壮年，男性较多，并有复发倾向。

剧咳、屏气、用力过猛，甚至大笑等，均能诱发气胸。气胸发生后，胸膜腔内压力升高，胸内负压可变成正压，压缩肺，致使静脉回心血流受阻，产生程度不同的心、肺功能障碍。

2. 继发性气胸　常继发于各种肺脏疾病，如慢性阻塞性肺部疾病、肺结核、肺癌、肺脓肿、尘肺等，在此基础上形成肺大疱或直接损伤胸膜所致。多见于 40 岁以上病人。

【临床类型】

根据裂口及胸腔内压的不同，自发性气胸可分为下列 3 种类型。

1. 闭合性（单纯性）气胸　胸膜破裂口随肺萎陷而关闭，空气停止进入胸膜腔。胸腔内压接近或稍高于大气压。抽气后，压力下降而不再上升。此型最常见。

2. 张力性（高压性）气胸　破裂口呈单向活瓣作用，吸气时活瓣开放，空气进入胸膜腔；呼气时由于胸膜腔内压升高使活瓣关闭而空气滞留其中，致使胸内压急骤升高，可超过 $20cmH_2O$，使肺脏受压，纵隔推向健侧，循环受到影响。抽气后胸内压可下降，但迅速复升。临床上必须紧急抢救处理。

3. 交通性（开放性）气胸　胸膜破口持续开启，空气自由进出胸膜腔。胸内压在 0 上下波动，抽气后压力不变。此型由于胸腔与支气管相交通，易感染形成脓气胸。

【临床表现】

一、症状

气胸的临床表现与肺部基础病变、气胸发生的速度、肺萎缩程度密切相关。常见的诱发因素有提重、咳嗽、剧烈运动等，亦有在安静或睡眠中发生者。典型表现为起病急骤，常骤然发生胸痛、气促、干咳等症状。若气胸逐渐形成，胸腔积气不多，则临床症状可不典型。

1. 胸痛 常为急性起病的首发症状，由于胸膜受到牵引而产生尖锐刺痛或刀割样剧痛，咳嗽及深呼吸时加重，多位于患侧腋下、锁骨下及肩胛下等处，可向肩、颈及上腹部放射而类似心绞痛或急腹症。

2. 呼吸困难 常与胸痛同时出现，由于肺脏受压萎陷，呼吸功能减弱所致。轻者仅吸气受限，严重者可出现明显的呼吸困难及紫绀。其严重程度与肺受压萎陷的程度及肺部有无慢性疾病有关。张力性气胸常呈进行性呼吸困难。

3. 咳嗽 因肺受压缩及支气管扭曲产生刺激性干咳。

4. 休克 多发生在张力性气胸而未及时抢救的患者；亦可见于胸膜撕裂出血；偶见于剧烈胸痛者。除呼吸困难加重外，有紫绀、多汗、四肢厥冷、脉搏细弱、血压下降等，不及时进行有效的抢救可很快昏迷、死亡。

二、体征

少量或局部气胸可无明显体征。肺萎缩 30% 以上的气胸，体检患侧胸部隆起，气管向健侧移位，呼吸运动与语颤减弱，叩诊呈鼓音，大量气胸时纵隔及心界向健侧移位，右侧气胸时肝浊音界下降，左侧气胸时心浊音界消失，心音遥远，听诊呼吸音减弱或消失。

【X 线检查】

可见肺向肺门萎缩呈圆球形阴影，外缘呈弧形或分叶状，并可见气胸线，其外侧透亮度增高，无肺纹。纵隔旁出现透光带提示有纵隔气肿。若气胸延及下部胸腔，肋膈角变锐利。少量气胸有时显示不清，嘱患者深呼气，有利于发现气胸带。严重时可见纵隔及心脏移向健侧。局限性气胸在 X 线后前位上易遗漏，需在 X 线透视下转动体位才能发现。气胸合并胸腔积液时，可见液平。

【并发症】

1. 血气胸 自发性气胸可引起胸膜粘连带内血管撕裂而致血气胸。起病急，除气胸的症状外，伴持续性胸痛、头晕、面色苍白、脉速、血压低等。迅速出现大量胸水。X 线表现液气平面，胸腔穿刺为全血。

2. 脓气胸 现已少见。常因金黄色葡萄球菌、绿脓杆菌、结核杆菌、肺炎克雷白杆菌以及多种厌氧菌引起的坏死性肺炎、肺脓肿以及干酪样肺炎可并发脓气胸。病情危重，常有支气管胸膜瘘形成。胸穿抽液可查到病原菌。

3. 纵隔气肿与皮下气肿 颈部常因皮下积气而变粗。如纵隔气肿压迫纵隔大血管，可出现干咳、呼吸困难、胸骨后疼痛，并向双肩或双臂放射。可因吞咽及呼吸运动使疼痛加剧。体检有脉速、发绀、颈静脉怒张、低血压、心浊音界缩小、心音遥远等。X线检查于纵隔旁或心缘旁可见透明带。

【诊断与鉴别诊断】

一、诊断

根据患者突然出现的一侧胸痛，伴有呼吸困难，结合体征、X线表现等即可明确诊断。气胸若发生在原有慢性心、肺疾患者中则须认真鉴别。

二、鉴别诊断

1. 支气管哮喘与阻塞性肺气肿 两者的症状、体征与自发性气胸相似，但肺气肿呼吸困难是长期缓慢加重的，支气管哮喘患者有多年哮喘反复发作史。当哮喘和肺气肿患者呼吸困难突然加重且有胸痛，则有可能并发气胸，X线检查可作鉴别。

2. 肺大疱 巨型肺大疱常被误诊为气胸。肺大疱起病缓慢，呼吸困难并不严重，穿刺测压，压力在大气压上下。从不同角度做胸部透视，可见圆形透光区，疱内有细小的条状纹理，为肺小叶或血管的残迹。抽气后，大疱大小无明显改变。

3. 急性心肌梗死 亦有突然胸痛、胸闷，甚至呼吸困难、休克等表现，但常有高血压、动脉粥样硬化等病史。体征、心电图、X线检查、血清酶学检查有助于鉴别。

4. 肺梗死 肺梗死的临床表现与自发性气胸酷似，亦有胸痛、呼吸困难及发绀等症状，但肺梗死患者多伴有咯血、低热，并常发生于长期卧床的老年患者，或有栓塞性静脉炎、骨折、严重心脏病、心房颤动等病史，体检、X线及放射性核素检查可助鉴别。

【治疗】

治疗目的是排除气体，缓解症状，使肺复张及减少复发。气胸患者应严格卧床休息，少讲话，减少肺活动，可酌情予镇静、镇痛等药物，并应注意基础疾病的治疗。根据不同的气胸类型及病情轻重，选择合适的治疗方法。

1. 保守治疗 积气量小于20%，无明显气急，$PaO_2 > 70mmHg$ 的闭合性气胸患者，可予吸氧、卧床休息，体位可间断采取患侧卧位等，多可自愈，气体多在7~10天内吸收。可给予高浓度氧疗法，如持续吸入氧流量3L/min等可加速吸收。

2. 胸腔穿刺排气 适用于肺压缩 >20% 的闭合性气胸，呼吸困难较轻、心肺功能尚好者，或其他气胸在病情紧急时临时采用。患者取坐位或仰卧位，于第二前肋间锁骨中线外或第四前肋间隙腋前线处，常规消毒，局部麻醉，将气胸针穿刺进入胸膜腔并测定初压。抽气至症状缓解或使呼气时胸膜腔内压在 $-2 ~ -4cmH_2O$ 后留针3分钟，观察胸内压变化。对大量气胸患者，可每天或隔天排气1次。

因张力性气胸可随时危及生命，应立即予以排气。可因陋就简，迅速将消毒针经患侧肋间插入胸膜腔，使胸腔积气排出；或临时用大注射器连接三通开关抽气；或用一粗注射针，其尾部扎橡皮指套，指套末端剪一小裂缝，插入胸腔做临时排气。

3. 胸腔闭式引流　常用的胸腔闭式水封瓶引流可确保有效持续的排气。适应于张力性、交通性气胸，反复发生的气胸或心肺功能较差、症状较重的闭合性气胸。插管部位多取锁骨中线外侧第 2 肋间，或腋前线第 4 ~ 5 肋间，在局部麻醉下沿肋骨上缘做皮肤切口，将套管针穿入胸腔，拔去针芯，经套管将灭菌专用硅胶管插入胸腔；或用钝性分离肋间组织达胸膜，再穿破胸膜将胶管直接插入胸腔。固定导管并将另一端置于水封瓶的水面下 1 ~ 2cm，使胸内压维持在 1 ~ 2cmH$_2$O。如导管持续逸出气泡则示插管成功，可在几小时至数天内使肺复张。如观察 2 天不冒气泡，表示肺复张良好，则可拔管。

4. 其他　可酌情选用胸膜粘连术、剖胸手术。亦可采用胸腔镜治疗。

5. 并发症的处理　并发感染者需及时应用抗生素。血气胸出血量大者可开胸做血管结扎。皮下或纵隔气肿常随胸腔内气体排出减压而自行吸收，如影响到循环呼吸时，可做胸骨窝穿刺排气。

【预防】

积极治疗原发病，避免接触呼吸道刺激物，有气胸病史者应适当限制活动。对于复发性气胸患者，可采用外科手术、化学性胸膜粘连术等方法防止复发。

第二篇 循环系统疾病

第十章 心力衰竭

心力衰竭（heart failure）又称充血性心力衰竭（congestive heart failure），是各种心脏疾病导致心功能不全的一种综合征。由于心脏功能异常，以致在适量静脉回流情况下出现异常水、钠潴留和周围组织灌注不足的临床综合征。临床表现为心排血量减少和体、肺循环淤血。心力衰竭在临床症状出现前，常先有静息时射血分数（EF）降低，此时称为无症状心力衰竭。

心功能不全（cardiac dysfunction）的概念含义更广，它包括有临床表现的心力衰竭和仅有心排血量减少但尚未出现临床症状的心功能不全代偿期。

临床上，慢性心力衰竭是大多数心血管疾病的最终归宿和主要的死亡原因。过去我国以心瓣膜病为主，近年则以高血压病、冠状动脉粥样硬化性心脏病居多。

【病因】

一、基本病因

（一）原发性心肌损害

1. 缺血性心肌损害 冠状动脉粥样硬化性心脏病心肌缺血和（或）心肌梗死是引起心力衰竭的最常见的原因之一。

2. 心肌炎和心肌病 各种类型的心肌炎及心肌病均可导致心力衰竭，以病毒性心肌炎及原发性扩张型心肌病最常见。

3. 心肌代谢障碍性疾病 如糖尿病性心肌病、维生素 B_1 缺乏及心肌淀粉样变性等。

（二）心脏负荷异常

1. 压力负荷（后负荷）过重 如由于高血压、主动脉瓣狭窄、肺动脉高压、肺动脉瓣狭窄等左、右心室收缩期射血阻抗增高，心室肌代偿性肥厚以保证射血量，持久的负荷过重，心肌必然发生结构和功能的改变而终至失代偿，心排血量下降。

2. 容量负荷（前负荷）过重 主要有以下 3 种情况：①心脏瓣膜关闭不全，血液反流，如主动脉瓣关闭不全、二尖瓣关闭不全等；②左、右心或动静脉分流性先天性心血管病，如房间隔缺损、室间隔缺损、动脉导管未闭等；③伴有全身血容量增多或循环血量增多的疾病，如长期贫血、甲状腺功能亢进症等。

3. 前负荷不足 见于二尖瓣狭窄、三尖瓣狭窄、限制型心肌病、心包疾病所致的急性心包填塞或慢性心包缩窄等，引起左心室和（或）右心室充盈不足，心排血量下降；心房扩大，体、肺循环淤血。

二、诱因

有基础心脏病的患者，增加心脏负荷的因素可诱发心力衰竭。常见的诱因有：

1. 感染 呼吸道感染是最常见、最重要的诱因。其次为风湿热、泌尿道感染及感染性心内膜炎等，并常因感染隐匿而易漏诊。

2. 心律失常 各种类型的快速性心律失常以及严重的缓慢性心律失常均可诱发心力衰竭。其中以心房颤动最常见。

3. 血容量增加 如摄入过多钠盐，静脉输液过多、过快等。

4. 过度劳累或情绪激动 如妊娠后期及分娩过程、暴怒等。

5. 药物治疗不当 如洋地黄类药物用量不足或过量，不恰当地使用心肌抑制药物如 β 受体阻滞剂、钙拮抗剂、奎尼丁、普鲁卡因酰胺等。

【病理生理】

无论在心力衰竭的代偿期和失代偿期，其病理生理改变均十分复杂。可归纳为以下几方面。

一、血流动力学改变

根据 Frank - Starling 定律，随心室充盈压的升高，使心肌纤维牵张，一定范围内心肌收缩力增强，心搏排血量相应增加，心功能增强。随心室充盈压的进一步增加，心室扩张，舒张末压力增高，相应地心房压、静脉压也随之升高，待后者达到一定高度时出现肺或腔静脉淤血。图 10 - 1 示左心室功能曲线，表明在正常人和心力衰竭时左心室收缩功能（以心脏指数表示，为纵坐标）和左心室前负荷（以左心室舒张末压表示，为横坐标）的关系。在心力衰竭时心功能曲线向右下偏移。当左心室舒张末压 > 18mmHg 时，出现肺充血的症状和体征；若心脏指数 < 2.2L/（min·m²）时，出现低心排血量的症状和体征。

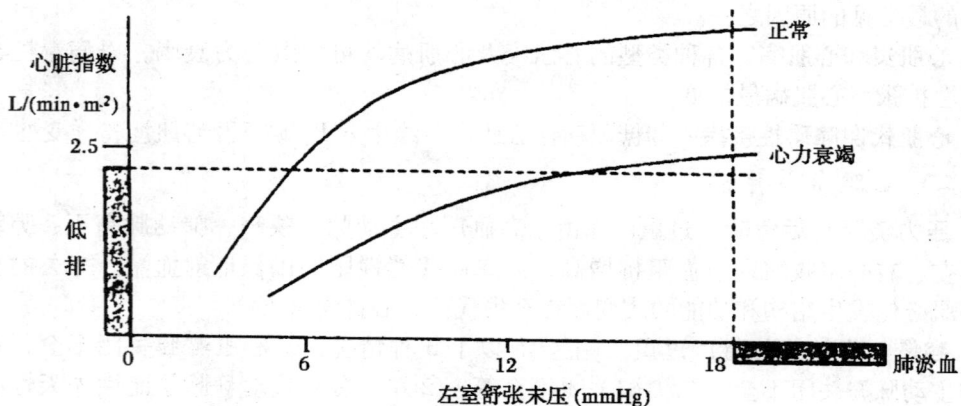

图 10 - 1 左心室功能曲线

二、神经体液机制

当心排血量不足时，心房压力增高，神经体液机制进行代偿。

1. 交感神经-肾上腺系统激活 心力衰竭患者血浆中去甲肾上腺素水平升高，作用于心肌 β_1 肾上腺受体，增强心肌收缩力，提高心率，以增加心排血量。但与此同时，因周围血管收缩，增加心脏后负荷，增加心肌耗氧量。同时血浆中去甲肾上腺素对心肌细胞的毒性作用可致心肌细胞坏死和引起严重室性心律失常。交感神经-肾上腺系统过度激活还可引起 β 受体下调（β 受体数量和对肾上腺素刺激的反应降低），主要为 β_1 受体。β 受体下调可引起 β 受体刺激产生的心肌正性变力反应降低而加重心力衰竭。

2. 肾素-血管紧张素-醛固酮系统（RAAS） 心衰时肾血流量减低，从而 RAAS 被激活。一方面使心肌收缩力增强，周围血管收缩，调节血流再分配，保证心、脑等重要脏器的血流供应。同时促进醛固酮分泌，使水、钠潴留，增加心脏前负荷，对心力衰竭起代偿作用。近年研究表明，RAAS 被激活后，血管紧张素Ⅱ（ATⅡ）及醛固酮分泌的增加，促使心肌、血管平滑肌、血管内皮细胞等发生一系列变化，称之为细胞和组织的重构。这些变化的长期作用将促使病情的恶化。

3. 心钠素（atrial natriuretic factor，ANF） ANF 主要由心房合成和分泌，具有利尿排钠、扩张血管及对抗肾素和醛固酮的作用。心衰时分泌增加，严重心力衰竭或转为慢性心力衰竭时，可能因耗竭而减少。

4. 血管加压素（vasopressin，抗利尿激素） 血管加压素由下丘脑分泌，心力衰竭时分泌增多，具缩血管、抗利尿、增加血容量作用，过强的作用可导致稀释性低钠血症。

5. 缓激肽（bradykinin） 其生成增多与 RAS 激活有关，产生一氧化氮（NO），有强大的扩血管作用，在心衰时参与血管舒缩的调节。

三、心肌重构（remodeling）

心肌重构是由心室壁增加的机械信号、肾上腺能 α_1 或 β 受体受刺激和血管紧张素Ⅱ受体受刺激后的化学信号以及各种肽类生长因子所触发，使心肌细胞肥大、纤维细胞增殖，从而导致心肌肥厚，蛋白结构改变，心肌兴奋-收缩失调。在心肌肥厚初始阶段起有益的代偿作用，以后因心肌肥厚不足以克服室壁应力而进行性扩大，心肌僵硬和心肌血供受损，最后发展为不可逆性心肌损害的终末阶段。

【临床类型】

1. 按心力衰竭发展速度的快慢分类 可分为急性和慢性心力衰竭。

2. 按心力衰竭发生的部位分类 可分为左心、右心和全心衰竭。

3. 按收缩及舒张功能障碍分类 可分为收缩性心力衰竭和舒张性心力衰竭。前者临床特点为心脏扩大、收缩末期容积增加和射血分数下降；后者则因舒张期心室主动松弛能力受损和心室顺应性下降以致心室充盈受限。其特点为左室舒张末压升高，射血分数正常。

【心功能分级】

1. NYHA 心功能分级　目前通用的是美国纽约心脏病学会（NYHA）1928 年提出的分级方法，其主要是根据心脏病患者自觉的活动能力划分为 4 级。

Ⅰ级：患者有心脏病但活动不受限制，平时一般活动不引起疲乏、心悸、呼吸困难或心绞痛。

Ⅱ级：心脏病患者的体力活动受到轻度的限制，休息时无自觉症状，但平时一般活动下可出现疲乏、心悸、呼吸困难或心绞痛。

Ⅲ级：心脏病患者的体力活动明显受限，小于平时一般活动即可引起上述的症状。

Ⅳ级：心脏病患者不能从事任何体力活动。休息状态下也可出现心力衰竭的症状，体力活动后加重。

鉴于主观与客观及个体间的差异较大，1994 年美国心脏病学会（AHA）对 NYHA 的心功能分级方案再次修订，采用并行的两种分级方案，即增加客观的评估，根据心电图、负荷试验、X 线及超声心动图等客观的检查手段来评估心脏病变的程度，将其分为 A、B、C、D 四级：

A 级：无心血管疾病的客观证据。

B 级：客观检查示有轻度心血管疾病。

C 级：有中度心血管疾病的客观证据。

D 级：有严重心血管疾病的客观证据。

例如患者患有二尖瓣狭窄，体力活动明显受限，检查见二尖瓣口呈中等度狭窄，则判为Ⅲ级 C；又如患者无主观症状，但客观检查主动脉瓣中度返流，心脏扩大，则判为Ⅰ级 C。

2. 6 分钟步行试验　此法安全、简便、易行。要求患者在平直走廊里尽可能快速地行走，测定 6 分钟步行距离，如 6 分钟步行距离 <150m，示重度心功能不全；150～425m 示中度心功能不全；425～550m 示轻度心功能不全。

第一节　慢性心力衰竭

【临床表现】

临床上以左心衰竭较常见，多见于高血压性心脏病、冠状动脉粥样硬化性心脏病、二尖瓣及主动脉瓣关闭不全等。单纯右心衰竭较少见，可见于肺源性心脏病、肺动脉瓣狭窄、房间隔缺损等。右心衰竭常继发于左心衰竭后的肺动脉高压，而致全心衰竭。严重而广泛的心肌病可发生全心衰竭。

一、左心衰竭

以肺淤血及心排血量降低表现为主。

（一）症状

1. 呼吸困难

（1）劳力性呼吸困难　是左心衰竭最早出现的症状，因运动使回心血量增加，肺淤血加重。

（2）端坐呼吸　肺淤血达到一定程度时，患者卧位时呼吸困难加重，坐位时减轻。重者即使坐位仍有呼吸困难。

（3）夜间阵发性呼吸困难　熟睡后突然憋醒，可伴阵咳，呼吸急促，咯泡沫样痰或呈哮喘状态，又称为"心源性哮喘"。轻者坐起数分钟即缓解。严重者可持续发作，甚至发展为急性肺水肿。其发生与睡眠平卧回心血量增加，膈肌上升，肺活量减少；夜间迷走神经张力增加，支气管易痉挛而影响呼吸等有关。

2. 咳嗽、咳痰、咯血　系因肺泡和支气管黏膜淤血和（或）支气管黏膜下扩张的血管破裂所致，痰常呈白色浆液性泡沫样，有时痰中带血丝，重症出现大咯血。

3. 其他　乏力、疲倦、头昏、心慌是心排血量减少，器官、组织灌注不足所致。

（二）体征

1. 肺部体征　湿性啰音多见于两肺底，与体位变化有关。因肺毛细血管压增高，液体渗到肺泡所致。心源性哮喘时两肺可满布粗大湿啰音，并常伴有哮鸣音。可见单侧或双侧胸腔积液体征。

2. 心脏体征　除原有心脏病体征外，慢性左心衰一般有心脏扩大、心率加快、肺动脉瓣区第二心音亢进、心尖区可闻及舒张期奔马律和（或）收缩期杂音、交替脉等。

二、右心衰竭

以体静脉淤血的表现为主。

1. 症状　由于内脏淤血可有腹胀、食欲不振、恶心、呕吐、肝区胀痛、少尿等。

2. 体征　①心脏体征：除原有心脏病体征外，右心衰竭时若右心室显著扩大形成功能性三尖瓣关闭不全，可有收缩期杂音；②颈静脉怒张和（或）肝颈静脉反流征阳性；③肝肿大、有压痛；④下垂部位凹陷性水肿；⑤胸水和（或）腹水；⑥紫绀。

三、全心衰竭

左、右心力衰竭均存在，有肺淤血、心排血量降低和体循环淤血的相关症状和体征。右心衰竭时，因右心排血量减少，呼吸困难等肺淤血表现有不同程度的减轻。

【辅助检查】

1. X 线检查　可反映心影大小和外形。肺淤血时，肺门及上肺血管影增强；肺间质水肿时可见 Kerley B 线；肺泡性肺水肿时，肺门影呈蝴蝶状。肺动脉高压时，肺动脉影增宽，部分可见胸腔积液。心脏外形和各房室大小有助于原发心脏病的诊断。

2. 心电图　可有左、右心室肥厚。V_1 导联 P 波终末电势（$ptfV_1$）$\leq -0.04 mm \cdot s$。

3. 超声心动图 提供心脏各心腔大小变化、心瓣膜结构，评估心脏的收缩、舒张功能。

4. 放射性核素检查 放射性核素心血池显影，可判断心室腔大小，心脏的收缩、舒张功能。

5. 血流动力学检查 采用漂浮导管经静脉直至肺小动脉，测定各部位的压力及血液含氧量，计算心脏指数（CI）及肺小动脉楔压（PCWP），直接反映左心功能。正常值 CI 为 $2.5 \sim 4.0$ L／（min·m^2），PCWP 为 $6 \sim 12$ mmHg。

【诊断与鉴别诊断】

一、诊断

有明确器质性心脏病的诊断，结合症状、体征、实验室及其他检查可做出诊断。左心衰竭以呼吸困难，右心衰竭以颈静脉怒张、肝肿大、下垂性水肿为诊断的重要依据。

二、鉴别诊断

心力衰竭主要应与以下疾病鉴别。

1. 心源性哮喘与支气管哮喘的鉴别 心源性哮喘有心脏病史，多见于老年人，有心脏病症状及体征，发作时强迫端坐位，两肺湿性啰音为主，可伴有干性啰音，甚至咳粉红色泡沫痰；而支气管哮喘多见于青少年，有过敏史，咳白色黏痰，肺部听诊两肺满布哮鸣音。采用支气管扩张剂治疗有效则支持诊断支气管哮喘，对强心、利尿及扩血管药有效则支持诊断心源性哮喘。

2. 右心衰竭与心包积液、缩窄性心包炎、肝硬化等引起的水肿和腹水的鉴别 心包积液、缩窄性心包炎可引起颈静脉充盈，静脉压增高，肝大，腹水；但心尖搏动弱，心音低，并有奇脉，超声心动图有助于鉴别。腹水也可由肝硬化引起，但肝硬化无颈静脉充盈和肝颈静脉反流征阳性。

【治疗】

一、治疗原则和目的

近年来大量的临床研究表明，缓解症状的短期治疗并不能改善心力衰竭患者长期的预后和降低病死率，必须采取长期的综合治疗，消除病因，调节心力衰竭的代偿机制，抑制神经体液因子过度激活，减少心肌细胞凋亡。除缓解症状外，还应达到以下目的：提高运动耐量，改善生活质量；防止或延缓心肌重构的发生，进一步减轻心肌损害；降低病死率。

二、一般治疗

1. 基本病因的治疗 有明确病因的采取针对性措施，如：积极控制高血压；药物、介入及手术治疗改善冠状动脉粥样硬化性心脏病心肌缺血；慢性瓣膜病的瓣膜修补及瓣膜置换术等。

2. 消除诱因 积极控制感染，特别是呼吸道感染；及时治疗心律失常，尤其是心房颤动伴快速心室率等；纠正贫血、电解质紊乱等。

3. 休息　控制体力活动，避免精神刺激，有利于心功能的恢复。对长期卧床者适量有度的运动是有益的。

4. 控制钠盐摄入　根据心力衰竭程度适当限制钠盐的摄入，有利于减轻水肿。

三、收缩性心力衰竭的药物治疗

1. 利尿剂　使体内潴留的钠盐和水分排出，减轻周围和内脏水肿，减少血容量，减轻心脏前负荷，是最常用的治疗心衰的药物。使用利尿剂应掌握以下原则：①慢性心衰患者应长期维持，病情控制后则以最小有效剂量使用，如氢氯噻嗪 12.5～25mg，每日或隔日 1 次；②轻症心衰可用噻嗪类口服，但须注意氢氯噻嗪 100mg/d 已达最大效应，再增量亦无效，对中度、重度心衰多用袢利尿剂或联合使用；③排钾利尿剂可与保钾剂合用而不必补钾，但单用时应注意补钾；④肾功能不全时用袢利尿剂；⑤避免出现电解质紊乱；⑥不能将利尿剂作单一治疗，常与 ACEI 和 β 受体阻滞剂联合应用，但与 ACEI 联用时应注意其较强的保钾作用。常用利尿剂的特点见表 10－1。

表 10－1　　　　　　　　　　　　　　　**常用利尿剂的特点**

名　称	作用部位	剂量（mg/d）	作用持续时间（h）	不良反应
排钾类				
氢氯噻嗪（双氢克尿噻）	肾远曲小管	25～100	12～18	高尿酸血症，低钾干扰糖、胆固醇代谢
呋塞米（速尿）	Henle 袢升支	20～100	4～6	低钾
布美他尼（丁尿胺）	Henle 袢升支	1～10	4～6	低钾
保钾类				
螺内酯（安体舒通）	肾远曲小管和集合管	20～100	24～96	高钾
氨苯蝶啶	肾远曲小管和集合管	50～300	12～16	高钾

2. 洋地黄类正性肌力药物　洋地黄类药物治疗心衰已有 200 余年的历史，其中仅地高辛近年有大系列前瞻性的、对照的临床研究，是正性肌力药中唯一被确认能有效治疗心衰、在长期治疗中并不增加死亡率的药物。

（1）主要作用　①通过对心肌细胞膜上的 Na^+-K^+-ATP 酶的抑制，使细胞内 Na^+ 浓度升高，K^+ 浓度降低，Na^+ 与 Ca^{2+} 进行交换，使细胞内 Ca^{2+} 增多，从而增强心肌收缩力，起正性肌力作用；②直接降低或兴奋迷走神经间接降低窦房结自律性，减慢心率，减慢房室传导，缩短心肌细胞的复极过程，使周围血管收缩，并能抑制肾小管对钠的重吸收，产生直接利尿作用。大剂量时可提高心房、交界区及心室的自律性，当血钾过低时，更易发生各种快速心律失常。

（2）适应证　适用于中、重度收缩性心力衰竭，快速房颤等。

（3）禁忌证　①洋地黄中毒时；②预激综合征合并房颤；③二度及三度房室传导阻滞；④病态窦房结综合征；⑤单纯舒张性心力衰竭如肥厚型心肌病，增加心肌收缩力可能使原有的血流动力学障碍加重。

（4）慎用　①单纯重度二尖瓣狭窄伴窦性心律失常出现急性肺水肿者；②急性心肌梗死 24 小时内出现心力衰竭者；③肺源性心脏病伴急性呼吸衰竭者。

（5）常用制剂的选用　①地高辛（digoxin）：目前多用维持量法，即每天 0.25mg，约经 5 个半衰期即 6 ~ 8 天可达到稳态治疗血浓度，适用于中度心力衰竭的治疗。②毛花苷丙（lanatoside C，西地兰）：注射后 10 分钟起效，1 ~ 2 小时达高峰，每次 0.2 ~ 0.4mg，稀释后静脉注射，24 小时总量 0.8 ~ 1.2mg，适用于急性心力衰竭或慢性心力衰竭加重时，特别适用于心力衰竭伴快速房颤者。③毒毛花苷 K（strophanthin K）：注射后 10 分钟起效，1 ~ 2 小时达高峰，每次 0.25mg，稀释后静脉注射，24 小时总量 0.5 ~ 0.75mg，适用于急性心力衰竭或慢性心力衰竭加重时。

（6）最佳疗效的估计　一般用心力衰竭得到控制的程度来衡量：①呼吸困难明显减轻；②尿量增多；③肺部啰音显著减少或消失；④肝肿大缩小；⑤心率接近正常或已正常。

（7）影响剂量的因素及药物间的相互作用　老年人，严重心肌病损（如急性心肌梗死、肺源性心脏病、急性弥漫性心肌炎）和（或）重度心力衰竭，低血钾，低血镁，肾功能不全等情况，对洋地黄类较敏感，易中毒，要特别谨慎，选用快速短效制剂，用量宜小。地高辛与有些药物如维拉帕米、奎尼丁、普罗帕酮、胺碘酮等合用时，血清浓度升高，宜将地高辛减量应用，并监测其血清浓度。制酸剂可减弱地高辛的作用，应分开口服。

（8）洋地黄中毒的反应　①消化道反应：食欲减退、恶心、呕吐等；②神经系统反应：可出现头痛、失眠，严重者可出现意识障碍；③视觉症状：可出现视力模糊、黄视、绿视、盲点等；④心脏反应：为心力衰竭的加重和各类心律失常，由心肌兴奋性过强及传导系统的传导阻滞构成，常见室性期前收缩，多为二联律、三联律或多形性者，非阵发性交界区心动过速，房性期前收缩，房性阵发性心动过速，房颤，室性心动过速，也可有缓慢性心律失常如窦房传导阻滞、窦性停搏、窦性心动过缓、房室传导阻滞等。

（9）洋地黄中毒的处理　应立即停药，胃肠道症状及神经、视觉症状，单发性室性期前收缩、一度房室传导阻滞等停药数天后常自行消失。严重的心律失常必须予以积极处理，以免危及生命，快速性心律失常者可用利多卡因或苯妥英钠。血钾浓度低可静脉补钾。有传导阻滞及缓慢性心律失常者可用阿托品皮下或静脉注射，一般不需临时心脏起搏。电复律易致心室颤动，故一般禁用。

3. 环磷酸腺苷（cAMP）依赖性正性肌力药　主要有 β 受体激动剂和磷酸二酯酶抑制剂。

（1）β 受体激动剂　用于慢性心衰加重时，但只能短期静脉应用。①多巴胺（dopamine）是去甲肾上腺素的前体，宜用小剂量 [2 ~ 5μg/（kg·min）]，因此时正性肌力作用已能充分发挥，而血管收缩作用尚不明显。若用大剂量 [6 ~ 10μg/（kg·min）]，则可使外周血管明显收缩，增加后负荷，对心力衰竭不利。②多巴酚丁胺（dobutamine）是多巴胺的衍生物，增加心率和收缩外周血管作用较弱，因而优于多巴胺，常用剂量与多巴胺同。

（2）**磷酸二酯酶抑制剂** 其作用机制是抑制磷酸二酯酶活性，使细胞内的 cAMP 浓度升高，促进 Ca^{2+} 内流增加，心肌收缩力增强。临床应用的制剂有氨力农（amrinone）和米力农（milrinone），两者均能改善心衰症状及血流动力学各参数，后者作用较前者强 10~20 倍。氨力农用量为负荷量 0.75mg/kg 稀释后缓慢静脉注射，再以 5~10μg/（kg·min）静脉滴注，每天总量 100mg。米力农用量为 0.75mg/kg，稀释后静脉注射，继以 0.5μg/（kg·min）静脉滴注 4 小时。磷酸二酯酶抑制剂仅限短期应用。

4. 血管紧张素转换酶抑制剂（ACEI） 主要的作用机制：①扩张血管作用；②抑制肾素－血管紧张素－醛固酮系统（RAAS）；③抑制交感神经兴奋性；④改善心肌及血管的重构。其不良反应少，主要为刺激性咳嗽、低血压及胃肠道反应。提倡在心脏尚处于代偿期而无明显症状时就开始给予 ACEI，可降低心衰患者代偿性神经－体液的不利影响，限制心肌、小血管的重构，以维护心肌的功能，推迟心衰的到来。

临床应用 ACEI 须从小剂量开始，逐渐递增，并推荐使用大剂量，且这种剂量不以患者治疗反应来定。各种 ACEI 对心衰患者的治疗反应无明显差别，均可选用。如卡托普利（captopril，开搏通）起始用量为 6.25mg，每日 3 次，目标剂量为 25~50mg，每日 3 次；贝那普利（benazepril，洛汀新），1/3 经过肝脏排泄，早期肾功损害者较适用，起始用量为 2.5mg，每日 1 次，目标剂量 5~10mg，每日 2 次；培哚普利（perindopril）半衰期长，起始用量为 2mg，每日 1 次，目标剂量 4mg，每日 1 次。对以往应用有严重不良反应者，如血管水肿、无尿、肾功能衰竭和妊娠者应禁用，而血压低于 80mmHg、血清肌酐高于 3mg/dl、血钾高于 5.5mmol/L 和双侧肾功能脉狭窄者应慎用。

5. 血管紧张素 II 受体拮抗剂（ARB） 如氯沙坦（losartan）、缬沙坦（valsartan）等，其长期疗效尚待评估。ARB 使用建议：①在心衰治疗中 ARB 没有显示出优于 ACEI 的作用，能用 ACEI 者不必用 ARB 代替；②ARB 适用于因血管性水肿或顽固性咳嗽而不能耐受 ACEI 的患者，但 ARB 同样可以引起低血压、肾功能恶化和高血钾；③对使用 ACEI 的患者，合用 β 受体阻滞剂优于合用 ARB。

6. 醛固酮拮抗剂 螺内酯等制剂小剂量（螺内酯 20mg，每天 1~2 次）对抑制心血管的重构、改善慢性心力衰竭的远期预后有很好的作用。建议近期或当前在休息时仍有心衰症状者（NYHA 心功能IV），使用地高辛、利尿剂、ACEI 和 β 受体阻滞剂后仍不能缓解者可加用小剂量螺内酯。应注意血钾水平。

7. β 受体阻滞剂 过去因其负性肌力作用而禁用于心力衰竭。现在更重视交感神经激活可使心力衰竭恶化，而 β 受体阻滞剂能对抗这一效应，有利于治疗心力衰竭。适用于慢性收缩性心力衰竭，NYHA 心功能 II、III 级，EF < 40% 而病情稳定的患者。大规模临床试验的结果证实，β 受体阻滞剂用于扩张型心肌病及缺血性心脏病所致的心力衰竭有良好的效果。长期应用可改善血流动力学，促进 β 受体密度上调，从而使心功能得以改善。由于其确有负性肌力作用，应用时需十分谨慎，从小剂量开始，逐渐增加剂量，并严密观察不良反应，如低血压、心功能恶化、缓慢性心律失常等。常用药物为美托洛尔（metoprolol），从 6.25mg 开始，每日 1 次，卡维地洛（carvedilol），3.125mg，每日 2 次，逐步增量，适量维持。症状改善常在用药后 2~3 个月才出现。禁忌证为支气管痉挛性疾病、心动过缓、二度

及以上房室传导阻滞。对于急性失代偿性心力衰竭等须静脉使用正性肌力药者亦不宜使用。

8. 慢性收缩性心力衰竭的治疗参考 按 NYHA 心功能分级：

Ⅰ级：控制危险因素，ACEI。

Ⅱ级：ACEI，利尿剂，β 受体阻滞剂，用或不用地高辛。

Ⅲ级：ACEI，利尿剂，β 受体阻滞剂，地高辛。

Ⅳ级：ACEI，利尿剂，地高辛，醛固酮受体拮抗剂，病情稳定后慎用 β 受体阻滞剂。

四、舒张性心力衰竭的治疗

典型者为肥厚性心肌病变，但多见于高血压和冠心病，并常伴有收缩性心衰。主要的治疗有病因治疗和应用 β 受体阻滞剂、钙拮抗剂、ACEI。尽量维持窦性心律，保持房室顺序传导，以保证心室舒张期充分的容量。对肺淤血症状较明显者，可适量应用静脉扩张剂（硝酸盐制剂）或利尿剂降低前负荷；无收缩功能障碍者禁用正性肌力药物。临床上应用 β 受体阻滞剂的目的主要是减慢心室率，使基础心率维持在 60～70 次/分，以延长心室舒张期，与前述收缩性心衰应用的目的不同。而钙拮抗剂则可通过降低心肌细胞内钙浓度，改善心肌主动舒张功能，宜选用非二氢吡啶类钙拮抗剂，兼具降低心率的作用。

五、"难治性心力衰竭"的治疗

1. 积极寻找并纠正潜在的原因 如风湿活动、感染性心内膜炎、贫血、甲状腺功能亢进、电解质紊乱、洋地黄过量、反复发生的小面积的肺栓塞及其他疾病如肿瘤等。

2. 调整心力衰竭用药 强效利尿剂、血管扩张剂、正性肌力药物等联合应用。但即使是严重心力衰竭的患者，也不主张长期给予静脉输液治疗。

3. 可血液超滤，减少血容量

4. 心脏起搏治疗 对非缺血心肌病、LVEF≤35%、窦性心律、长期药物治疗心功能Ⅲ级或非卧床Ⅳ级、心脏收缩不同步（QRS 间期 >0.12 秒）可应用心脏再同步治疗，即通过心脏起搏治疗可使心室除极更快速同步、房室收缩顺序更优化和心脏有更多时间舒张以改善心肌灌注。

5. 对不可逆心力衰竭者可考虑心脏移植

【预防】

1. 消除心脏病病因 对病因明确的患者如感染性心内膜炎和心包炎及时应用抗生素治疗，贫血性心脏病患者寻找病因纠正贫血，及时治疗甲状腺疾病可减少甲状腺疾病性心脏病的发生，有效的防治支气管炎可减少慢性肺源性心脏病的发生。原有心脏病经手术治疗根治，可预防心力衰竭的发生。

2. 寻找及去除诱发因素可预防心力衰竭发生

3. 药物预防 ①一级预防：未发生心力衰竭者，给适当药物防止心衰发生；②二级预防：对已发生心力衰竭者，可选用卡托普利、β 受体阻滞剂等以改善心功能及心衰的预后。

第二节 急性心力衰竭

急性心力衰竭是指由于急性心脏病变引起心排血量显著、急骤降低，导致组织器官灌注不足和急性淤血的综合征。临床上以急性左心衰竭较常见，主要表现为急性肺水肿，重者伴心源性休克，是本章讲述的主要内容。急性右心衰竭较少见，可发生于急性右室心肌梗死及大块肺栓塞等。

【病因和发病机制】

任何心脏解剖或功能的突发异常，使心排血量急剧而显著地降低和肺静脉压突然升高，均可发生急性左心衰竭。常见的病因有：

1. 急性弥漫性心肌损害 如急性心肌炎、广泛性前壁心肌梗死等。

2. 急起的机械性阻塞 如严重的瓣膜狭窄、心室流出道梗阻、心房内球瓣样血栓或黏液瘤嵌顿二尖瓣口、肺动脉总干或大分支栓塞等。

3. 心脏容量负荷突然加重 急性心肌梗死或感染性心内膜炎引起的瓣膜穿孔、腱索断裂所致的瓣膜性急性返流，室间隔破裂穿孔而使心室容量负荷突然剧增。另外有输液、输血过多或过快等。

4. 急剧的心脏后负荷增加 如高血压心脏病血压急剧升高。

5. 严重的心律失常 如快速性心律失常。

主要的病理生理基础为心脏收缩力突然严重减弱，心排血量急剧减少，或左室瓣膜性急性返流，左室舒张末压（LVEDP）迅速升高，肺静脉回流受阻。肺静脉压快速升高，肺毛细血管压随之升高，使血管内液体渗入到肺间质和肺泡内，形成急性肺水肿。

【临床表现】

急性左心衰竭发病急骤，主要表现为急性肺水肿。突发严重呼吸困难，呼吸频率为30～40次/分,强迫端坐位、频繁咳嗽、咳粉红色泡沫样痰、面色灰白、发绀、大汗、烦躁。极重者可因脑缺氧而神志模糊。急性肺水肿早期可因交感神经激活，血压一过性升高。随病情持续，血管反应减弱，血压下降。听诊两肺满布湿性啰音和哮鸣音，心率增快，心尖区第一心音减弱，可有舒张早期奔马律，肺动脉瓣区第二心音亢进。急性肺水肿如不能及时纠正，可出现心源性休克或窒息。

【诊断与鉴别诊断】

根据典型症状与体征，不难做出诊断。急性呼吸困难应与支气管哮喘鉴别，前已述及；与肺水肿并存的心源性休克，因有急性肺水肿的特征，而有别于其他原因的休克。

【治疗】

急性左心衰竭是急危重症，应积极迅速抢救，主要针对急性肺水肿。治疗措施有：

1. 患者取坐位，双腿下垂，减少静脉回流

2. 吸氧　立即用鼻管高流量给氧，流量 4～6L/min。氧气可通过加入适量 50%～75% 乙醇的湿化瓶或使用有机硅消泡剂，可使泡沫的表面张力降低而破裂；改善肺泡通气。对病情特别严重者给予面罩加压给氧，使肺泡内压在吸气时增加，加强气体交换，也可对抗组织液向肺泡内渗透。

3. 吗啡　5～10mg 皮下注射或肌注，可迅速扩张外周静脉及小动脉，减轻心脏的前、后负荷。还可镇静，使呼吸深度减小，频率减慢，从而改善通气和换气。必要时每隔 15 分钟重复 1 次，共 2～3 次。年老体弱者减量。由于有抑制呼吸等不良反应，伴有颅内出血、意识障碍、慢性肺部疾病时禁用。

4. 快速利尿　呋塞米 20～40mg 静脉注射，4 小时后可重复 1 次。除利尿作用外，还有扩张静脉作用，有利于肺水肿的缓解。

5. 血管扩张剂　能降低心室负荷，从而缓解肺淤血。以硝普钠、硝酸甘油或酚妥拉明静脉滴注。

（1）硝普钠　扩张动、静脉，静脉注射后 2～5 分钟起效，一般剂量为 12.5～25μg/min 静脉滴注，根据血压调整用量，维持收缩压在 100mmHg 左右；对原有高血压者降压幅度（绝对值）不超过 80mmHg，维持量 50～100μg/min。因其含有氰化物，用药时间不宜连续超过 24 小时。

（2）硝酸甘油　扩张小静脉，降低回心血量，使 LVEDP 和肺毛细血管压降低。先以 10μg/min 开始，每 10 分钟调整一次，每次增加 5～10μg，以血压达上述水平为宜。本药的耐受量个体差异很大。

（3）酚妥拉明　为 α_1 受体阻断剂，以扩张小动脉为主。静脉用药以 0.1mg/min 开始，每 5～10 分钟调整一次，最大可至 1.5～2.0mg/min，监测血压同前。

6. 洋地黄类药物　西地兰，最适于房颤伴快速心室率，并已知有心室扩大伴左室收缩功能不全者，首剂 0.4～0.6mg 静脉注射，2 小时后可酌情再给 0.2～0.4mg。

7. 氨茶碱　0.25g 稀释后静脉注射，10 分钟推完，继以 0.5mg/（kg·h）维持。12 小时后减至 0.1mg/（kg·h）。可扩张支气管，有一定的正性肌力及扩血管利尿作用。

8. 其他　四肢轮流三肢结扎法，可减少静脉回心血量。结扎压力大小在收缩压和舒张压间，以阻断静脉回流，而不影响肢体远端灌注。

急性症状缓解后，应针对诱因及基本病因进行治疗。

第十一章
常见心律失常

第一节　概　　述

心律失常（cardiac arrhythmia）是指心脏冲动的起源部位、频率、节律、传导速度与激动次序的异常。

心律失常可发生在正常人，但多数发生在心脏病患者。一些严重的心律失常必须及时处理，否则会危及患者的生命。

一、心律失常的分类

按其发生原理，可以分为冲动形成异常和冲动传导异常两大类。

（一）冲动形成异常

1. 窦房结心律失常　①窦性心动过速；②窦性心动过缓；③窦性心律不齐；④窦性停搏。

2. 异位心律

（1）被动性异位心律　①逸搏（房性、房室交界区性、室性）；②逸搏心律（房性、房室交界区性、室性）。

（2）主动性异位心律　①期前收缩（房性、房室交界区性、室性）；②阵发性心动过速（房性、房室交界区性、室性）；③心房扑动、心房颤动；④心室扑动、心室颤动。

（二）冲动传导异常

1. 生理性　干扰及房室分离。

2. 病理性　①窦房传导阻滞；②房内传导阻滞；③房室传导阻滞；④室内传导阻滞（左、右束支及左束支分支传导阻滞）。

3. 房室间传导途径异常　预激综合征。

临床上，结合上述分类，按照心律失常发生时心率的快慢，可将其分为快速性心律失常与缓慢性心律失常两大类。

二、心律失常发生机制

（一）自律性增高、异常自律性与触发活动致冲动形成的异常

具有自律性的心肌细胞由于自主神经系统兴奋性改变或其内在病变使其自律性增高，导

致不适当的冲动发放。此外，原来无自律性的心肌细胞如心房、心室肌细胞由于心肌缺血、药物、电解质紊乱、儿茶酚胺增多等均可导致异常自律性的形成，当上述心肌细胞的自律性绝对或相对超过窦房结时，可发出异位激动，控制心脏的活动而产生过早搏动、异位心动过速或逸搏、逸搏心律等。触发活动（triggered activity）是由一次正常的动作电位所触发的后除极并触发一次新的动作电位而产生持续性快速性心律失常。

（二）折返激动、传导障碍致冲动传导异常

当激动从某处一条径路传出后，又从另一条径路返回原处，使该处再次发生激动的现象称为折返激动，是所有快速性心律失常最常见的发生机制。冲动在折返环内反复循环，产生持续而快速的心律失常。冲动传导至某处心肌，如适逢生理性不应期，也可形成生理性阻滞或干扰现象。传导障碍并非由于生理性不应期所致者称为病理性传导阻滞。当激动传至仍处于绝对不应期或有效不应期的心肌细胞时即发生完全性传导阻滞，若心肌细胞处于相对不应期时，则发生传导延缓或不完全性传导阻滞。

三、心律失常的诊断方法

心律失常的诊断首先要进行详尽的采集病史及体格检查，通过患者的症状、体征尤其是心脏体征，对部分心律失常可做出初步诊断，但要做出准确的诊断需要选择下列的诊断方法。

1. 心电图检查 心电图检查是诊断心律失常最常用最重要的方法，心电图主要反映心脏激动的电学活动，因此对各种心律失常和传导障碍的诊断分析具有肯定价值。在进行心律分析时应注意心房和心室的频率、节律，PR 间期的定性，P 波与 QRS 波群形态，P 波与 QRS 波群之间的关系等。

2. 动态心电图（Holter ECG monitoring） 连续记录患者 24 小时的心电图，可发现患者在日常生活、工作中不易被常规心电图检出的心律失常情况，还可计算一定时间内心律失常发作的频率。

3. 运动试验 可在心律失常发作间歇时诱发心律失常，因而有助于间歇发作心律失常的诊断。但正常人进行运动试验亦可发生室性早搏。运动试验对心律失常的诊断不如动态心电图敏感。

4. 食管心电图 探查电极靠近心房或心室的食管心电图可明确房室电活动关系，有助于鉴别室上性心动过速伴有室内差异性传导与室性心动过速；食管心电图结合电刺激技术对室上性心动过速发生机制的判断、不典型的预激综合征及病态窦房结综合征的诊断均有重要意义。

5. 信号平均技术（signal averaging technique） 最常用于检测心室晚电位（late ventricular potential）。心室晚电位代表局部病变心肌的传导缓慢和除极延迟。心室晚电位是预测折返性室性心动过速发作的一项较可靠的指标。临床上，若从心肌梗死后患者检出心室晚电位，可作为识别易发生室性心动过速与心性猝死的一项独立的危险因素。

6. 临床电生理检查 通过记录心腔内的不同部位局部电活动，能判断快速性和缓慢性心律失常的性质，确立心律失常及其类型的诊断。在心律失常间歇，用程序控制的电刺激方法判断窦房结和房室传导功能，诱发室上性或室性快速性心律失常，确定心律失常的起源部位和发生机制，为起搏、导管消融术或手术治疗提供依据。

7. 其他　心肌单相动作电位记录技术、三维低磁导管检测系统、心律失常药物诊断试验（如阿托品试验、异丙肾上腺素试验）等。

第二节　过早搏动

过早搏动（premature beats）又称期前收缩、期外收缩或额外收缩，简称旦搏。是指起源于窦房结以外的异位起搏点过早发出的激动引起的心脏搏动，是临床上最常见的心律失常。

过早搏动的发生机制主要是：①折返激动；②触发活动；③异位起搏点的兴奋性增高。根据早搏起源部位的不同，可分为房性、房室交界区性和室性早搏。其中室性早搏最常见，房性次之，交界区性比较少见。

早搏可为偶发，也可频繁出现，或每次窦性搏动后出现 2 次早搏，均可不规则或有规律地发生。如每个窦性心搏后出现 1 个早搏称为二联律；每两个窦性心搏后出现 1 个早搏称三联律；每个窦性心律后连接出现 2 个早搏称为成对出现的早搏。连续 3 个或以上早搏称为阵发性心动过速。同一导联内，早搏形态不一，且配对间期不等，称为多源性早搏。

【病因】

1. 生理情况　正常人在某些生理情况下可发生早搏，如剧烈运动、精神紧张、疲劳、消化不良，过量饮用烟、酒、茶、咖啡等。

2. 各种心脏病　冠状动脉粥样硬化性心脏病、心肌病、心肌炎、风心病、二尖瓣脱垂等。

3. 药物过量中毒　如洋地黄、奎尼丁、三环类抗抑郁药等。

4. 电解质紊乱　如低钾血症等。

5. 其他　缺血、缺氧、麻醉、手术和左室假腱索等刺激心肌发生室早。

【临床表现】

1. 症状　轻者可无症状或有心悸不适、心跳暂停感、头晕甚至晕厥，严重者可诱发或加重心绞痛与低血压或心力衰竭。

2. 体征　听诊时，早搏的第一心音增强，第二心音减弱或消失，之后有较长的停歇。桡动脉搏动减弱或消失。

【心电图检查】

1. 房性过早搏动（atria premature beats）　起源于窦房结以外心房的任何部位，简称房早。心电图特点为：①提前出现的 P′波与窦性 P 波形态各异；P′R ≥ 0.12s。②提前出现的 QRS 波群形态通常正常。有时亦可出现宽阔畸形的 QRS 波群，称为室内差异性传导。有时 P′波发生过早，P′波后无 QRS 波，称房早未下传。③代偿间歇常不完全（图 11-1）。

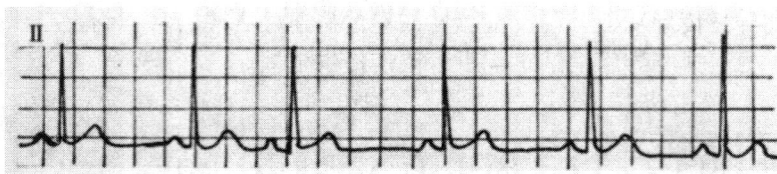

图 11-1   房性过早搏动

2. 房室交界性过早搏动（premature atrioventricular junctional beats）   简称交界性期前收缩或交界性早搏。心电图特点为：①提前出现的室上性 QRS 波群，其前面无相关的 P 波；②有逆行 P 波，可在 QRS 波群之前（PR 间期 <0.12s）、之中（即 P 波与 QRS 重叠）或之后（RP 间期 <0.20s）；③QRS 波群形态正常，伴室内差异性传导时，QRS 波群形态可有变化；④代偿间歇多为完全性（图 11-2）。

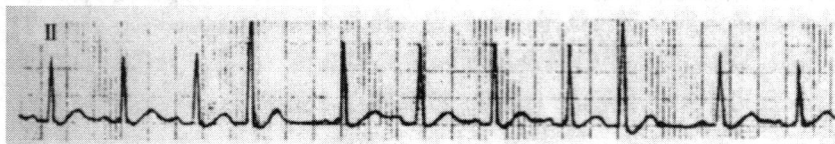

图 11-2   房室交界性过早搏动

3. 室性过早搏动（premeature ventricular beats）   简称室早，是最常见的心律失常。其异位冲动起源可发生于心室的任何部位。心电图特点为：①提前出现的 QRS 波群前无相关 P 波；②提前发生的 QRS 波群宽大畸形，时限大于 0.12s，ST 段与 T 波的方向与 QRS 波群的主波方向相反；③代偿间歇完全性（图 11-3、4）。

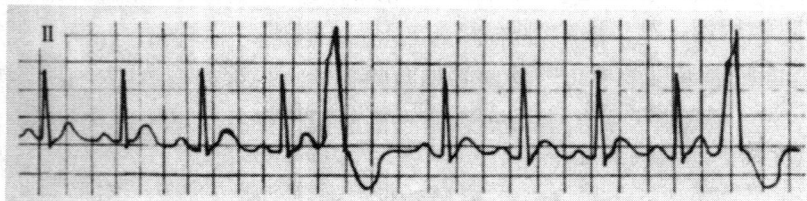

图 11-3   室性过早搏动

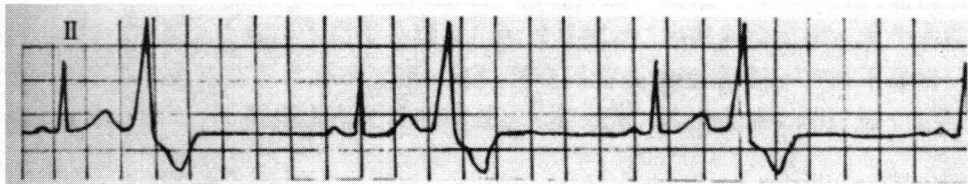

图 11-4   室性过早搏动二联律

【治疗】

首先应对患者的病情有所了解，如有无器质性心脏病，原有心脏病变的程度，有无症状，是否影响心功能及发展成严重心律失常等临床状况，然后决定是否给予治疗，采取何种治疗方法及确定治疗的终点。此外，应当指出的是，抗心律失常药物本身有致心律失常作用及负性肌力作用，因此，抗心律失常药物的选择必须谨慎，应严格掌握适应证。

一、无器质性心脏病的过早搏动

如无明显症状，无需药物治疗。如症状明显，应避免诱因（如吸烟、饮酒、咖啡、应激等），消除患者顾虑，药物可予镇静剂（地西泮，每次 2.5 ~ 5mg，每天 3 次）和 β 受体阻滞剂等。

二、频繁发作，症状明显或伴有器质性心脏病的过早搏动

（1）积极治疗病因及诱因和对症治疗。

（2）抗心律失常药物的治疗。

①房性和交界早搏可选用 Ⅰa 类、Ⅰc 类、Ⅱ类和Ⅳ类抗心律失常药。

②室性过早搏动多选用 Ⅰ类和Ⅲ类药。急性心肌梗死早期、不稳定型心绞痛等出现复杂型室早（多形、成对、成串、R on T）等时，应早期给予补钾、补镁，应用 β 受体阻滞剂或胺碘酮，可明显减少心室颤动等致命性心律失常的发生率，目前不主张常规预防性应用利多卡因。

③洋地黄毒性反应所致的室早，应立即停用洋地黄，给予苯妥英钠或氯化钾等治疗。

（3）心动过缓时出现的室早，宜给予阿托品、山莨菪碱。

第三节　阵发性心动过速

阵发性心动过速（paroxysmal tachycardia）简称阵速。是指一种阵发性快速而规则的异位心律。实际上它是 3 个或 3 个以上连续发生的过早搏动。根据异位节律点发生的部位，可分为房性、交界性及室性阵发性心动过速。房性和交界性心动过速常因 P′波不易辨认，因而统称为室上性心动过速，临床上室上性心动过速（室上速）远较室性心动过速（室速）多见。

【房性心动过速】

房性心动过速（atrial tachycardia）简称房速，可分为自律性、折返性、紊乱性三种房速。

一、自律性房性心动过速（automatic artrial tachycardia）

1. 病因　大多数伴有房性传导阻滞的阵发性心动过速因自律性增高引起。常见于器质性心脏病（心肌梗死等）、慢性肺部疾病、酗酒以及各种代谢障碍、洋地黄中毒。

2. 临床表现　发作时有胸闷、心悸、气促等症状，多不严重。有的洋地黄中毒者可致心力衰竭加重、低血压或休克等。检查：房室传导比例固定时，心律规则；传导比例变动

时，心律不恒定，第一心音强度变化。

3. 心电图检查 ①房率多＜200 次/分；②P 波形态与窦性者不同，在Ⅱ、Ⅲ、aVF 导联通常直立；③常合并二度Ⅰ型或Ⅱ型房室传导阻滞，P 波之间的等电线仍存在；④发作开始时心率逐渐加速；QRS 形态、时限多与窦性相同（图 11-5）。

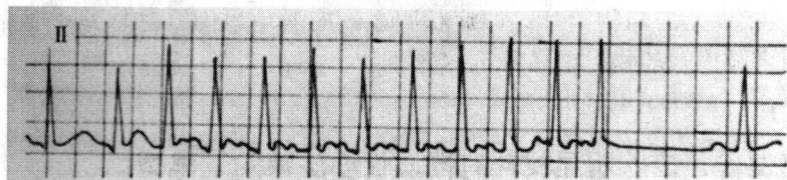

图 11-5　自律性房性心动过速

4. 治疗　心室率不太快时，一般无需紧急处理。若出现严重血流动力学障碍，心室率在 140 次/分以上时，应予紧急治疗：①洋地黄（中毒）引起者，立即停用洋地黄及补钾，首选氯化钾口服（半小时内服完 5g，如仍未恢复窦性心律，2 小时后再口服 2.5g）或静脉滴注氯化钾（2g 溶于 5% 葡萄糖液 500ml 内，2 小时滴完），注意避免高钾发生。不能补钾的，可选用利多卡因、普萘洛尔、苯妥英钠。②非洋地黄引起者，可口服或静脉注射洋地黄、钙拮抗剂、β 受体阻滞剂以减慢心室率。如未能转复为窦性心率，可加用 Ia、Ic 或Ⅲ类抗心律失常药试行转律。药物治疗无效可考虑做射频消融。心房起搏和刺激迷走神经方法不能终止发作。

二、折返性房性心动过速（reentrant atrial tachycardia）

少见。折返发生于手术瘢痕、解剖缺陷的邻近部位。多见于器质性心脏病伴心房肥大、心肌梗死、心肌病、低钾、洋地黄中毒等。

1. 心电图检查　①房率多为 150～200 次/分，较为规则。②P 波形态与窦性不同。③PR 间期常延长，发生房室传导阻滞时不能终止发作。④仅上述心电图表现难与自律性房速相区别，心电生理检查可确诊。

2. 治疗　参照自律性房性心动过速的治疗。

三、紊乱性房性心动过速（chaotic atrial tachycardia）

亦称多源性房性心动过速。

1. 病因　可见于慢性阻塞性肺疾病、缺血性心脏病、充血性心力衰竭、洋地黄中毒与低钾血症患者。

2. 心电图检查　通常有 3 种或 3 种以上形态各异的 P 波，PR 间期各不相同，心房率 100～130 次/分。部分 P 波因过早发生而不能下传，此时心室率不规则，常进一步发展为房颤（图 11-6）。

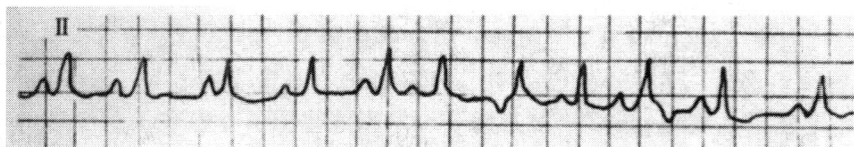

图 11 - 6 紊乱性房性心动过速

3. 治疗 ①原发病的治疗十分重要。肺部疾病患者应予给氧、控制感染，停用氨茶碱、去甲肾上腺素、异丙肾上腺素、麻黄碱等药物。②可予维拉帕米、胺碘酮。③补充钾盐与镁盐可抑制心动过速发作。

【与房室交界区相关的折返性心动过速】

房室结内折返性心动过速（atrioventricular nodal reentrant tachycardia）是阵发性室上性心动过速（paroxysmal supraventricular tachycardia，PSVT）类型中最常见的。

一、病因

通常发生于无器质性心脏病表现的患者，少数患者可由心脏疾病或药物诱发。

二、临床表现

①发作呈突发突止，时间长短不一，多由一个室上性早搏诱发。②症状取决于心室率快速程度、持续时间的长短及原发病的程度。可有心悸、焦虑、紧张、乏力、晕眩、晕厥、心绞痛，甚至心衰与休克。③体检心尖部第一心音强度恒定，心律绝对规则。

三、心电图检查

①心率150～250次/分，节律绝对规则；②逆行 P 波（Ⅱ、Ⅲ、avF 导联倒置）可埋藏于 QRS 波群内或位于其终末部分，不能辨认，P、QRS 关系恒定；③QRS 波群正常，伴室内差异性传导或束支传导阻滞时，可使 QRS 波群增宽、畸形；④可有继发性 ST - T 改变；⑤发作突然，常由一个房早触发，下传的 PR 间期显著延长，随之引起心动过速（图 11 -7）。

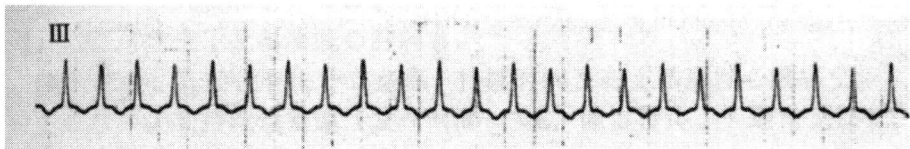

图 11 -7 阵发性室上性心动过速（房室结内折返性心动过速）

四、治疗

（一）急性发作期

除病因治疗外，可选用下列措施，使发作终止。

1. 先行刺激迷走神经的方法 ①刺激咽部，诱导恶心、呕吐动作；② Valsalva 动作

（深吸气后屏息，再用力做呼吸动作）；③颈动脉窦按摩（先行右侧，每次 5 ~ 10 秒，无效后再压左侧，勿同时按摩两侧，以免引起脑缺血）；④深吸气后屏息，面部浸没于 5℃ 左右冷水中 30 秒。

2. 腺苷与钙拮抗剂　首选腺苷（6 ~ 12mg 快速静脉注射）。无效可改静脉注射维拉帕米（首次 5mg，无效时隔 10 分钟再注 5mg）或地尔硫草（0.25 ~ 0.35mg/kg）。无腺苷时可以三磷酸腺苷（ATP 5 ~ 20mg 快速静脉注射）代替。合并心衰、低血压或宽 QRS 波时，不用维拉帕米，宜用腺苷静脉注射。

3. 洋地黄与 β 受体阻滞剂　常用毛花苷丙（西地兰）0.4 ~ 0.8mg 静脉注射，以后每 2 ~ 4 小时予 0.2 ~ 0.4mg，24 小时总量在 1.6mg 以内。伴心功能不全者，首选洋地黄，已知有预激综合征者忌用。无心力衰竭患者可用 β 受体阻滞剂。

4. Ⅰa、Ⅰc 与Ⅲ类抗心律失常药　可选用普罗帕酮（心律平，70mg 稀释后静脉注射）、普鲁卡因胺、索他洛尔、胺碘酮等。但其疗效及安全性均不如腺苷与维拉帕米。

5. 其他药物　胆碱酯酶抑制剂（依酚氯铵）已极少应用。升压药物（苯福林、甲氧明或间羟胺）适用于无冠状动脉粥样硬化性心脏病、高血压病而血压偏低患者，通过升高血压反射性兴奋迷走神经终止心动过速。

6. 直流电复律　如出现严重心绞痛、低血压、充血性心力衰竭时，应立刻行同步直流电复律（需在应用洋地黄和普萘洛尔前实施，否则可能招致严重室性心律失常）。急性发作经药物治疗无效亦应施行电复律。由洋地黄毒性反应引起和有低血钾者忌用。

7. 经静脉心房或心室起搏或经食管心房起搏　适于不宜电复律者。

8. 射频消融术　对于反复发作或药物难于奏效的患者可应用。

（二）预防复发

可选用下列药物：洋地黄（地高辛，每天 0.125 ~ 0.25mg）、长效钙拮抗剂（缓释维拉帕米，每天 240mg；长效地尔硫草，每次 60 ~ 120mg，每天 2 次）、长效 β 受体阻滞剂，可单独或联合应用。其他还有胺碘酮、普罗帕酮、恩卡尼等。

【室性心动过速】

室性心动过速（ventricular tachycardia）简称室速。连续 3 个或 3 个以上室性早搏形成的异位心律，称为室性心动过速。

一、病因

①各种器质性心脏病，其中以冠状动脉粥样硬化性心脏病、急性心肌梗死发生率最高，其次是心肌病、心力衰竭、二尖瓣脱垂、心瓣膜病等；②代谢障碍、药物中毒、QT 间期延长综合征等；③偶可发生于无器质性心脏病者。

二、临床表现

其症状取决于心室率、持续时间及有无器质性心脏病变。

1. 症状　①非持续性室速（发作时间 <30s，能自行终止）通常无症状。②持续性室

速（发作时间 >30s，需药物或电复律始能终止）常有心悸、胸闷、低血压、少尿、晕厥、气促、心绞痛等症状。严重者易引起休克、Adams Stokes 综合征、急性心力衰竭甚至猝死。

2. 体征 ①听诊心律轻度不规则，可有第一、第二心音分裂，收缩期血压可随心搏变化。②如发生完全性房室分离，第一心音强弱不等，颈静脉间歇出现巨大 a 波。③若心室搏动逆传或持续夺获心房，则颈静脉 a 波规律而巨大。④部分患者脉搏不可扪及，可见脉搏短绌、交替脉，甚至血压下降或测不出。

三、心电图检查

①3 个或 3 个以上的连续室性早搏；②心室率 100～250 次/分，节律可略不规则；③QRS 波群宽大畸形，时限 >0.12s，ST－T 波方向与 QRS 波群主波方向相反；④P、QRS 间无固定关系，形成房室分离；⑤心室夺获与室性融合波是确诊室速的主要依据（图 11－8）。

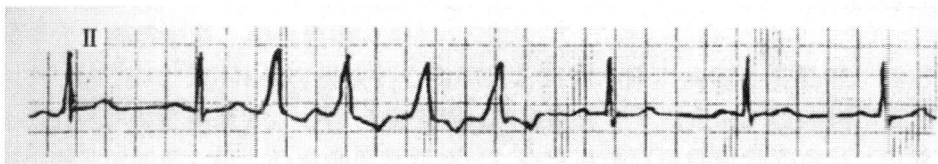

图 11－8 室性阵发性心动过速

四、治疗

无器质性心脏病患者发生非持续性室速，如无症状及晕厥发作，无需治疗；有器质性心脏病的非持续性室速应考虑治疗；持续性室速无论有无器质性心脏病均应给予治疗。

（一）终止发作

1. 药物治疗 发作时无显著血流动力学障碍，宜选用胺碘酮、利多卡因（50～100mg静脉注射，如无效，隔 5～10 分钟重复注射 1 次，总量不超过 300 mg，有效后以 1～4mg/min 静脉滴注维持）、β 受体阻滞剂。静脉注射普罗帕酮亦十分有效，但不宜用于心肌梗死和心力衰竭。洋地黄中毒者宜用苯妥英钠和钾盐治疗。

2. 同步直流电复律 若伴血流动力学障碍（低血压、休克、心绞痛、充血性心力衰竭等）或药物治疗无效时，应迅速电复律。洋地黄中毒引起的室速，不宜电复律，应药物复律。

3. 超速起搏 复发性室速患者，如病情稳定，可试行超速起搏，终止心动过速。

（二）预防复发

1. 去除病因及诱因 治疗缺血及低钾、低血压、充血性心力衰竭；心动过缓或房室传导阻滞的心室率过慢可给予阿托品或应用人工心脏起搏。

2. 抗心律失常药物的应用 目前得到大多数学者认同的只有胺碘酮和索他洛尔，可显著减少心肌梗死后或充血性心力衰竭患者的心律失常或猝死的发生率，轻度降低心肌梗死的总死亡率。此外，β 受体阻滞剂能降低心肌梗死后的猝死率。QT 间期延长的患者可优先选用 I b 类药（慢心律）。维拉帕米可应用于"维拉帕米敏感性室速"患者（无器质性心脏病，QRS 波群呈右束支传导阻滞伴有电轴左偏）；单一药物无效时，可考虑选择作用机制不同的药物联合应用，但各自的用量应减少，有条件时可根据心电生理检查结果选择有效药物。

3. 心脏起搏器的安置、植入式心脏自动复律除颤器、射频消融术等　目前已经开始应用于临床，其中，除外经济因素；埋藏式自动复律除颤器（AICD）应用是较有前途的一种手段。

4. 冠状动脉旁路移植手术　可用于某些冠心病合并室速的患者。

第四节　心房扑动与颤动

【心房扑动】

心房扑动（artrial flutter）简称房扑，是指心房内发出快而规则冲动，引起快而协调的心房收缩。

一、病因

心房扑动可见于：①无器质性心脏病者；②风湿性心脏病、冠状动脉粥样硬化性心脏病、高血压心脏病、心肌病、肺源性心脏病、先天性心脏病等；③肺栓塞、慢性充血性心力衰竭、二尖瓣和三尖瓣狭窄与反流导致的心房肥大；④甲状腺功能亢进、乙醇中毒、心包炎等。

二、临床表现

房扑伴有极快的心室率时，可有心悸、胸闷、头晕等，并可诱发心绞痛与心力衰竭。体格检查时，心律一般规则，当房室传导不固定时，心律则不规则。有时心率可突然减半或加倍。第一心音强度常有变化，心室率慢时可能听到心房音。可见快速的颈静脉扑动。

三、心电图检查

心电图特征为：①P 波消失，代之以规律的（波形、振幅、方向、间隔相同）锯齿状扑动波（F 波），F 波间等电位线消失；②心房率 250～350 次/分；③心室率规则或不规则，房室传导比例常为 2∶1、4∶1；④QRS 波群形态正常呈室上型，也可伴室内差异传导（图 11 -9）。

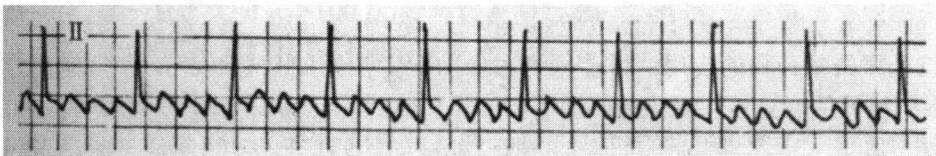

图 11-9　心房扑动

四、治疗

1. 原发病的治疗

2. 同步直流电复律（电能＜50J）　此法是最有效的终止方法。

3. 食管或心腔内心房超速起搏　若电复律无效或已应用洋地黄不宜电复律者，可用此法终止发作。

4. 药物治疗　房扑时心率很快，可用钙拮抗剂维拉帕米或地尔硫草、β受体阻滞剂艾司洛尔（Esmolol）20μg/（kg·min）以减慢心室率。若上述治疗方法无效，或房扑发作频繁，可应用洋地黄制剂（地高辛或毛花苷丙）减慢心室率。若单独应用洋地黄无效，应联合应用普萘洛尔或钙拮抗剂，可有效控制心室率。

Ⅰa（如奎尼丁）或Ⅰc（如普罗帕酮）类抗心律失常药物能有效转复房扑并预防复发。但必须在应用前述药物减慢心室率后应用，否则，奎尼丁会引起心室率加快。房扑患者合并冠状动脉粥样硬化性心脏病、充血性心力衰竭等严重的心脏病变时，不宜应用Ⅰa、Ⅰc类药物。它们可导致严重室性心律失常，甚至发生死亡。此时以选用胺碘酮为好。胺碘酮（每天200mg，每周5天）对预防房扑复发有效。若持续发作，转复困难，Ⅰ、Ⅲ类药物不应继续应用。治疗旨在减慢心室率，保持血流动力学稳定。

5. 射频消融术及外科手术　适于药物治疗无效的顽固性房扑患者。射频消融可根治房扑。

【心房颤动】

心房颤动（atrial fibrillation，简称房颤）是心房发生快而不规则的冲动，引起心房内各个部分肌纤维不协调地乱颤，心房丧失了有效的机械性收缩。房颤是仅次于过早搏动的常见心律失常，据统计，60岁以上人群中，房颤发生率为1％，并随年龄而增加。

一、病因

1. 阵发性房颤　可见于：①正常人在情绪激动、手术后、运动或急性乙醇中毒时发生；②心脏和肺部疾病患者。

2. 持续性房颤　常见于风湿性心脏病、冠状动脉粥样硬化性心脏病、高血压心脏病、甲状腺功能亢进症、缩窄性心包炎、心肌病、感染性心内膜炎、心力衰竭及慢性肺源性心脏病等。

3. 孤立性房颤　房颤发生在无心脏病基础者谓之。

二、临床表现

通常可有心悸、头晕、胸闷等，心室率达150次/分时，患者可发生心绞痛与充血性心力衰竭。房颤时，心排血量减少≥25％。房颤易发生体循环栓塞尤其是发生脑栓塞。心脏听诊第一心音强度不一致，心律绝对不规则，可发生脉搏短绌，颈静脉搏动A波消失。

三、心电图检查

心电图表现为：①P 波消失，代之以一系列大小不等、形状不同、节律完全不规则的房颤波（f 波），频率为 350 ~ 600 次/分；②心室率（RR 间距）绝对不规则，心室率通常在 100 ~ 160 次/分，>100 次/分称快室率房颤，<60 次/分称慢室率房颤；③QRS 波群形态正常，伴室内差异性传导时则增宽变形（图 11 – 10）。

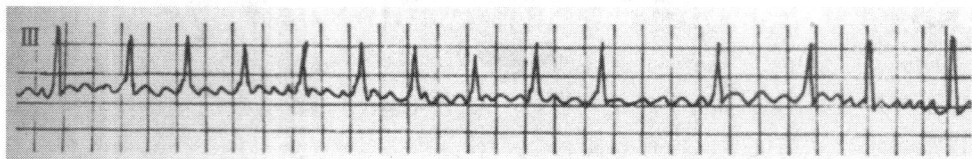

图 11 – 10　心房颤动

四、治疗

1. 病因治疗　针对原发疾病和诱发因素予以相应处理。

2. 急性房颤　症状显著者应迅速给予下列治疗：①控制快速的心室率：心室率过快或伴有心功能不全的患者，可静脉注射西地兰将心室率控制在 100 次/分以下，随后给予地高辛维持。必要时加用 β 受体阻滞剂或钙拮抗剂。心力衰竭与低血压者忌用 β 受体阻滞剂与维拉帕米，预激综合征合并房颤禁用洋地黄与维拉帕米。②药物或电击复律：用于经上述处理未能恢复窦性心律者，如患者发作开始伴急性心力衰竭或血压明显下降，宜紧急施行电复律。若心功能良好，可选用 Ⅰa（奎尼丁、普鲁卡因胺）、Ⅰc（普罗帕酮）或Ⅲ类（胺碘酮）抗心律失常药试行转律（宜先控制心率）。药物复律无效时，可改用电复律。③房颤转复后，应尽可能维持窦性心律，可用奎尼丁、胺碘酮、索他洛尔等有一定的预防作用。

3. 慢性房颤　根据房颤发作持续状况给予相应处理：①阵发性房颤常能自行终止。当发作频繁或伴随明显症状，可口服普罗帕酮或胺碘酮，以减少发作的次数与持续时间。②持续性房颤应给予复律，但复律治疗均无完全成功的把握，且都有一定的危险性，复发率高，复律成功与否与病程、左房扩大程度、年龄有关。如选用电复律，应在电复律前几天给予抗心律失常药物，预防复律后房颤复发。药物复律可选用普罗帕酮、索他洛尔与胺碘酮，复律后复发机会仍很高，上述药物亦可用作预防复发。其中以小量胺碘酮（每天 200mg）的疗效及患者的耐受性较好。③永久性房颤为慢性房颤经复律与维持窦性心律无效者，治疗旨在控制过快的心室率，首选药物为地高辛，可单独或与 β 受体阻滞剂或钙拮抗剂合用。

4. 预防栓塞并发症　既往有栓塞史，严重瓣膜病（二尖瓣狭窄）、高血压、糖尿病、老年患者，左心房扩大、冠状动脉粥样硬化性心脏病等高危患者应长期采用抗凝治疗，口服华法令或肠溶阿司匹林每天 300mg。

5. 其他　病窦综合征合并房颤不宜复律，若心率过慢，可考虑安装起搏器。

发作频繁甚至持久发作，药物治疗无效，心率很快的患者，可考虑施行射频消融术。其他治疗方法还包括外科手术、植入式心房除颤器等。

心室率较慢，患者耐受良好者，除预防栓塞并发症外，一般无需特殊治疗。

第五节　房室传导阻滞

房室传导阻滞（atrioventricular block，AV－B）又称房室阻滞，是指房室交界区脱离了生理不应期后，心房冲动传导延迟或者有部分或所有冲动不能传导至心室。按阻滞程度可分为第一度、第二度、第三度（完全性）房室传导阻滞。

【病因】

引起房室传导阻滞的原因有：①正常人或运动员可发生文氏型房室阻滞，与迷走神经张力增高有关；②各种心肌炎、心肌病、风湿热；③各种器质性心脏病如冠心病急性心肌梗死、冠状动脉痉挛、心内膜炎、钙化性主动脉瓣狭窄、心脏肿瘤、先天性心血管病、高血压病；④药物作用如洋地黄中毒、β受体阻滞剂、钙拮抗剂过量等；⑤电解质紊乱如高血钾、酸中毒等；⑥传导系统或心肌退行性变如原因不明的心脏纤维支架的钙化与硬化与 Lenegre 病（传导系统的原发性硬化变性疾病）、冠心病、心肌病、由急性炎症或损伤性病变引起的心肌纤维变性、二尖瓣或主动脉瓣钙化引起的退行性变。

【临床表现】

一、第一度房室传导阻滞

通常无症状。听诊第一心音减弱（由于 PR 间期延长，心室收缩开始时房室瓣叶接近关闭所致）。

二、第二度房室传导阻滞

可有心悸与心搏脱漏。二度Ⅱ型患者常有头晕、乏力、心悸等。听诊第二度Ⅰ型房室阻滞的第一心音强度逐渐减弱并有心搏脱漏。第二度Ⅱ型房室阻滞第一心音强度恒定，有间歇性心搏脱漏。

三、第三度房室传导阻滞（完全性阻滞）

症状包括疲倦、乏力、眩晕、晕厥、心绞痛、心力衰竭等。严重时可发生脑缺氧综合征即阿－斯综合征（Adams－Stokes syndrome），患者可出现暂时性意识丧失、抽搐甚至猝死。听诊第一心音强度不等，第二心音可呈正常或反常分裂；心率慢而规则，间或听到心房音或响亮的第一心音（大炮音），为心房、心室几乎同时收缩所致。

【心电图检查】

一、第一度房室传导阻滞

PR 间期延长，>0.20s，每个 P 波后均有 QRS 波。一般 PR 间期超过按年龄和心率矫正的 PR 间期上限为延长；或前后两次测定结果比较，心率相同时的 PR 间期延长≥0.04s（图 11-11）。

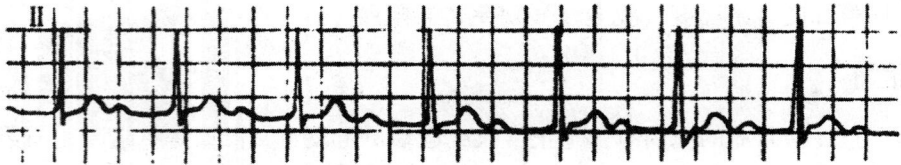

图 11-11　第一度房室传导阻滞

二、第二度房室传导阻滞

1. 第二度 I 型房室传导阻滞　又称文氏阻滞（Wenckbach block）或莫氏 I 型。心电图特点为：①PR 间期进行性延长，直至一个 P 波后脱漏 QRS 波；②相邻 RR 间期进行性缩短，直至 P 波不能下传心室，发生心室脱漏；③包含 P 波在内的 RR 间期小于正常窦性 PP 间期的两倍。最常见的房室传导比例为 3:2 或 5:4（图 11-12）。

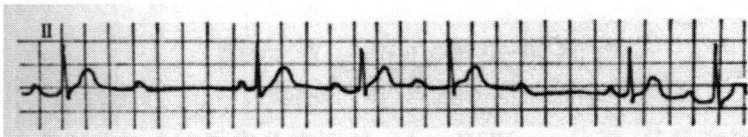

图 11-12　第二度 I 型房室传导阻滞（莫氏 I 型）

2. 第二度 II 型房室传导阻滞（莫氏 II 型）　PR 间期恒定不变（可正常或延长），部分 P 波后无 QRS 波群。如每隔 1、2 个或 3 个 P 波后有一次 QRS 波群脱漏，因而分别称之为 2:1、3:2、4:3 房室传导阻滞（图 11-13）。

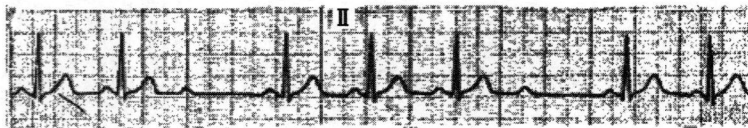

图 11-13　第二度 II 型房室传导阻滞（莫氏 II 型）

三、第三度房室传导阻滞

心电图特征为：①PP 与 RR 间隔各有其固定的规律，两者之间毫无关系；②心房率>心室率；③心室率慢而规则，心室起搏点如在房室束分叉以上，心室率约 40~60 次/分，QRS 波群正常；如在房室束分叉以下（室内传导系统的远端），心室率常在 40 次/分以下，QRS 波群增宽（图 11-14）。

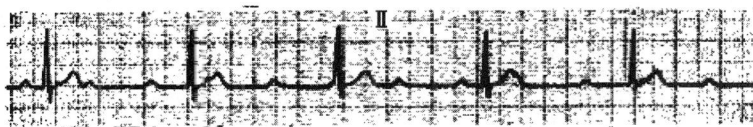

图11-14　第三度（完全性）房室传导阻滞

【治疗】

一、病因治疗

风湿热引起的应进行抗风湿治疗（青霉素、阿司匹林、糖皮质激素）；急性感染引起者应予抗生素治疗；洋地黄中毒者应立即停药；各种原因所致的心肌炎或急性心肌梗死所致者给予糖皮质激素及其他相应的治疗。

二、房室传导阻滞的治疗

1. 一度与二度Ⅰ型房室传导阻滞心室率不太慢者，无需特殊治疗。

2. 二度Ⅱ型与三度房室传导阻滞心室率过慢，出现血流动力学障碍甚至晕厥或发生 Adams – Stokes 综合征者应予下列药物治疗，提高心室率：阿托品 0.5 ~ 2.0mg 静脉注射或每次 0.3 ~ 0.6mg 口服，每 2 ~ 6 小时 1 次；异丙肾上腺素 1 ~ 4μg/min 静脉滴注（5% 葡萄糖液 500ml 加入异丙肾上腺素 1mg 静脉滴注）或 5 ~ 10mg 舌下含服，每 4 小时 1 次，使心率维持在 60 ~ 70 次/min，异丙肾上腺素易引起严重室性心律失常，应谨慎应用，尤其是急性心肌梗死时，应用需十分慎重。糖皮质激素适用于急性心肌炎、急性心肌梗死、心脏直视手术损伤所致的房室阻滞，常用氢化可的松每天 100 ~ 300mg 或地塞米松每天 10 ~ 30mg 静脉滴注。高血钾或酸中毒所致者可予 5% 碳酸氢钠 100 ~ 200ml 静脉滴注。

药物疗效不佳，症状明显，心率缓慢者，应及早给予临时性或永久性心脏起搏治疗。

第六节　抗心律失常药物

目前临床常用的抗心律失常药物按 Vaughan Williams 分类，依药物抗心律失常作用的电生理效应而分成四大类。下面简略介绍临床常用的抗心律失常药物。

一、Ⅰ类

Na^+ 通道阻滞剂，又称膜稳定剂。该类药能阻断快速钠通道。依照药物对复极的影响，Ⅰ类药可再分为 3 个亚类：Ⅰa、Ⅰb 和 Ⅰc。

（一）Ⅰa 类

显著减慢动作电位 0 相的上升速度（Vmax），减慢传导，延长动作电位时程或有效不应期。主要用于室上性和室性快速性心律失常的治疗。常用的药物有：

1. 奎尼丁（quinidine） 每次 0.2～0.4g，每 6 小时 1 次，口服（负荷量）；维持量为每次 0.2～0.3g，每 6～8 小时 1 次。本药可用于房早、室早、房扑、房颤、房室结内折返性心动过速、预激综合征、室速等，但其毒副反应多（胃肠道反应、血小板减少、溶血性贫血、窦性停搏、房室传导阻滞、QT 间期延长与尖端扭转型室速、晕厥、低血压等），安全性小，宜谨慎使用。

2. 普鲁卡因胺（procanamide） 静脉注射可用 100mg，每 5 分钟 1 次，总量不超过 1g 或用 0.5～1g 加入 5% 葡萄糖液 250～500ml 静脉滴注。口服为每次 0.25～0.5g，每 6 小时 1 次，维持量一般 <50mg/（kg·d）。适应证与毒副反应同奎尼丁，但毒副反应较轻微。

3. 丙吡胺（disopyramide） 每次 100mg，每天 3 次，口服，维持量每天 50～100mg。急性病例可静脉给药，每次 1～2mg/kg，有效后每小时 20mg 静脉滴注维持。适用于室上性及室性心律失常的治疗。不良反应有抗胆碱能作用（尿潴留、便秘、视力模糊、青光眼、口干等），并能引起 Q-T 间期延长、尖端扭转型室速，抑制心肌的收缩力等。

（二）Ⅰb 类

轻度减慢 Vmax，稍减慢传导，不延长或缩短动作电位时程或有效不应期。此类药不会出现 QT 间期延长，并可缩短 QT 间期，但在膜电位较低情况下作用更强，故对心肌损伤、缺血引起的心律失常效果更好。Ⅰb 类药主要用于室性快速性心律失常的治疗。

1. 利多卡因（lidocaine） 一般以 50～100mg 静脉注射，可每隔 5～10 分钟 1 次，但 1 小时总量不宜超过 300mg，有效后，以 1～4mg/min 静脉滴注维持。主要用于急性心肌梗死或复发性室性快速心律失常的治疗、心室颤动复苏后防止复发。本药不良反应有晕眩、感觉异常、意识模糊、谵妄、抽搐、昏迷、呼吸抑制、心率缓慢、血压下降、窦房结抑制、室内传导阻滞等。

2. 美西律（mexiletine，慢心律） 口服，每次 0.1～0.2g，每天 3～4 次；维持量每次 0.1g，每天 2～3 次。静脉注射以 50～100mg 加入 5% 葡萄糖液 20ml 中缓慢静脉注射，如无效，5～10 分钟后再注射 50～100mg，以后按 1～2mg/min 静脉滴注维持。

3. 苯妥英钠（phenytoin） 100mg 溶于注射用水 20ml 静脉注射，必要时每隔 10 分钟重复注射，总量不超过 300mg。主要用于洋地黄中毒引起的房性、室性心律失常，麻醉、手术引起的室性心律失常及长 QT 间期综合征。不良反应有眼球震颤、共济失调、嗜睡、昏睡、昏迷；恶心、上腹痛；低血糖、低血钙；巨幼红细胞性贫血等。

（三）Ⅰc 类

明显减慢 Vmax，显著减慢传导，轻微延长或不延长动作电位时相和有效不应期，对房室附加旁路也有作用。为广谱抗心律失常药，对室上性、室性心律失常均有效。本药主要抑制除极过程，对复极抑制弱，可使 PR 段和 QRS 延长，但很少出现 QT 延长。

1. 普罗帕酮（propafenone，心律平） 口服，每次 150mg，每天 2～4 次，维持量为每次 150mg，每天 1～2 次。静脉注射以每次 1～1.5mg/kg 溶于 5% 葡萄糖液 20ml 内缓慢注射，如无效，间隔 10～20 分钟后重复注射，总量不宜超过 350mg。用于各类型的室上速、室早、难治性致命性室速。主要不良反应有眩晕，味觉障碍，视力模糊，胃肠道不适，可能加重支气管痉挛、窦房结抑制、房室阻滞，加重心力衰竭等。

2. 莫雷西嗪（moricizine）　　口服，每次150～200mg，每日3次，维持量为每次100mg，每日3次。静脉应用时每次1～3mg/kg，稀释后5min内缓慢静注。适用于室上忙过早搏动、室性过早搏动、心动过速。主要不良反应有震颤、眼球震颤、头痛、眩晕、恶心、呕吐、腹泻。大剂量时有心血管抑制作用。

二、Ⅱ类

β受体阻滞剂，减慢Vmax，抑制4位相除极，相对延长有效不应期，缩短动作电位时程，抑制传导和心肌收缩力。主要用于治疗室上性及室性快速性心律失常。主要不良反应有心血管抑制作用等，对心功能不全或有支气管哮喘等慢性阻塞性肺病患者忌用或慎用，不宜与异搏定合用。不宜突然停药，以免引起症状加重、心律失常、急性心肌梗死。

1. 普萘洛尔（propranolol，心得安）　　口服每次10～40mg，每天3～4次。可用于甲状腺功能亢进症、嗜铬细胞瘤及运动与精神因素诱发的心律失常；房扑、房颤时减慢心室率；室上速；洋地黄中毒致异位性心动过速、室早等；长QT间期综合征和二尖瓣脱垂的室性心律失常。此药可降低心肌梗死后心脏猝死率与总死亡率。

2. 阿替洛尔（atenolol，氨酰心安）　　口服，每次0.1g，每天1次。

3. 美托洛尔（metoprolo，倍他洛克）　　口服12.5～50mg，一日2次；静脉应用5mg稀释后静注，5分钟注完，必要时5分钟后重复注射。

三、Ⅲ类

钾通道阻滞剂，显著延长动作电位时程，主要延长复极时间，对0位相除极速率或静息膜电位影响很小。为广谱抗心律失常药，对室上性及室性心律失常均有效。

1. 胺碘酮（amiodarone）　　口服，每次0.2g，每天3次，1周后以每天0.1～0.2g维持，或以3～5mg加于5%葡萄糖液20ml内缓慢静脉注射，有效后以0.5～1.0mg/min静滴维持。本药用于治疗各种室上性与室性快速性心律失常，包括各型期前收缩、心动过速（室性、室上性）、房扑与房颤、预激综合征；肥厚型心肌病、心肌梗死后室性心律失常，复苏后预防室性心律失常复发。主要不良反应有肺纤维化、光过敏、角膜色素沉着、胃肠道反应、甲状腺功能亢进与甲状腺功能降低、心动过缓；由于胺碘酮很少发生促心律失常，偶尔发生尖端扭转型室速，且能扩张冠状动脉和减轻心脏前后负荷，现已广泛用于临床，尤其是用于冠心病急性心肌梗死的室性心律失常。

2. 溴苄胺（bretylium）　　常用剂量为25～300mg（5～10mg/kg）静脉注射，静注时以5%葡萄糖40ml稀释后缓慢注射，必要时10～15分钟后重复注射，直至最大剂量达到25mg/kg。口服为每次100mg，每天3次，逐渐增加，但最大剂量每天不宜超过1.5g。主要用于室性心律失常如频发室早，难治性、致命性室速或室颤。不良反应轻微，有恶心、呕吐、腹部不适、低血压、心率加快、心律失常加重；忌用于严重主动脉瓣狭窄及心脏停搏和心电－机械分离患者。

四、Ⅳ类

钙拮抗剂，主要作用为阻断慢钙通道，减低窦房结和房室结细胞动作电位4位相坡度而抑制自律性，同时抑制0位相除极的速度和抑制心脏依赖于慢电流除极的部分传导系统。主要用于室上性心律失常的治疗，对一部分QT间期不延长的多形性室速也可能有效。

1. 维拉帕米（verapamil，异搏定）　口服，每次40~80mg，每天2~3次。静脉注射以5mg加于5%葡萄糖液20ml内缓慢注射，无效时30min后可重复静注1次。适用于各种折返性室上速、预激综合征、以房室结作为通道的折返性心动过速、房扑或房颤时减慢心率，某些特殊类型室速。常见的不良反应有心动过缓、低血压、房室阻滞、心搏停顿，禁用于严重的心衰，二、三度房室阻滞、室速，心源性休克及其他低血压状态。偶有肝毒性，并能增高地高辛浓度。

2. 地尔硫䓬（diltiazem，恬尔心）　口服，每次30~60mg，每天3~4次。静脉注射按每次75~150μg/kg剂量稀释后缓慢注射。主要副反应有眩晕、口干、心动过速和低血压等。

以上是常用的抗心律失常药物的分类，但并未能包括许多具有抗心律失常作用的药物，如洋地黄、钾盐、镁盐、腺苷、ATP及治疗缓慢性心律失常的药物如阿托品、异丙肾上腺素、肾上腺素等。因此上述药物分类仅是抗快速心律失常药物中的一部分，也并不能准确反映各种抗心律失常药物的所有电生理特性。近年来，有学者提出新的药物分类法（西西里策略，Sicilian gambit），按照药物作用于细胞膜通道、受体与泵的不同作用进行分类。

临床上应用抗心律失常药物时，应引起临床医师注意的是：几乎所有的抗心律失常药物都有程度不同的负性肌力作用，其中以β受体阻断剂、双异丙吡胺与维拉帕米最明显。此外应注意的是：抗心律失常药物治疗导致新的心律失常或使原来心律失常加重称为促心律失常作用，其平均发生率约为13%左右。特别是电解质紊乱、充血性心衰已应用洋地黄与利尿剂、心肌缺血缺氧及QT间期延长者更易发生。促心律失常现象通常表现为持续性室速、长QT间期与尖端扭转型室速。由于致心律失常作用，Ⅰc类药物治疗心肌梗死后无症状或有轻微症状的室性早搏已被证明是无益的，一般不予应用。

第十二章
心脏骤停与复苏

心脏骤停（cardiac arrest）是指心脏突然终止有效的射血功能。心脏骤停的患者如经及时诊治可能获救，这些救治措施称为心肺复苏（cardio pulmonary resuscitation，CPR）。在美国，心脏骤停最常见的原因是心脏性猝死（sudden cardiac death），占心血管疾病死亡原因的 50% 以上及全部死亡原因的 25%。

【病因】

一、心脏性猝死

指因心脏原因引起的无法预测的突然死亡。以冠状动脉粥样硬化性心脏病最常见，在西方国家约占 80% 以上。其余有心肌病、急性心肌炎、主动脉瓣膜病变、二尖瓣脱垂、窦房结病变、预激综合征及先天性和获得性 QT 间期延长综合征等。尤其既往有原发性室颤或室扑史；无脉性持续性室速史；频发性与复杂性室性快速心律失常史；左室射血分数低于 30% 或有明显心力衰竭；有 QT 间期延长伴晕厥史；心肌梗死后期的室性早搏等均是猝死的危险因素。

二、非心源性心脏骤停

1. 呼吸停止 气道阻塞（如气管内异物、溺水或窒息）、头面部外伤、脑卒中、巴比妥类药物过量、意识丧失者的舌后坠等，可发生呼吸停止，随后导致心脏骤停。

2. 电解质和酸碱平衡失调 严重高血钾（>6.5mmol）及低血钾常见，严重高血钙、高血镁、低血镁、缺氧、酸中毒也可发生心室颤动或心室停顿。

3. 药物中毒或过敏反应 强心苷、氯喹等药物中毒；抗心律失常药物如普萘洛尔、利多卡因、奎尼丁、苯妥英钠、普罗帕酮、维拉帕米等；其他如氨茶碱、氯化钙、青霉素、链霉素、某些血清制品等的不良反应。

4. 手术、治疗操作或麻醉意外 如心导管检查、安置心内膜起搏电极、心血管造影、心血管的介入性治疗、支气管镜检、胸腔手术、麻醉意外和压迫颈动脉窦不当等。

5. 电击或雷击

【病理生理】

心脏骤停时主要出现的致命性心律失常为：

1. 心室颤动 心室肌发生极不规则的快速而又不协调的颤动。心电图上 QRS-T 波群消失，代之以连续不规则的室颤波，频率为每分钟 200~400 次。此型最常见（约占 70%），且复苏成功率较高，尤其是室颤波粗大而快速者。心室颤动多见于急性心肌梗死早期或严重心肌缺血时，也见于心脏外科手术等意外情况。可由持续性室性心动过速演变引起。

2. 心脏（室）停顿　心脏（室）完全丧失了收缩活动。心电图上无 P－QRS－T 波（心脏停顿）或仅有心房活动的 P 波（心室停顿）。此型多见于严重的心脏疾病、麻醉、外科手术等，常由缓慢型心律失常进展所致。复苏成功率较室颤者低。

3. 无脉搏性电活动　心室肌断续出现慢而极微弱的不完整收缩，频率 20～30 次/分以下。心电图上有间断出现的宽而畸形，振幅较低的 QRS 波群，但心脏听诊时听不到心音，也扪不到脉搏。这种缓慢而无效的心室自身节律也被称为"心电－机械分离"，多为严重心肌损伤的后果。常为左室泵衰竭的终末期表现，也可见于低血容量、张力性气胸和心包填塞等。此型除有可纠正的病因外，预后差，复苏困难。

心脏骤停表现为心跳和呼吸停止，是临床死亡的标志，但从生物学观点来看，此时机体并未真正死亡，因为人体生命的基本单位——细胞仍维持着微弱的生命活动。如能及时适当抢救，尚有可能存活，尤其是突然意外发生原发性心脏骤停者复苏成功率达 50% 以上，但继发于严重疾患者，成功率则大为下降。

心跳呼吸停止，组织缺血缺氧使机体立即产生呼吸性和代谢性酸中毒以及电解质紊乱，特别是细胞内酸中毒和细胞外高钾，缺氧时增多的自由基与生物膜的多价不饱和脂肪酸结合，造成细胞膜功能障碍，影响膜的通透性和多种酶的活性，钙离子内流增加，最终导致细胞死亡，进入不可逆性生物学死亡。

人体各系统组织对缺氧的耐受性不一，最敏感的是中枢神经系统（尤其是脑组织），其次是心肌，再次是肝脏和肾脏。循环停止 10～15 秒便可因大脑缺氧而出现意识丧失，脑循环完全终止仅 4～6 分钟，脑组织可发生不可逆性损害，如复苏过程中仍有微量的脑循环在运行，缺氧性脑损害的发展便可显著延迟。近年来在复苏过程中特别注重脑缺血和再灌注损伤的防治，提出了防治缺氧性脑损害即"脑复苏"的概念。在缺氧和酸中毒及电解质紊乱和心电活动极不稳定的情况下，心肌收缩力严重抑制，处于弛缓状态，周围血管张力减低，心脏血管对儿茶酚胺的反应性大为减弱，室颤阈值降低而致顽固性室颤，最终心肌细胞停止收缩。肝脏发生小叶中心坏死。肾脏则产生肾小管坏死而致急性肾衰竭。心跳停止时间越长，复苏成功率越低，并发症、后遗症越多，脑复苏可能性越小，故抢救必须当机立断，分秒必争，立即施行心肺复苏术和尽早除颤是避免生物学死亡的关键。

【临床表现和诊断】

心脏骤停的临床过程一般分为 4 期：前驱期、终末事件期、心脏骤停和生物学死亡。

虽然心脏骤停的确切时刻无法预测，但许多患者在发生心脏骤停前有可能出现前驱症状，如心绞痛，胸闷、心悸加重，易于疲劳等。在心电监护下，如发现频发、多源、成对出现或 R 波重于 T 波的室早，短阵性室速，心室率低于每分钟 50 次，QT 间期显著延长等，可能是心脏骤停的先兆，但心脏骤停也可无前驱期表现。终末期内可出现心率明显改变，室性异位搏动与室性心动过速。在无心电监护下发现低心排血量状态，听诊有严重心律失常，长时间的心绞痛或急性心肌梗死的胸痛，急性呼吸困难，头晕，黑蒙，眼球上窜，两眼凝视，突然抽搐等，均可能为其先兆及终末期开始的表现。

心脏骤停时，症状和体征依次出现：心音消失；大动脉搏动扪不到；血压测不出；因脑血流急剧减少而突然出现意识丧失（心脏骤停后 10 秒内）或伴短暂抽搐（心脏骤停后 15 秒）；断续出现叹息样的无效呼吸动作，随后停止呼吸（心脏骤停 20～30 秒内）；皮肤苍白或明显发绀；昏迷多发生于心脏骤停 30 秒后；瞳孔散大，多在心脏骤停后 30～60 秒出现。心脏骤停至脑组织发生不可逆损害后数分钟则进入生物学死之期。

早期诊断心脏骤停最可靠的临床征象是出现意识突然丧失伴大动脉（如颈动脉和股动脉）搏动消失。一般主张：①用手拍喊患者以确定意识是否存在，同时判断有无呼吸；②触诊颈动脉了解有无搏动，若两者均消失，即可确定心脏骤停的诊断。其他征象出现的时间均较上述二项为晚，心音涓失有助于诊断，但听心音常受到抢救时外界环境影响，若为证实心音消失而反复测血压或听诊，势必浪费宝贵时间，延误复苏进行。

【治疗】

一、初级心肺复苏

初级心肺复苏（CPR）包括畅通气道（airway）、人工呼吸（breathing）和人工胸外按压（circulation），简称为 ABC 三部曲。以达到建立人工有效循环，给患者基础生命支持（basic life support，BLS）的目的。近来强调 BLS 应包括电话呼救，启动急救医疗服务系统、CPR 和早期自动体外电除颤。

（一）畅通气道

首先使患者仰卧于坚固的平地或平板上，使头颈部与躯干保持在同一轴面上。假牙松动时也应取下，用手指清理口咽部，解开患者衣扣，松开裤带。如无颈部创伤，再将手置于患者前额部加压，使头后仰，另一手示、中两指放下颏骨处，向上抬颏（仰头抬颏法），使下颏角、耳垂与平地垂直（图 12 - 1）。

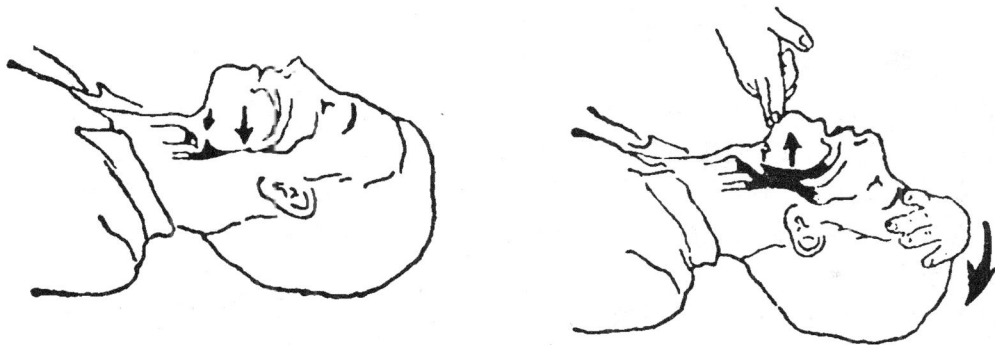

图 12 - 1 仰头抬颏法

（二）人工呼吸

开放气道后，立即检查患者有无自主呼吸，可将耳朵贴近患者口鼻，感觉和细听有无气流呼出的声音并观察胸部有无起伏，应除外"叹息样"无效呼吸。如患者自主呼吸已停止，则应迅速做人工呼吸。气管内插管是建立人工通气的最好方法。当时间或条件不允许时，口对口呼吸不失为一种快捷有效的通气方法。畅通气道后，将置于患者前额的左手拇指与示指捏住患者的鼻孔，操作者在深吸气后，用口唇把患者的口唇紧密全罩住后，缓慢吹气，每次吹气应持续1秒以上，待患者胸部扩张起伏后放松鼻孔，让患者胸部及肺部自行回缩将气体排出（图12-2）。若患者牙关紧闭，口唇创伤则可改为口对鼻呼吸，注意吹气时要捏紧患者口唇，而操作者口唇要密合于患者鼻孔的四周后吹气，其余操作同口对口呼吸，人工通气的频率为每分钟10～12次，但开始应先进行人工通气2次。气管切开的患者可采用口对套管呼吸。目前推荐使用有防护装置的通气，有益于防止疾病传播。有口对面罩呼吸、面部防护板及能提供正压通气的呼吸球囊面罩装置，可在双人复苏时应用。三人CPR时，对意识丧失者还可用环状软骨压迫法：用力压迫患者环状软骨，向环状韧带压迫，使气管后坠向后压住食道开口，以减轻胃胀气、胃内容物反流和误吸。

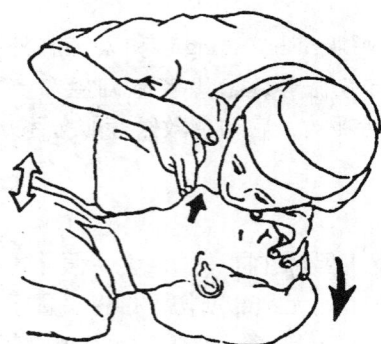

图12-2 口对口呼吸

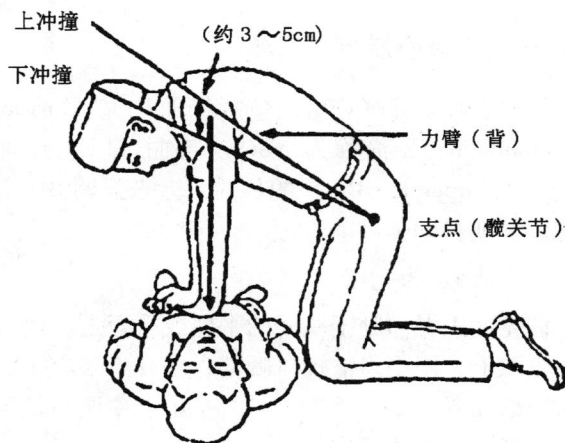

图12-3 胸外心脏按压

（三）胸外心脏按压

此法是建立人工循环的主要方法，研究证明，胸外按压时胸腔内压增大及直接挤压心脏，血液从心脏和大血管内被挤向胸腔外大血管和肺部而流动，此时，壁薄的腔静脉受压塌陷而不发生反流。停止胸部按压时，静脉血回流到心脏。有效的胸外按压心排血量可达正常的1/3或1/4。应尽量使按压次数达到每分钟100次以达到按压有效的目的，有益于脑和冠状动脉的灌注。

患者仰卧于硬的平面上，下肢稍抬高，以促进静脉回流，操作者宜跪在患者身旁或站在床旁的椅凳上。按压时，应把掌根横轴置于患者胸骨长轴上，掌根位于胸骨体上2/3与下1/3处（剑突上两横指上的胸骨正中部），另一手掌重叠其上，双手指背曲不接触胸壁。按压时关节伸直，用肩背部力量垂直向下按压，使胸骨下陷4～5cm（成人），然后放松，放松时掌跟不应离开胸壁（图12-3）。

胸外按压部位过高易损伤大血管，过低易损伤腹部脏器或引起胃内容物反流，偏移易引起肋骨骨折、气胸、血胸等，故应注意保持正确的操作方法。

胸外按压与人工呼吸应密切配合。单人 CPR 按压和通气比例为 15:2，双人 CPR 按压和通气比例为 5:1。国际上新的急救指南建议，应在检查心律前先进行 5 个周期的 CPR，电除颤 1 次后也应立即进行 5 个周期的 CPR，然后再检查心律，并主张成人单人和双人 CPR 按压和通气的比例均为 30:2。

二、早期进行高级心肺复苏

高级心肺复苏是指进一步生命支持（advanced life support，ALS）或成人高级生命支持，即在初级心肺复苏的基础上进行电除颤和复律、建立人工气道、药物治疗和复苏后治疗等。

心跳骤停时的心律主要是心室颤动（VF）和无脉性室性心动过速（VT），最有效的治疗方法是早期电除颤。因为不进行除颤数分钟后心室颤动就可能转为心室停顿，如果在心脏骤停 6~10 分钟内行电除颤，许多成人可无神经系统损害，若同时进行 CPR，复苏成功率更高。而每延迟 1 分钟除颤，复苏成功率下降 7%~10%。

（一）心室颤动的处理

首选非同步直流电击除颤。可先用肾上腺素使细颤变为粗颤后再予电击除颤。既达到除颤效果，又尽量减少电流对心脏的损伤。直流电除颤器一般将两电极分别置于胸骨右缘第二肋间和心尖部左乳头外侧，使电极中心在腋前线上。发现室颤或无脉性室速应在数秒内给予非同步电除颤。此型复苏过程如下：

①电击除颤，首次电击能量 200J，第二次 200~300J，第三次 360J。②VF/VT 持续复发者，继续 CPR，气管插管，开放静脉通道。③肾上腺素 1mg 静脉注射，可每隔 3~5 分钟重复，并可增加剂量。④电击除颤最大到 360J（可重复 1 次）。⑤VF/VT 持续或复发可药物治疗。如利多卡因 1~1.5mg/kg 静脉推注，3~5 分钟重复至最大负荷量 3mg/kg；或胺碘酮 150~500mg 静脉推注；溴苄胺 5mg/kg 静脉推注，5 分钟重复至 10mg/kg；或普鲁卡因胺 20mg/min，最大总量每天 17mg/kg。⑥每次用药后 30~60s 后除颤，除颤能量不超过 360J。

（二）心脏（室）停顿的处理

心室停顿的处理可参照下列顺序进行。①有效心肺复苏、气管插管、建立静脉通路。②试以经静脉心内起搏。为争取时间也可先使用简便易行的经皮体外起搏或胸壁穿刺起搏。③肾上腺素 1mg（1:10000）静脉注射，每 3~5 分钟可重复。④阿托品 1mg 静脉注射，5 分钟后可重复 1 次，直到 3mg。或无反应则用大剂量肾上腺素静脉滴注。

（三）无脉搏性电活动的处理

①寻找可纠正的原因（如低血容量、药物过量、张力性气胸、心包填塞、大面积肺梗死）予以相应治疗；若为高血钾引起者，静脉注射 5% 碳酸氢钠 1mmol/kg。②有效心肺复苏，气管插管，建立静脉通路。③肾上腺素 1mg（1:10000）静脉注射，每 3~5 分钟可重复。④若有心动过缓，可经支心内起搏或阿托品 1mg 静脉注射（5 分钟后可重复 1 次）；直至总量 0.04mg/kg。

后两种类型的心脏骤停预后很差，无指征进行体外除颤，但气道阻塞所继发的心动过缓或心室停搏，可及时用 Heimlich 手法（腹部冲击法），驱除气道异物，必要时予气管插管抽吸气道中阻塞的分泌物，心脏骤停可望恢复。

本期复苏有效时，患者自主心搏恢复并可扪及颈及股动脉搏动。若心电图显示有满意的心律，但扪不到脉搏，则应继续胸外按压和给药。终止心肺复苏的指征为：患者处于深度意识丧失状态，无自主呼吸，瞳孔扩大且固定，持续 30 分钟以上，连续心肺复苏 1 小时而心电图上无电活动者。有效心脏复苏：①患者皮肤色泽改善；②瞳孔回缩；③出现自主呼吸；④意识恢复。

（四）药物

心肺复苏的首选药物为肾上腺素。胺碘酮适用于难治性 VT 和 VF。溴苄胺、普鲁卡因胺、利多卡因有利于维持心电的稳定，可酌情选用。异丙肾上腺素仅适用于缓慢性心律失常。过去曾在心肺复苏中大剂量给予碳酸氢钠，现只有当电除颤复律和气管插管后酸中毒持续存在时，才有指征静脉使用碳酸氢钠，例如循环停止 >2 分钟，或参照血气分析给予碳酸氢钠 1mmol/kg 静脉滴注。

应首选从上肢静脉、颈内静脉穿刺或锁骨下静脉插管建立的静脉通道给药。肾上腺素、阿托品和利多卡因还可经气管内给药。应尽量避免心内注射，除了上述给药途径尚未建立时才心内直接注射肾上腺素。

三、心脏搏动恢复后的处理

自主循环恢复后，多种致病因素可导致复苏后综合征的发生，如出现血流动力学的不稳定，无再灌注或再灌注损伤。多脏器缺氧造成的微循环障碍，继发性的脑、心、肾等重要脏器的损害等。因此复苏后的治疗目的应是完全地恢复局部器官和组织的灌注，特别是对大脑的灌注，并将患者送入监护病房，及时进行脑复苏，积极治疗原发病，避免心脏骤停的再度发生以及引起严重并发症和后遗症。

（一）维持有效循环

心脏复跳后可有低心排血量或休克，可选用多巴胺、多巴酚丁胺、去甲肾上腺素等药物治疗。经常规治疗，血流动力学仍不稳定者，应做血流动力学监测，并根据监测结果给予血管收缩药和（或）扩张药物治疗。若有心律失常，应分析原因，分别处理，如给予抗心律失常药物或进一步采用介入疗法及外科手术。治疗原发病或心律失常时，需注意某些抗心律失常药物可能会增加死亡率。心肌梗死合并左室功能不全和心律失常的患者，胺碘酮能减少心律失常的死亡率。

（二）维持有效呼吸

心跳恢复后患者可有不同程度的呼吸功能障碍，应继续使用机械通气和吸氧治疗。但应注意避免心脏骤停后的高通气量，高通气量可导致高气道压力，使脑静脉压和颅内压增高，脑缺血加重。此外保持呼吸道通畅是维持有效呼吸的前提，经常吸痰，排除喉头及气管内分泌物极为重要。当自主呼吸有效时，可逐渐减少辅助呼吸。若自主呼吸不出现，常提示严重脑缺氧。

（三）防治脑缺氧和脑水肿

脑复苏是心肺复苏能否最后成功的关键。

1. 维持脑灌注压　缺氧性脑损伤的严重程度与心脏骤停的时间密切相关。低氧血症和（或）高碳酸血症时大脑血流的自动调节功能丧失，脑血流状态由脑灌注压所决定。自主循环恢复后，可能因微血管功能不良，无复流现象而引起脑血流的减少，此时任何导致颅内压升高或平均动脉压减少的因素均减少脑灌注压，并将进一步减少脑血流量，故应保证适当的血压，使平均动脉压不低于 110mmHg。

2. 控制过度换气　将动脉血二氧化碳分压控制在 25～35mmHg，动脉血氧分压控制在 100mmHg，有利于脑循环自主调节功能恢复和降低颅内压。

3. 维持正常或偏低的体温　轻度低温（33℃～35℃）可降低颅内压和脑代谢，可能会有益于神经功能的恢复。过高的体温会加重脑损伤。如有高温应采取降温措施。但过低温度对心脏骤停复苏后的患者可以产生明显不良反应，如增加血液黏滞度，降低心排血量和增加感染的可能，因此，心脏骤停复苏后不宜诱导过低温。

4. 脱水　应在血压平稳后，尽早脱水治疗脑水肿。常选用 20% 甘露醇 1～2g/kg 快速静脉滴注，每天 2～4 次。也可依据脑水肿程度联合使用呋塞米、白蛋白或地塞米松。

5. 高压氧治疗　此疗法通过增加血氧含量及弥散力，起到提高脑内氧含量、改善脑缺氧、降低颅内压的作用，有条件可采用。

（四）维持水电解质和酸碱平衡

必须记录水的出入量，严密观察电解质、动脉血气变化，并及时予以纠正。

（五）防治急性肾衰竭

心脏骤停时间较长或复苏后持续低血压，或用大剂量收缩血管药物后可并发急性肾衰竭。其防治关键在于尽量缩短复苏时间，维持有效肾灌注压。心脏复苏后应留置导尿管记录尿量。如心功能和血压正常而出现少尿（<30ml/h），在排除血容量不足之后，可试用呋塞米 40～80mg 静脉注射，经注射呋塞米后无效则应按急性肾衰竭处理。

【预防】

预防心脏骤停的根本是防治器质性心脏病或影响心脏的其他因素，其中最重要的是防治冠状动脉粥样硬化性心脏病。心脏骤停可发生在任何场所，复苏成功与早期识别、早期抢救有关，因此普及心肺复苏的知识与技术具有十分重要的意义。建立社区急救医院，在最易发生心脏骤跳的场所，如急诊室、手术室、冠状动脉粥样硬化性心脏病监护病房等，均应有健全的复苏设备和专门训练的复苏队伍。及时发现并处理心脏骤停的先兆征象，有助于预防心脏骤停的发生或提高复苏的成功率。注意防止心脏骤停的复发，如积极治疗急性冠脉综合征；对持续性室速或室颤的存活者除了采用内外科治疗原发病外，还可植入自动心脏起搏转复除颤器（ICD）。

第十三章
人工心脏起搏、心脏电复律和心血管病介入性治疗

人工心脏起搏、心脏电复律和心血管病介入性治疗是 20 世纪心血管领域内发展的新技术。近 20 年来，随着生物医学和电子工程学的飞速发展，具除颤、复律和起搏功能的埋藏式自动心脏复律除颤器和多部位生理性起搏技术已开始用于临床。以冠心病和心律失常为代表的介入性治疗是临床医学发展最迅速的领域之一，射频消融术已成为根治某些心律失常的主要治疗方法。21 世纪将会有更多个体化的，与外科手术相比安全性较大、创伤性较小的介入性技术供心血管病患者选择。

【人工心脏起搏】

人工心脏起搏（artificial cardiac pacing）是应用心脏起搏器发放人造的脉冲电流刺激并兴奋心脏以带动心脏搏动的治疗方法。

一、作用机制

人工心脏起搏系统由脉冲发生器（又称起搏器）、电源和电极导线三部分组成。起搏器是工作主体，以电池为电源，带电极的导线连接起搏器和心脏。起搏器用特定频率的脉冲电流传至心脏，使电极所刺激的心肌兴奋和收缩，并扩展而引起心脏的兴奋和收缩。这种能引起心肌有效兴奋的最低起搏强度称为起搏阈值。起搏器发放的阈上脉冲可夺获心脏，稳定心率，达到治疗心动过缓的目的。心动过速时，起搏器可发放高频率的程控脉冲夺获心脏，达到超速抑制或打断心动过速折返途径的效果，这种高频率的起搏方式又称为抗心动过速起搏（antitachycardia pacing，ATP），利用这种方式，可达到终止快速心律失常的目的。埋藏式心脏复律除颤器还可利用低能电击的方式终止室颤或室速。

二、适应证

（一）临时性起搏

1. 治疗性起搏　可用于急性心肌梗死、急性心肌炎、心脏手术后引起的严重房室传导阻滞、严重窦性心动过缓和窦性停搏伴有晕厥或持续低血压、心力衰竭、心绞痛等症状者；药物中毒、高血钾引起的缓慢心律失常伴有症状者；心室停顿或严重心动过缓者的床边紧急抢救。

2. 预防性起搏　可用于慢性心脏传导功能障碍者需行大手术、分娩、心血管造影、冠心病介入手术、射频消融术等。

3. 诊断性起搏　用于窦房结、房室传导功能检查；预激综合征的鉴别诊断、临床电生

理检查等。

4. 过渡性起搏　用于安置或更换永久性起搏器准备期间。

5. 超速起搏　用于抑制室上性、室性快速心律失常。

（二）永久性起搏

1. 心脏传导阻滞　完全房室传导阻滞、莫氏Ⅱ型二度房室传导阻滞、持续性三束支传导阻滞伴晕厥者。

2. 窦房结病变　病窦综合征持续性心动过缓或伴有间歇性窦性停搏伴有晕厥或有晕厥倾向，或出现心动过缓－心动过速综合征。

3. 颈动脉窦综合征　伴有晕厥和心室停顿者。

4. 异位快速心律失常　药物难以控制的持续性室速、室颤，又不宜选外科手术或导管消融治疗者，可安置埋藏式自动心脏除颤复律器。

5. 其他　如阵发性房性快速心律失常、某些心力衰竭和某些梗阻性肥厚型心肌病可选用多部位心脏起搏治疗。

三、起搏方法

1. 临时性起搏　经静脉心腔内起搏是由颈内静脉、左锁骨下静脉或股静脉穿刺，在X线监测下或紧急情况下在床边非X线下将导管电极头端送至右心室尖部肌小梁处，测得心腔内心电图QRS波呈rs型且ST段弓背向上抬高时，将导管电极尾端连接临时起搏器进行起搏。注意起搏器输出电流高于起搏阈值2～3倍，较为安全。放置时间不超过3个月。此外，尚有胸壁起搏、经胸壁穿刺直接心脏起搏、经食管心房起搏、开胸直接心肌起搏等。

2. 永久性起搏　多选用经静脉心内膜起搏方式。可采用头静脉、锁骨下静脉穿刺或颈外静脉切开将导管电极头端送入心腔内，单腔起搏将电极导管送到右心室尖部，双腔起搏器需另置一起搏电极至右心房，带无关电极的起搏器多埋藏在胸壁胸大肌皮下。程控起搏器能在体外调整其技术参数，频率应答式起搏器可按生理需要增减心率，而抗心动过速起搏器可自动识别和终止快速心律。近年来发展的多部位心脏起搏尚可应用于梗阻性肥厚型心肌病和难治性充血性心力衰竭。

四、并发症

1. 手术时的并发症　①室性早搏、短阵室性心动过速等心律失常，是手术时的常见并发症；②空气栓塞；③心脏穿孔引起的急性心包填塞。

2. 手术后的并发症　①感染是术后常见并发症。②电极移位表现为起搏与感知故障，X线检查可以发现电极移位。③起搏器综合征多见于病窦综合征，心室按需起搏有室房逆传时，由于房室失去顺序收缩，心排血量随之减小，可致头昏、气短、疲劳等症状。症状明显者可根据病情选择心房同步、房室顺序或全自动起搏器。④其他有电路故障及电池耗竭时，可出现起搏频率变化，甚至发生起搏器频率奔脱，应立即切断电路，更换起搏器。定期随访并分析起搏功能，及时识别和处理起搏器故障，并关照患者不要进入高频电磁场所、磁共振检查区，不做电磁透热疗法，避免移动电话的干扰等。

【心脏电复律】

心脏电复律（cardioversion）是指用电能使异位快速心律失常转复为窦性心律的非药物治疗方法。

一、作用机制

发生各种异位快速心律失常时，由于异位起搏点自律性增高或折返激动，使部分心肌电活动处于不同的位相，使用心脏电复律装置在极短时间内经胸壁或心脏通以强电流（直流电），可使所有心肌纤维在瞬间同时除极，所有异位心律失常的折返通道和兴奋灶全部失活，由心脏起搏系统中自律性最高的窦房结恢复其心脏起搏点功能、心脏节律即转复为窦性心律。心脏电复律装置由电极、除颤、同步触发、心电示波、电源等部分组成，在心动周期任意时放电的方式称为非同步电复律，用于心室颤动，也称电除颤。同步触发装置通过 R 波触发放电，使电流仅在心动周期的绝对不应期中发放，避免诱发心室颤动，称为同步电复律。同步电复律用于转复 QRS 波和 T 波能分辨的室性及室上性心律失常。

二、适应证

1. 适用于药物治疗无效的异位快速心律失常，是心室颤动和扑动首选的治疗方法。

2. 伴心室率快的心房扑动和心房颤动也可首选本方法。但心房颤动复发率高，应严格选择：①持续时间 < 12 个月；②左房无明显扩大；③原发病已控制；④近期无栓塞史；⑤房颤伴心室率快，药物治疗无效者。

3. 室上性和室性心动过速因有复发倾向，一般经药物和其他治疗无效，伴有低血压、休克、心力衰竭等严重血流动力学障碍时可选用本法。

三、禁忌证

洋地黄中毒与电解质紊乱时电复律易引发室颤，暂不宜电复律。病窦综合征、心脏传导阻滞伴异位快速心律失常者均不宜电复律。

四、操作方法

1. **术前准备**　非紧急情况的选择性电复律应做好术前准备：①调整水、电解质平衡，复律术当天禁食，并建立静脉通道，常需复查十二导联心电图；②使用洋地黄类药物者，复律前至少停用 24 小时以上；③栓塞史者术前 3 周，宜口服双香豆素类药物抗凝治疗，以防新生的血栓于转复时脱落；④房颤或房扑电复律前 1 天给奎尼丁 0.2g，每 6 小时 1 次（若有奎尼丁反应可用普鲁卡因胺或普罗帕酮），少数患者用药后心律转复，可免予电复律；⑤仰卧于硬板床上，去除假牙、手表等物；⑥同步电复律神志清醒者，静脉缓慢注射地西泮 0.5～1mg/kg，使麻醉达到患者睫毛反射开始消失的深度。

2. **充电**　室颤充电到 200～360J，房颤充电到 100～200J，房扑充电到 50～100J，室上速、室速首次充电到 100～200J。

3. 安置电极板 电极板涂布导电糊或用生理盐水纱布包好并紧贴皮肤，一电极板置于胸骨右缘第二肋间，另一电极板置于左腋前线第五肋间。

4. 放电 操作时术者手握绝缘胶木手柄，紧压电极板，勿使盐水或导电糊外溢造成短路。术者与其他任何人不得接触患者及病床，暂时关闭氧气与心电监护仪。依据需要按下非同步（仅限于室颤）或同步放电按钮，若患者胸肌抽动，表示已放电，则放开按钮，并立即观察复律是否成功。应注意心电监护仪上是否出现窦性心律。对室颤者，若室颤波细小，先静脉注射肾上腺素后再电击。

5. 术后注意 密切观察患者呼吸、血压、心律情况直至苏醒，必要时给予吸氧。选用抗心律失常药物，如胺碘酮、普鲁卡因胺、苯妥英钠、普萘洛尔维持心律，有栓塞史者继续抗凝治疗 2 周。

五、并发症

可出现心律失常、局部皮肤灼伤、栓塞、心肌损伤等并发症，如出现室颤，应立即继续非同步电复律。

【心血管病介入性治疗】

心血管病介入性治疗（interventional therapy for cardiovascular diseases）是指通过特种导管或治疗用的器械由外周血管送入心腔和血管内来施行的治疗。目前用于冠心病的经皮冠状动脉介入治疗（percutaneous coronary intervention，PCI）包括经皮穿刺腔内冠状动脉成形术（PTCA）及支架植入术、机械斑块去除术、经皮激光血运重建术等介入性治疗技术。瓣膜病中有以治疗肺动脉狭窄和二尖瓣狭窄为主的经皮穿刺球囊瓣膜成形术。心律失常的介入性治疗有射频消融术、多部位生理性起搏、心律转复除颤器、ICD 植入术以及先天性心脏病和周围血管病的导管介入性治疗。

本章重点介绍几种常见心血管病介入治疗的临床应用。

一、经皮穿刺腔内冠状动脉成形术 (percutaneous transluminal coronary angioplasty，PTCA)

此术是将带有可扩张球囊的导管置入狭窄的冠状动脉处，再注入造影剂使球囊加压膨胀从而达到扩张冠状动脉的治疗方法，也是 PCI 的基础。

1. 适应证 需依据患者的症状、血管病变程度、操作者技术等多方面考虑治疗范围。

一般认为临床上有心肌缺血客观证据，稳定或不稳定心绞痛，经药物治疗仍有症状的单支血管狭窄，病变血管经冠脉造影狭窄通常 >75%，且影响大面积的心肌供血者可首先考虑。多支血管病变，若扩张一支主要冠脉，能使血运重建，且具有中、高度成功率的把握时也可考虑；急性心肌梗死者有条件可根据病情进行选择。

2. 禁忌证 目前认为病变血管狭窄程度 <50% 或仅有痉挛；左主干明显狭窄 >50%；左主干等同病变如左前降支和左回旋支近端狭窄 >70%；三支血管病变合并左室功能障碍；

冠脉完全闭塞、多支弥漫性小血管病变等患者均不宜选用 PTCA。

3. 并发症　主要并发症为冠状动脉急性闭塞、动脉内夹层分离或撕裂，严重心律失常偶见心脏穿孔、心包填塞。

PTCA 成功率在 90% 左右，但术后发生再狭窄率为 40% 左右，认为与反应性炎症、内膜血管的弹性回缩、内膜严重撕裂、血栓形成及闭塞有关。

二、经皮穿刺冠状动脉内支架安置术(percutaneous intracoronary stent implantation)

此术是将扩张型支架置入病变的冠状动脉内，使管腔内血流保持通畅，减少冠脉急性闭塞和降低再狭窄的一种 PTCA 术后重要的辅助治疗方法。

1. 适应证　PTCA 时由较大的内膜夹层或撕裂引起冠脉急性闭塞，PTCA 疗效不佳或术后狭窄。

2. 禁忌证　有出血倾向，无保护的左主干病变（等同左主干病变血管直径≤2mm，近端血管明显扭曲）。

3. 并发症　血管内膜撕裂、冠状动脉闭塞、心律失常、冠状动脉狭窄、血栓栓塞、出血、支架脱落等。近年来为预防再狭窄，对复杂病变和高危患者已有药物洗脱支架用于临床。

三、冠状动脉内粥样斑块消除术

主要有冠状动脉内粥样斑块导管旋切或旋磨术等，以去除冠状动脉内粥样硬化病灶及弥漫性狭窄或较硬的粥样斑块等。上述治疗技术主要用于一些复杂的冠脉病变，但再狭窄率仍高，并发症多，远期疗效仍需观察。

四、经皮穿刺球囊肺动脉瓣成形术(percutaneous balloon pulmonic valvuloplasty,PBPV)

此术是利用球囊扩张导管技术扩张狭窄的肺动脉瓣，因其较安全和有效，已成为治疗中、重度肺动脉瓣狭窄的首选方法。

1. 适应证　①典型的单纯性肺动脉瓣狭窄，且右心室与肺动脉的收缩压差大于50mmHg；②严重先天性肺动脉瓣膜部狭窄合并并不严重的右心室流出道狭窄等。

2. 并发症　并发症约 5%，总死亡率小于 0.5%。球囊加压扩张时右心室流出道完全阻塞可引起暂时性血压下降和心动过缓，偶有肺动脉损伤、心脏穿孔、肺动脉瓣关闭不全。

五、经皮穿刺球囊二尖瓣成形术(percutaneous balloon mitral valvuloplasty,PBMV)

此术是将带球囊的心导管送入左心房达二尖瓣后加压扩张狭窄的瓣口，为治疗风湿性单纯二尖瓣狭窄的非外科手术方法。

1. 适应证　中、重度单纯二尖瓣狭窄具有：①年龄 55 岁以下；②心功能 Ⅱ～Ⅲ级（NYHA 分级）；③无风湿活动，心房内无血栓；④瓣膜无明显钙化、增厚硬化，瓣膜弹性和活动度好，无变形，瓣口面积大于 $0.5cm^2$、小于 $1.5cm^2$；⑤无体循环栓塞史。

2. 禁忌证　伴有中重度二尖瓣关闭不全；风湿活动；右心房巨大；升主动脉明显扩大；瓣膜重度钙化，腱索缩短；心脏或血管位置转变，脊柱畸形，严重肺动脉高压 >90mmHg。

3. 并发症　心脏穿孔可引起心脏压塞，急性肺水肿等。国内报道手术死亡率为 0.5%。

六、射频导管消融治疗（radiofrequencycutheterablation，RFCA）

RFCA 是通过心导管将射频电流（高频电磁波）作为能量使该区域心肌坏死或损坏，以治疗心律失常的方法。

1. 适应证　常用于药物治疗无效或不能耐受或不愿长期服药者的心律失常。主要有：①心房颤动伴有快速心室率和（或）预激综合征；②发作频繁的房室折返性或房室结折返性心动过速；③持续性心房扑动；④右室流出道的特发性室速，左室间隔部室速及束支折返性室速。

2. 禁忌症　妊娠期妇女禁用 RFCA，儿童和老年人慎用。

3. 并发症　完全性房室传导阻滞、血栓栓塞等，心脏破裂和心包填塞。

七、其他先天性心脏病的介入治疗

如房间隔缺损闭合术、动脉导管未闭封堵术、主动脉瓣球囊腔内成形术等。

八、周围血管病的导管介入治疗

如非外科性下腔静脉阻断术、选择性注入化学药物介入术、带球囊导管术协助摘出动脉或静脉内血栓。

第十四章
风湿热和风湿性心脏病

第一节　风湿热

风湿热（rheumatic fever）是一种与 A 族乙型溶血性链球菌感染有关的自身免疫性疾病。主要病变为全身性结缔组织非细菌性炎症，以心脏、关节和皮肤受累最为显著。偶可出现中枢神经系统病变，反复风湿活动易导致慢性风湿性心脏病（rheumatic heart disease）。风湿热多发生于寒冷和潮湿的地区，初次发病年龄多为 5~15 岁。近年风湿热的发病率显著下降，严重程度亦减轻。

【病因和发病机制】

尚未完全明了。从临床观察，风湿热与 A 族乙型溶血性链球菌感染密切相关，但并非 A 族乙型溶血性链球菌直接作用的结果。因为：①患者的血液中无链球菌存在；②病变部位无链球菌存在；③链球菌感染后仅 1%~3% 的患者发病；④发病不在链球菌感染的当时，而是在感染后的 2~3 周。所以目前多数认为风湿热是一种自身免疫性疾病。

链球菌菌体及其代谢产物具有高度的抗原性，特别是细胞壁上的 M 蛋白、C 多糖。链球菌感染时，体内产生的抗体作用于链球菌本身及心瓣膜等人体组织引起病变。因为人体组织与细菌之间存在交叉反应抗原，激发体内异常的体液免疫和细胞免疫，引起风湿热发病。也有学者认为风湿热可能与病毒感染有关。

【病理】

本病的病理改变主要为全身结缔组织非细菌性炎症，病变过程分 3 期：①变性渗出期：胶原纤维肿胀、断裂、崩解、变性。此期持续约 1~2 个月。②增生期：出现风湿性肉芽肿或称为风湿小体（Aschoff body），这是确诊风湿热的病理依据，且为风湿活动的标志。此期持续约 3~4 个月。③硬化期：肉芽肿进一步纤维化，形成瘢痕。相当于临床上的静止期，持续 2~3 个月。

本病的自然病程约为 4~6 个月，反复发作，新旧病变多同时并存，关节和心包以渗出为主，病变可完全吸收；瘢痕形成主要限于心内膜（特别是心瓣膜）和心肌。

【临床表现】

一、全身症状

发病前 1~3 周多数患者有咽峡炎或扁桃体炎等上呼吸道链球菌感染史。起病有急有缓，以不规则的轻、中度发热为多见，少数呈弛张型高热，伴有多汗、乏力、面色苍白、精神委靡、食欲不振、心动过速等。儿童常有鼻衄和腹痛。

二、心脏炎

心脏炎即心肌炎、心内膜炎和心包炎，如三者同时受累称全心炎，是本病最重要的临床表现。

1. 心肌炎　可有下列一种或多种表现：①窦性心动过速：心率常在 100~140 次/分，与体温升高不成比例，热退后或睡眠时心率仍快；②心脏扩大：常呈双侧性，心尖搏动弥散微弱；③心音改变：第一心音常减弱，心衰者可有舒张期奔马律；④心脏杂音：二尖瓣区可有 2/6 级以上收缩期杂音和轻微舒张期杂音；⑤心律失常：如早搏、阵发性心动过速和房室传导阻滞等；⑥心力衰竭：多见于儿童，预示病情严重。

2. 心内膜炎　常较心肌炎晚。既往无其他心脏病史，新近出现的心尖区收缩期杂音为 2/6 级以上、吹风样、音调较高、占时长、向左腋下传导，不随体位及呼吸而改变，可伴第一心音减弱，二尖瓣区舒张中期杂音（Carey-Coombs 杂音），为短促、柔和、低调的杂音；主动脉瓣区的舒张早期杂音，高调、叹息样、递减型、深吸气前倾坐位更易闻及。以上提示二尖瓣、主动脉瓣已累及。

3. 心包炎　多与心肌炎、心内膜炎同时并存，为严重心脏炎的标志。可有心前区疼痛。听诊常有心包摩擦音（纤维蛋白性），持续数小时或数日，可有心包积液（浆液纤维蛋白性），但液量不多，很少引起心包填塞。

三、关节炎

典型表现为：①多侵犯膝、踝、肘、肩和腕等大关节；②关节局部红、肿、热、痛，活动受限；③具有多发性、游走性、对称性；④炎症消退后，关节功能恢复，不留畸形。不典型者仅有关节酸痛，常与气候变化有关。

四、皮肤病变

1. 环形红斑　特点：①呈环状或半环状，边缘略隆起，淡红色，中心肤色正常；②时隐时现，变化迅速，多分布于躯干及四肢内侧；③不痒，不硬，压之褪色，消退后不留痕迹，原部位反复出现；④消退时间 1~2 天。

2. 皮下结节　呈圆形或椭圆形、质硬无痛的皮下结节，常见于骨质隆起或伸侧肌腱附着处，豌豆大小，与皮肤无粘连，约 2~4 周可消退。

五、舞蹈症

是神经系统（主要是基底节）受累的表现。特点：①精神异常，激动不安；②面部表情怪异，四肢不自主、无目的、不协调的快速运动，精神兴奋时加强，睡眠时消失；③肌力减退和共济失调。

风湿热在临床上有多种多样的表现，但在某一患者身上，则往往以一种或两种表现为主。一般来说，儿童以心脏炎和舞蹈症多见，成人以关节炎较多。

【实验室及其他检查】

1. 血常规　常有轻度红细胞计数和血红蛋白含量降低。白细胞计数轻、中度增高，中性粒细胞增多。

2. 红细胞沉降率（ESR）　因纤维蛋白原、α 和 γ 球蛋白增高，轻度贫血，ESR 可加快。风湿热伴严重心衰时由于肝淤血而制造纤维蛋白的能力减退，血沉也可不快。

3. C 反应蛋白　风湿热患者血清中含有能沉淀肺炎球菌荚膜丙种多糖体的 α 球蛋白，使试验呈阳性。其意义同 ESR，但不受心衰的影响。

4. 黏蛋白　风湿活动时，胶原纤维破坏，血清中的黏蛋白增高。正常为 $20\sim40\text{mg/L}$。

5. 血清蛋白电泳　白蛋白减少，α_2 和 γ 球蛋白可升高。

6. 咽拭培养　可有 A 族乙型溶血性链球菌培养阳性。

7. 血清溶血性链球菌抗体测定　只能说明近期有溶血性链球菌感染。常用：①抗链球菌溶血素 "O"（ASO）大于 500IU 为增高；②抗链球菌激酶（ASK）大于 80IU；③抗透明质酸酶大于 128KU/L。

8. 快速链球菌抗原试验　通常有很高的特异性，但敏感性低，故阴性结果不能除外 A 族乙型溶血性链球菌在咽部存在。

9. 免疫指标检测　循环免疫复合物检测阳性，总补体和补体 C_3 降低，免疫球蛋白 IgG、IgA、IgM 急性期增高，B 淋巴细胞增多，T 淋巴细胞减少。

10. 抗心肌抗体　80% 呈阳性，持续时间可长达 5 年。复发时又可增高。

11. 心电图检查　在风湿性心脏炎时，以 PR 间期延长常见；还可有 ST 段下移，T 波低平、双向或倒置，QT 间期延长及过早搏动、阵发性心动过速等心律失常。

【诊断与鉴别诊断】

一、诊断

无特异的诊断方法，目前主要依据 1992 年修订的 Jones 标准（表 14-1）。

表 14-1   修订的 Jones 诊断标准

主要表现	次要表现	链球菌感染依据
心脏炎	1. 临床表现	1. 咽拭培养链球菌阳性
多发性关节炎	既往风湿热病史	2. 升高或正在升高链球菌抗体滴度
舞蹈症	关节痛*	3. 近期患猩红热
环形红斑	发热	
皮下结节	2. 实验室检查及其他	
	急性期反应物增加	
	血沉增快，C 反应蛋白阳性	
	PR 间期延长，QT 间期延长**	

注 * 如关节炎已列为主要表现，则关节痛不能作为一项次要表现；

　　** 如心脏炎已列为主要表现，则心电图不能作为一项次要表现。

如有 A 族乙型溶血性链球菌感染的依据，同时有两个主要表现或一个主要表现及两个次要表现，则表示急性风湿热的高度可能性。上述主要、次要表现出现越多，风湿热的可能性越大。

二、鉴别诊断

1. 类风湿关节炎　类风湿关节炎是慢性对称性多发性小关节炎。特点：①发病前无溶血性链球菌感染史；②常侵及四肢小关节，特别是掌指关节及近端指间关节；关节肿胀伴疼痛，近端指间关节呈梭形肿大，有晨僵、类风湿结节；遗留关节畸形，X 线显示关节面破坏，关节间隙变窄，邻近骨质疏松；③多不侵犯心脏；④血清类风湿因子阳性；⑤ASO 多不增高。

2. 结核感染过敏性关节炎　特点：①体内有其他结核病灶；②结核菌素试验强阳性；③ASO 不增高；④无心脏受累表现；⑤抗结核治疗有效；⑥水杨酸制剂治疗无效。

3. 亚急性感染性心内膜炎　多有心瓣膜病或人造瓣膜植入。患者有发热、进行性贫血、杂音程度及性质改变、脾肿大、皮肤黏膜瘀点、杵状指及动脉栓塞现象。超声心动图可发现瓣膜上的赘生物，血培养阳性，抗生素治疗有效。

4. 病毒性心肌炎　发病前 1~3 周常有上呼吸道或肠道病毒感染史，无链球菌感染的证据。关节痛不明显，详见第十七章。

5. 系统性红斑狼疮　多见于青年女性，颜面蝶形红斑，有肝、肾等多脏器损害，血白细胞和血小板计数减少，抗核抗体阳性；血液和（或）骨髓涂片内可找到狼疮细胞；血清补体 C_3 降低；糖皮质激素及免疫抑制剂治疗有效，详见第四十二章。

【治疗】

一、一般治疗

卧床休息，保暖避寒。无明显心脏受损表现者，血沉正常后即可起床活动；有心脏受损者，急性症状消失、血沉正常后继续卧床休息 3~4 周。

二、消除链球菌感染

常规给予抗生素以消除咽部链球菌感染。青霉素 80 万 U 肌肉注射，2 次/天，共 14 天。对青霉素过敏者选用红霉素 0.25~0.5g，口服，每天 4 次，共 10 天。

三、抗风湿治疗

1. 水杨酸制剂　水杨酸制剂是治疗本病的最常用药物，对风湿热的退热、消除关节的炎症和恢复血沉至正常均有较好的效果，对心脏瓣膜病变的形成无明显预防作用。常用制剂：乙酰水杨酸（阿司匹林），成人 4~6g/d，小儿 0.1g/（kg·d）给药，分 3~4 次饭后口服。水杨酸钠成人 6~8g/d，儿童 0.1~0.15g/（kg·d），分 3~4 次饭后口服。症状控制或 2 周后剂量减半，再用 6~8 周。不良反应：恶心、呕吐、食欲减退等，可同服氢氧化铝。消化性溃疡及哮喘者慎用。如患者不能耐受水杨酸制剂可用甲氯芬那酸（抗风湿灵）每天 0.2~0.4g，分 3~4 次服；或贝诺酯（Benorilate）每天 1.5~4.5g，分 3 次服。后者对胃刺激较轻。

2. 糖皮质激素　糖皮质激素用于有心脏损害、不能耐受阿司匹林或阿司匹林疗效欠佳者。强的松 1mg/（kg·d），分 3~4 次口服，2~3 周后开始减量，逐渐减至 5~10mg/d 维持，总疗程 2~3 个月。少数患者停药后可出现"反跳"现象，即低热、关节酸痛及血沉加快等，一般持续 7~10 天后自行消退，如不消退则为复发。激素也可与上述抗风湿药物联合应用，剂量可为单独用量的 1/3~1/2。

【预防】

防治溶血性链球菌感染的流行，防寒保暖，避免潮湿，加强体育锻炼，防止上呼吸道感染。对急性扁桃体炎进行彻底治疗。慢性扁桃体炎反复急性发作者可在风湿热静止后 2~4 个月行扁桃体切除术。已患风湿热者，采用苄星青霉素 120 万 U 肌肉注射，每月 1 次，直至风湿热发作后 5 年甚至更长。

第二节　慢性风湿性心脏病

慢性风湿性心脏病（chronic rheumatic heart disease）简称风心病，是风湿性心脏炎后遗留的心脏瓣膜病变，也称风湿性心瓣膜病，属心脏瓣膜病（valvular heart disease）范畴。后者也可由退行性改变、黏液样变性、先天畸形、缺血性坏死及创伤等原因所致。风心病仍是我国常见的心脏病之一，多见于青年女性。

【病理】

风心病最常累及二尖瓣，依次为主动脉瓣、三尖瓣和肺动脉瓣。风湿性心脏炎反复发作后，相邻瓣膜相互粘连，瓣膜增厚、变硬，或瓣环硬化缩窄等引起瓣膜口狭窄。瓣膜关闭不全是因瓣膜增厚、变硬、卷曲、缩短，瓣膜破裂、穿孔，或腱索增粗、缩短和粘连引起。瓣膜狭窄或关闭不全可单独出现，但两者常可同时存在；病变可累及一个瓣膜，或两个以上瓣膜同时或先后受累。

【临床类型】

一、二尖瓣狭窄

仅60%的患者有风湿热史。单纯二尖瓣狭窄约占风心病的40%。20～40岁多见，其中2/3为女性。

（一）病理

分为两型：①隔膜型：以瓣膜交界处粘连为主，瓣膜增厚、僵硬较轻；②漏斗型：瓣膜明显增厚、纤维化，腱索、乳头肌也显著粘连、缩短，整个瓣膜呈漏斗状，常伴关闭不全。

（二）病理生理

正常二尖瓣质地柔软，瓣口面积约 $4～6cm^2$；面积减小为 $1.5～2.0cm^2$、$1.0～1.5cm^2$、$<1.0cm^2$ 时分别为轻、中、重度狭窄。根据狭窄程度、代偿状态及病程经过分为3期。

1. 左房代偿期 二尖瓣狭窄时，舒张期左房内血液进入左室障碍，左房内血液增多，左房发生代偿性扩张及肥厚以增强收缩，使血流加速而增加通过瓣口的流量，从而延缓左房压升高。

2. 左房失代偿期 左房压升高，致肺静脉及肺毛细血管压相继升高，管径扩张，管腔淤血即肺淤血，从而使肺顺应性降低。当肺毛细血管压超过 30mmHg 时，可致急性肺水肿。

3. 右心受累期 肺静脉压及肺毛细血管压升高，被动性和（或）通过神经反射性引起肺小动脉收缩，导致肺动脉高压；进一步引起肺小动脉内膜及中层增厚，血管腔变窄，更加重肺动脉高压，使右室后负荷增加，产生右室肥厚、扩张及右心衰竭。

（三）临床表现

1. 症状 左房代偿期可无症状，失代偿期及右心受累时可出现以下表现。

（1）呼吸困难 开始为劳力性呼吸困难，以后可有夜间阵发性呼吸困难、端坐呼吸，严重时为急性肺水肿。

（2）咯血 多为痰中带血丝，为支气管黏膜微血管和（或）肺泡毛细血管破裂所致。肺静脉与支气管静脉间侧支循环曲张破裂时，可致大咯血，血色鲜红。急性肺水肿时，可咳出或自口鼻涌出浆液性粉红色泡沫样痰。并发肺梗死时咯血量较大，多为暗红色。

（3）咳嗽 频繁咳嗽，多在夜间睡眠时及劳累后加重。左房压迫支气管时为干咳；继发支气管或肺部感染时常咳出黏液样痰或脓痰。

（4）压迫症状 扩张的左肺动脉压迫左喉返神经引起声音嘶哑，扩张的左房压迫食管产生吞咽困难。

（5）右心衰竭 患者可因体循环静脉淤血而出现食欲不振，恶心，呕吐，少尿，夜尿增多，肝区胀痛甚至黄疸等症状。右心衰竭出现后，肺淤血减轻，原有的呼吸困难可以减轻。

2. 体征　可见两颧潮红、口唇轻度紫绀，即"二尖瓣面容"；儿童期起病者心前区隆起；明显右室肥厚者心尖搏动弥散、左移。心尖部可触及舒张期震颤。叩诊心浊音界向左扩大，心腰消失而呈梨形。听诊发现心尖区局限性舒张中晚期、低调隆隆样、递增型杂音，左侧卧位、用力呼气或体力活动后更清楚。心尖区第一心音（S_1）尖锐、短促而响亮（拍击性第一心音），二尖瓣开放拍击音为紧跟第二心音（S_2）的短促、清脆的拍击样声音，两者均见于隔膜型，表示二尖瓣弹性及活动度良好。肺动脉瓣区第二心音亢进、分裂，为肺动脉高压的表现。严重的肺动脉高压引起肺动脉及瓣环扩张，可导致相对性肺动脉瓣关闭不全而出现肺动脉瓣区舒张期杂音（Graham - Steell 杂音），此杂音为高调递减型舒张早期或早中期杂音，呼气末增强。明显右室肥大引起相对性三尖瓣关闭不全时，可在三尖瓣区闻及收缩期吹风样杂音，吸气时增强，可向心尖区传导；还可有肝脏搏动。右心衰竭时尚可出现颈静脉怒张、肝肿大压痛、肝颈静脉反流征阳性、下垂性凹陷性水肿、紫绀等体征。

（四）辅助检查

1. 心电图　轻度狭窄者可正常。典型改变为左房大、电轴右偏及右室肥大，可有房颤。左房大表现为 P 波增宽伴切迹（二尖瓣型 P 波）和（或）V_1 导联 P 波终末电势（pt-fV_1）$\leqslant -0.04$mm·s。

2. X 线检查　典型改变为左房大、右室肥大，左心耳明显增大；主动脉球缩小；二尖瓣叶可有钙化；肺淤血和肺间质水肿等。

3. 超声心动图检查　是明确和量化诊断二尖瓣狭窄的方法。M 型超声可见：EF 斜率下降，双峰不明显，前后叶于舒张期呈同向运动即城垛样改变；二尖瓣瓣叶增厚、畸形和钙化；左房增大且排空减慢；左心室腔正常或减小；可有右室肥大。二维超声心动图可见：前叶瓣体于舒张期向左流出道鼓出呈圆顶状凸起，失去正常的柔软度及两次开放运动，后叶随前叶同向移动，左房大、右室大，能发现左房内附壁血栓；通过二尖瓣短轴切面可较精确地直接测量二尖瓣口的面积。

4. 心导管检查　右心室、肺动脉及肺毛细血管压力增高，肺循环阻力增大，心排血量降低。穿刺房间隔后可直接测定左心房和左心室压力，左心房与左心室有舒张期压力阶差。

（五）诊断与鉴别诊断

1. 诊断　如有二尖瓣区隆隆样舒张中晚期杂音及左心房大的证据，即可诊断为二尖瓣狭窄；若有风湿热病史则更支持风心病二尖瓣狭窄。超声心动图检查可确诊。

2. 鉴别诊断

（1）**左房黏液瘤**　是最常见的原发性心脏良性肿瘤，肿瘤蒂一般附着于房间隔。症状与体征随体位而改变、且为间歇性，可发现"肿瘤扑落音"，无开瓣音；常为窦性心律，无风湿热病史，有昏厥史，易有反复动脉栓塞现象。超声心动图可见左房内有云雾状光团往返于左房和二尖瓣口之间。

（2）**二尖瓣相对性狭窄**　扩张型心肌病、左至右分流的先天性心脏病、严重的主动脉瓣或二尖瓣关闭不全等，均可致左心室显著增大，产生相对性二尖瓣狭窄，出现舒张期杂音，但常无第一心音增强及开瓣音。超声心动图检查有助于区别。

（3）肺结核或支气管扩张咯血　二尖瓣狭窄伴咯血时需与咯血常见疾病相鉴别。肺结核咯血常有肺结核病史，可有低热、盗汗、乏力等结核中毒症状，胸片有结核病灶，痰中可找到结核杆菌。支气管扩张咯血可有慢性咳嗽或咳脓痰史，心脏无病理性杂音，支气管碘油造影可确诊。

二、二尖瓣关闭不全

50%以上同时伴二尖瓣狭窄。单纯二尖瓣关闭不全多见于男性，约占3/5。

（一）病理

正常心脏二尖瓣瓣叶面积约为瓣口面积的2.5倍，故瓣叶能严密闭合。由于慢性炎症和瘢痕使瓣叶变硬、缩短及变形，或腱索粘连、融合、变粗等而导致瓣膜不能正常关闭，病程久者可钙化使关闭不全加重。

（二）病理生理

左室收缩时大部分血液进入主动脉，部分血液经关闭不全部位返流入左房；左室舒张时，较正常更多的血液进入左室，导致左室舒张末期容量增大，从而引起左房大、左室大。左心衰竭时，左室舒张末期压增高，左房压也增高而产生肺淤血，继而肺动脉高压、右室肥大和右心衰竭。

（三）临床表现

1. 症状　轻度二尖瓣关闭不全可无症状。心排血量减少时有疲乏、心悸，肺淤血时有呼吸困难，但急性肺水肿及动脉栓塞远较二尖瓣狭窄少。后期也可出现右心衰竭的症状。

2. 体征　心尖搏动增强呈抬举性，向左下移位，范围增大；偶可触及收缩期震颤。心浊音界向左下扩大。心尖区可闻及响亮、粗糙、音调较高的3/6级或以上的全收缩期吹风样杂音，常向左腋下、左肩胛下部传导，吸气时减弱、呼气时增强，杂音常掩盖第一心音，肺动脉瓣区第二心音正常或亢进、分裂，因舒张期大量血流入左室，心尖区常有第三心音（S_3）出现。

（四）辅助检查

1. 心电图检查　早期正常，以后可有左房肥大、左室肥厚及劳损。

2. X 线检查　示左心室和左心房增大。可有肺淤血、肺动脉高压，右室增大，主动脉球正常或略小。

3. 超声心动图检查　M 型超声可测定出左房、左室肥大，室间隔及左室后壁运动常增强，前叶振幅增加、EF 斜率增大。多普勒超声能清楚显示二尖瓣关闭不全时左房内出现的高速异常返流束，并能评定二尖瓣返流的程度。

4. 放射性核素心室造影　可显示舒张末期血容量增加；从左右心室每搏容量之比，可推算返流程度。

5. 左室心血管造影术　造影剂注入左室后，可迅速在左房显现，证实有二尖瓣关闭不全存在。

6. 心导管检查　右心导管检查，右心室、肺动脉及肺毛细血管压力增高，肺循环阻力增大；左心导管检查，左心房压力增高，压力曲线 V 波显著，心排血量降低。

（五）诊断与鉴别诊断

1. 诊断　心尖区响亮、粗糙、音调较高的全收缩期吹风样杂音伴左房、左室增大，可诊断为二尖瓣关闭不全，超声心动图检查可确诊。如同时有二尖瓣狭窄、其他瓣膜损害或风湿热病史，除外其他原因所致二尖瓣关闭不全，可诊断为风心病二尖瓣关闭不全。

2. 鉴别诊断

（1）三尖瓣关闭不全　为全收缩期杂音，在胸骨左缘第 4、5 肋间最清晰，右室扩大显著时，杂音可移至心尖区，但杂音传导不会超过腋中线，且吸气时增强。此外，尚可见颈静脉搏动及肝脏扩张性搏动。多普勒超声可在右房内发现来自三尖瓣口的收缩期湍流。

（2）室间隔缺损　为全收缩期杂音，在胸骨左缘第 4、5 肋间最清晰，不向腋下传导，常伴收缩期震颤。超声心动图等检查可予以鉴别。

（3）相对性二尖瓣关闭不全　发生于高血压性心脏病、主动脉瓣关闭不全、心肌炎、扩张型心肌病、贫血性心脏病等，均可在心尖区或心前区听到比较响亮的收缩期杂音，伴有左室扩大及二尖瓣环扩大，但二尖瓣无增厚及钙化。超声心动图等检查可发现各疾病的特征性表现。

（4）二尖瓣脱垂综合征　大都为原发性，主要为瓣膜的黏液样变。也可由多种疾病引起，如马凡综合征（Marfan's syndrome）、心肌病等。当心脏收缩时，二尖瓣即脱垂入左心房而形成二尖瓣关闭不全，可在心尖区闻及收缩中晚期喀喇音，伴有收缩晚期杂音并广泛放散。M 型超声心动图可见"吊床样"图形等特征性改变。

三、主动脉瓣关闭不全

多见于男性，约占 2/3。多数患者同时有二尖瓣病变。

（一）病理生理

舒张期左室除接受左房的血液外，还接受从主动脉返流的血液，使左室舒张期容量增加，左室收缩期心搏出量较正常多。左室先扩大随后肥厚，因左室收缩末期压不增加，左房及肺静脉压也不增加，故左心衰竭出现甚晚，最后也可引起右心衰竭。左室搏出量增大、收缩压增高，主动脉内血液返流回左室使舒张压降低，故脉压差增大并有周围血管征。舒张压降低、冠状动脉供血不足，左室内压增加、心脏扩大等因素引起心肌耗氧量增加，均可产生心肌缺血和左室功能恶化。

（二）临床表现

1. 症状　轻度主动脉瓣关闭不全早期常无症状，重者可有心悸、头部搏动感和心前区不适；左心衰竭肺淤血时产生呼吸困难，随着病情的进展出现右心衰竭的症状。少数可因心肌缺血发生心绞痛，也可因舒张压过低，快速改变体位时产生眩晕、头昏等脑缺血表现。

2. 体征　心尖搏动向左下移位、增强呈抬举样。心浊音界向左下扩大。胸骨左缘第 3、4 肋间可听到舒张期高调、递减型、吹风样杂音，在胸骨右缘第 2 肋间也可清晰闻及，常传至心尖区，前倾坐位、呼气末明显。主动脉瓣区第二心音减弱或消失，心尖区第一心音减弱。返流明显时可在心尖区听到低调、柔和的舒张中期杂音（Austin - Flint 杂音）。显著的主动脉瓣关闭不全时，可出现收缩压增高、舒张压降低以及脉压差增大、水冲脉、毛细血管搏动征、枪击音、Duroziez 双重杂音、颈动脉搏动明显及随心搏呈节律性点头运动等周围血管征。

（三）辅助检查

1. 心电图检查　电轴左偏，左室肥厚劳损。

2. X 线检查　左室增大，心影呈靴形，升主动脉扩张、迂曲、延长。透视下可见主动脉和左室搏动振幅明显增加；左心衰竭时有肺淤血。逆行升主动脉根部造影可确定主动脉瓣关闭不全并估计其程度。

3. 超声心动图检查　M 型可见舒张期二尖瓣前叶有细颤波，主动脉瓣开放及关闭速度增加，舒张期双波相距 >1mm，二尖瓣早期关闭，左室增大，左室流出道增宽，左室后壁及室间隔搏动幅度增加。二维超声可见主动脉瓣关闭时不能合拢。多普勒超声可见左室流出道记录到舒张期返流并估计其程度。

（四）诊断与鉴别诊断

1. 诊断　根据主动脉瓣第二听诊区有舒张期递减型吹风样杂音，左室增大及周围血管征等，可诊断主动脉瓣关闭不全，超声心动图检查可确诊。如有风湿热病史，或同时有二尖瓣损害，除外其他原因的主动脉瓣关闭不全，可诊断为风心病主动脉瓣关闭不全。

2. 鉴别诊断

（1）动脉粥样硬化性主动脉瓣关闭不全　多见于 60 岁以上的患者，多有动脉粥样硬化病史，主动脉瓣区第二心音亢进。X 线发现主动脉延长增宽且可有钙化影，不伴有二尖瓣器质性病变。

（2）肺动脉瓣关闭不全　常为肺动脉高压引起，可听到 Graham - Steell 杂音，在胸骨左缘第 2 肋间最响，沿胸骨左缘向下传导，吸气时更明显。无周围血管征及血压改变，常有肺动脉瓣区第二心音亢进、肺动脉高压体征。多普勒超声可鉴别。

（3）梅毒性主动脉瓣关闭不全　主要由于主动脉根部扩张所致。发病年龄较晚，多在40 ~ 60 岁。不伴有二尖瓣病变的体征。舒张期杂音在胸骨右缘第 2 肋间最响。较易发生心绞痛。梅毒血清学试验阳性，有梅毒感染史。

四、主动脉瓣狭窄

风心病主动脉瓣狭窄大都同时有主动脉瓣关闭不全及二尖瓣病损。

（一）病理生理

主动脉瓣狭窄时，左室排血受阻，致左室逐渐呈向心性肥厚。主动脉瓣严重狭窄时心排血量减少，导致主动脉内压下降，心肌肥厚及左室内压增高挤压心室壁内小动脉而使冠状动脉阻力增加，两者均可引起冠状动脉流量减少；左室肥厚、室内压增加及射血时间延长而致心肌耗氧量增加。因此，主动脉瓣狭窄者常可出现心绞痛。

（二）临床表现

1. 症状　轻度狭窄多无症状。病变加重时，出现疲乏、劳力性呼吸困难。心绞痛与冠心病劳累性心绞痛相似，出现率约 50%。部分患者出现晕厥或黑蒙，也有部分患者自觉症状尚不明显而猝死。

2. 体征　心尖搏动呈抬举样，可有主动脉瓣区收缩期震颤；第一心音减弱，因左室顺应性下降，左房收缩加强而出现第 4 心音（S_4）；胸骨右缘第 2 肋间听到响亮粗糙的、喷射性收缩杂音，向颈动脉及锁骨下动脉传导，可伴有收缩早期喷射音；主动脉瓣区第二心音减弱，因左室射血时间延长可出现第二心音逆分裂。重度狭窄者可出现收缩压下降、脉压差小、脉搏细弱。

（三）辅助检查

1. 心电图检查　左室肥厚伴劳损，可有左房肥大。少数可有左束支传导阻滞。

2. X 线检查　单纯主动脉瓣狭窄时左室呈向心性肥厚，故心影可正常，到晚期心衰时可有左室大及肺淤血。升主动脉根部常因收缩期血流急促喷射冲击而有狭窄而后扩张。偶见主动脉瓣钙化和左房大。

3. 超声心动图　M 型可见主动脉瓣开放幅度减小（<15mm），瓣叶增厚，主动脉根部扩大，左室后壁及室间隔呈对称性肥厚，左室流出道增宽。二维超声可观察到瓣膜收缩期开放呈圆顶形，瓣口缩小，瓣膜活动受限，左室向心性肥厚，并可确定瓣口面积。多普勒超声可诊断主动脉瓣狭窄并估计其程度。

（四）诊断与鉴别诊断

1. 诊断　根据胸骨右缘第 2 肋间响亮粗糙的喷射性收缩期杂音、收缩期震颤及第二心音减弱，左室增大等可做出主动脉瓣狭窄的诊断，超声心动图检查可确诊。风心病所致者，常同时有主动脉瓣关闭不全及二尖瓣病变。

2. 鉴别诊断

（1）梗阻性肥厚型心肌病　收缩期杂音在心尖与胸骨左缘之间，不向颈部及锁骨下传导，不占整个收缩期，很少有收缩期震颤，无收缩早期喷射音。超声心动图能发现左室流出道狭窄和非对称性室间隔肥厚，舒张期室间隔与左室后壁厚度之比≥1.3，二尖瓣收缩期前移，无主动脉瓣狭窄。

（2）先天性主动脉瓣狭窄　无风湿热病史，年龄很小即有主动脉瓣狭窄的征象且杂音等随年龄增长而改变。超声心动图有助于诊断。

五、联合瓣膜病变

风湿性心瓣膜病有两个或两个以上瓣膜损害时，称联合瓣膜病变。常见的是二尖瓣狭窄与主动脉瓣关闭不全。在病理生理和临床上总是以某一瓣膜病变表现较为突出，且相互影响。二尖瓣狭窄合并主动脉瓣关闭不全时，心尖区舒张期隆隆样杂音可以减轻，主动脉瓣关闭不全的周围血管征可以不明显。二尖瓣狭窄合并主动脉瓣狭窄时，二尖瓣狭窄的舒张期杂音和主动脉瓣狭窄的收缩期杂音均减弱。

【并发症】

1. 心力衰竭　心力衰竭是风心病最常见的并发症和死因，约发生于50%~70%的患者。感染、风湿活动、妊娠、分娩、过劳、心律失常等为常见诱因，急性肺水肿是重度二尖瓣狭窄的较早期并发症。

2. 心律失常　以房颤多见，约占风心病的30%~40%。患者常先有房旦，以后转为房性心动过速、房扑、阵发性房颤及持久性房颤。

3. 栓塞　最常见于二尖瓣狭窄并发房颤。房颤使心房失去统一协调的有效收缩而诱发或加重心力衰竭，心房内易形成血栓，脱落后引起动脉栓塞。脑动脉栓塞最多见，四肢、肠、肾、脾等处也可发生动脉栓塞。左房内如有大块血栓形成，可阻塞二尖瓣口发生昏厥。当栓塞动脉缺乏有效的侧支循环时，可引起局部组织缺血、坏死而有相应的表现。长期慢性充血性心力衰竭的患者，栓子可来自右心房和周围静脉而导致肺动脉栓塞。

4. 亚急性感染性心内膜炎　多见于风心病早期，较多见于二尖瓣和主动脉瓣关闭不全的患者。草绿色链球菌为主要致病菌。

5. 肺部感染　长期肺淤血易引起肺部感染并诱发或加重心力衰竭。

【治疗】

一、一般治疗

保持和改善心脏代偿功能，限制体力活动，防治链球菌感染，防止风湿复发，防治并发症。如出现心力衰竭和房颤时应积极治疗，详见有关章节。如无禁忌，可长期用华法林预防栓塞。

二、经皮气囊瓣膜成形术

此术适用于单纯性瓣膜狭窄者，包括二尖瓣、三尖瓣和主动脉瓣、肺动脉瓣。气囊导管经外周血管插至狭窄的心瓣膜处，利用气囊加压充盈产生的膨胀力使狭窄的瓣膜口扩大。适应证：①对瓣叶活动度好、无明显钙化、瓣下结构无明显增厚的患者效果更好；②对高龄伴有严重冠状动脉粥样硬化性心脏病，因其他严重的肺、肾、肿瘤等疾病不宜或拒绝外科瓣膜分离、替换手术者；③妊娠伴严重呼吸困难者；④外科分离术后再狭窄的患者。此疗法高效、手术创伤小、危险性小、康复快，为缓解狭窄的首选方法。二尖瓣狭窄有左房内血栓者禁忌。对于有血栓或有慢性房颤的患者应在术前用华法林充分抗凝，手术死亡率<0.5%，效果与外科闭式分离术相似，故基本可取代后者。

三、二尖瓣闭式分离术

开胸手术，将扩张器由左心室心尖部插入二尖瓣口，分离瓣膜交界处的粘连融合。适应证与经皮球囊二尖瓣成形术相似，目前临床上已很少使用。

四、二尖瓣直视分离术

在体外循环下，直视分离融合的交界处、腱索和乳头肌，去除瓣叶的钙化斑，清除左心房内血栓。适用于瓣叶严重钙化、病变累及腱索和乳头肌、左心房内有血栓或狭窄的患者。较外科闭式分离术效果佳，手术死亡率 <2%。

五、人工瓣膜替换术

人工瓣分机械瓣和生物瓣。机械瓣耐用，不引起排异反应，不导致钙化及感染，但需终身抗凝。生物瓣不需长期抗凝，较少排异反应，但易因感染性心内膜炎或钙化、机械损伤而失效。适应证：①风心病患者，心功能Ⅲ或Ⅳ级，经积极内科治疗无效者；②有明显主动脉瓣和（或）二尖瓣关闭不全致左室明显增大者；③瓣膜广泛钙化而不能分离或修补者。

【预防】

预防风湿热，防止风湿性心瓣膜病发生，已有瓣膜损害者仍应积极防治风湿活动，以免加重病情，引起并发症。

第十五章

高血压病

高血压（hypertension）是一种以体循环动脉压增高为主要特点的临床综合征，动脉压的持续升高可导致靶器官如心、脑、肾和视网膜等脏器的损害。高血压可分为原发性高血压（essential hypertension，即高血压病）和继发性高血压（secondary hypertension，即症状性高血压）两大类。原发性高血压占高血压的 95% 以上。继发性高血压是指血压升高为某些疾病的一种临床表现，有明确而独立的病因，约占高血压的 5% 以下。

我国的高血压病发病率在逐年上升，据 2002 年全国居民营养与健康状况调查资料显示，我国成人高血压发病率为 18.8%，全国约有高血压患者 1.6 亿。本病的发病率城市高于农村，北方高于南方，脑力劳动者高于体力劳动者，高原少数民族地区患病率较高。女性更年期前患病率低于男性，更年期后高于男性。

目前，我国采用 1999 年世界卫生组织/高血压专家委员会（WHO/ISH）的高血压诊断标准：收缩压（SBP）≥140mmHg 和（或）舒张压（DBP）≥90mmHg 即诊断为高血压。2005 年修订的中国高血压防治指南把高血压分为正常、正常高值与高血压，删除了"临界"高血压亚组。根据血压增高的程度，可将高血压分为第 1、2、3 级（见表 15−1）。

表 15−1　　　　　　　　血压水平的定义和分类

类　别	收缩压（mmHg）	舒张压（mmHg）
正常血压	<120	<80
正常高值	120~139	80~89
高血压		
1 级高血压（"轻度"）	140~159	90~99
2 级高血压（"中度"）	160~179	100~109
3 级高血压（"重度"）	≥180	≥110
单纯收缩期高血压	≥140	<90

注：当收缩压和舒张压分属于不同分级时，以较高的级别作为标准。
以上诊断标准适用于成人。

【病因和发病机制】

高血压病的病因迄今未明，目前认为是在遗传的基础上，多种致病因素的作用，使正常血压调节机制失代偿所致。研究提示，高血压病的病因和发病机制有以下几方面。

一、病因

1. 遗传因素　高血压病有明显的遗传倾向，目前被认为是一种多基因疾病。流行病学研究提示，高血压病患者中有家族史者占 40% ~ 60%，有明显的家族聚集性。近年来研究发现，一些基因突变与高血压有关，但至今尚不能肯定相关基因。父母患有高血压者，其子女的高血压患病率高于无高血压家族史者。

2. 环境因素　高血压可能是遗传易感性和环境因素相互作用的结果。

（1）饮食　膳食中的高盐是高血压发病的危险因素。钾摄入与高血压呈负相关；低钙、高蛋白摄入，饮食中的镁和脂肪酸过高均与高血压的发生有关。

（2）精神应激　长期处于应激状态及从事驾驶者，医师、会计师等脑力劳动者，长期生活在噪声环境中听力敏感性减退者，高血压的患病率明显增高，高血压患者经休息后，血压大多可降低。

3. 其他因素

（1）超重或肥胖　体重指数（BMI）与血压呈显著的正相关，一般肥胖者易发生高血压。BMI 每增加 1，高血压发生危险 5 年内增加 9%。

（2）避孕药与阻塞性睡眠呼吸暂停综合征（OSAS）　与高血压的发生有关。

二、发病机制

1. 应激与交感神经活性亢进　外界及内在环境的不良刺激，长期精神紧张、焦虑、压抑、烦躁等所致的应激状态使大脑皮层的兴奋与抑制过程平衡失调，对皮质下中枢的调节失控，血管舒缩中枢功能失调，引起交感神经活动增强，儿茶酚胺类介质释放增多，使小动脉收缩并引起血管平滑肌增殖肥大，而交感神经的兴奋还可使肾素释放增多，所有这些均促使高血压的形成。

2. 肾素 - 血管紧张素 - 醛固酮系统（RAAS）　体内存在两种 RAAS，即循环和局部RAAS。循环 RAAS 主要由于肾灌注减低或肾缺血而被激活。肾素由肾小球入球动脉的球旁细胞分泌，肾素可使肝脏的血管紧张素原变为血管紧张素Ⅰ，然后经血管紧张素转换酶（ACE）的作用转变为血管紧张素Ⅱ（ATⅡ）。ATⅡ升高血压的机制：①致小动脉平滑肌收缩，外周血管阻力增加；②刺激肾上腺皮质球状带，醛固酮分泌增加，引起水钠潴留、血容量增加；③通过促进肾上腺髓质和交感神经末梢突触前膜的正反馈致去甲肾上腺素分泌增加，导致心率加快、心肌收缩力增强和心输出量的增加。近年来发现很多组织如血管壁、心脏、中枢神经、肾脏及肾上腺等均有局部的 RAAS，通过旁分泌和自分泌调节组织功能。组织 RAAS 对高血压的形成和血压的维持可能具有更大作用。因此，ATⅡ在高血压的发生发展、靶器官的组织重构以及出现并发症等都有重要作用。

3. 钠潴留　钠盐过多与高血压的发生密切相关。高钠饮食及多种原因引起的水钠潴留可使某些体内有遗传性钠运转缺陷的患者血压升高，低钠饮食可降低血压。钠盐过多可使水、钠潴留，血容量增多，心输出量增加，导致血压升高；另一方面由于血管平滑肌细胞内钠离子水平增高，又可导致细胞内钙离子浓度升高，后者使小动脉收缩，外周阻力增高，亦参与高血压的发生。此外，某些影响钠排出的因子如心钠素等也可能参与高血压的形成。

交感神经活性亢进所致的肾血管阻力增加，肾小球的微小结构病变，肾脏排钠激素的减少，肾外排钠激素分泌异常，或者醛固酮、18 - 羟脱氧皮质醇增多等因素均可引起肾性水钠潴留而致血压升高。

4. 血管内皮细胞功能受损 内皮细胞具有调节血管舒缩功能、血流稳定性和血管重建的重要作用。近年研究表明，血管内皮细胞生成的活性物质对血管的舒缩有调节作用，引起血管舒张的物质有前列环素（PGI_2）、一氧化氮（Nitric Oxide，NO）等；引起血管收缩的物质有内皮素（ET－1）、血管收缩因子（EDCF）、血管紧张素Ⅱ等。高血压时，NO 生成减少，ET－1 增加，血管平滑肌细胞对舒张因子的反应减弱而对收缩因子反应增强，黏附分子的表达增多造成白细胞、血小板在血管壁黏附、聚集和释放；白细胞黏附在血管壁后使血流从层流变为涡流；白细胞的激活可释放多种细胞因子等，这些改变促进了动脉粥样硬化的发生和发展，并影响动脉弹性功能和结构。内皮功能障碍可能是高血压导致靶器官损害及其合并症的重要原因。

5. 胰岛素抵抗 高血压患者约半数有高胰岛素血症及糖耐量降低，提示伴有胰岛素抵抗。动物实验也已证实，高胰岛素血症可使肾小管对钠的重吸收增加，增强交感神经活性，血中儿茶酚胺水平升高，高胰岛素血症还可影响跨膜阳离子转运，使细胞内钙浓度增加，加强缩血管作用，并使内皮素释放增加，减少扩血管前列腺素的合成，从而影响血管舒张功能。此外胰岛素还可刺激血管壁增生肥厚，使高血压进一步加重和持续存在，诱发动脉粥样硬化病变。

【病理】

早期病理表现为全身细小动脉痉挛，随着病情的发展，血管壁受压力及缺氧的影响即可引起全身小动脉的病变，表现为小动脉玻璃样变，细小动脉管壁增厚、变硬、管腔狭窄，另外小动脉中层平滑肌细胞肥大、增生，胶原和弹性纤维增多，使小动脉管腔变窄（血管壁"重构"remodelling），于是血压进一步持续升高。同时，持久性高血压有利于脂质在大、中动脉内膜沉积而促进大、中动脉粥样硬化。

随着全身细小动脉硬化和大、中动脉粥样硬化和血压升高，可引起重要靶器官如心、脑、肾的缺血损伤。

1. 心脏 高血压致使左心室后负荷加重，日久引起左心室肥厚（LVH）与扩大；另外儿茶酚胺、ATⅡ等物质也可刺激心肌细胞肥大，促发和加重 LVH。最后引起高血压心脏病，导致心力衰竭。此外，高血压还可促进动脉硬化的发生和发展，而引起冠状动脉粥样硬化性心脏病。

2. 脑 脑血管结构较薄弱，发生硬化后更为脆弱，易形成微动脉瘤，可在血压波动时破裂致脑出血；脑小动脉硬化及血栓形成可致腔隙性梗死，脑中型动脉粥样硬化有利于血栓形成而产生脑梗死。颅内外动脉粥样硬化斑块脱落可造成脑栓塞。当血压急剧升高时可引起脑小动脉痉挛，使毛细血管壁缺血、通透性增加，易致急性脑水肿，引起高血压脑病。

3. 肾脏 肾小球入球动脉玻璃样变性和纤维化致肾实质缺血，肾小球纤维化，肾小管萎缩，久之，肾脏体积随病情进展逐渐萎缩变小，最终致肾衰竭。恶性高血压时，入球小动脉及小叶间动脉发生增殖性内膜炎及纤维素样坏死而在短期内出现肾衰竭。

4. 视网膜 视网膜小动脉早期痉挛，以后逐渐硬化，严重时发生视网膜出血、渗出及视神经乳头水肿。

【临床表现及并发症】

一、一般表现

通常起病隐袭，病情发展缓慢，早期常无症状，约半数患者于体格检查时才发现血压升高，少数患者甚至在出现心、脑、肾等并发症时才发现高血压。一般可有头痛、头晕、颈项板紧、耳鸣、眼花、健忘、注意力不集中、心悸、气急、疲劳等症状。早期血压波动性升高，在精神紧张、情绪波动、劳累时血压暂时升高，休息后降至正常。随着病情进展，血压呈持续性升高。体征：可仅有脉搏或心尖搏动强有力，部分患者主动脉瓣区第二心音亢进呈金属音调，主动脉瓣区收缩期吹风样杂音或收缩早期喀喇音。

二、并发症

病程后期，可出现心、脑、肾等器官的器质性损害和功能障碍。

1. 心脏　长期持续高血压可有左心室肥大体征（心尖搏动向左下移位，心界向左下扩大等），并可闻及第四心音。血压持久增高致左心室肥厚、扩大形成高血压心脏病，最终导致充血性心力衰竭。部分高血压患者，并发冠状动脉粥样硬化，可出现心绞痛、心肌梗死、心力衰竭及猝死。

2. 脑　长期高血压，由于小动脉微动脉瘤的形成及脑动脉粥样硬化的产生，可并发急性脑血管病（脑出血、短暂性脑缺血发作、脑血栓形成）。血压极度升高可发生高血压脑病。

3. 肾脏　高血压病可有肾动脉粥样硬化、肾硬化等肾脏病变，早期可无任何表现，随着病情的发展可出现蛋白尿、肾功能减退。

【特殊类型】

高血压病除上述临床表现外还有下列特殊类型。

1. 恶性高血压　发病急骤，多见于中、青年。血压显著升高，舒张压≥130mmHg。头痛，视力减退，视网膜出现出血、渗出和视神经乳头水肿。肾脏损害明显，表现为蛋白尿（24小时尿蛋白可超过3g）、血尿及管型尿，并迅速发生肾功能不全。病情进展迅速，如不给予及时治疗，预后不佳，可因肾衰竭、急性脑血管病或心力衰竭而死亡。

2. 高血压危象　在高血压病程中，由于交感神经活动亢进，血中儿茶酚胺增高致全身细小动脉发生暂时性强烈痉挛，血压明显升高，出现剧烈头痛、烦躁、眩晕、心悸、气急、多汗、恶心、呕吐、面色苍白或潮红及视力模糊等症状。严重者可出现心绞痛、肺水肿或高血压脑病。血压以收缩压显著升高为主（可达260mmHg），也可伴舒张压升高（120mmHg以上）。发作历时短暂，控制血压后病情可迅速好转，但易复发。

短期内血压急剧升高。舒张压超过120或130mmHg并伴一系列严重症状，甚至危及生命的临床现象，称为高血压危象。高血压危象包括高血压急症和高血压重症。

高血压急症是指短时期内，血压明显升高，舒张压 > 130mmHg 和（或）收缩压 > 200mmHg，伴有重度器官主要为心、脑、肾、眼底、大动脉的严重功能障碍或不可逆性损害。它可表现为高血压危象或高血压脑病，也可发生在其他疾病过程中及上述的并发症中。应及时给予正确处理。

高血压重症是指血压虽显著升高但不伴靶器官损害者如围手术期高血压病、急进型恶性高血压、药物高血压等。

3. 高血压脑病　　主要表现是血压尤其是舒张压突然升高，患者有严重头痛、呕吐和意识障碍，轻者仅有烦躁、意识模糊，严重者发生抽搐、昏迷。也可有一过性失明、失语、偏瘫等表现。发生机制可能为血压急剧升高，超过了脑血管自动调节的极限，脑血管被动性扩张，脑灌注过多，血管内液体渗入脑血管周围组织，引起脑水肿及颅内高压。

【实验室及其他检查】

1. 尿常规　　早期正常，以后可有少量蛋白、红细胞，偶有透明管型和颗粒管型。

2. 肾功能　　早期无异常。晚期肾实质损害加重可有血肌酐、尿素氮和尿酸升高，内生肌酐清除率降低，浓缩及稀释功能减退。

3. 血脂测定　　有血清总胆固醇、甘油三酯及低密度脂蛋白增高，高密度脂蛋白降低。

4. 血糖、葡萄糖耐量试验及血浆胰岛素测定　　部分有空腹和（或）餐后 2 小时血糖及血胰岛素增高。

5. 眼底检查　　目前采用 Keith - Wagener 眼底分级法：①Ⅰ级：视网膜动脉变细、反光增强；②Ⅱ级：视网膜动脉狭窄，动静脉交叉压迫；③Ⅲ级：上述血管病变基础上有眼底出血、棉絮状渗出；④Ⅳ级：在上述基础上出现视神经乳头水肿。大多数患者仅为Ⅰ、Ⅱ级的变化。

6. 胸部 X 线检查　　可见主动脉迂曲延长，其升、弓或降部可扩张。高血压心脏病时有左室肥大，左心衰竭时有肺淤血征象。

7. 心电图检查　　可出现左室肥大并劳损的图形。也可有左房肥大的表现。

8. 超声心动图　　二维超声可见主动脉内径增大、左房扩大、左室肥大。亦可做心功能检测。

9. 动态血压监测（ambulatory blood pressure monitoring，ABPM）　　可测定白昼与夜间各时间段血压的平均值和离散度，能较敏感、客观地反映实际血压水平。ABPM 可用于以下几个方面。①诊断"白大衣性高血压"；②判断高血压的严重程度，了解其血压变异性和血压昼夜节律，一般认为，伴明显靶器官损害或严重高血压患者其血压的昼夜节律可消失；③指导降压治疗和评价降压药物疗效；④诊断发作性高血压或低血压。

10. 其他　　颈动脉内膜中层厚度（IMT）、动脉弹性功能测定、血浆肾素活性（PRA）、心率变异等。

【诊断与鉴别诊断】

一、诊断

主要靠动脉血压测定，目前仍以规范方法下进行水银柱血压计测量作为高血压诊断的标准方法。

必须以非药物状态下两次或两次以上不同日的血压测量值（每次不少于 3 个读数，取均值为血压测量值）均符合高血压的诊断标准，并排除继发性高血压，方可诊断为高血压病。

目前取消以靶器官损害为标准的高血压分期方法，根据血压水平分为正常、正常高值血压和 1、2、3 级高血压（表 15 - 1）。

二、鉴别诊断

1. 肾实质病变

（1）急性肾小球肾炎 多见于青少年，急性起病，起病前 1~3 周多有链球菌感染史，有发热、血尿、水肿等表现，尿中有蛋白、红细胞和管型，血压升高多为一过性。

（2）慢性肾小球肾炎 有急性肾炎史或反复浮肿史、明显贫血、血浆蛋白低、氮质血症，蛋白尿出现早而持久。

（3）糖尿病肾病 在出现明显蛋白尿及肾功能不全时具有血压升高。但有糖尿病史及血糖增高、尿糖增加可资鉴别。

2. 肾动脉狭窄 可呈恶性高血压的表现，药物治疗无效。多有舒张压中、重度升高，体检时可在上腹部或背部肋脊角处闻及血管杂音。大剂量断层静脉肾盂造影、放射性核素肾图及 B 超有助于诊断，肾动脉造影可明确诊断。

3. 嗜铬细胞瘤 肿瘤 90% 位于肾上腺髓质。肿瘤释放出大量儿茶酚胺，引起血压升高和代谢紊乱。可出现阵发性或持续性血压升高。阵发性血压增高时伴心动过速、头痛、出汗、苍白等症状，历时数分钟或数天，对一般降压药无效，发作间隙血压可正常。血压持续增高者可有阵发性加剧。血压升高时，测血或尿中儿茶酚胺及其代谢产物香草基杏仁酸（VMA）有助于诊断，超声、放射性核素及 CT、MRI 检查可显示肿瘤部位而确诊。

4. 原发性醛固酮增多症 临床上以长期高血压伴顽固性低血钾为特征。女性多见。可有多饮、多尿、肌无力、周期性麻痹等。血压多为轻、中度增高。实验室检查有低血钾，高血钠，代谢性碱中毒，血浆肾素活性降低，血、尿醛固酮增多，尿钾增多。螺内酯（安体舒通）试验阳性具有诊断价值。超声、放射性核素、CT、MRI 可确定肿瘤部位。

5. 库欣综合征 又称皮质醇增多综合征。患者除有高血压外，有满月脸、水牛背、向心性肥胖、皮肤紫纹、毛发增多、痤疮、血糖升高等，诊断一般不难。24 小时尿中 17 - 羟类固醇、17 - 酮类固醇增多，地塞米松抑制试验及肾上腺皮质激素兴奋试验阳性，有助于诊断。颅内蝶鞍 X 线检查、肾上腺 CT 扫描及放射性碘化胆固醇肾上腺扫描可定位诊断。

【治疗】

治疗高血压病，首先要全面评估危险因素，确定患者高血压的危险度，然后决定高血压的处理策略。心血管疾病危险因素包括：吸烟、高脂血症、糖尿病、男性 > 55 岁，女性 > 65 岁、早发心血管疾病家族史（发病年龄女性 < 65 岁，男性 < 55 岁）。

靶器官损害及合并临床疾病包括：心脏疾病（左心室肥大、心绞痛、心肌梗死、冠状动脉血运重建术后、心力衰竭）、脑血管疾病（脑出血、缺血性脑卒中或短暂性脑缺血发作）、肾脏疾病（糖尿病肾病、血肌酐水平 > 177μmol/L）、血管疾病（主动脉夹层、外周血管病）、重度高血压视网膜病变（出血或渗出、视乳头水肿）。

危险度的分层根据血压水平、危险因素、合并的器官受损情况将患者分为低、中、高和极高危险组，并依此决定处理策略（表 15 – 2）。

治疗目的：①降低血压，使血压降至正常范围；②防止或减少心脑血管及肾脏并发症，降低病死率和病残率。

表 15 – 2 高血压患者心血管危险分层标准

其他危险因素和病史	血压（mmHg）		
	1 级（收缩压 140 ~ 159 或舒张压 90 ~ 99）	2 级（收缩压 160 ~ 179 或舒张压 100 ~ 109）	3 级（收缩压 ≥180 或舒张压 ≥110）
Ⅰ 无其他危险因素	低危	中危	高危
Ⅱ 1 ~ 2 个危险因素	中危	中危	极高危
Ⅲ ≥ 3 个危险因素，或糖尿病，或靶器官损害	高危	高危	极高危
Ⅳ 有并发症	极高危	极高危	极高危

1. **低度危险组** 治疗以改善生活方式为主，如 6 个月后无效，再给药物治疗。
2. **中度危险组** 治疗除改善生活方式外，给予药物治疗。
3. **高度危险组** 必须药物治疗。
4. **极高危险组** 必须尽快给予强化治疗。

一、非药物治疗

适用于各级高血压患者。第 1 级高血压如无糖尿病、靶器官损害即以此为主要治疗。

非药物治疗包括改善生活方式，消除不利于心理和身体健康的行为和习惯，以达到减少高血压以及其他心血管病的发病危险。具体内容包括限制钠盐、合理膳食（减少膳食脂肪、补充适量优质蛋白质，注意补充钾和钙，多吃蔬菜和水果等）、控制体重、戒烟、限制饮酒、适当运动、保持乐观心态和充足的睡眠，减轻精神压力，保持心理平衡等。

二、药物治疗

目前常用降压药物可有下列几类：

（一）利尿剂（diuretics）

利尿剂可使细胞外液容量降低，心排血量降低，并通过利钠作用使血压下降。适用于轻、中度高血压，尤其适宜于老年人收缩期高血压及心力衰竭伴高血压的治疗。

1. 噻嗪类　①氢氯噻嗪：每次 6.25～25mg，每天 1 次，口服；②氯噻酮：每次 12.5～25mg，每天 1 次。该类药物易引起低血钾及血糖、血尿酸、血胆固醇增高，因此糖尿病及高脂血症患者应慎用，痛风患者禁用。

2. 袢利尿剂　呋塞米：每次 20～40mg，每天 1～2 次。利尿作用强而迅速，可致低血钾、低血压，可用于高血压并肾功能不全者。

3. 保钾利尿剂　①螺内酯：每次 20～40mg，每天 1～2 次；②氨苯蝶啶：每次 50mg，每天 1～2 次。本类药物可引起高血钾，不宜与血管紧张素转化酶抑制剂合用，有肾功能不全者禁用。

此外吲达帕胺（寿比山）兼有利尿及钙拮抗作用，能有效降压，它可从肾外（胆汁）排出，可用于肾衰竭患者，对糖和血脂无影响，对心脏有保护作用。常用量每次 2.5～5mg，每天 1 次。

（二）β 受体阻滞剂（beta blockers）

可使心排血量降低，抑制肾素释放并通过交感神经突触前膜阻滞使神经递质（去甲肾上腺素、肾上腺素）释放减少，从而达到降低血压的目的。适用于轻、中度高血压患者，尤其是心率较快的中青年患者或合并有心绞痛、心肌梗死后的高血压患者。目前常用的制剂是：①美托洛尔（倍他乐克）：每次 25～50mg，每天 2 次；②阿替洛尔（氨酰心安）：每次 12.5～50mg，每天 1～2 次；③倍他洛尔：每次 10～20mg，每天 1 次；④比索洛尔（康可）：每次 5～10mg，每天 1 次；⑤卡维地洛（兼有 α 受体阻滞作用）：每次 12.5～25mg，每天 1～2 次。

（三）钙拮抗剂（calcium channel blocker，CCB）

CCB 能阻滞钙离子 L 型通道，抑制血管平滑肌及心肌钙离子内流，导致心肌收缩力降低、血管平滑肌松弛、血管扩张而降低血压。钙拮抗剂降压迅速，作用稳定，因而可用于中、重度高血压的治疗，尤适用于老年人收缩期高血压的治疗。CCB 有维拉帕米、地尔硫䓬和二氢吡啶类 3 种。前两者尚有抑制心肌收缩及自律性和传导性，因此不宜应用于心力衰竭、窦房结功能低下、心脏传导阻滞患者。而二氢吡啶近年来发展迅速，常用的制剂有：①硝苯地平控释片：每次 30～60mg，每天 1 次或硝苯地平缓释片每次 10～20mg，每天 2 次；②硝苯地平：每次 5～20mg，每天 3 次；③尼群地平：每次 10mg，每天 2 次；④非洛地平：每次 2.5～10mg，每天 1 次；⑤氨氯地平：每次 5～10mg，每天 1 次；⑥拉西地平：每次 4～6mg，每天 1 次。本类药物的不良反应主要是对心肌收缩力和心脏传导系统有一定的抑制作用。其中如硝苯地平由于血管扩张，引起反射性交感神经兴奋，出现心率快、充血、潮红、头痛、下肢浮肿等不良反应，尤以短效制剂明显，故不宜用于长期治疗，而长效制剂上述不良反应显著减少，可用于长期治疗。

（四）血管紧张素转化酶抑制剂（ACE inhibitors，ACEI）

其抗高血压的机制主要是通过抑制血管紧张素转化酶而使血管紧张素Ⅱ（ATⅡ）生成减少，同时抑制激肽酶减慢缓激肽降解，增加前列腺素合成，调节或降低肾上腺素能活性，抑制醛固酮的分泌而起到降压作用。此外，还有助于恢复血管内皮功能，使内皮舒张因子（EDRF、NO）生成增加。ACEI除有较强的降压作用外，还能逆转血管壁和心脏的不良重塑（心血管重构）恢复其结构和功能，并能改善胰岛素抵抗，对糖、脂肪等代谢无不良作用。目前ACEI主要用于各种类型高血压及各种程度的高血压。妊娠高血压和肾动脉狭窄、严重肾功能衰竭、高血钾者禁用。常用药物：①卡托普利（巯甲丙脯酸）：每次12.5～50 mg，每天2～3次；②依那普利：每次5～10 mg，每天2次；③贝那普利：每次10～20 mg，每天1次；④赖诺普利：每次10～20mg，每天1次；⑤雷米普利：每次1.25～10mg，每天1次；⑥福辛普利：每次10～40mg，每天1次；⑦西拉普利：每次2.5～5mg，每天1次；⑧培哚普利：每次4～8mg，每天1次。

ACEI常见的不良反应为干咳，停用后即可消失，少数患者有荨麻疹及血管神经性水肿，由于缓激肽降解减少所致。

（五）血管紧张素Ⅱ受体拮抗剂（angiotensinⅡ antagonist，angiotensinⅡ receptor blocker）

通过对血管紧张素Ⅱ受体亚型AT_1的拮抗，从受体水平阻断ATⅡ的收缩血管、水钠潴留及组织重构等不良作用，从而使血管扩张、血压下降，同时还有保护肾功能、延缓肾病进展、逆转左室肥厚、抗血管重塑等作用。其适应证与ACEI相同。本类药物降压平稳，可与大多数药物合用。目前临床上常用的药物是：①氯沙坦：每次25～100mg，每天1次；②缬沙坦：每次80mg～160mg，每天1次；③伊贝沙坦：每次150mg～300mg，每天1次；④次地沙坦：每次8～16mg，每天1次。

此类药物不良反应短暂而轻微，主要有轻微头痛、头晕及水肿；极少有干咳，明显优于ACEI，偶有高血钾。

（六）α受体阻滞剂（alpha blockers）

临床主要用选择性α_1受体阻滞剂治疗高血压，它是通过对突触后α_1受体阻滞，对抗去甲肾上腺素的血管收缩作用，扩张动脉和静脉而降压，降压效果确切，对血糖、血脂代谢无不良影响。它适用于各种类型高血压病和高血压合并心力衰竭、慢性肾损害、糖尿病、高脂血症、前列腺肥大的患者。α受体阻滞剂最重要的不良反应是首剂低血压反应、体位性低血压及耐药性，使其应用受到限制。常用药物：①哌唑嗪：每次0.5～2 mg，每天3次；②特拉唑嗪：每次1～8mg，每天1次。α受体阻滞剂可与β受体阻滞剂、钙拮抗剂、利尿剂合用，以加强疗效，减少不良反应。也可与血管紧张素转换酶抑制剂、血管紧张素Ⅱ受体阻带剂合用。

（七）其他

可乐定、甲基多巴、呱乙啶、利血平、肼屈嗪、长压定等药，但因其不良反应较多，无心脏、代谢保护作用，目前临床已很少应用。复方罗布麻片、复方降压片等降压作用温和、价格低廉，仍在一定范围使用，但有一定不良反应，有关药理、代谢及对心、脑、肾的保护作用尚缺乏深入研究，因此未推荐为一线用药。

三、降压药物的选择和应用

（一）用药选择

1. 合并脑血管病　降压应缓慢、平稳，不减少脑血流量，避免或减少再次发生脑卒中。可选择 ARB、CCB、ACEI 或利尿剂，从小剂量开始，缓慢增加剂量，必要时联合治疗。

2. 合并冠心病　高血压合并稳定型心绞痛者选择 β 受体阻滞剂和长效钙拮抗剂；曾心梗者选择 ACEI 和 β 受体阻滞剂。

3. 合并心力衰竭　高血压合并左室舒张功能不全者，应选择 ACEI 和 β 受体阻滞剂；有心力衰竭症状者，应使用 ACEI 或 ARB、β 受体滞剂（美托洛尔、比索洛尔或卡维地洛）、利尿剂。

4. 合并糖尿病　首先考虑选用 ACEI 或 ARB，也可选用长效 CCB，常需联合用药。

5. 合并慢性肾功能衰竭　一般需用一种以上，甚至三种药物方能使血压达标（当尿蛋白 > 1g/d 时，血压目标应为 < 125/75mmHg），首选 ACEI 或 ARB，常与 CCB、小剂量利尿剂、β 受体阻滞剂联合应用。

6. 高血压伴高脂血症　用 CCB、ACEI，不宜用 β 受体阻滞剂及利尿剂。

7. 高血压伴妊娠　可用 CCB、β 受体阻滞剂，不宜用 ACEI、AT Ⅱ 受体阻滞剂。

8. 中年舒张期高血压　可选用长效 CCB、ACEI 或 α_1 受体阻滞剂。

9. 其他　合并支气管哮喘、抑郁症、糖尿病者不宜用 β 受体阻滞剂；痛风不宜用利尿剂；心脏传导阻滞者不宜用 β 受体阻滞剂及非二氢吡啶类 CCB。

（二）降压目标及应用方法

高血压患者的主要治疗目标为达到最大降低心血管总危险，应去除或治疗所有已知的可逆危险因素（如吸烟、高胆固醇、糖尿病、伴随的临床情况及高血压本身）。因为心血管危险即心、脑、肾并发症与高血压的关系呈连续性，因此，降压治疗目标应该恢复血压至正常水平（120/80 mmHg），至少 < 140/90mmHg，对于中青年患者（< 60 岁）高血压合并糖尿病或慢性肾脏病合并高血压患者，血压控制目标 < 130/80mmHg；老年患者的血压至少应达到"正常高限（130 ~ 139/85 ~ 89 mmHg）"。

高血压病通常需终身治疗。经过降压药物治疗后，血压得到满意控制时，可以逐渐减少降压药的剂量，但一般仍需长期用药，不能中止治疗或突然停药，否则，血压会继续升高或发生停药综合征（血压迅速升高、心悸、烦躁、多汗、心动过速等），合并冠状动脉粥样硬化性心脏病者，可出现心肌缺血发作及严重心律失常。

应用方法：①治疗时使用的药物应从小剂量（最低剂量）开始，力争减少不良反应。试用 2 ~ 3 周后，如降压效果满意可继续应用，如血压未能满意控制可增加剂量或换用其他药物。②合理联合用药，可减少药物剂量、减少不良反应而增强降压作用。较好的联合用药是：利尿剂 + β 受体阻滞剂；利尿剂 + ACEI 或 ARB；CCB（双氢吡啶类）+ β 受体阻滞剂；

CCB（双氢吡啶类）＋ACEI 或 ARB；α 受体阻滞剂＋β 受体阻滞剂；钙拮抗剂＋利尿剂。③尽可能用每天一次的长效制剂，24 小时有效，这些药物可提高治疗的依从性及减少血压的变异性，结果使血压控制更平稳持续，因此可提供更强的保护，防止主要心血管事件危险及靶器官损伤进展。④要求在白昼及夜间均稳定降压，可用动态血压方法监测。

四、难治性高血压的治疗

约 10% 的高血压患者在应用改善生活方式和包括利尿剂在内的合适剂量的 3 种以上抗高血压药治疗的措施，血压仍未达到目标水平时，称为难治性高血压或顽固性高血压。在处理方面，首先找出难治性高血压的可能原因（如血压测量错误、治疗依从性差、仍在应用升压药物、改善生活方式失效、容量负荷过重、胰岛素抵抗、继发性高血压等）并进行处理，如果依然不能控制血压，可停用现有降压药，严密监测血压，重新开始新的治疗方案，有助于打断这种恶性循环。

五、高血压危象的治疗

（一）迅速降压

降压目标是 1 小时使平均动脉血压迅速下降但不超过 25%，在以后的 2～6 小时内血压降至约 160/100～110mmHg，血压过度降低可引起肾、脑、或冠脉缺血。一般以静脉给药最为适宜。常用的降压药物有：①硝普钠：50～100mg 加入 5% 葡萄糖液 500ml 内，以 10～25μg/min 速率避光静脉滴注。开始 10μg/min，密切观察血压，每 5～10 分钟可增加 5μg/min，直到血压控制满意后维持；②硝酸甘油：25mg 加入 5% 葡萄糖液 500ml 中，以 5～10μg/min 静脉滴注，每 5～10 分钟增加 5～10μg/min 至 20～50μg/min；③尼卡地平：静脉滴注从 0.5μg/（kg·min）开始，密切观察血压，逐步增加剂量，可用至 6μg/（kg·min）；④乌拉地尔：为 $α_1$ 受体阻滞剂，用于高血压危象的剂量为 10～50mg 静脉注射（通常用 25mg），如血压无明显降低，可重复注射，然后给予 50～100mg 于 100ml 液体内静脉滴注维持，速度为 0.4～2mg/min，根据血压调节滴速；⑤卡托普利：25mg 舌下含服；⑥拉贝洛尔：50mg 加入 5% 葡萄糖液 40ml 中以 5mg/min 速度静脉注射，注射完后 15 分钟无效者，可重复注射，3 次无效则停用。也可以 0.5～2mg/min 速率静脉滴注。

（二）降低颅内压

1. 呋塞米 20～80mg 静脉注射。

2. 20% 甘露醇 250ml，30 分钟内静脉滴入，每 4～6 小时 1 次。

（三）制止抽搐

可选用下列其中一项治疗方法：①地西泮（安定）10～20mg 缓慢静脉注射；②苯巴比妥 0.1～0.2g 肌肉注射；③10% 水合氯醛 10～15ml 保留灌肠。

【预防】

1. 针对某些发病因素进行预防，同时对高血压导致的靶器官损害并发症进行二级预防。

2. 健康教育及提倡健康生活方式防治高血压；精神乐观，注意劳逸结合，保证充足睡眠；限酒戒烟，自我节制，平衡生活；控制体重选择健康的饮食，即低热量、高营养的食物，少油、少糖、少盐；每天坚持规律的有氧运动，如步行、慢跑、游泳、骑车等。

3. 定期健康检查或积极开展大规模人群普查，及早发现、及早治疗。

4. 对高血压病患者群进行长期随访。

第十六章

冠状动脉粥样硬化性心脏病

冠状动脉粥样硬化性心脏病（coronary atherosclerotic heart disease）是指冠状动脉粥样硬化使管腔狭窄或阻塞导致心肌缺血缺氧而引起的心脏病，它与冠状动脉痉挛一起，统称为冠状动脉性心脏病（coronary heart disease），简称冠心病，亦称缺血性心脏病（ischemic heart disease）。本病多发生于 40 岁以上，男性多于女性，脑力劳动者居多。在欧美国家本病极为常见。在我国，近年来本病患病率有明显上升趋势，是危害人民健康的常见病。

冠心病的病因是冠状动脉粥样硬化，其原因尚未完全明了，但与下列因素有关：①血脂异常；②高血压；③吸烟；④糖尿病或糖耐量异常；⑤性别；⑥年龄；⑦肥胖；⑧长期精神紧张；⑨遗传因素。以前 4 条更为重要。

对动脉粥样硬化的发病机制，曾有多种学说从不同角度来阐述。近年来动脉粥样硬化的损伤反应学说不断被修改和充实，目前多数学者支持这种学说。该学说认为，长期高脂血症导致胆固醇和氧化修饰低密度脂蛋白（oxLDL）等对动脉内皮产生损伤，单核细胞黏附在内皮细胞上的数量增多，并移入内膜下成为巨噬细胞，通过清道夫受体吞噬修饰的或氧化的 LDL，转变为泡沫细胞。由巨噬细胞合成和分泌多种细胞生长因子，如血小板源生长因子、成纤维细胞生长因子、内皮细胞生长因子和转化生长因子。这些细胞生长因子共同作用，促使脂肪条纹演变为纤维脂肪病变，再发展为纤维斑块。

动脉内皮损伤，血小板黏附于内膜，形成附壁血栓，血小板释出强力的生长因子，包括巨噬细胞释出的上述 4 种因子，进入动脉壁，使平滑肌细胞增生而促发动脉粥样硬化。上述机制也是冠心病的主要发病机制。

近年提出的急性冠脉综合征（acute coronary syndrome，ACS）是一组综合病征，包括不稳定型心绞痛（unstable angina，UA）、非 ST 段抬高型心肌梗死（NSTEMI）和 ST 段抬高型心肌梗死（STEMI）。它们共同的病理基础是不稳定的粥样斑块发生各种变化，如斑块内出血使其迅速增大或斑块纤维帽破裂，局部血小板激活聚集形成血栓，血管发生痉挛等引起冠脉不完全或完全性阻塞，此时患者发生严重的胸痛等表现，需紧急处理。急性冠脉综合征的这种分类，有利于提高对胸痛的重视，进行密切的观察和危险分层，及时做出正确的诊治，使患者病情稳定逆转，从而降低死亡率。

目前国际上根据冠心病临床特点将其分为 5 种类型：①无症状型；②心绞痛型；③心肌梗死型；④缺血性心肌病型；⑤猝死型。本章仅述心绞痛和急性心肌梗死。

第一节 心绞痛

心绞痛（angina pectoris）是指因冠状动脉供血不足，心肌急剧、短暂缺血缺氧所致，出现以发作性胸骨后或心前区疼痛为主要表现的临床综合征。劳累、情绪激动等可诱发。除冠状动脉粥样硬化外，其他如主动脉瓣狭窄或关闭不全、梅毒性主动脉炎、原发性肥厚型心肌病、先天性冠状动脉畸形、风湿性冠状动脉炎等亦能引起。

【发病机制】

当心脏负荷突然增加，需血量增多，超过了冠状动脉供血的代偿能力；或需血量虽不增多，但冠脉痉挛，减少了供血量，或上述因素同时存在，都可引起心脏急剧、暂时缺血缺氧而发生心绞痛。产生疼痛感觉的直接因素可能是由于心肌缺血缺氧时，过多的代谢产物如乳酸、丙酮酸、磷酸等酸性物质及多肽类物质，刺激心脏内自主神经的传入纤维末梢，经 1～5 胸交感神经节和相应的脊髓段传至大脑而产生痛觉。且可反映在与自主神经进入水平相同的脊髓段的脊神经所分布的皮肤区域，即胸骨后、两臂前内侧及小指，多在左侧。

【病理解剖和病理生理】

心绞痛患者至少有一支冠状动脉的主支管腔显著狭窄达横切面的75%以上。有侧支循环形成者，则有关的冠状动脉阻塞更严重。另一方面，对冠状动脉造影，发现15%的心绞痛患者，其冠状动脉的主要分支无明显狭窄，提示患者的心肌血供和氧供不足可能是冠状动脉痉挛、冠状循环的小动脉病变、血红蛋白和氧的解离异常、交感神经过度活动、儿茶酚胺分泌过多或心肌代谢异常等所致。心绞痛发作时可有左室收缩和舒张功能障碍的病理生理变化。左心室壁可呈收缩不协调或部分心室壁有收缩减弱的现象。

【临床表现】

一、典型心绞痛

有 5 个特点。

1. 诱因　体力劳动、情绪激动、饱食、寒冷、心动过速等可诱发。

2. 部位　在胸骨体上段或中段后方，可放射至左肩、左臂内侧达无名指和小指，或至咽、颈及下颌部。

3. 性质　常为压迫、憋闷、紧缩感。

4. 持续时间　历时短暂，一般为 3～5 分钟，很少超过 15 分钟。

5. 缓解方式　去除诱因和（或）舌下含服硝酸甘油可迅速缓解。

二、不典型心绞痛

不典型心绞痛是指典型心绞痛的 5 个特点中某些表现不典型，如胸痛部位不在胸骨后，而在上腹部、左或右胸、颈、下颌及牙齿等；性质不典型，表现为烧灼感、闷胀感等。

三、体征

发作时常有心率增快、血压升高、皮肤湿冷、出汗等。有时可出现第四心音或第三心音奔马律；暂时性心尖部收缩期杂音，第二心音分裂及交替脉。

【辅助检查】

1. X 线检查　多无异常或见心影增大。

2. 心电图（ECG）　约有半数心绞痛患者，在未发作时的 ECG 正常，部分患者可有 ST 段下移和（或）T 波倒置，各种早搏、房室或束支传导阻滞等心律失常。极少数可有陈旧性心肌梗死的表现。运动负荷试验、动态心电图（Holter）或心绞痛发作时的 ECG 记录，大部分可有特征性的缺血图形，即在以 R 波为主的导联中 ST 段呈水平型下移和（或）T 波倒置；变异型心绞痛发作时则相关导联 ST 段呈弓背向上抬高，发作过后数分钟内逐渐恢复。

3. 放射性核素检查　多采用^{201}Tl（铊）- 心肌显像或兼作负荷试验，因心肌摄取^{201}Tl 的量与心肌血流成正比，故缺血或坏死心肌表现为放射性稀疏或缺损区。3 小时后再分布，如为心肌缺血引起的稀疏或缺损则消失，如为心肌梗死则缺损区持续存在。用^{201}Tl 负荷试验，可检出静息时心肌无缺血的患者。

4. 冠状动脉造影　主要指征：①经内科治疗无效的心绞痛，需明确冠状动脉病变情况以考虑介入治疗或旁路移植术；②胸痛似心绞痛而不能确诊者。通过造影可发现各支动脉狭窄性病变的部位并估计其程度。一般认为管腔狭窄大于 70% ~ 75% 可确诊，狭窄在 50% ~ 70% 者也有一定的意义。对冠心病具有确诊的价值。

5. 其他检查　超声心动图可探测到缺血区室壁运动异常。冠状动脉内超声显像可显示血管壁的粥样硬化病变。血管镜检查也已用于冠脉病变的诊断。

【诊断与鉴别诊断】

根据典型的发作特点和体征，结合实验室检查及冠心病易患因素，除外其他原因所致的心绞痛，一般即可诊断。

一、心绞痛的分型诊断

（一）劳累性心绞痛

劳累性心绞痛是由体力劳累、情绪激动或其他增加心肌需氧量的情况所诱发，休息或舌下含用硝酸甘油后可迅速消失。包括：

1. 稳定型心绞痛（stable angina pectoris）　最常见，指劳累性心绞痛发作的性质在 1 ~ 3 个月内无改变，即每天和每周发作次数大致相同，诱发疼痛的劳累和情绪激动程度相同，每次发作的性质和部位无改变，疼痛时限相仿（3 ~ 5 分钟），用硝酸甘油后，也在相同时间内发生疗效。

2. 初发型心绞痛（initial onset angina pectoris）　过去未发生过心绞痛或心肌梗死，初次发生劳累性心绞痛时间未到 1 个月。有过稳定型心绞痛者已数月不发生疼痛，现再次发生，时间未到 1 个月也可列入本型。

3. 恶化型心绞痛（accelerated angina pectoris）　原为稳定型心绞痛，在 3 个月内疼痛的频率、程度、时限、诱因经常变动，进行性恶化。可发展为心肌梗死或猝死，也可逐渐恢复为稳定型。

（二）自发性心绞痛

特点为疼痛发生与体力或脑力活动引起心肌需氧量增加无明显关系，与冠脉血流贮备量减少有关。疼痛程度较重，时限较长，含用硝酸甘油不易缓解。包括：

1. 卧位型心绞痛（angina decubitus）　休息或熟睡时发生，常在半夜、偶在午睡时发生，不易被硝酸甘油缓解。可能与做梦、夜间血压降低或发生未被察觉的左心衰竭，以致狭窄的冠脉远端心肌灌注不足有关。也可能因平卧时静脉回流增加，心脏做功和需氧增加引起。可发展为心肌梗死或猝死。

2. 变异型心绞痛（Prinzmetal's variant angina pectoris）　临床表现与卧位型心绞痛相似，但发作时心电图示有关导联 ST 段抬高，与之对应的导联 ST 段可压低。为冠脉突然痉挛所致。易发生心肌梗死。

3. 急性冠状动脉功能不全（acute coronary insufficiency）　亦称中间综合征。在休息或睡眠时发生，历时较长，达 30 分钟到 1 小时或以上，但无心肌梗死的客观证据，常为心肌梗死的前奏。

4. 梗死后心绞痛（postinfarction angina pectoris）　是急性心肌梗死（AMI）发生后 1 个月内又出现的心绞痛。由于供血的冠脉阻塞，发生心肌梗死，但心肌尚未完全坏死，一部分未坏死的心肌处于严重缺血状态下又发生疼痛，随时有再梗死可能。

（三）混合性心绞痛

特点是既在心肌需氧量增加时发生心绞痛，也可在心肌需氧量无明显增加时发生心绞痛。

不稳定型心绞痛（unstable angiona，UA）是指上述除稳定型心绞痛以外的所有类型的心绞痛，介于稳定型心绞痛与急性心肌梗死之间的临床状态。临床上心绞痛的分型逐渐以稳定型与不稳定型进行分类。不稳定型心绞痛是在粥样硬化病变的基础上继发病理改变，如冠状动脉内膜下出血、斑块破裂、破损处血小板与纤维蛋白凝集形成血栓、冠状动脉痉挛以及远端小血管栓塞引起的急性或亚急性心肌供氧减少所致的急性冠脉综合征中的常见类型。原有稳定的阻塞性冠状动脉病变者在贫血、感染、甲状腺功能亢进或心律失常时诱发不稳定型心绞痛，称之为继发性不稳定型心绞痛。不稳定型心绞痛常表现为：诱发心绞痛的体力活动阈值突然或持久的降低；心绞痛发作的频率、严重程度和持续时间明显增加；胸痛放射至附近的或新的部位；发作时伴有新的相关特征，如恶心、呕吐、出汗、心悸或呼吸困难；硝酸酯类药物缓解作用减弱。

二、鉴别诊断

1. 心脏神经症　胸痛为短暂（几秒钟）的刺痛或持续（几小时）的隐痛，部位多在左胸乳房下或常有变动，多出现于劳累过后而不在当时，轻体力活动反觉舒服，有时可耐受较重劳动而不发生胸痛或胸闷。常伴有叹息性呼吸，发作时无心电图改变，含硝酸甘油不能缓解。常伴有心悸、乏力、失眠等其他神经症状。

2. 急性心肌梗死 详见本章第二节"急性心肌梗死"。

3. 肋间神经痛 疼痛常沿肋间分布，不一定局限在前胸，为刺痛或灼痛，多为持续性，用力呼吸、咳嗽、转动身体可加重疼痛。

4. 肌肉、骨、关节疾病 胸肌劳损、颈椎病、胸椎病、肩关节及周围韧带病变、肋软骨炎等均可出现类似心绞痛症状，但这些病变都有局部压痛，疼痛常与某些姿势及动作有关，仔细的局部体检和 X 线检查常可明确诊断。

5. 胆系和上消化道病变 如贲门痉挛、胆囊炎、胆石症、消化性溃疡等。贲门痉挛多发生于饮食过快时，与劳力无关。消化性溃疡有与进餐时间相关的规律性，且疼痛时间较长。胆囊炎和胆石症均有局部压痛，需注意同时有胆系疾患和心绞痛，胆绞痛又能引起心绞痛发作，必须仔细诊断。

6. 其他疾病 严重的主动脉瓣狭窄或关闭不全，冠状动脉口狭窄或闭塞，肥厚型心肌病等均可引起心绞痛。应根据其他临床表现进行鉴别。

【治疗】

一、稳定型心绞痛的防治

治疗原则是消除诱因，提高冠状动脉的供血量，降低心肌耗氧量，同时治疗动脉粥样硬化。

（一）发作时的治疗

目的为迅速终止发作。

1. 休息 立即停止活动，去除诱因。

2. 药物治疗 主要使用硝酸酯制剂。药理作用：①扩张冠脉，降低阻力，增加冠脉循环血流量；②扩张周围血管，减少静脉回心血量，降低心室容量、心腔内压、心排血量和血压，减低心脏前后负荷；③减低心肌耗氧量。不良反应：头昏、头胀痛、头部跳动感、面红、心悸等，偶有血压下降。禁忌证：青光眼、低血压、颅内压增高等。

（1）硝酸甘油（nitroglycerin） 0.3～0.6mg，舌下含化。1～2 分钟起效，0.5 小时后消失；必要时可重复使用。可迅速耐药，停用 10 小时以上可恢复。

（2）硝酸异山梨酯（isosorbide dinitrate，消心痛） 5～10mg，舌下含化。2～3 分钟起效，作用维持 2～3 小时。

（3）亚硝酸异戊酯（amyl nitrite） 为极易气化的液体，每安瓿 0.2ml，用时以手帕包裹敲碎立即自鼻吸入。约 10～15 秒起效，数分钟消失。

对于变异型心绞痛可立即舌下含化硝苯地平 5～10mg，也可与硝酸甘油合用。

（二）缓解期的治疗

目的为防止复发，改善冠脉循环。

1. 硝酸酯制剂　常用制剂：①硝酸异山梨酯 5 ~ 20mg，每天 3 次；②单硝酸异山梨酯 20 ~ 40mg，每天2 ~ 3 次；③其他：硝酸酯类尚有静脉滴注、口腔和皮肤喷雾剂、皮肤贴片等制剂。

2. β 受体阻滞剂　药理作用：阻断拟交感胺类对心脏受体的作用，减慢心率，降低血压，减低心肌收缩力和氧耗量，缓解心绞痛的发作。使非缺血的心肌区小动脉收缩，故增加缺血区的血流量，改善心肌代谢，抑制血小板聚集。与硝酸酯类有协同作用。常用制剂：①普萘洛尔（propranolol）10mg，每天 2 ~ 3 次，逐步加量至 100 ~ 200mg/d；②美托洛尔（metoprolol）25 ~ 50mg，每天 3 次；③索他洛尔（sotalol）20mg，每天 3 次。不良反应：虽使心肌收缩力降低，但利远大于弊，小剂量开始。哮喘患者禁用。

3. 钙拮抗剂　药理作用：抑制钙离子进入细胞内，因而抑制心肌收缩，减少氧耗；扩张冠状动脉，解除冠脉痉挛；扩张周围血管，降低动脉压，减轻心脏负荷；降低血黏度。常用制剂：①维拉帕米（verapamil）80mg，每天 3 次；或缓释剂 240mg，每天1 次。②硝苯地平（nifedipine）10 ~ 20mg，每天 3 次；其缓释剂 20 ~ 40mg，每天 1 ~ 2 次。③地尔硫草（diltiazem）30 ~ 60mg，每天 3 次；其缓释剂 45 ~ 90 mg，每天 2 次。目前推荐使用缓释、控释和长效制剂。不良反应：头痛、头晕、乏力、血压下降、心率加快等。

4. 其他　①低分子右旋糖酐注射液 250 ~ 500ml/d，静脉滴注，14 ~ 30 天为一疗程。②高压氧治疗。③体外反搏。④心绞痛发作时血液多呈高凝状态，多种凝血因子及血小板活化因子被激活，因此，需使用抗凝药物。常用：肝素钠（heparin natrium）100 ~ 200mg 静脉滴注，每天 1 次；或肝素钙（heparin calcium）7500U 皮下注射，每天 2 ~ 3 次。近年用低分子肝素，0.3 ~ 0.4ml 皮下注射，每天 2 次。⑤抗血小板聚集药物，阿司匹林（aspirin）50 ~ 100mg，每天 1 次；双嘧达莫（dipyridamole）25 ~ 50mg，每天 3 ~ 4 次；噻氯匹啶（ticropidine）0.25g，每天 1 次；氯吡格雷（clopidogrel）首次剂量 300mg，以后 75mg，每天 1 次。

（三）经皮穿刺腔内冠状动脉成形术（percutaneous transluminal coronary angioplasty，PTCA）

冠状动脉内支架安置术、冠状动脉内激光成形术、冠状动脉内旋切或旋磨术、冠状动脉内超声成形术，详见第十三章。

（四）主动脉 – 冠状动脉旁路移植术（coronary artery bypass grafting，CABG）

取自身动脉或静脉血管，一端吻合在主动脉，另一端与病变冠状动脉段的远端吻合。

二、不稳定型心绞痛的防治

大部分不稳定心绞痛患者应住院，并立即开始抗心肌缺血治疗。

1. 一般治疗　卧床休息，心电监测。发作期应吸入纯氧，使血氧饱和度在 90% 以上。必要时予以小剂量镇静剂和抗焦虑药物。剧痛者可予吗啡。

2. 缓解疼痛　硝酸酯类药物，可选择口服、舌下含服、经皮肤或静脉给药，用短效或长效制剂。如无禁忌证应及早开始应用 β 受体阻滞剂，口服剂量应个体化。钙拮抗剂可作为次选药物，但治疗变异型心绞痛则疗效最佳，以选用非二氢吡啶类钙拮抗剂为优。

3. 抗血栓药物　肝素首先 80U/kg 静注，以后 18U/（kg·h）静滴维持，治疗过程中需根据部分激活凝血酶时间（APTT）调整肝素用量。低分子肝素有依诺肝素（enoparin）40mg 或法安明（fragmin）5000～7500U，每 12 小时 1 次。

4. 抗血小板凝集药物　阿司匹林 75～325mg，每天 1 次，或氯吡格雷（剂量同前）等。

5. 其他　有条件的医院应行急诊冠脉造影，选择恰当的介入治疗或外科手术治疗。

近年大规模临床研究发现，ACEI 和他汀类制剂可以降低病人死亡率及心血管事件发生率，是长期治疗不可缺少的手段。

第二节　急性心肌梗死

急性心肌梗死（acute myocardial infarction，AMI）是指冠状动脉供血急剧减少或中断，使相应部分的心肌因严重持久性缺血而发生局部坏死。临床上有剧烈而较持久的胸骨后疼痛、发热、白细胞计数和心肌酶增高及进行性 ECG 变化，可发生心律失常、休克、心力衰竭，甚至猝死。近年我国发病率有明显增高的趋势。

【发病机制】

由于冠状动脉粥样硬化，管腔内血栓形成、粥样斑块破溃、粥样斑块内或其下发生出血、血管持久地痉挛，致使冠状动脉严重狭窄、闭塞。当血供急剧减少或中断，而侧支循环尚未充分建立，使心肌严重而持久地缺血，即可发生 AMI。重体力活动、情绪过分激动、血压急剧升高（心肌需氧量猛增）、休克、脱水、出血、外科手术或严重心律失常（冠状动脉灌流量锐减）等常是 AMI 发生的诱因。

【病理】

一、冠状动脉病变

冠状动脉有弥漫广泛的粥样硬化病变，至少 1 支，也可多支受累，使管腔狭窄，多数横切面积减少 75% 以上。管腔完全闭塞者约半数以上有血栓形成。心肌梗死部位与闭塞的冠脉供血区相一致，依次为：

1. 左冠状动脉前降支闭塞　示左心室前壁、心尖部、下侧壁、前间隔和二尖瓣前乳头肌梗死。

2. 右冠状动脉闭塞　示左心室膈面（右冠状动脉占优势时）、后间隔和右心室梗死，并可累及窦房结和房室结。

3. 左冠状动脉回旋支闭塞　示左心室高侧壁、膈面（左冠状动脉占优势时）和左心房梗死，可累及房室结。

4. 左冠状动脉主干闭塞　示左心室广泛梗死。

二、心肌病变

急性期时，心肌因缺氧致凝固性坏死，坏死组织周围出现炎症反应。病变常从心室壁的内膜和中层开始，再发展到外层心肌。坏死组织 1 ~ 2 周后开始吸收，并逐渐纤维化；6 ~ 8 周后形成瘢痕而愈合，称为陈旧性心肌梗死。如坏死未及心室壁厚度的 1/2，称为心内膜下心肌梗死，心电图中无 Q 波，又称无 Q 波心肌梗死；如坏死达心室壁全层或大部分，称为透壁性心肌梗死，心电图中有 Q 波，又称有 Q 波心肌梗死。在心腔内压力的作用下，坏死的心室壁可产生心脏破裂（心室游离壁破裂、心室间隔穿孔或乳头肌断裂）或逐渐形成室壁瘤。

【临床表现】

一、先兆

50% 以上患者 在发生 AMI 前有先兆症状，其中最常见的是原有的稳定型心绞痛变为不稳定型；或既往无心绞痛，突然出现心绞痛，且发作频繁，性质较剧，持续较久，硝酸甘油疗效差，诱发因素不明显等。若能根据先兆症状及时诊断并住院治疗，可使部分患者避免发生 AMI。

二、症状

1. 疼痛 疼痛为最早出现和最突出的症状，部位、性质与心绞痛相似，程度更剧烈，持续时间更长，可达数小时或数天，多无诱因，休息和含服硝酸甘油多不能缓解。患者常有烦躁不安、出汗、恐惧、濒死感，少数无疼痛，一开始即表现为休克或急性心力衰竭。部分患者疼痛性质和部位不典型，疼痛可位于上腹部，易被误认为急腹症。

2. 心律失常 多发生于起病 1 ~ 2 周内，在 24 小时内最多见。以室性心律失常最多，若室早频发、多源、成对出现或呈短阵室性心动过速，且有 R on T 现象，常为心室颤动先兆。房室传导阻滞和束支传导阻滞也较多见。

3. 低血压和休克 疼痛时可有血压下降，若疼痛缓解后而收缩压仍低于 80mmHg，有烦躁不安，面色苍白，皮肤湿冷，脉细而快，大汗淋漓，尿量减少，神志迟钝，甚至昏厥者，则为心源性休克。

4. 心力衰竭 主要是急性左心衰竭，可在最初几天内发生，为梗死后心脏舒缩功能显著减弱或室壁运动不协调所致，随后可发生右心衰竭。部分右心室心肌梗死开始即可出现右心衰竭。

5. 胃肠道症状 疼痛剧烈时，常伴有恶心、呕吐、上腹胀痛和肠胀气，与迷走神经受坏死心肌刺激和心排血量降低、组织灌注不足等有关。

6. 其他症状 多数患者发病后 24 ~ 48 小时出现发热，由坏死物质吸收引起，程度与梗死范围呈正相关，体温一般在 38℃ 左右，持续约 1 周。还可有出汗、头晕、乏力等表现。

三、体征

1. 心脏体征　心脏浊音界可轻至中度增大；心率可增快或减慢；心尖区第一心音减弱；可出现第四心音及第三心音奔马律；10%～20%的患者第2～3天出现心包摩擦音，为反应性纤维蛋白性心包炎所致；心尖区可出现粗糙的收缩期杂音或伴有收缩中晚期喀喇音，为二尖瓣乳头肌功能失调或断裂所致；可有各种心律失常。

2. 血压　早期可增高，以后几乎均降低。

3. 其他　有与心律失常、休克或心力衰竭有关的其他体征。

【实验室及其他检查】

一、心电图

（一）特征性改变

1. 急性Q波性心肌梗死　①宽而深的Q波（病理性Q波）或QS波，反映心肌坏死。②ST段抬高呈弓背向上型，反映心肌损伤。③T波倒置，往往宽而深，两支对称，反映心肌缺血。在背向心肌梗死区的导联则出现相反的改变，即R波增高、ST段压低和T波直立并增高。

2. 急性非Q波性心肌梗死　无病理性Q波，有普遍性ST段压低≥0.1mV，但aVR导联（有时还有V_1导联）ST段抬高或有对称性T波倒置。也仅有T波倒置改变的心肌梗死。

（二）动态性改变

1. 急性Q波性心肌梗死　①起病数小时内，可无异常或出现高耸的T波。②数小时后，ST段明显抬高，弓背向上，与T波融合成单曲线；数小时至2天内出现病理性Q波，为急性期改变，大多数永久存在。③ST段抬高持续数天至两周左右，逐渐回到基线水平，T波则变为平坦或倒置，为亚急性期改变。④数周至数月后，T波呈V形倒置，为慢性期改变。T波倒置可永久存在，也可在数年内逐渐恢复。

2. 急性非Q波性心肌梗死　先表现ST段普遍压低（除aVR，有时V_1导联外）继而T波倒置，但始终不出现Q波。此种改变常持续数日或数周后恢复。

（三）AMI定位

根据出现特征性改变的导联来判断，见表16-1。

二、实验室检查

1. 血象、红细胞沉降率与C反应蛋白（CRP）　起病24～48小时后白细胞可增至（10～20）×10^9/L，中性粒细胞增多，嗜酸性粒细胞减少或消失；血沉增快。CRP增高。均可持续1～3周。

表 16 – 1　　　　　　　　　心肌梗死的心电图定位诊断

导联	前间隔	局限前壁	前侧壁	广泛前壁	下壁[1]	高侧壁[2]	正后壁[3]
V_1	+			+			
V_2	+			+			
V_3	+	+		+			
V_4		+		+			
V_5		+	+	+			
V_6			+				
V_7			+				+
V_8							+
aVR							
aVL		±	+	±	−	+	
aVF					+	−	
I		±	+	±	−	+	
II					+	−	
III					+	−	

注：（1）即膈面。右心室心肌梗死不易从心电图得到诊断，但 CR_{4R} 或 V_{4R} 导联的 ST 段抬高，可作
　　　　为下壁心肌梗死扩展到右心室的参考指标。
　　（2）在 V_5、V_6、V_7 导联高 1～2 肋处可能正面有改变。
　　（3）在 V_1、V_2、V_3 导联 R 波高。同理，在前侧壁梗死时，V_1、V_2 导联 R 波也增高。
　　　　"＋"为正面改变，表示典型 Q 波、ST 段上抬及 T 波变化。
　　　　"－"为反面变化，表示 QRS 主波向上，ST 段下降及与"＋"部位的 T 波方向相反的 T 波。
　　　　"±"为可能有正面改变。

2. 血肌钙蛋白测定　血清肌钙蛋白 I（cTnI）或肌钙蛋白 T（cTnT）测定是诊断心肌梗
死最特异和敏感的标志物，可反映微型梗死。在起病 3～4 小时后升高，cTnI 于 11～24 小时
达高峰，持续 7～10 天；cTnT 于 24～48 小时达高峰，持续 10～14 天。

3. 血清心肌酶测定　测定坏死心肌组织释放到血清的酶有诊断意义。其中 CK – MB 增
加的程度能较准确反映梗死的范围，其高峰出现时间是否提前有助于判断溶栓治疗的成败。
目前常用的血清酶，见表 16 – 2。

表 16 – 2　　　　　　　　　血清心肌酶的变化

心肌酶	正常高限（U/L）	开始升高时间（h）	高峰时间（h）	消失时间（d）
CK	10～90	4～8	18～24	3～4
CK – MB	<5	3～4	16～24	3～4
AST	<25	8～12	24～48	3～6
LDH	40～110	8～10	72	7～14
α – HBDH	110～220	12～24	72	8～14

注：CK 即肌酸磷酸激酶，CK – MB 即肌酸磷酸激酶的同工酶，AST 即谷草转氨酶，LDH 即乳酸脱
　　氢酶，α – HBDH 即 α – 羟丁酸脱氢酶。

三、心电向量图

主要改变是：①QRS 环初始 0.04 秒向量背离梗死区；②平均 T 向量背离梗死区，大体与 QRS 环的初始 0.04 秒向量的方向平行；③ST 向量指向梗死区；④多数患者 QRS 终末向量环指向梗死区。

四、放射性核素检查

急性期静脉注射^{99m}Tc – 焦磷酸盐，慢性期静脉注射^{201}Tl，均可显示心肌梗死的部位和范围。

五、超声心动图

有助于了解心室壁的运动和左心室功能，诊断室壁瘤和乳头肌功能失调等。

六、磁共振成像

可帮助诊断，判断梗死心肌的愈合过程、有无陈旧性心肌梗死和室壁瘤。

【诊断与鉴别诊断】

一、诊断

根据典型的临床表现，典型的 ECG 改变以及血清肌钙蛋白和心肌酶的改变，一般可确立诊断。对老年患者，突发严重心律失常、休克、心力衰竭而原因未明时，或突然发生较重而持久的胸闷或胸痛，均应考虑本病，并按 AMI 处理，同时进行心电图、血清肌钙蛋白和心肌酶等的动态观察以确定诊断。对非 Q 波的心肌梗死，实验检查的诊断价值更大。

二、鉴别诊断

1. 心绞痛　AMI 所致的胸痛剧烈，持续时间长，常并发心律失常、左心衰竭、低血压甚至休克，有特征性 ECG 改变及血清肌钙蛋白和血清心肌酶增高等，可与心绞痛鉴别。

2. 急性心包炎　尤其是急性非特异性心包炎可有较剧烈而持久的心前区疼痛。疼痛与发热同时出现，咳嗽、深呼吸及身体前倾常使疼痛加剧，早期即有心包摩擦音；全身症状一般不如心肌梗死严重；心电图除 aVR 外，其余导联均有 ST 段弓背向下的抬高、T 波倒置，无异常 Q 波出现；血清酶无明显升高。

3. 急性肺动脉栓塞　突发剧烈胸痛、气急、咳嗽、咯血或休克。但有右心负荷急剧增加的表现，如发绀、右心室急剧增大、肺动脉瓣第二心音亢进、颈静脉充盈、肝肿大等。典型心电图为出现 $S_I Q_{III} T_{III}$ 改变，即 Ⅰ 导联 S 波加深，Ⅲ 导联 Q 波显著、T 波倒置。肺 X 线检查可出现卵圆形或三角形浸润阴影，肺动脉造影可确诊。

4. 急腹症　急性胰腺炎、消化性溃疡穿孔、急性胆囊炎、胆石症等，均有上腹部疼痛，可能伴休克。仔细询问病史，做体格检查、心电图检查、血清肌钙蛋白和血清心肌酶测定可帮助鉴别。

5. 主动脉夹层分离　胸痛迅速达高峰，呈撕裂样，常放射至背、腹、腰或下肢，两上肢血压和脉搏有明显差别，可有暂时性下肢瘫痪、偏瘫和主动脉瓣关闭不全的表现等。超声心动图多能帮助诊断。心电图、血清肌钙蛋白及心肌酶多无心肌梗死的特征性变化。

【并发症】

临床常见的并发症有乳头肌功能失调或断裂、心脏破裂、栓塞、室壁瘤、心肌梗死后综合征等。

【治疗】

及早发现，及早住院，并加强住院前的急救处理。治疗重点是尽量保护和维持心脏功能，挽救濒死心肌，缩小心肌缺血范围，防止梗死扩大，及时处理严重心律失常、心力衰竭和各种并发症，防止猝死，不但使患者安全度过急性期，且保持尽可能多的有功能的心肌，以利患者康复。

一、监护和一般治疗

1. 休息与护理　第1周完全卧床休息，一切日常生活由护理人员帮助进行；第2～3周由护理人员帮助在床上坐起，逐步离床和室内缓慢走动。病重或有并发症者，卧床时间宜适当延长。多鼓励患者以消除患者的焦虑和紧张。饮食应以必需的热量和营养，易消化、低钠、低脂肪、产气少的流质或半流质为宜，病情稳定后逐渐改为软食；少量多餐，严禁饱餐。保持大便通畅，便时避免用力，如便秘可给缓泻剂。

2. 吸氧与监护　最初2～3天，以3～5L/min的氧流量，鼻导管持续吸入或面罩吸氧，以提高氧张力，改善心肌缺氧，减轻疼痛，有利于缩小心肌坏死范围。患者应在冠心病监护室进行心电图、血压和呼吸监测5～7天，必要时进行血流动力学监测。密切观察心率、心律、血压和心功能的变化，为适时进行治疗、避免猝死提供客观资料。

3. 阿司匹林　如无禁忌证，嚼服阿司匹林300mg，以后每日1次口服，3日后改为50～100mg，每日1次。

二、解除疼痛

哌替啶50～100mg肌注或吗啡5～10mg皮下注射；亦可用硝酸甘油0.3mg或消心痛5～10mg舌下含服或静脉滴注。

三、再灌注心肌

起病3～6小时内使冠状动脉再通，心肌得到再灌注，可挽救濒临坏死的心肌，缩小梗死范围，改善预后。

（一）溶栓疗法

1. 药物静脉溶栓　无条件作介入治疗或转送病人可能错过最佳溶栓时机，在无禁忌证时，明确诊断后应立即（接诊后 30 分钟内）溶栓治疗。此前检查血常规、血小板、出凝血时间和血型，配血备用。以纤维蛋白溶酶原激活剂激活血栓中纤维蛋白溶酶原，使其转变为纤维蛋白溶酶而溶解冠状动脉内的血栓。因此，出血是溶栓治疗最常见的并发症。常用：①尿激酶：30 ~ 60 分钟内静脉滴注 100 万 ~ 150 万 U。②链激酶：100 万 ~ 150 万 U（皮试阴性）60 分钟内静脉滴完。应用时，宜于治疗前半小时用异丙嗪 25mg 肌注，地塞米松 2.5 ~ 5mg 同时滴注，以防止寒战、发热反应。③重组组织型纤维蛋白溶酶原激活剂（recombinant tissue - type plasminogen activator，rt - PA）：100mg 在 90 分钟内静脉给予（先静脉注射 15mg，继而 30 分钟内静脉滴注 50 mg，其后 60 分钟内再静脉滴注 35mg）。用 rt - PA 前先用肝素 5000U 静脉滴注，用药后续以肝素 700 ~ 1000U/h 持续静脉滴注 48 小时，以后改为皮下注射 7500U，每 12 小时 1 次，连用 3 ~ 5 天。

除应用 rt - PA 必须应用肝素外，采用其他溶栓药物后也应复查凝血时间，待其恢复到正常值的 1.5 ~ 2 倍之间时，用肝素 500 ~ 1000U/h 静脉滴注，以后根据凝血时间调整剂量，使其保持在正常值的 1.5 ~ 2 倍之间，5 天后停用。

2. 冠状动脉再通的判断

（1）冠状动脉造影发现再通。

（2）间接指标：①心电图抬高的 ST 段于 2 小时内回降 > 50%；②胸痛 2 小时内基本消失；③2 小时内出现再灌注性心律失常；④血清 CK - MB 酶峰值提前出现（14 小时内）。

3. 溶栓的适应证和禁忌证

（1）适应证　①心前区疼痛持续 30 分钟以上，硝酸甘油不能缓解；②心电图至少 2 个以上相邻导联 ST 段抬高，肢导联 > 0.1mV，胸导联 > 0.2mV；③发病时间 ≤ 6 小时；④年龄 ≤ 70 岁。

（2）禁忌证　①半月内有活动性出血、手术、活体组织检查、心肺复苏等病史；②高血压控制不满意，仍在 160/100mmHg 以上；③高度怀疑主动脉夹层瘤者；④既往有出血性脑血管病史或半年内有缺血性脑血管病史（包括短暂脑缺血发作）；⑤各种血液病、出血性疾病或出血性倾向者；⑥糖尿病并发视网膜病变；⑦严重肝、肾疾病或其他恶性疾病。

（二）经皮穿刺腔内冠状动脉成形术（PTCA）和支架置入术

PTCA 可兼作支架置入术已被公认为首选最安全有效的恢复心肌再灌注的治疗手段，其效果优于溶栓治疗，有条件应尽早施行。包括直接 PTCA（不作溶栓治疗，直接作 PTCA）、补救性 PTCA（溶栓后闭塞动脉未再通，PTCA 作为补救治疗措施）等。

四、硝酸酯制剂

大型临床试验不支持无并发症的急性心肌梗死常规使用硝酸酯类，对伴有心功能不全和大面积梗死者应口服硝酸酯类。急性心肌梗死伴有持久或反复的胸痛，镇痛剂治疗不能缓解者，提示仍有急性心肌缺血，可用硝酸甘油静脉滴注。但应注意血压降低和心率增快的不良反应。

五、纠正心律失常

必须及时治疗，以免转变为严重心律失常，甚至猝死。

1. 室性早搏或室性心动过速 利多卡因 50～100mg 静脉注射，无效则隔 5～10 分钟重复给药，直至消失或 1 小时内总量已达 300mg，有效后继以 1～3mg/min 静脉滴注维持（100mg 加入 5% 葡萄糖液 100ml，1～3ml/min），情况稳定后改口服美西律 100～200mg，每天 3 次；或普罗帕酮 100～200mg，每天 3 次。但对预防性治疗有争议。

2. 室颤 采用非同步直流电复律；室性心动过速药物疗效不满意时也及早同步直流电复律。

3. 缓慢心律失常 阿托品 0.5～1.0mg 肌内或静脉注射。

4. 二、三度房室传导阻滞伴有血流动力学障碍 宜用人工心脏起搏器做临时起搏治疗，待传导阻滞消失后撤除。

5. 室上性快速心律失常 应用 β 受体阻滞剂、洋地黄制剂、维拉帕米、胺碘酮等药物无效时可考虑同步直流电复律或抗快速心律失常的起搏治疗。

六、休克的处理

休克病因除心源性外，尚有血容量不足或周围血管舒缩功能障碍等因素，应分别处理。

1. 补充血容量 估计有血容量不足，或中心静脉压和肺小动脉楔压低者，用低分子右旋糖酐或 5%～10% 葡萄糖静脉滴注，输液后如中心静脉压上升 >18cmH$_2$O，肺小动脉楔压 >15～18mmHg，则应停止。

2. 升压药 补充血容量后血压仍不升，而肺小动脉楔压和心排血量正常时，提示周围血管张力不足，可在 5% 葡萄糖 100ml 中加入多巴胺 10～30mg、间羟胺 10～30mg 或去甲肾上腺素 0.5～1.0mg 静脉滴注。亦可选用多巴酚丁胺。

3. 血管扩张剂 经上述处理血压仍不升，而肺小动脉楔压增高，心排血量低或周围血管显著收缩以致四肢厥冷并有发绀时，在 5% 葡萄糖液 100ml 中加入硝普钠 5～10mg，或硝酸甘油 5～10mg，或酚妥拉明 10～20mg 静脉滴注。

4. 其他 治疗休克的其他措施包括纠正酸中毒、避免脑缺血、保护肾功能，必要时应用糖皮质激素和洋地黄制剂。

七、治疗心力衰竭

主要是治疗急性左心衰竭，以应用吗啡和利尿剂为主，也可用血管扩张剂或多巴酚丁胺或尽早使用 ACEI 等治疗（详见第十章）。由于 AMI 引起的心力衰竭主要是坏死心肌间质充血、水肿引起顺应性下降所致，而左心室舒张末期容量尚不增加；心肌缺血时洋地黄药物易中毒，可能引起室性心律失常；且心肌耗氧量增加，易导致 AMI 的延伸；使正常心肌过度收缩，而无收缩能力的梗死区被动牵张，室壁矛盾运动加重，心输出量反而下降，可能导致室壁瘤形成、心脏破裂和附壁血栓脱落等。因此在梗死发生 24 小时内宜尽量避免使用洋地黄制剂，但需在各种治疗心力衰竭药物无效的情况下，可考虑使用，需减少剂量。有右心室梗死者慎用利尿剂。

八、β 受体阻滞剂、钙拮抗剂和血管紧张素转换酶抑制剂（ACEI）的应用

1. β 受体阻滞剂　如美托洛尔等对前壁心肌梗死伴有交感神经功能亢进者，早期应用可防止梗死范围的扩大，改善急、慢性期的预后，但应注意对心肌收缩功能的抑制。

2. 钙拮抗剂　为有效的抗心肌缺血药物，但 AMI 早期不宜常规应用。

3. ACEI　有助于改善恢复期心肌的重构，降低心力衰竭的发生率和死亡率。现多主张尽量早期应用，给药时应从小剂量开始，逐渐增加至目标剂量。

九、其他处理

1. 促进细胞代谢药物　维生素 C、辅酶 A、细胞色素 C、维生素 B_6、辅酶 Q_{10} 及 1，5 - 二磷酸果糖等。

2. 极化液疗法　氯化钾 1.5g、普通胰岛素 8U 加入 10% 葡萄糖液 500ml 中，静脉滴注，每天 1～2 次，7～14 天为一疗程。可促进心肌摄取和代谢葡萄糖，使钾离子进入细胞内，恢复细胞膜的极化状态，有利于心脏的正常收缩、减少心律失常，使心电图上抬高的 ST 段回落，也可加入硫酸镁 5g。

3. 低分子右旋糖酐或淀粉代血浆　250～500ml 静脉滴注，每天 1 次，两周为一疗程。可减轻红细胞聚集，降低血黏稠度，有利于改善微循环灌流。

4. 抗凝疗法　目的是预防再梗死、动脉栓塞、深部静脉血栓形成和梗死的延伸。目前多用在溶栓疗法之后，单独应用者较少。对梗死范围较广，复发性梗死，或有梗死先兆而又有高血凝状态者可考虑应用。

十、并发症的处理

并发栓塞时，用溶解血栓和（或）抗凝疗法；室壁瘤如影响心功能或引起严重的心律失常，宜手术切除或同时行 CABG；心脏破裂和乳头肌功能严重失调均可考虑手术治疗，但死亡率高；心肌梗死后综合征可用糖皮质激素或阿司匹林、消炎痛等治疗。

十一、急性非 Q 波性和非 ST 段抬高型心肌梗死的处理

此类心肌梗死的住院期间病死率较低，但再梗死率、心绞痛再发生率和远期病死率则较高，其治疗措施与 Q 波性心肌梗死基本相同，但不推荐应用溶栓疗法，也不主张紧急介入治疗。

【预后】

预后与梗死范围的大小、侧支循环建立的情况以及治疗是否及时有关。急性期住院病死率一般为 30% 左右，采用监护治疗后约 15%，溶栓治疗后约 8%，及时作介入治疗后则降至 4%。死亡多于第一周内，尤其数小时内，发生严重的心律失常、休克或心力衰竭者病死率尤高。无 Q 波心肌梗死即使预后较佳，但长期预后则较差，可由于冠状动脉完全阻塞或

再度阻塞以致再梗死或猝死。

【预防】

主要是预防动脉粥样硬化和冠心病，冠心病者长期口服阿司匹林 50～300mg/d 或潘生丁 50mg，每天 3 次，或噻氯匹定 250mg，或氯吡格雷 75mg，每天 1 次。对抗血小板的积聚和黏附，可能有预防心肌梗死或再梗死的作用。高脂血症者应服调脂药物。同时，普及有关心肌梗死的知识可避免延误就诊。

第十七章

病毒性心肌炎

　　病毒性心肌炎（viral myocarditis，VMC）是指各种病毒所引起的心肌急性或亚急性、慢性炎症，约占心肌炎的半数。目前发现病毒性心肌炎已遍及世界各地，而且发病率逐年增高，其他风湿热、白喉等所致的心肌炎逐渐减少。本病可见于各年龄段，但以儿童及青少年多见，一般以20~30岁为最多，老年人亦不少见，男性多于女性。近年来，病毒性心肌炎与扩张型心肌病（DCM）关系密切已引起注意。本病是儿童和健康成人猝死的重要原因。

　　VMC的主要病变为非特异性间质性炎症，病变呈弥漫性炎症时，临床表现较重；呈局限性炎症时，临床表现较轻。

【病因和发病机制】

一、病因

　　引起本病的病毒很多，主要为柯萨奇（coxsackie）A组和B组病毒，其次是埃可（ECHO）病毒和腺病毒，还有脊髓灰质炎病毒、流感病毒和HIV等。其他如腮腺炎、风疹、肝炎病毒等也可引起VMC。其中柯萨奇病毒B组1~5型所致者约占VMC的半数。

二、发病机制

　　目前认为病毒对心肌的直接损伤（侵犯心肌及心肌内的小血管）和免疫机制所产生的心肌免疫损伤是VMC的主要发病机制。

　　1. 病毒直接损伤作用　　在肠道或上呼吸道感染的病毒进入血液引起病毒血症，病毒直接进入心脏毛细血管侵入心肌，在心肌内繁殖。病毒可直接或间接通过毒素作用，造成心肌代谢紊乱，或侵犯血管影响心肌血供，引起心肌损害。在早期（起病9天以内）可从动物或患者心肌中分离出病毒，或从荧光抗体技术（FIA）证实有特异性的病毒及电镜下可见病毒颗粒，或用聚合酶链反应技术（PCR）在患者心肌中检测到病毒基因片段、核糖核酸（RNA）。以上均可证实病毒直接对心肌的损伤作用。

　　2. 免疫反应　　动物实验与实验检查均证实VMC的发生与免疫反应有关。动物实验证明在VMC早期出现T细胞介导的心肌细胞溶解；VMC第9天后心肌内找不到病毒，但心肌炎症可持续到6个月之久，而且完全恢复后又可复发；心肌中可发现抗原抗体复合物，这些结果均提示免疫反应在发病过程中起重要作用。临床上，VMC迁延不愈者的补体C3及CH_{50}等均低于正常。免疫损伤反应的发生，可能是由于病毒的某些短肽序列与宿主心肌的某些蛋白有共同序列，因此由病毒刺激机体产生的抗体与致敏T细胞对正常心肌细胞发生免疫病理反应所致。

【病理】

主要为非特异性间质性心肌炎，病变可呈弥漫性或局灶性。急性病毒性心肌炎通常表现为心肌溶解、间质增生水肿及充血、炎性细胞浸润等，在炎症浸润严重处，常伴有个别或小群心肌纤维的变性坏死。心包、心内膜常同时受累而表现为全心炎。当炎症病变广泛，心脏传导系统受累时，可引起心律失常。慢性期可有心肌纤维化或瘢痕形成，心脏扩大。心内膜活检能直接提供心肌病变的证据。

【临床表现】

在病毒性心肌炎的发病过程中，许多因素可对病毒易感而致病，如营养不良、剧烈运动、过度疲劳、类固醇激素、妊娠、原先存在的心肌损伤等。由于病情轻重不同，临床表现差异很大。轻症可无症状，重症可并发严重心律失常、心功能不全、心源性休克，甚至猝死。一般婴幼儿病情多较重，成年人病情多较轻。

一、症状

1. 病毒感染本身的表现　VMC 患者约有 1/2 病例于发病前 1~3 周有上呼吸道或消化道病毒感染的前驱症状。患者多有发热（轻度或中度）、咽痛、咳嗽、全身不适、乏力等"感冒"样症状或恶心、呕吐、腹泻等胃肠道症状。有时病毒同时侵犯其他系统，可出现相应系统感染的表现。

2. 心脏受累的表现　病毒感染后 1~3 周，患者出现头晕、乏力、心悸、呼吸困难、胸部不适、心前区疼痛、浮肿。少数无明显自觉症状。大部分患者以心律失常为主诉或首发症状。其中少数患者可发生晕厥或 Adams-Stokes 综合征。极少数患者可发生心力衰竭、心源性休克或猝死。

二、体征

1. 心动过速　与发热程度不平衡，睡眠或休息时心率亦快。

2. 心音　心尖区第一心音减弱，心音可呈胎心音样；可听到第三心音。

3. 心脏增大　心脏浊音界可增大。

4. 心脏杂音　心尖区可闻及收缩期吹风样杂音或舒张期杂音，此乃左心室扩大造成相对性二尖瓣关闭不全或狭窄所致。杂音强度不超过 3 级，心肌炎好转后可消失。

5. 心律失常　可出现多种心律失常，其中以早搏和房室传导阻滞最常见；心房颤动、病态窦房结综合征也可出现。心律失常是引起猝死的主要原因之一。

6. 心包摩擦音　当炎症累及心包时可闻及心包摩擦音。

7. 心力衰竭、心源性休克　重症患者可出现颈静脉怒张、肺部啰音、肝大、室性或房性奔马律、交替脉及血压下降、脉搏细速、四肢厥冷、尿少等体征。

【实验室及其他检查】

1. 血液检查

（1）血常规 病程早期白细胞数可增高。

（2）血沉（ESR） 加快。

（3）血清心肌酶 肌酸磷酸激酶（CK）、天冬氨酸氨基转移酶（AST）、乳酸脱氢酶（LDH）可增高。肌酸磷酸激酶的同工酶（CK－MB）和乳酸脱氢酶的同工酶（LDH_1）测定的灵敏度较高，特异性强，对 VMC 的诊断更有意义。

（4）C 反应蛋白 增加。

（5）其他 血清心肌肌钙蛋白 T、肌钙蛋白 I 检测对心肌损伤的诊断有较高的特异性和敏感性。

2. 血清抗体测定 急性期和恢复期前后 2 次测定血清病毒中和抗体、血凝抑制抗体或补体结合抗体效价有 4 倍或以上升高或一次高达 1：640；外周血检出肠道病毒核酸；血清中特异性 IgM 1：320 以上阳性等都是可能而不是肯定的病原学诊断指标。

3. 心电图检查 心电图可有下列异常表现：①窦性心动过速。②ST－T 改变：ST 段压低，T 波低平或倒置；如合并心包炎可有 ST 段抬高。③各种心律失常，如早搏（以室性早搏多见）、房室传导阻滞（AVB）、束支传导阻滞、阵发性心动过速等。其中完全性房室传导阻滞或左束支传导阻滞多提示病变部位广泛。④其他如低电压或 R 波降低、QT 间期延长、心室肥大，有时还可出现病理性 Q 波。

4. X 线检查 无症状或轻型病例心影多正常；弥漫性心肌炎或合并心包炎者，心影扩大，搏动减弱，严重者可见肺淤血或肺水肿征象。

5. 超声心动图检查 可显示左室壁弥漫或局限性收缩功能障碍、心室腔扩大、心包积液的异常暗区、室间隔反常运动等。

6. 同位素心肌显像 [111]铟单克隆抗肌球蛋白抗体心肌显像，对心肌坏死检测敏感性较高，但特异性较差。

7. 心内膜心肌活检（EMB） 可见心肌炎性细胞浸润伴有心肌细胞坏死和（或）心肌细胞变性。应用 EMB 标本可分离出病毒或特异性病毒抗原，病毒基因片断或病毒蛋白。因此心内膜心肌活检是确定活动性心肌炎的唯一方法，但一般不作为常规检查。

8. 病毒分离 在急性期从患者咽部、血液、粪便、心包或胸腔渗出液可分离出病毒，是病毒感染的可靠指标。

【诊断与鉴别诊断】

一、诊断

病毒性心肌炎的诊断目前主要依据病毒感染的病史及临床表现与心电图、X 线、实验室等检查结果，并排除其他原因所致的心肌炎。确诊有赖于心内膜、心肌或心包组织内病毒、病毒抗原或病毒基因片断的检出。

成人急性病毒性心肌炎诊断参考 1999 年全国心肌炎、心肌病专题研讨会修订的标准。

（一）病史和体征

在上呼吸道感染、腹泻等病毒感染后 3 周内出现心脏表现：如出现不能用一般原因解释的感染后严重乏力、胸闷头晕（心排血量降低）、心尖第一心音明显减弱、舒张期奔马律、心包摩擦音、心脏扩大、充血性心力衰竭或 Adams Strokes 综合征等。

（二）上述感染后 3 周内出现下列心律失常或心电图改变者

1. 窦性心动过速、房室传导阻滞、窦房阻滞或束支阻滞。

2. 多源、成对室性早搏，自主性房性或交界性心动过速，阵发或非阵发性室性心动过速，心房或心室扑动或颤动。

3. 2 个以上导联 ST 段呈水平型或下斜型下移≥0.01mV，或 ST 段异常抬高或出现异常 Q 波。

（三）心肌损伤的参考指标

病程中血清肌钙蛋白 I 或肌钙蛋白 T（强调定量测定）、CK－MB 明显增高。超声心动图示心腔扩大或室壁活动异常和（或）核素心功能检查证实收缩或舒张功能减弱。

（四）病原学依据

1. 在急性期从心内膜、心肌、心包或心包穿刺液中测出病毒、病毒基因片断或病毒蛋白抗原。

2. 病毒抗体：第二份血清中同型病毒抗体（如柯萨奇 B 组病毒中和抗体或流行性感冒病毒血凝抑制抗体等）滴度较第一份血清升高 4 倍（2 份血清应相隔 2 周以上）或一次抗体效价≥1:640 者为阳性，320 者为可疑阳性（如以 1:32 为基础者，则宜以≥256 为阳性，128 为可疑阳性，根据不同实验室标准而定）。

3. 病毒特异性 IgM≥1:320 者为阳性（按各实验室诊断标准，但需要在严格质控条件下）；如同时有血中肠道病毒核酸阳性者更支持有近期病毒感染。

注：同时具有上述（一）、（二）（1、2、3 中任何一项）、（三）中任何二项，在排除其他原因心肌疾病后，临床上可诊断急性病毒性心肌炎。如同时具有（四）中的第 1 项者可从病原学上确诊急性病毒性心肌炎；如仅具有（四）中第 2、3 项者，在病原学上只能拟诊为急性病毒性心肌炎。

如患者有阿－斯综合征发作、充血性心力衰竭、伴或不伴心肌梗死样心电图改变、心源性休克、急性肾功能衰竭、持续性室性心动过速伴低血压发作或心肌心包炎等在内的一项或多项表现，可诊断为重症病毒性心肌炎；如仅在病毒感染后 3 周内出现少数早搏或轻度 T 波改变，不宜轻易诊断为急性病毒性心肌炎。

（五）对难以明确诊断者可长期随诊

有条件时，可做心内膜心肌活检进行病毒基因检测及病理性检查。

在考虑病毒性心肌炎诊断时应除外 β 受体功能亢进、甲状腺功能亢进、二尖瓣脱垂综合征及影响心肌的其他疾患，如风湿性心肌炎、中毒性心肌炎、冠心病、结缔组织病、代谢性疾病及克山病（克山病流行区）等。

二、鉴别诊断

1. 风湿性心肌炎 除具有心肌炎的表现外，往往有近期链球菌感染史证据（如咽痛、抗"O"升高、咽拭阳性等）；且多为全心受累，杂音多较明显且较恒定；常伴有风湿热的其他特征性表现，如多发性关节炎、皮下结节、环形红斑等；糖皮质激素与抗风湿制剂有效。

2. 冠心病 多为慢性起病，发展缓慢，常有心肌缺血缺氧、损伤或坏死的证据；发病年龄较大，无前驱性上呼吸道及肠道病毒感染的实验室证据；多有肥胖、高血压、糖尿病等易患因素；常有心绞痛，对硝酸甘油反应良好。冠状动脉造影对冠心病具有确诊价值。

3. 其他 VMC 尚须与甲状腺功能亢进症、中毒性心肌炎等鉴别。

【治疗】

目前尚缺乏特效治疗，因此必须强调早期、综合治疗，争取治愈，使其不发展为慢性。一般应采取下列治疗措施。

一、休息

急性 VMC 患者应安静卧床休息，以减轻心脏负荷。如有发热、胸痛、白细胞计数增高、心肌酶升高，或有心绞痛、心律失常等，应卧床休息 3 个月以上。心脏增大、严重心律失常或心力衰竭的重症患者，应休息半年至一年，直至心脏缩小、心力衰竭控制，心电图改变恢复或呈稳定状态后再逐渐增加活动量。无心脏形态、功能改变者，休息半月，3 个月不参加重体力活动。

二、改善和促进心肌营养代谢

可选用下列药物：①三磷酸腺苷 20～40mg，辅酶 A 100～200U，肌苷 200～400mg，肌肉注射或加入 5%～10% 葡萄糖 500ml 中静脉滴注；②极化液或维生素 C 5g、维生素 B_6 100mg，稀释后静脉滴注；③辅酶 Q_{10} 每次 5～10mg 肌肉注射，或 10～30mg 口服；④1，6－二磷酸果糖 5g 加入葡萄糖内静脉滴注，每天 1～2 次；⑤曲美他嗪（万爽方）20mg 口服，每日 3 次，疗程 1 个月。可通过抑制游离脂肪酸 β 氧化，促进葡萄糖氧化，利用有限的氧，产生更多 ATP，增加心脏收缩功能。

三、糖皮质激素的应用

目前不主张早期（发病 10 日内）使用，因为糖皮质激素增加组织坏死，抑制干扰素的合成与释放，抑制抗体的产生和细胞免疫功能，有利于病毒复制，使病情加重。但对有严重毒血症状、心源性休克、难治性心衰、完全性房室传导阻滞或考虑有自身免疫的情况下，可加以应用。糖皮质激素具有"抗炎"、"抗渗出"、"抗毒"、抑制抗原－抗体反应、减少过敏反应、有利于局部炎症和水肿消退、增加心肌溶酶体膜的稳定性等作用。常用的药物有泼尼松每次 10mg，每天 3 ~ 4 次，口服；或氢化可的松 100 ~ 200mg 加入 5% ~ 10% 葡萄糖 500ml 静脉滴注；或地塞米松 10 ~ 20mg 加入液体稀释后静脉滴注，用 3 ~ 5 天病情好转后改泼尼松口服。总疗程 4 ~ 6 周，有效后逐渐减量。

四、抗感染

目前尚无广谱的有效的抗病毒药物。可试用金刚胺（每次 100mg，每天 3 次，口服），吗啉呱（每次 100 ~ 200mg，口服，每天 3 次）和病毒唑。病毒感染常继发细菌感染，应给予抗生素及时处理，否则可使病情加重。

五、调节细胞免疫功能

可用干扰素 α 100 万 ~ 300 万 U，每天 1 次，肌肉注射，2 周为 1 疗程。此外可酌情选用胸腺素、免疫核糖核酸、转移因子等。

六、并发症的治疗

1. 控制心力衰竭　VMC 并发充血性心力衰竭时，应限制钠盐和液体摄入，使用利尿剂、ACEI，在应用强心剂洋地黄类药物时应选择作用快、半衰期短的西地兰或毒毛旋花子苷 K 或地高辛，且应小量，通常为常规剂量的 2/3 ~ 1/2，否则易引起洋地黄中毒。

2. 纠正心律失常　与通常的处理原则相同。对严重的心律失常，特别是完全性房室传导阻滞，经短期皮质激素治疗后仍出现 Adams – Stokes 综合征发作者，应及时安放临时人工心脏起搏器，可收到满意的效果。

3. 纠正休克　参考有关章节对心源性休克的处理。

七、其他

可给予黄芪注射液、生脉注射液、复方丹参注射液等。它们有抗病毒、调节免疫功能、抗休克、保护心肌等作用。

【预防及预后】

（1）预防接种疫苗：预防病毒感染的发生是预防本病的主要措施。对麻疹、脊髓灰质炎、腮腺炎、流感病毒进行接种疫苗有一定的预防作用，但柯萨奇、埃可病毒尚无特异的预防疫苗。

（2）已有上呼吸道、肠道病毒感染则应充分休息，及时治疗，以防止病毒性心肌炎的发生。

（3）病毒性心肌炎患者经适当治疗后可治愈，但过度疲劳或未充分卧床休息或睡眠不足，可使病情加剧或恶化甚至死亡。少数患者未经及时恰当治疗，病变继续发展，未能完全恢复，则由急性期（3 个月）转为慢性病程，最终可演变为 DCM。急性期患者死亡原因主要是心力衰竭、严重心律失常、休克或猝死。

第三篇　消化系统疾病

第十八章

胃　炎

胃炎（gastritis）是指胃黏膜的炎症，常伴有上皮损伤与细胞再生。发病率在消化系统疾病中居首位。因胃镜检查的广泛开展和幽门螺杆菌（helicobacter pylori，Hp）的发现及深入研究，对胃炎的病因病机认识和治疗获得了很大的进展。按1990年悉尼分类法，胃炎可分为急性胃炎、慢性胃炎和特殊类型胃炎3种。本章主要讲述急性、慢性胃炎。

第一节　急性胃炎

急性胃炎（acute gastritis）是指各种原因引起的胃黏膜的急性炎症，可局限于胃窦、胃体或弥漫分布于全胃。其中以充血、水肿等非特异性炎症为主要表现者称为急性单纯性胃炎；以糜烂、出血为主要表现者称为急性糜烂出血性胃炎。

【病因和发病机制】

急性胃炎常由一种或多种内源性或外源性因素引起。

1. 生物因素　包括细菌及病毒感染。常见细菌如沙门菌、嗜盐菌、葡萄球菌、致病性大肠杆菌等能侵袭胃黏膜并分泌毒素，造成胃黏膜的急性炎症。进食污染细菌或毒素引起胃黏膜炎症，并多伴有肠炎，又称为急性胃肠炎。幽门螺杆菌（Hp）感染也可引起急性胃炎。某些情况如严重疾病、胃部手术可以降低全身或局部抵抗力，诱发细菌感染，形成急性化脓性胃炎。对某种食物的过敏，可以诱发胃黏膜的过敏性炎症。近年来病毒感染引起本病者已不在少数。

2. 理化因素　许多物理或化学因素如过冷过热的食物、粗硬食物、异物、乙醇、咖啡、浓茶、尼古丁及一些刺激性调味品（辣椒、大蒜）等会损伤胃黏膜，诱发急性炎症。药物是诱发急性胃炎的最突出的化学因素，特别是非甾体抗炎药（non - steroid anti - inflammatory drug，NSAID）如阿司匹林、消炎痛等，可通过抑制环氧化酶活性，阻碍前列腺素的合成，从而削弱其对胃黏膜的保护作用；还可通过干扰胃黏膜上皮细胞能量代谢，使黏膜上皮细胞出现浊肿、坏死，H^+反弥散而致黏膜损伤。阿司匹林还能直接损伤胃黏膜上皮细胞，破坏黏膜屏障。铁剂、氯化钾、抗肿瘤药均可引起胃黏膜的浅表损伤。糖皮质激素则刺激胃蛋白酶和胃酸分泌，减少黏液分泌，抑制黏膜上皮细胞修复而损伤胃黏膜屏障。胆汁反流，所含的胆盐、磷脂酶和胰酶可造成胃黏膜的多发性糜烂，这种内源性化学因素引起的胃炎也称为胆汁反流性胃炎。

3. 应激 一些危重疾病如严重感染、颅内疾病、大手术、大面积烧伤、休克、脏器衰竭、精神创伤常使机体处于应激状态，胃黏膜因血管痉挛而缺血缺氧，黏液分泌下降，前列腺素合成不足，黏膜屏障破坏，H^+离子反渗导致黏膜糜烂、出血，甚至出现溃疡。

【病理】

急性单纯性胃炎多发于全胃或胃窦部黏膜，表现为黏膜水肿、充血、渗出，表面覆盖黏液及渗出物，可有点状出血或轻度糜烂，黏膜固有层见炎症细胞浸润。急性糜烂出血性胃炎常发于全胃部或胃底部，多由药物、应激等因素造成，表现为黏膜的多发性糜烂和浅表性溃疡，在黏膜层可见多发性局灶性出血，固有层可见水肿、炎症细胞浸润。化脓性炎症常引起黏膜坏死、脱落，甚至导致胃壁坏死、穿孔。

【临床表现】

急性胃炎多起病迅速，出现上腹部饱胀、疼痛、恶心、呕吐、食欲减退等症状。急性胃肠炎患者还表现有腹部绞痛、水样腹泻，严重者可伴有发热、脱水、甚至休克的表现。体检可发现上腹压痛、肠鸣音亢进。急性糜烂出血性胃炎除上述表现外还可出现上消化道少量、间歇性出血，但多能自止；少数出血多者可见呕血和黑便。应激性胃炎主要表现为上消化道大出血。化脓性胃炎多继发于全身细菌感染，患者发热，呕出物呈脓性、含有坏死黏膜，此型胃炎临床中已少见。

【诊断】

据患者急性起病，上腹不适、疼痛，有饮食不当或服用药物或应激状态等诱因，一般可诊断急性胃炎。发病后 24 ~ 48 小时内胃镜检查，可明确诊断不同类型的胃炎。

【治疗】

首先应立即祛除病因，停用非甾体消炎药，给予流质或软食，严重呕吐者应禁食。腹痛明显应肌注阿托品解痉止痛，呕吐次数较多者可肌注胃复安，并积极补液，纠正失水、电解质紊乱和酸碱平衡失调。细菌性胃炎或胃肠炎可予相应抗菌药治疗。糜烂性胃炎在驱除病因的同时，给予胃酸分泌抑制药和胃黏膜保护剂。胃出血者按上消化道出血原则止血治疗。

第二节 慢性胃炎

慢性胃炎（chronic gastritis）是指胃黏膜的慢性炎症，发病率高，且随年龄增长而增高。约占接受胃镜检查的门诊病人的 80% ~ 90%。男性稍多于女性。但是对于慢性胃炎的诊断和病因认识直到胃镜的广泛应用及幽门螺杆菌的发现之后才获得了突破性进展。慢性胃炎的分类方法很多，我国 2000 年全国消化病会议提出新的临床分类方法：浅表性、萎缩性和特殊类型胃炎三大类。

【病因和发病机制】

慢性胃炎的病因目前还未完全阐明，一般认为主要与幽门螺杆菌感染、自身免疫、理化因素、胆汁反流（十二指肠液反流）等因素有关。

1. 幽门螺杆菌（Hp）感染 现在认为 Hp 感染是慢性胃炎最主要的病因。Hp 在慢性胃炎的检出率多达 80% ~90% 以上。Hp 是在 1982 年才被发现并分离的一种革兰阴性菌，微嗜氧，一端带有数条鞭毛，能长期稳定地定居于胃窦部，在黏膜小凹及表面黏液层中繁殖。Hp 具有尿素酶，能分解尿素产生氨，加上自身分泌的细胞毒素如细胞毒素相关基因（CagA）和空泡毒素（VacA）蛋白，Hp 可以造成黏膜上皮细胞的变性坏死及黏膜的炎症反应。Hp 的抗原物质还能引起宿主对于黏膜的自身免疫反应。

2. 自身免疫反应 部分慢性胃炎患者血液中能检测到壁细胞抗体（PCA）和内因子抗体（IFA），说明慢性胃炎与自身免疫具有密切关系。这些自身抗体与壁细胞结合后，在补体的参与下，破坏壁细胞，壁细胞数目减少，最终造成胃酸分泌缺乏，维生素 B_{12} 吸收不良，导致恶性贫血。

3. 十二指肠液反流 幽门括约肌松弛或胃部手术胃肠吻合后十二指肠液易发生反流，其中的胆汁和胰酶可以造成胃黏膜的损伤，产生炎症。

4. 理化因素及其他 研究发现慢性胃炎还与遗传、年龄、吸烟、饮酒、饮食习惯等因素有关。

【病理】

病理变化主要发生于黏膜层，从浅表逐渐向深部扩展至腺区，随病程发展表现为黏膜炎症、萎缩、上皮化生等基本的病理过程。在疾病初期，慢性胃炎表现为浅表性黏膜炎症，胃小凹和胃黏膜固有层的表层甚至全黏膜层中有浆细胞、淋巴细胞的浸润，在胃炎活动期，还出现中性粒细胞的浸润，黏膜上皮则出现变形、脱落，黏膜组织水肿充血，而腺体则不受破坏，基本保持完整。当炎症进一步加重向深部扩散，就会造成黏膜腺体的破坏、萎缩、消失，腺体数目减少，黏膜变薄，胃黏膜表现为萎缩，黏液分泌功能减退。

由于慢性炎症持续存在，胃黏膜产生不完全再生，胃腺逐渐转变成肠腺样，含杯状细胞，即肠腺化生。如果临界幽门的胃体部黏膜腺体转化为幽门腺的形态，称为假性幽门腺化生，可以使两种黏膜的交界上移。胃小凹增生的上皮和肠化上皮可发生异常，出现细胞形态或功能的异常，形成不典型增生。中、重度不典型增生被认为是癌前病变。

【临床表现】

目前我国临床上仍将慢性胃炎分为慢性浅表性和慢性萎缩性两类。可根据病变部位分为 A、B 两型。病变常局限于胃窦部，而胃体黏膜基本正常，称为胃窦胃炎，又称 B 型胃炎，绝大多数由 Hp 感染引起，部分由化学损伤（十二指肠液反流、非甾体抗炎药与吸烟等）所致；少数病例炎症局限于胃体或胃底，称为胃体胃炎，又称 A 型胃炎，主要是自身免疫反应引起。慢性胃炎起病隐匿，症状多无特异性。可以出现上腹痛、饱胀不适，以餐后明显；有时伴嗳气、反酸、恶心、呕吐，少数患者有上消化道少量出血的表现。慢性胃体炎可有厌食、体重减轻及贫血表现，恶性贫血患者尚有舌炎、四肢感觉异常等表现。

慢性胃炎除了上腹可有轻压痛外，一般无明显的腹部体征。

【实验室及其他检查】

1. 胃液分析　B 型胃炎胃酸分泌正常，有时降低或升高。A 型胃炎黏膜萎缩严重者，使壁细胞损伤、数目减少，胃酸分泌则减少，严重者胃酸缺如。

2. 血清学检查　慢性萎缩性胃体炎常表现为高胃泌素血症，90% 的病例抗壁细胞抗体阳性，约 75% 抗内因子抗体阳性。因为胃酸缺乏，G 细胞反馈性高分泌胃泌素；伴发恶性贫血时血清胃泌素水平可升高数倍至数十倍，维生素 B_{12} 水平则下降。萎缩性胃窦炎常表现胃泌素水平降低，约 30% 存在低滴度抗壁细胞抗体。

3. Hp 检测　检测 Hp 有助于慢性胃炎的分类诊断和选择治疗措施，目前 Hp 检测方法主要有血清 Hp 抗体测定，将活检标本做涂片或病理切片后，Gimsa 染色或 Warthin – starry 染色，或做细菌培养、快速尿素酶试验。^{13}C 或 ^{14}C – 尿素呼气试验也具有很好的特异性和敏感性。口服标记的尿素可被 Hp 中的尿素酶水解成 $^{13}CO_2$ 或 $^{14}CO_2$，从肺排出。本试验为非侵入性，易被病人接受，可用于筛选及治疗后复查。

4. 胃镜检查　胃镜检查是诊断慢性胃炎最可靠的方法。慢性胃炎的胃镜表现可分类为：充血渗出性胃炎、平坦糜烂性胃炎、隆起糜烂性胃炎、萎缩性胃炎、出血性胃炎、反流性胃炎、皱襞增生性胃炎等 7 种。

浅表性胃炎表现为黏膜充血与水肿混杂出现，镜下呈红白相间，以红为主，表面附着灰白色分泌物，可见局限性出血点和糜烂。萎缩性胃炎黏膜多苍白或灰白色，黏膜变薄，可透见黏膜下血管纹，皱襞细平，常见糜烂出血灶；局部可见颗粒状或结节状上皮增生。镜下黏膜活检有助于病变的病理分型和鉴别诊断。

5. X 线检查　气钡双重造影下重度慢性胃炎可显示黏膜皱襞的变化，由于其特异性和敏感性均不如胃镜，已很少使用。

【诊断与鉴别诊断】

慢性胃炎无特异性临床表现，确诊依赖于胃镜和黏膜活检，Hp 检查、免疫学检查有助于病因学分析。

消化性溃疡、胃癌、神经官能症、慢性胆囊炎都可以表现为上腹不适，胃镜和胆囊 B 超可以鉴别。

【治疗】

1. 一般措施　尽量避免刺激胃黏膜的食物，如烟酒、浓茶、咖啡等，多食水果、蔬菜，饮食规律，保持心情舒畅。

2. 抗菌治疗　对于 Hp 感染引起的慢性胃炎,尤其是活动性者,应采用联合用药方案予根除治疗。目前临床上的根除方案多以质子泵抑制剂或胶体铋剂为主,配合两种或三种抗菌药物如阿莫西林、甲硝唑、克拉霉素、呋喃唑酮,一个疗程 1～2 周(详见第十九章)。

3. 保护胃黏膜　氢氧化铝凝胶、复方氢氧化铝片、硫糖铝等保护胃黏膜不受 NSAID 和胆汁的侵害;A 型胃炎不宜用抗酸药,对于低胃酸分泌的 B 型胃炎,不宜提倡摄入醋类酸性饮食,反而要应用抗酸药以减少 H^+ 的反弥散。

4. 对症处理　胃肠动力药如多潘立酮(domperidone)或西沙必利(cisapride)对于腹胀、恶心、呕吐、腹痛具有明显的疗效;恶性贫血者应予维生素 B_{12} 注射。补充多种维生素及微量元素对于逆转黏膜肠化生和不典型增生有一定效果;出现重度不典型增生时宜手术治疗。

【预防】

良好的饮食卫生习惯和防治 Hp 感染是预防慢性胃炎的有效措施,慢性胃炎伴严重肠化生及不典型增生者应随时注意有无癌变。

第十九章
消化性溃疡

消化性溃疡（peptic ulcer，PU）主要指发生于胃和十二指肠的慢性溃疡，由于溃疡的形成与胃酸和胃蛋白酶对黏膜的消化作用有关而得名。溃疡发生于胃和十二指肠，过去又称胃溃疡（gastric ulcer，GU）和十二指肠溃疡（duodenal ulcer，DU）。其临床表现为慢性、周期性、节律性的上腹部疼痛。消化性溃疡是常见病、多发病，呈全球性分布，在不同国家和地区其发病率有明显差异。国外统计资料估计约有 10% 的人一生中曾患过此病。本病男性多于女性，十二指肠溃疡比胃溃疡多见，两者之比约为 3:1，十二指肠溃疡多见于青壮年，胃溃疡多见于中老年，前者的发病年龄比后者早 10 年左右。

【病因和发病机制】

消化性溃疡是多种因素所致的疾病，不同的患者致病因素并不完全相同。其中胃酸及胃蛋白酶分泌增多、幽门螺杆菌（Hp）感染、胃黏膜屏障受损是引起消化性溃疡的重要因素，药物因素、精神神经因素、遗传因素、环境因素等均和本病的发生有关。消化性溃疡的发生是由于对胃、十二指肠黏膜有损害作用的侵袭因素与黏膜自身防御、修复因素之间失去平衡的结果。这种失去平衡可能是由于侵袭因素增强，亦可能是防御、修复因素减弱，或者两者兼而有之。GU 的发生主要是由于防御、修复因素的减弱，而 DU 的发生主要是侵袭因素的增强。

1. 胃酸及胃蛋白酶分泌增多 关于消化性溃疡的病因和发病机制，人们传统上一直十分重视胃酸及胃蛋白酶分泌过多所致的自身消化作用。胃酸由壁细胞分泌，胃蛋白酶是由主细胞分泌的胃蛋白酶原经胃酸激活转化而来，胃蛋白酶的活性依赖于胃内一定的酸性环境（pH < 4.0），所以，胃酸在致病过程中发挥着更重要的作用。胃酸及胃蛋白酶分泌增多是DU 的重要因素，据统计有 20% ~ 50% 的 DU 患者基础胃酸排泌量（BAO）和最大胃酸排泌量（MAO）高于正常人。多数 GU 患者胃酸分泌量正常或低于正常，甚至少数胃酸缺乏症的患者也会发生溃疡病，显示胃酸分泌量的改变在 GU 的发生中似乎不很明显。此外，DU患者仍有部分病人其胃酸分泌量并未增高，对这些事实，以前并没有令人满意的解释，随着研究的不断深入，特别是对 Hp 感染的认识不断深入，越来越多的人认为，胃酸并非消化性溃疡的决定因素，但是胃酸分泌增多是绝大多数消化性溃疡特别是 DU 发生的必要条件之一。

2. 幽门螺杆菌（Hp）感染 1982 年澳大利亚医学家 B Marshall 和 R warren 从人胃活检标本上首先分离培养出 Hp。目前已经肯定，Hp 感染是引起消化性溃疡的主要病因，是慢性胃炎的最主要病因以及胃癌发病的重要危险因子。Hp 是一种革兰染色阴性的螺旋状细菌，具有以下重要的微生物学特点：①属于微嗜氧菌；②只定居于胃上皮细胞或者是胃上皮化生的肠上皮细胞；③可产生多种毒力因子，包括尿素酶、VacA、CagA、黏附因子等。Hp 的尿素酶水解尿素产生的氨不仅可以中和胃酸有利于细菌生存，并对细胞有直接损害作用。VacA 目前被认为是菌株毒力强弱的重要标志，可以导致细胞的空泡变性。Hp 的组织倾向性据认为和黏附因子有关。Hp 凭借其毒力因子的作用诱发局部炎症和免疫反应，损害局部黏膜的防御和修复机制，同时，Hp 感染可增加胃泌素的分泌从而促进胃酸分泌增加，两方面的协同作用造成了胃十二指肠黏膜损害和溃疡形成。此外，有研究认为十二指肠球部胃上皮化生处易发生溃疡，十二指肠胃上皮化生为 Hp 定植提供条件，Hp 感染导致十二指肠炎症，黏膜屏障破坏，致 DU 发生。Hp 感染作为消化性溃疡的病因有两个重要的临床证据：其一，消化性溃疡患者 Hp 感染率很高，流行病学调查显示 DU 患者约 90% ~ 100%，GU 患者亦有 80% 以上。但正常人群也有约一半以上感染 Hp，其中只有少部分人发生消化性溃疡，有人认为这是菌株毒力的不同所致，并非所有的 Hp 都可产生具有重要致病性的 VacA，消化性溃疡患者的感染菌株多是产生 VacA 的菌株。其二，根除 Hp 的治疗措施不但可以促进溃疡愈合，并且可以改变溃疡病的自然病程，显著降低溃疡复发率，从而治愈溃疡。

3. 药物因素 某些药物，如非甾体类抗炎药（NSAID）、抗肿瘤药、肾上腺皮质激素等，特别是 NSAID 对胃和十二指肠黏膜有明显的损害作用，可导致溃疡的发生。在长期应用 NSAID 的患者中，可发生一系列从糜烂到溃疡的胃肠道黏膜病变，50% ~ 60% 的患者可出现胃黏膜糜烂，5% ~ 30% 的患者可发生溃疡。其损伤的机制：①NSAID 多系弱酸脂溶性药物，能直接穿过胃黏膜屏障，导致 H^+ 反弥散，造成黏膜损伤；②NSAID 抑制了环氧化酶活性，从而能抑制内源性前列腺素的合成与分泌，削弱了胃黏膜的保护机制。

4. 神经精神因素 胃酸的分泌受神经、体液调节，精神刺激通过高级中枢的调节作用，可以产生一系列生理、神经内分泌、神经生化学、免疫功能等方面的改变，从而影响到胃肠分泌、胃肠黏膜供血、胃肠蠕动功能。临床观察表明，长期精神紧张、焦虑、抑郁、恐惧的人容易发生溃疡。强烈的精神刺激甚至可以产生应激性溃疡。

5. 胃黏膜屏障受损 各种侵袭因素通常并不造成胃黏膜的损伤，胃黏膜上皮细胞与黏液组成的屏障具有抵抗各种侵袭因素的作用。胃黏膜上皮细胞本身有多种防护机制，包括修复、碳酸氢盐及黏液分泌能力等。胃黏膜表面均匀分布着一层碱性黏液，称黏液/碳酸氢盐屏障，能有效阻止胃蛋白酶及大分子物质扩散，并形成 pH 梯度控制 H^+ 反向弥散。此外，胃肠激素中的表皮生长因子、生长抑素及前列腺素等都能促进胃黏膜细胞增生，对黏膜有重要的保护作用。各种原因（如 NSAID、Hp 感染等）导致胃黏膜屏障受损，其保护作用降低，H^+ 离子反弥散进入黏膜，产生炎症，就容易发生溃疡。

6. 其他因素 遗传、环境等因素也和消化性溃疡的发病有关。消化性溃疡患者的家族中，其患病率比正常人明显增高，O 型血者 DU 的患病率比其他血型高。近年来有研究认为 O 型血者胃上皮细胞表面的黏附受体有利于 Hp 的定值，提示 O 型血者消化性溃疡家族聚集现象与 Hp 感染环境因素有关。消化性溃疡发病有明显地区性差异和季节性特点，和不同生活环境、生活习惯有关。吸烟、嗜酒、饮浓茶、过食辛辣、暴饮暴食、饮食不规律均可能诱发本病。

【病理】

GU 多发于胃小弯，DU 多发于球部。溃疡可以单发，也可以多发，胃或十二指肠发生两处或以上的溃疡称为多发性溃疡。胃和十二指肠同时发生溃疡称为复合性溃疡。典型溃疡呈圆形或椭圆形，边缘整齐略高，深达黏膜下，基底光滑、清洁，表面覆盖灰白色苔膜。DU 直径多小于 1.0cm，GU 较 DU 稍大，亦可见到直径大于 2.5cm 的巨大溃疡。溃疡深达浆膜层，可出现急性穿孔，慢性穿透性溃疡若在后壁，可与胰腺、肝或结肠粘连。

【临床表现】

本病临床表现不一，典型表现为慢性、周期性、节律性的上腹部疼痛，体征多不典型。但是少数可无症状，部分以出血、穿孔等并发症为首发表现。

一、症状

（一）上腹部疼痛

常因精神刺激、过度疲劳、饮食不当、服用药物、气候变化等因素诱发或加重。

1. 疼痛特点

（1）慢性　消化性溃疡多反复发作，呈慢性过程，病程很长，平均 6～7 年，长者可达十几年，甚至更长。

（2）周期性　上腹部疼痛呈反复周期性发作，尤以 DU 更为明显。疼痛可持续几天、几周或更长时间，之后出现较长时间的缓解，亦有短时间内复发者。发作期与缓解期相交替。一般在秋冬和冬春之交发病。

（3）节律性　疼痛呈节律性并与进食明显相关。DU 饥饿时疼痛，多在餐后 3 小时左右出现，饮食后缓解，一部分 DU 患者有午夜痛，常被痛醒。GU 疼痛不甚规则，常在餐后 1 小时内发生，至下次餐前自行消失。

2. 疼痛性质及部位　疼痛可为钝痛、灼痛、胀痛或饥饿痛。GU 疼痛部位见于中上腹部或偏左，DU 疼痛多位于中上腹部偏右侧。突然发生的疼痛或者疼痛突然加重，剧烈持续，由上腹部迅速向全腹弥漫，应注意急性穿孔发生。疼痛较重，向背部放射，经抗酸治疗不能缓解，应考虑后壁慢性穿透性溃疡。

（二）其他症状

常有反酸、嗳气、恶心、呕吐等消化道症状。可有失眠、多汗等全身症状。

二、体征

溃疡发作期上腹部可有局限性压痛，但并无特异性，对诊断帮助不大，若并发梗阻、穿孔、出血时则出现重要体征。

三、特殊类型的消化性溃疡

1. 无症状型溃疡　约 15%～20% 的患者可无任何症状。因其他疾病做内窥镜或 X 线钡餐检查时被偶然发现，或当发生出血、穿孔等并发症时，甚至于尸体解剖时才被发现。此类患者可见于任何年龄，以老年人多见。

2. 老年人消化性溃疡　以 GU 多见。临床表现多不典型，常表现为无规律的上腹痛、食欲不振、呕血、黑便、消瘦。很少发生节律性疼痛。易发生大出血。老年人消化性溃疡立注意和胃癌鉴别。

3. 复合性溃疡　指胃和十二指肠同时存在溃疡。DU 常先于 GU 发生。约占消化性溃疡的 7%，男性多见。其临床症状并无特异性，但幽门狭窄和出血的发生率较高。

4. 幽门管溃疡　是发生于幽门孔 2cm 以内的 GU。男性居多，一般呈高胃酸分泌，常缺乏典型的周期性和节律性疼痛。表现为餐后立即出现的中上腹痛，程度剧烈，服用抗酸药可使部分患者疼痛缓解。幽门管溃疡容易发生幽门痉挛或幽门狭窄从而导致呕吐。出血的并发症也较多。此类患者内科治疗效果较差。

5. 球后溃疡　球后溃疡是指发生于十二指肠球部以下的溃疡，多位于十二指肠乳头的近端。X 线及胃镜检查易漏诊。球后溃疡夜间痛及背部放射痛更为常见，并且易并发出血，内科治疗效果差。

【实验室及其他检查】

1. X 线钡餐　溃疡的 X 线钡餐检查有直接和间接两种征象。直接征象为龛影，对溃疡的诊断有确诊意义。在溃疡的周围尚可见到黏膜放射状皱缩及因组织炎症水肿而形成的环行透亮区（环堤）。间接征象有局部压痛、胃大弯侧痉挛性切迹、十二指肠球部激惹及变形。间接征象仅有提示意义。X 线钡餐检查在溃疡合并穿孔、活动性出血时应列为禁忌。

2. 胃镜检查和黏膜活检　胃镜检查不但可以直接观察胃肠黏膜的情况，确定病变的部位、大小、数目、表面状态、有无活动出血及其他合并疾病的存在，同时可以取活组织做病理检查和 Hp 检测，是诊断消化性溃疡最有价值的检查方法。在内窥镜直视下，病灶多呈圆形或椭圆形，偶尔呈线形，边缘锐利，基底光滑，表面覆盖灰白色或灰黄色苔膜，周围黏膜充血、水肿，有时见皱襞向溃疡集中。内窥镜下溃疡可分为活动期（A 期）、愈合期（H 期）、瘢痕期（S 期）3 期。

3. 幽门螺杆菌检测　Hp 感染的检测方法大致有以下几种：快速尿素酶试验、细菌培养、组织涂片或切片镜检细菌、尿素呼气试验、血清学检查及聚合酶链反应（PCR）等。

快速尿素酶试验是目前临床上最常用的检查方法，简便、快速，其特异性和敏感性均很高。作用原理是：Hp 尿素酶分解尿素，使 pH 值升高，酚红指示剂由浅黄色变为粉红色。

细菌培养是诊断 Hp 感染最可靠的方法，是验证其他诊断性实验的金标准，但需要较高的技术和条件，费用大，临床并不常用。

组织涂片或切片镜检可以直接观察 Hp 感染，也是比较简便实用的检查方法，结合快速尿素酶试验可以提高检出率。

^{13}C - 或 ^{14}C - 尿素呼气试验，是一种非侵入性检查，特异性、敏感性高，无痛苦，患者容易接受（详见第十八章）。

PCR 方法多用于研究。

4. 胃液分析　　由于 GU 患者胃酸多正常或偏低，虽然部分 DU 患者胃酸升高，但与正常人有很大重叠，所以胃液分析对消化性溃疡的诊断价值不大，目前主要用于胃泌素瘤的辅助诊断。如 BAO > 15mmol/h，MAO > 60mmol/h，BAO/MAO 比值 > 60%，提示有胃泌素瘤可能。

5. 粪便隐血检查　　此方法主要用于确定溃疡有无活动及合并活动出血，并可作为疗效判断的指标。一般出血达 5 ~ 10ml 时，隐血试验即可呈阳性。粪便隐血试验呈阳性，提示溃疡活动，为病灶慢性渗血所致，经积极治疗后多在 1 ~ 2 周内转阴。粪便隐血持续阳性者，应注意癌变。

【并发症】

1. 出血　　消化性溃疡是上消化道出血最常见的病因，本病出血的发生率约在 20% ~ 25%，有 10% ~ 25% 的患者以上消化道出血为首发表现，DU 的出血多于 GU（详见第二十四章）。

2. 穿孔　　发生率在 5% ~ 10% 左右，DU 多于 GU。溃疡穿透胃肠壁达游离腹腔称为急性穿孔或游离穿孔，多形成弥漫性腹膜炎；溃疡穿透与邻近器官组织粘连，称为穿透性溃疡或慢性穿孔；后壁穿孔或穿孔较小者只引起局限性腹膜炎时，称亚急性穿孔；部分溃疡穿透空腔器官，如胆总管、结肠，则形成瘘管。游离穿孔多发生在前壁；穿透性溃疡多发生在后壁，最常穿透的器官为胰腺。穿孔的典型临床表现为：突发上腹部疼痛，疼痛剧烈，持续加剧，并迅速向全腹弥漫。常伴恶心、呕吐，可有发热。患者多烦躁不安、面色苍白、四肢湿冷、脉细速。腹部压痛、反跳痛、呈板状腹，肝浊音界缩小或消失，肠鸣音减弱或消失。部分患者胃肠漏出物沿结肠旁沟向右下腹流动，临床表现酷似阑尾炎，易造成误诊。血象示白细胞及中性粒细胞增高。腹部 X 线透视发现右膈下新月状游离气体影，是诊断穿孔的重要依据，但无膈下游离气体并不能排除穿孔存在。

3. 幽门梗阻　　约占 4%，多由 DU 及幽门管溃疡所致。在溃疡活动期，溃疡周围组织充血、水肿，幽门痉挛，引起幽门梗阻，随着炎症的好转而缓解，呈暂时性，称为功能性梗阻或内科梗阻；若由溃疡瘢痕收缩或与周围组织粘连所致，非手术不能缓解，呈持久性，称为器质性梗阻或外科梗阻。呕吐是幽门梗阻的主要症状，呕吐次数不多，但每次呕吐物量多，吐后症状减轻，呕吐物含有发酵宿食。可伴有反酸、嗳气、上腹饱胀不适。因反复呕吐、进食减少，患者可出现脱水及营养不良。体征有上腹部胃型、胃蠕动波及震水音。X 线及胃镜检查可辅助诊断。

4. 癌变　　GU 癌变率估计在 1% 以下，罕见十二指肠球部溃疡有癌变者。癌变易发生于溃疡的边缘。若 GU 患者年龄在 45 岁以上、疼痛的节律性消失、食欲减退、体重明显减轻、粪便隐血试验持续阳性、病情逐渐加重、内科治疗效果较差者，应警惕溃疡癌变的可能，定期复查。

【诊断与鉴别诊断】

1. 诊断　　病史对本病诊断有重要意义，根据患者有慢性、周期性、节律性上腹部疼痛的典型病史，即可做出初步诊断。但确诊需要依靠 X 线钡餐检查和胃镜检查。

2. 鉴别诊断

消化性溃疡须与下列疾病相鉴别。

（1）慢性胃炎 表现为上腹部饱胀、嗳气、进食后胀痛、无消化性溃疡节律性疼痛特点，但消化性溃疡常合并慢性胃炎，使症状不典型，鉴别困难时可行胃镜检查确诊。

（2）功能性消化不良 功能性消化不良又称非溃疡性消化不良。患者常有上腹疼痛、烧灼感、反酸、嗳气、上腹饱胀、恶心、呕吐、食欲减退等症状，酷似消化性溃疡，易与消化性溃疡相混淆，但并无溃疡病灶。鉴别诊断依靠 X 线钡餐和胃镜检查。

（3）十二指肠炎 为十二指肠局限或弥漫性炎症，可继发于 DU，临床症状与 DU 相似，X 线钡餐造影表现为 DU 的间接征象，易误诊，需胃镜检查确诊。

（4）胆囊炎与胆结石 疼痛常因进食油腻食物而诱发，位于右上腹，向右肩背部放射，伴发热、黄疸，检查右上腹压痛明显、莫菲征阳性，部分患者可触及胆囊。典型病例不难和消化性溃疡相鉴别，不典型患者，可行 B 超及胃镜下逆行胆道造影协助诊断。

（5）胃癌 胃癌和消化性溃疡有时难以鉴别，尤其是胃癌早期和 GU 在症状上有很多相似之处，胃镜与活组织检查可确诊。

（6）胃泌素瘤 胃泌素瘤又称 Zollinger Ellison 综合征。多数是由于发生于胰腺的非 β 细胞瘤所致，肿瘤亦可位于胃窦部、十二指肠、大网膜、横结肠系膜及腹腔其他部位。因肿瘤分泌大量胃泌素刺激壁细胞增生，从而使胃酸分泌明显增加。患者表现为顽固性、多发性溃疡，溃疡位于十二指肠球部及以下部位、甚至于空肠近端等非典型部位，多伴有腹泻及明显消瘦，内科治疗经久不愈，术后易复发，可有溃疡病家族史，血清胃泌素水平增高，胃酸分泌量明显增加。CT 检查有助于诊断，胰泌素刺激试验可以确诊。

【治疗】

治疗的目的在于消除病因、解除症状、愈合溃疡、防止复发和避免并发症。治疗的措施包括一般治疗、药物治疗、并发症治疗、手术治疗等。

一、一般治疗

适当休息，劳逸结合，若无并发症一般无需卧床休息。合理饮食，生活要规律，戒除不良习惯，如饮食应定时、定量，少饮浓茶、浓咖啡、避免酸辣刺激性食物，戒除烟酒。注意调节情绪，避免过度紧张，对少数焦虑、紧张、失眠症状明显者，可适当给予镇静剂治疗。慎用某些药物，如 NSAID、肾上腺皮质激素、利血平等。

二、药物治疗

消化性溃疡的药物治疗主要包括根除 Hp、制酸及保护胃黏膜。治疗十二指肠球部溃疡的重点在于根除 Hp 与制酸，GU 的治疗侧重在保护胃黏膜。

（一）抑制胃酸分泌

碱性制酸药（如氢氧化铝、氢氧化镁、碳酸氢钠等）中和胃酸，缓解溃疡疼痛有较好效果，但对溃疡愈合则需大剂量多次服用方能奏效，故目前已很少单一使用此类药物来治疗溃疡。

1. H₂受体拮抗剂（H₂RA） H₂RA 可以选择性竞争结合壁细胞膜上的 H₂受体，从而抑制胃酸分泌，目前已使用的品种有西咪替丁（cimetidine，泰胃美）、雷尼替丁（raniti-dine，善卫得）、法莫替丁（famotidine，高舒达）、尼扎替丁和罗沙替丁等。

西咪替丁是第一代 H₂RA 类药物，用法：400 mg 早晚各 1 次。其不良反应有：腹泻、腹胀、血清转氨酶升高，间质性肾炎，粒细胞减少、血小板减少，头痛、头晕、嗜睡、甚至精神错乱，长期使用可出现男性乳房发育、阳痿等。西咪替丁因抑制肝脏线粒体氧化酶的活性从而延缓某些药物的清除，如华法林、安定、利眠宁、消炎痛、心得安、茶碱、苯妥英钠等。

雷尼替丁是第二代，用法：150 mg 早晚各 1 次，其效能比西咪替丁强 5～10 倍，作用时间长，不良反应少。

法莫替丁是第三代，用法：20mg 早晚各 1 次，其效能比西咪替丁强 40 倍，用量更少，不良反应轻微。

2. 质子泵抑制剂（PPI） PPI 是通过抑制胃酸分泌终末步骤关键酶即 H⁺、K⁺-ATP 酶（质子泵）而发挥作用，使壁细胞内的 H⁺ 不能转移至胃腔。临床已使用的有奥美拉唑（omeprazole）20mg/d、兰索拉唑（lansoprazole）30mg/d、潘托拉唑（pantoprazole）40mg/d、雷贝拉唑（rabeprazole）10mg/d，4 种药物均为每天 1 次。

抑制胃酸分泌的药物尚有抗胆碱能药物如山莨菪碱、阿托品、哌仑西平，以及胃泌素受体拮抗剂丙谷胺等。因其不良反应大，治疗溃疡疗效较差，目前已很少使用。

（二）根除 Hp 的治疗

根除 Hp 不仅可以降低溃疡的复发率，而且可以改变溃疡病的自然病程，使溃疡病的治疗从"愈合"走向"痊愈"，从根本上改变了溃疡病的治疗转归。目前国内外已达成共识：对 Hp 相关性溃疡，不论初发或复发、活动或静止、有无并发症史，均应抗 Hp 治疗。

根除 Hp 的治疗方案：大体上分为质子泵抑制剂（PPI）为基础和胶体铋剂为基础的两大类方案。又可分为两联疗法、三联疗法、四联疗法三种。两联疗法因 Hp 根除率低已被废弃。三联疗法：一种 PPI 或一种胶体铋剂加上克拉霉素、阿莫西林（或四环素）、甲硝唑（或替硝唑）3 种抗菌药物中的 2 种（表 19-1）。四联疗法由铋剂三联疗法加一种 PPI 组成。疗程一般为 7 天，根据不同情况可延长至 14 天。三联疗法方案是目前被普遍应用的方案，其 Hp 根除率均在 90% 以上，其中，铋剂尤其是胶体次枸橼酸铋加甲硝唑及四环素（或阿莫西林）的组合方案被视为标准治疗方案。

目前发现 Hp 耐药越来越多，特别是对甲硝唑耐药问题比较严重，可达 30% 以上。呋喃唑酮对 Hp 作用特别强，不易产生耐药。三联疗法根治失败后，停止使用甲硝唑，改用呋喃唑酮或改用 PPI、铋剂和二种抗生素四联疗法。

表 19 - 1　　　　　　　　　　　　根除 Hp 三联疗法方案

PPI 或胶体铋剂	抗菌药物
奥美拉唑 40mg/d	克拉霉素 500 ~ 1000 mg/d
兰索拉唑 60 mg/d	阿莫西林 1000 ~ 2000 mg/d
枸橼酸铋钾（胶体次枸橼酸铋）480 mg/d	甲硝唑 800mg/d
选择一种	选择两种
上述剂量分 2 次服，疗程 7 天	

（三）保护胃黏膜药物

1. 硫糖铝　　是硫酸化二糖和氢氧化铝的复合物，在酸性胃液中凝聚成糊状黏稠物，与胃十二指肠黏膜络合，形成保护膜，覆盖溃疡面，阻止 H^+ 反弥散，促进黏膜再生和溃疡愈合；同时可与胃蛋白酶络合抑制该酶分解蛋白质。用法：每天 4 次，每次 1g，饭前 1 小时和睡前口服，4 ~ 6 周为 1 疗程。不良反应小，有便秘、口干、皮疹、眩晕、嗜睡等。

2. 枸橼酸铋钾　　又名得乐、迪乐、胶体次枸橼酸铋。在胃酸作用下生成氧化铋白色沉淀，与溃疡面组织分解物形成一种铋肽复合物保护膜，抑制胃蛋白酶活性，并有较强的抗 Hp 作用。用法：每天 4 次，每次 0.3g（含铋 110mg），分别于三餐前半小时和晚饭后 2 小时服用。不良反应：服药期间黑舌、黑粪，少数有恶心、呕吐、便秘、腹泻。服药时不得同时服用高蛋白饮食和抗酸药。疗程不宜太长。

3. 前列腺素 E　　本类药物具有细胞保护作用，能加强胃黏膜的防卫能力，但其抗溃疡作用主要基于抑制胃酸分泌。目前以米索前列醇（misoprostol）应用比较广泛，每次 200μg，每天 4 次，口服。其他有恩前列腺素（enprostil）、奥诺前列素（ornoprostil）等。

4. 麦滋林 - S - 颗粒（Marzulene - S Granules）　　具有促进胃黏液分泌、促使 D 细胞分泌生长抑素、促进黏膜前列腺素 E_2 合成、抑制胃蛋白酶活性及抑制 Hp 感染等多种作用。能显著促进溃疡愈合并可预防复发。用法：1.5 ~ 2.0g/d，分 3 ~ 4 次服用。不良反应有口干、恶心、呕吐、便秘、腹泻、腹痛、嗜睡、颜面潮红等，但少见。

三、并发症的处理

1. 急性上消化道出血　　见第二十五章。

2. 急性穿孔　　及早外科手术治疗。

3. 幽门梗阻　　对幽门梗阻应先积极内科治疗，措施包括：

①禁食和持续胃肠减压，以解除胃潴留。②静脉输液，纠正水、电解质紊乱和代谢性碱中毒。③每晚用生理盐水洗胃并抽出胃内容物以减轻炎症及水肿。④营养状况较差者，应及时给予全胃肠外营养。⑤应用 H_2RA 或 PPI 抑制胃酸分泌。⑥应用多潘立酮（domperidone，吗丁林）、西沙必利（cisapride）等促胃动力药物，禁用抗胆碱能药物。⑦经 1 ~ 2 周积极治疗无效者应考虑手术治疗。

4. 癌变　　详见第二十章。

四、外科治疗

外科治疗主要适用于：①大量或反复出血，内科治疗无效者；②急性穿孔；③瘢痕性幽门梗阻；④GU 癌变或癌变不能除外者；⑤内科治疗无效的顽固性溃疡。

【预防】

加强宣教，生活规律，心理健康，合理饮食，戒除烟酒。

第二十章
胃 癌

胃癌（gastric cancer）是指发生于胃黏膜的最常见的恶性肿瘤，居消化道癌肿的第一位。在消化系统恶性肿瘤的死亡病例中，约有半数死于胃癌。其临床表现为上腹部隐痛、厌食、进行性消瘦、贫血，晚期上腹部可扪及肿块。任何年龄均可发病，以50~60岁最多，30岁以前较少见，男女发病之比为2.3~3.6:1。

【病因和发病机制】

目前胃癌的病因尚未完全明了，可能与下列因素有关：

1. 幽门螺杆菌（Hp）感染 近年来流行病学研究表明，Hp感染与胃癌的发生有一定关系：①Hp高感染地区、高感染人群，大多是胃癌的高发地区和高发人群。②WHO已将Hp列为致癌源。Hp抗体阳性人群发生胃癌的危险性高于阴性人群。③Hp直接诱发蒙古沙鼠胃癌获得成功。Hp具有黏附性，其分泌的毒素有致病性，导致胃黏膜病变，由浅表炎症发展为萎缩、肠化与不典型增生等，在此基础上易发生癌变。Hp胃炎发生萎缩和肠化后，胃酸分泌减少，pH值增高，有利于细菌在胃内生长，并促进N-亚硝基化合物合成；Hp本身也是硝酸盐还原菌，具有催化亚硝化作用而起致癌作用。

2. 饮食因素 食物、饮水、食品加工、贮存或烹饪方法，均对胃癌的发生有影响，如用滑石粉处理过的大米、发霉食品、油炸食品、烟熏、腌制鱼肉、腐烂鱼类及咸菜，过多摄入食盐，以及缺乏新鲜蔬菜及水果的人群，胃癌发病率较高。其主要机制可能与这些食物中亚硝基化合物、苯丙芘等致癌物质含量高及饮食中缺乏抗癌或抑癌物质（如维生素C、β-胡萝卜素及维生素E）有关；而多吃新鲜蔬菜、水果、乳品和蛋白质，可降低发生胃癌的危险性。

3. 环境因素 环境因素与胃癌的发生有密切关系。一般认为，高纬度、高泥炭土壤、石棉地区及寒冷潮湿地区居民发病率较高，这可能与水土中含硒、镍、钴、铜过高，含硝酸盐过多，或微量元素比例失调，或化学污染等有关。

4. 遗传因素 不同家族，其胃癌发病率有明显差异，因胃癌有明显的家族聚集倾向，可能为致癌物质对遗传易感者更易致癌。此外，不同血型、不同人种，其胃癌发病率亦有差异，如血型A型者比O型者发病率高，美国的黑人比白人发病率高，均提示有遗传因素存在。

5. 癌前期变化 癌前期变化是指某些具有较强的恶变倾向的变化，包括癌前期病变与癌前期状态。前者为病理组织学改变，它较正常组织更易转变为癌组织，是病理学概念；后者是指较易恶变的全身或者局部的疾病和状态，为临床概念。根据长期观察，胃癌的癌前期状态有以下几种疾病：①慢性萎缩性胃炎伴肠上皮化生及中度以上不典型增生；②广基腺瘤

型息肉 >2cm 者；③胃溃疡直径 >2.5cm 者；④毕Ⅱ式胃切除术后并发胆汁反流性残胃炎；⑤恶性贫血伴有显著胃腺体萎缩者；⑥巨大胃黏膜皱襞。

【病理】

一、部位

胃癌可发生于胃的任何部位，但最常见于胃窦，依次为胃小弯、贲门、胃体及胃底。

二、形态分型

根据病变形态可分为两型：①早期胃癌：是指病变局限于黏膜及黏膜下层，可分为隆起性（息肉型）、平坦性（胃炎型）和凹陷性（溃疡型）。其中直径在 5～10mm 者称小胃癌，直径 <5mm 者称微小胃癌。②中晚期胃癌：也称进展型胃癌，癌性病变侵及肌层及全层，常伴有转移，可分为蕈伞形（或息肉样型）、溃疡型、浸润型（又分为两种，一种是局限浸润型，多局限于胃窦，又称硬癌；另一种是弥漫浸润型，范围广，又称皮革胃）、混合型、多发癌（癌组织呈多灶性，互不相连）。

三、组织分型

根据组织结构可分为 4 型：①腺癌；②未分化腺癌；③黏液癌，即印戒细胞癌；④特殊类型癌，包括腺鳞癌、鳞状细胞癌等。

四、转移途径

1. 直接蔓延　癌细胞直接蔓延至相邻器官，如食管、肝、脾、胰、结肠。
2. 淋巴转移　癌细胞通过淋巴管转移至胃旁及远处淋巴结，是最早且最常见的转移方式。
3. 血循转移　癌细胞通过血液循环转移至肝、肺、腹膜、脑、骨髓等。
4. 种植转移　癌细胞侵入浆膜后脱落到腹腔内，种植于腹腔、盆腔。女性卵巢受癌细胞植入呈实体性黏液癌，称为 Krukenberg 肿瘤。

【临床表现】

一、症状

胃癌的症状取决于肿瘤发生的部位，病理性质，病程长短及有否转移。早期可无或仅有轻微消化不良症状，易被疏忽，待出现明显症状时多已进入晚期。

1. 上腹疼痛　上腹疼痛是最常见症状。早期仅为上腹部不适、饱胀、沉重或隐痛，餐后为甚，经治疗可缓解，常被认为消化不良或胃炎，造成延误。部分患者有明显的上腹痛，进展期胃癌的腹痛可呈持续性，且不能被抑酸剂所缓解。

2. 食欲减退　可为首发症状。不少患者因餐后饱胀而自动限制饮食，胃癌晚期可厌肉食及腥味食物。

3. 恶心呕吐 胃窦癌引起幽门梗阻时可出现恶心呕吐，呕吐物为黏液及宿食，有腐臭味。贲门癌可有吞咽困难或食物反流。

4. 呕血、黑便 部分患者早期发生少量持续隐血，中晚期胃癌隐血更常见，当癌瘤侵蚀大血管时可引起大量呕血和黑便。

5. 全身症状 患者可出现低热、疲乏无力、体重减轻、贫血、毛发脱落等。

二、体征

早期可无任何体征，但上腹部深压痛不伴肌紧张可能是唯一值得注意的体征。一般到中晚期才有明显体征。

1. 腹部肿块 腹部肿块是胃癌的主要体征，多在上腹部偏右可触及坚实而可移动的结节状肿块，并有压痛，贲门部肿块不易触到。如果肿瘤转移及肝、卵巢等，可在相应部位触及肿块。

2. 淋巴结肿大 胃癌最易向淋巴转移，故在左锁骨上可触到肿大的淋巴结。

3. 腹水 当癌细胞侵犯肝、门静脉、腹膜，可发生血性腹水。

4. 伴癌综合征 可出现反复发作性血栓性静脉炎、过度色素沉着、黑棘皮病、皮肌炎等，并有相应的体征。有时也可在胃癌察觉之前出现。

【并发症】

1. 出血 表现为呕血及便血。

2. 幽门或贲门梗阻 病变在贲门或幽门附近发生。

3. 穿孔 多见于幽门前区的溃疡致癌。

【实验室及其他检查】

1. 血液检查 呈低色素性贫血，血沉增快，血清癌胚抗原（CEA）阳性。

2. 粪便隐血试验 常持续阳性。因其检测方便，可将此作为胃癌筛选的首选方法。

3. X 线钡餐检查 采用气钡双重造影或多角度摄影能提高阳性率。X 线征象有充盈缺损，癌性龛影，皮革胃及胃潴留等表现。但对早期胃癌诊断率低，癌瘤直径 <1cm 的小胃癌难以发现，胃底癌也易漏诊。

4. 胃镜检查 胃镜检查是诊断早期胃癌最重要手段，常与 X 线检查互补，可直接进行观察、摄影，并能在直视下冲洗、尼龙刷摩擦或活检，进行细胞学检查，可明显提高早期胃癌的诊断。

5. 超声内镜检查 超声内镜具有超声波与内镜的双重功能，可显示胃壁各层与周围 5cm 范围内的声学结构，因而能清晰地观察到肿瘤浸润范围与深度，还可发现腔外生长的肿瘤，了解有无周围转移。

【诊断与鉴别诊断】

一、诊断

主要依赖 X 线钡餐检查和内镜加活组织检查。为提高诊断率，凡年龄在 40 岁以上，出现不明原因的上腹部不适、食欲不振、体重明显减轻者，应警惕胃癌的可能性；尤其是原有上腹痛而近期疼痛性质及节律发生改变者，或经积极治疗而病情继续发展者，宜及早进行检查，以便早期发现。

二、鉴别诊断

1. 胃溃疡　详见第十九章消化性溃疡部分。

2. 胃内其他恶性肿瘤　胃原发性淋巴瘤症状类似胃癌，X 线及胃镜检查可见胃黏膜皱襞粗大、僵硬，单发或多发性结节，但胃蠕动存在。胃平滑肌肉瘤 X 线检查可见边缘整齐的圆形充盈缺损，如病变发生溃疡则中央可见典型的"脐样溃疡龛影"。胃镜活组织病理检查可明确诊断。

3. 慢性萎缩性胃炎　患者有上腹部胀闷不适、恶心、食欲不振等消化不良症状，但腹部无肿块，无淋巴结肿大，大便隐血试验阴性，X 线及胃镜检查易于鉴别。

4. 胃邻近恶性肿瘤　原发性肝癌的肝脏呈进行性肿大及疼痛，但肿块浅表明显，较胃癌容易触到。胰腺癌进展快，黄疸逐渐加深，出现 Courvoisier 征阳性。食管癌呈进行性吞咽困难。以上均可通过 X 线、胃镜、B 超及其他特殊检查与胃癌鉴别。

【治疗】

胃癌的治疗原则是早期选择手术治疗，中晚期采用综合疗法。并针对肿瘤的不同情况拟订不同的治疗方案。

1. 手术治疗　手术治疗是目前唯一有可能根治胃癌的手段。除不能耐受手术或远处转移外，皆应手术并力争根治，其效果取决于胃癌的病期、癌侵袭深度和扩散范围。对早期胃癌做胃部分切除手术，如已有局部淋巴结转移，亦应同时加以清扫。对进展期患者，如未发现远处转移，也应尽可能手术切除，有时须做扩大根治术；已有远处转移者，一般不做胃切除，仅做姑息手术以保证消化道通畅和改善营养。

2. 内镜下治疗　此法具有直接、有效、不良反应小等优点。进展期胃癌在全身化疗的基础上，加上局部化疗、微波、激光等方法，可以杀灭癌细胞，延长生存期限。对早期胃癌虽不如手术可靠，但对有多种并发症、不能耐受手术者，采用内镜下治疗也可达到治疗目的。

3. 化学治疗　化学治疗是手术切除前或根治术后辅助治疗，或作为不能手术的姑息治疗，可选择单一药物或联合用药。单一药物效果差，联合用药则效佳。常用治疗药物包括 5－氟尿嘧啶（5－FU）、呋喃氟尿嘧啶（FT－207）、阿糖胞苷（Ara－C）、阿霉素（ADM）、丝裂霉素（MMC）、顺氯氨铂（DDP）、足叶乙甙（VP－16）、甲酰四氢叶酸（LV）、羟喜树碱等。联合治疗方案有：LFP、EAP、和 FAM（5 – FU + ADM + MMC），其 LFP 方案的使用方法是第 1~5 天予 LV 20mg/m² 静注，5 – FU 1000mg/m² 持续静滴 12 小时，DDP 20mg/m² 静注；其 EAP 方案的使用方法是第 1、7 日分别给予 ADM 20mg/m² 静滴，第 2、8 日分别给予 DDP 40mg/m² 静滴，第 4、5、6 日分别给予 VP – 16 120mg/m² 静滴，上述治疗每 4 周重复一次。

4. 免疫疗法 可用免疫增强剂，如转移因子、白细胞介素 – 2、胸腺素、左旋嘧啶，提高患者的免疫力，但效果不肯定。

上述各种治疗方法综合应用可提高疗效。如化疗辅助手术，放疗辅助手术，化疗加放疗等。

【预防】

由于胃癌的病因未明，故尚缺乏有效的预防方法。但据流行病学调查，应减少环境污染，改善饮食习惯，多吃新鲜蔬菜、水果，戒除烟酒嗜好，避免或减少摄入可能致癌的物质，积极根治 Hp，可减少发病率。在胃癌高发区，要早期发现并及时治疗，可提高患者的生存率。对有癌前期变化的患者，要进行密切随访以早期发现变化，及时进行治疗。

第二十一章
溃疡性结肠炎

溃疡性结肠炎（ulcerative colitis，UC）又称慢性非特异性溃疡性结肠炎，简称溃结，是一种病因不明的直肠和结肠的炎性疾病。病变局限在大肠黏膜与黏膜下层，且以溃疡为主，多累及直肠和远端结肠。临床表现有腹泻、黏液脓血便、腹痛，病情迁延，轻重不等，容易复发。可发生在任何年龄，以青壮年多见，亦可见于儿童或老年，男稍多于女。欧美国家本病发病率较高，我国近年也有所增加。

【病因和发病机制】

溃疡性结肠炎的病因和发病机制至今尚未完全明确，但多数认为与下列因素有关。

1. 免疫因素　本病和免疫密切相关：①大多数患者伴发结节性红斑、虹膜炎、系统性红斑狼疮、自身免疫性溶血性贫血等免疫性疾病，且用肾上腺皮质激素治疗常能奏效。②患者血清中有抗自身结肠上皮细胞的抗体，并与大肠杆菌 O_{14} 型有交叉免疫反应。③已用荧光免疫方法在动物中成功地制成了实验性溃疡性结肠炎模型。

2. 遗传因素　本病发病率在种族间有明显差异，白种人远高于黄种人和黑种人。患者一级亲属发病率显著高于普通人群而患者配偶发病率不增加。在动物中用转基因方法导入与人自身免疫病有关的 HLA - B27 基因，已成功地制造出与人溃疡性结肠炎相似的模型。这些均提示遗传因素与发病有关。

3. 感染因素　本病可能由痢疾杆菌、溶组织阿米巴或病毒、真菌所引起，病原微生物乃至食物抗原可能是其非特异性促发因素。但至今未检出与本病有恒定明确关系的病原体。

4. 精神神经因素　本病可因紧张、劳累而诱发，患者常有精神紧张和焦虑表现。由于大脑皮层活动障碍，可通过自主神经系统引起肠道运动亢进、肠血管平滑肌痉挛收缩、组织缺氧、毛细血管通透性增加，从而使结肠黏膜发生炎症、糜烂及溃疡。

本病的发病机制可概括为：遗传易感者通过环境、外源因素使肠黏膜损伤，致敏肠道淋巴组织，导致免疫调节和反馈失常，形成自身免疫反应而出现慢性、持续的炎症反应。参与此反应的细胞成分有巨噬细胞、肥大细胞、中性粒细胞、嗜酸细胞、T 和 B 淋巴细胞及 NK 细胞；参与反应的细胞因子和炎性介质有 γ 干扰素、白细胞介素、肿瘤坏死因子、血小板激活因子、前列腺素样物质、白三烯、血栓素、组织胺、5 - 羟色胺、神经多肽、血管活性肽、P 物质、氧自由基等。

【病理】

病理变化取决于疾病的严重程度、病程的长短和有无活动性。本病主要病变在直肠和乙状结肠，向上蔓延可累及降结肠，甚至整个结肠。偶见涉及回肠末端，称为"倒灌性回肠炎"。

病理改变以溃疡糜烂为主，具有弥散性、浅表性、连续性的特点。早期病变发生于肠腺基底部的隐窝上皮，大量中性粒细胞浸润，结肠黏膜呈水肿、充血、颗粒状等改变，触之易出血。此后形成小溃疡，继而溃疡面呈大片融合，严重时溃疡可蔓延及整个结肠，发生结肠扩张。在结肠炎反复发展、修复过程中，肉芽组织增生，常出现炎性息肉，少数患者可癌变。由于纤维瘢痕组织形成，可导致结肠缩短、结肠袋消失和肠腔狭窄。此外，尚有溃疡穿孔引起腹膜炎、结肠或直肠周围脓肿、瘘管形成等并发症。

【临床表现】

起病缓慢，少数急性起病，偶见暴发。病程呈慢性过程，多表现为发作期与缓解期交替，少数症状持续并逐渐加重。精神刺激、劳累、饮食失调、继发感染为其诱因。

一、消化系统表现

1. 腹泻　腹泻为最主要的症状，常反复发作或持续不愈，轻者每天排便 2～4 次，可为软便、稀糊状，便血轻或无。重者排便频繁，可 1～2 小时 1 次，脓血显见，甚至大量便血。黏液血便是本病活动期的重要表现。病变局限在直肠者，鲜血附于粪便表面；病变扩展至直肠以上者，血液混于粪便中。病变累及直肠时，可有里急后重。

2. 腹痛　轻型患者在病变缓解期可无腹痛，或仅有腹部不适，部位多在左下或下腹部，亦可涉及全腹，有疼痛→便意→排便→缓解的规律。如果炎症波及腹膜，可见持续剧烈腹痛。

3. 其他症状　患者可有腹胀，严重病例有食欲不振、恶心、呕吐。

4. 体征　轻中型患者仅左下腹部压痛，有些患者可触及呈管状的乙状结肠。若有腹肌紧张、反跳痛、肠鸣音减弱，应警惕结肠扩张、肠穿孔等并发症。

二、全身症状

急性期可有发热，重症常出现高热，病情持续活动可出现衰弱、消瘦、贫血、低蛋白血症、电解质紊乱等表现。尤易发生低血钾。

三、肠外表现

本病可伴有多种肠外表现，如关节炎、结节性红斑、虹膜炎、强直性脊柱炎、坏疽性脓皮病、口腔复发性溃疡、慢性肝炎等。

四、临床分型

1. 根据病情经过分型

（1）初发型　首次发病。

（2）慢性复发型　临床多见，本型病变范围小，症状轻，发作与缓解交替，预后好。

（3）慢性持续型　症状持续半年以上，提示病变广泛。

（4）急性暴发型　少见。起病急骤，全身和消化系统症状严重，常并发结肠扩张、肠穿孔、下消化道出血、败血症等。

2. 根据病情程度分型

（1）轻型　腹泻每天 4 次以下，无发热，贫血和便血轻或无，血沉正常。

（2）中型　介于轻、重型之间，腹泻每天 4 次以上，仅伴有轻微全身表现。

（3）重型　腹泻每天 6 次以上，多为肉眼脓血便，体温 >38℃ 至少持续 2 天以上，脉搏 >100 次/分钟，血红蛋白 ≤70g/L，血沉 >30mm/h，血清白蛋白 <30g/L，体重短期内明显减轻。常有严重的腹痛、腹泻、全腹压痛，严重者可出现失水和虚脱等毒血症征象。

3. 根据病变范围分型　可分为直肠炎、直肠乙状结肠炎、左半结肠炎、广泛性或全结肠炎等。如果病变是区域性分布者，又称区域性结肠炎。

4. 病情分期　可分为活动期和缓解期。

【并发症】

1. 结肠扩张　多见于暴发性溃疡性结肠炎和全结肠炎患者，因炎症侵及肌层，结肠失去收缩力造成结肠扩张。低钾、抗胆碱能药物、吗啡制剂及灌肠是诱发因素。临床表现为病情急剧变化，毒血症明显，有脱水与电解质紊乱，出现鼓肠，腹部压痛，肠鸣音减弱或消失，X 线腹部平片可见结肠扩大、结肠袋消失。易引起急性肠穿孔，预后差。

2. 结肠大出血　溃疡累及血管可引起大出血。

3. 其他　可并发癌变、肠梗阻、瘘管及肛周脓肿等。病期长达 10 年以上，病变广泛，年龄在 40 岁以上者易恶变。

【实验室及其他检查】

1. 血液检查

（1）血红蛋白降低，为小细胞低色素性贫血。急性期中性粒细胞增多。

（2）血沉增快。凝血酶原时间延长，血浆第 Ⅲ、Ⅶ、Ⅷ 因子的活性增加，血小板数升高。

（3）严重者血清白蛋白降低。血清蛋白电泳示 α_1 和 α_2 球蛋白明显升高。在缓解期 α_2 球蛋白增加，常为复发的信号。在发作时期 γ 球蛋白下降常提示预后不良。

（4）C 反应蛋白增高，IgG 稍高。

（5）严重者出现电解质紊乱，尤以低钾最明显。

2. 粪便检查　常有黏液脓血便，镜检见红细胞、白细胞和巨噬细胞。粪便培养致病菌阴性。

3. 结肠镜检查　结肠镜检查具有诊断意义，可直接观察肠黏膜变化，准确了解病变范围。内镜下所见特征是：急性期肠黏膜充血水肿，分泌亢进，湿润，可有针尖大小的红色斑点和黄白色点状物，肠腔痉挛，皱襞减少。在慢性期，黏膜粗糙不平，呈细颗粒状，黏膜血管模糊，质脆易出血，有大小、形状、色泽多样的假息肉，有时呈拱桥状增生。活组织检查显示特异性炎性病变和纤维瘢痕，同时可见糜烂、隐窝脓肿、腺体排列异常及上皮变化等。

4. X 线检查 应用 X 线气钡双重对比造影，有利于观察黏膜形态。X 线征象主要有：①病变肠管痉挛，中心性狭窄；②病变肠管结肠袋变浅、消失，肠管边缘显示多数毛刺状突出的小龛影；③肠黏膜紊乱；④慢性期肠管呈持续性狭窄，边缘僵直，肠管缩短。

【诊断与鉴别诊断】

1. 诊断 本病的主要诊断依据，包括慢性腹泻、脓血黏液便、腹痛，不同程度全身症状，反复发作的趋势；多次粪检无病原体发现，内镜检查及 X 线钡剂灌肠显示结肠炎病变等。完整的诊断应包括临床类型、严重程度、病变范围及病情分期。

2. 鉴别诊断

（1）**细菌性痢疾** 常有菌痢病史，粪便培养分离出痢疾杆菌，结肠镜检时取其脓性分泌物培养阳性率较高，抗菌药物治疗有效。

（2）**慢性阿米巴痢疾** 病变主要侵犯近端结肠，溃疡较深，其边缘为潜行性，溃疡间的黏膜多属正常，粪便检查或通过结肠镜取溃疡渗出物做镜检可找到溶组织阿米巴滋养体，抗阿米巴治疗有效。

（3）**结肠癌** 多见于中年以上，直肠指检可触及肿块，肠镜及钡剂灌肠检查对鉴别诊断有价值。

（4）**血吸虫病** 有疫水接触史，常有肝脾肿大，粪便镜检可发现血吸虫卵，孵化毛蚴阳性，结肠镜下可见黏膜下黄色颗粒，活检可查到血吸虫卵。

（5）**肠易激综合征** 粪便中可有大量黏液，但无脓血，精神紧张可诱发或使症状加重。粪便检查仅见少许白细胞，结肠镜检无器质性病变。

（6）**克隆病** 病变主要在回肠末端及其邻近结肠，常呈跳跃节段分布，临床上有右下腹及脐周围疼痛、排便后腹痛不缓解，腹泻、脓血便少见。结肠镜检查可见病变黏膜呈卵石样，有较深的沟槽样溃疡。活检病变肠壁呈全层性炎症，少数还有非干酪性肉芽肿。

此外，还应与其他感染性肠炎鉴别，如肠结核、沙门菌结肠炎、抗菌药物相关性肠炎、真菌性肠炎、缺血性肠炎、放射性肠炎、结肠息肉、结肠憩室炎、白塞病等。

【治疗】

主要采用内科治疗，其原则是控制急性发作，缓解病情，减少复发，防止并发症。

1. 一般治疗 注意休息，劳逸结合，急性发作或重症患者应住院治疗，饮食宜少渣易消化，营养均衡，摄入足够热量，减少脂肪摄入，避免生冷和刺激性食物，并给予支持疗法。及时纠正水、电解质平衡紊乱，贫血者可输血，低蛋白血症者输入血清蛋白。病情严重者应禁食，给予完全胃肠外营养治疗。腹痛患者可酌情用抗胆碱能药物，但不宜多用，否则可促发急性结肠扩张。腹泻严重者可谨慎试用复方苯乙哌啶或洛哌丁胺等。

2. 药物治疗

（1）**氨基水杨酸制剂** 常用柳氮磺吡啶（SASP），20% ~ 30% 自小肠吸收，未经代谢而从胆汁排出，75% 在大肠经肠菌裂解为 5 - 氨基水杨酸（5 - ASA）及磺胺吡啶。每天 4g，分 4 次口服，用药 3 ~ 4 周病情缓解后改为每天 2g，维持 1 ~ 2 年。不良反应有恶心、呕吐、皮疹、白细胞减少及溶血反应等，并干扰叶酸的吸收，导致贫血、精子数量减少及形态异常，停药3个月可恢复。服用柳氮磺吡啶的同时应补充叶酸1~2mg/d。5-ASA 是主要有效成分，滞留在结肠内与肠上皮接触而发挥抗炎作用，其作用机制可能为清除氧自由基，减轻炎症反应，抑制免疫细胞的免疫反应。近年已研制成5-ASA 的特殊制剂，如奥沙拉嗪、巴柳氮，为缓释片或控释片，能到达远端回肠和结肠发挥药效，疗效与 SASP 相仿，但不良反应明显减少。如果病变局限在直肠，可用 SASP 或5-ASA 灌肠，也可使用栓剂。

（2）糖皮质激素　基本作用为非特异性抗炎和抑制免疫反应。适用于重型或暴发型，或柳氮磺吡啶治疗无效的轻型、中型患者，一般用泼尼松每天30~40mg，分3~4次口服，病情控制后逐渐减量至每天10~15mg，维持半年左右停药。重型患者常用氢化可的松每天200~300mg 静脉滴注，1周后改为口服泼尼松60mg/d，病情控制后，逐渐减量至停药。皮质激素亦可用于灌肠，每次用琥珀酸氢化可的松50~100mg 保留灌肠，每天1~2次，病情好转后改为每周2~3次，疗程1~3周。

（3）免疫抑制剂　上述两类药物治疗无效者可试用硫唑嘌呤，每天每千克体重1.5mg，分2~3次口服；近年来应用甲氨蝶呤、环孢素，有时获得良好疗效。青霉胺、干扰素等也有一定疗效。

3. 手术治疗　当出现癌变、肠穿孔或濒临穿孔、脓肿或瘘管形成、大量或反复严重出血、结肠扩张等并发症，以及长期内科治疗无效者，应考虑外科手术治疗。

【预防】

初病应治疗彻底，以免反复发作。平时应注意饮食卫生，生活规律，减少过敏食物及损伤肠道药物的摄入，减少精神负担和精神创伤，避免感染疾病发生。

第二十二章
肝 硬 化

肝硬化（cirrhosis of liver）是由不同病因长期损害肝脏所引起的一种常见的慢性肝病。其特点是慢性、进行性、弥漫性肝细胞变性、坏死、再生，广泛纤维组织增生，形成假小叶，逐渐造成肝脏结构的不可逆改变。主要表现为肝功能减退和门脉高压。晚期可出现消化道出血、肝性脑病、自发性腹膜炎等严重并发症。肝硬化是一种严重危害人民健康的疾病，不论老幼男女均可患病，发病高峰年龄在 35～48 岁，男性多于女性。

【病因和发病机制】

一、病因

引起肝硬化的原因很多，在我国由病毒性肝炎所致的肝硬化最常见，国外则以乙醇中毒多见。

1. 病毒性肝炎　主要为乙型、丙型和丁型病毒性肝炎病毒感染，一般经过慢性肝炎演变而来，急性或亚急性重症肝炎时如有大量肝细胞坏死和广泛纤维化也可以直接演变为肝硬化。病毒的持续存在是演变为肝硬化的主要原因。甲型和戊型病毒性肝炎一般不发展为肝硬化。

2. 慢性酒精中毒　长期大量饮酒也是引起肝硬化的常见病因。其发病机制主要是酒精及其中间代谢产物（乙醛）的毒性作用，引起肝细胞线粒体损伤、脂质过氧化、蛋白质合成受损，影响肝细胞膜功能，以及抗体介导的细胞毒性作用，导致脂肪肝、酒精性肝炎形成，继而发展为肝硬化。

3. 非酒精性脂肪性肝炎　非酒精性脂肪性肝炎也是肝硬化的一个常见病因。如代谢综合征、药物等原因导致肝细胞脂肪变性和坏死，形成脂肪性肝炎，发展成肝硬化。

4. 长期胆汁淤积　胆道系统长期梗阻造成胆汁淤积，可引起纤维化并发展为胆汁性肝硬化。包括原发性和继发性，我国继发性者相对较多。

5. 循环障碍　慢性充血性心力衰竭、慢性缩窄性心包炎、肝静脉闭塞综合征等均可使肝脏长期淤血、缺氧，而导致肝小叶中央区肝细胞坏死，并发生纤维化和网状支架塌陷，最终形成淤血性肝硬化。

6. 其他　寄生虫（血吸虫、华支睾吸虫、疟原虫等），营养不良（慢性炎症性肠病、长期缺乏必需氨基酸等），化学毒物（四氯化碳、砷、甲基多巴、四环素等），遗传和代谢疾病（血色病、肝豆状核变性、酪氨酸代谢紊乱症等），自身免疫性肝炎，均可引起肝组织纤维化，最终形成肝硬化。约 10% 的肝硬化病因未能明确，谓之隐原性肝硬化。

二、发病机制

肝脏受各种有害因素作用后，引起广泛的肝细胞变性、坏死，伴有肝小叶纤维支架塌陷。残存肝细胞不沿原支架排列再生，形成不规则的再生结节。同时纤维组织弥漫性增生形成纤维隔，包绕再生结节或将残留肝小叶重新分割，改建为假小叶。由于纤维组织弥漫性增生、肝窦毛细血管化、窦周纤维化、纤维隔血管交通吻合支出现以及再生结节压迫，造成肝内血循环的紊乱，一方面造成肝细胞缺氧和营养障碍，加重肝细胞坏死，另一方面使门静脉血流流入肝血窦时发生瘀积及窦后肝静脉流出道受阻，形成门静脉高压。

进行性肝纤维化是肝硬化的重要病理基础。肝组织正常时，纤维组织的生成与降解处于平衡状态。当细胞外基质，尤其是胶原的生成超过降解时产生过度沉积，则形成纤维化。肝星状细胞是形成纤维化的主要细胞，当肝受到损伤时，肝星状细胞被激活，细胞因子生成增加，胶原合成增加，以 I 、 III 型胶原增加为主，其他细胞外基质如蛋白多糖、透明质酸、纤维连接蛋白等亦明显增多。此外 Kupffer 细胞等也能合成胶原。

【病理】

大体形态上，在肝硬化的早期，肝脏变形、肿大，晚期明显缩小，肝的硬度增加，表面有弥漫性大小不均的结节和塌陷区，外观呈棕黄色和灰褐色，边缘薄锐，肝包膜增厚。

组织学改变，正常肝小叶结构破坏，被假小叶所取代。假小叶的肝细胞索排列紊乱，中央静脉缺如、偏位或内含二、三个中央静脉。假小叶内的肝细胞常出现不同程度的浊肿、脂肪变性和坏死，并常出现再生的肝细胞。汇管区因结缔组织增生而显著增宽，并有一定程度的炎症细胞浸润，新生的细小胆管和假胆管形成。

根据结节形态，肝硬化分为 3 型：①小结节性肝硬化，结节大小相仿，直径 <1cm，纤维间隔较窄，假小叶大小较均匀；②大结节性肝硬化，结节粗大不均，直径在 1~3cm，最大可达 5cm，假小叶大小不等；③大小结节混合性肝硬化，为上述两项的混合型。

门静脉压力增高，门静脉系统淤血，引起胃肠黏膜淤血水肿、充血性脾肿大、腹水、门体侧支循环建立与开放，继发食管、胃底静脉曲张。

【临床表现】

起病和病程发展缓慢，可潜伏 3~5 年或更长，患者相当长的时期内症状轻微，到后期才出现两大类主要症状即肝功能减退和门静脉高压症。少数重症肝炎者，3~6 个月便可形成肝硬化。临床上根据肝硬化的病程分成肝功能代偿期和失代偿期，但两期界限很难截然分开。

一、代偿期

症状轻微，表现乏力、食欲减退、腹部不适、恶心、上腹部隐痛、轻微腹泻等。上述症状多呈间歇性。肝轻度肿大，质地偏硬，无或轻度压痛，脾轻度或中度肿大。肝功能检查多数正常或轻度异常。

二、失代偿期

主要表现为肝功能减退和门静脉高压症两方面，同时可有全身多系统的症状。

（一）肝功能减退的临床表现

1. 全身症状　消瘦、纳减、乏力、精神萎靡、面色黝黑、夜盲、浮肿、舌炎、不规则低热等。

2. 消化道症状　食欲不振、上腹部饱胀不适、恶心、呕吐、易腹泻。上述症状的产生与肝硬化门静脉高压时胃肠道淤血水肿、消化吸收不良和肠道菌丛失调等有关。肝缩小、质硬、边缘锐利，可有结节感，半数以上患者轻度黄疸。

3. 出血倾向和贫血　牙龈出血、鼻衄、皮肤黏膜出血、贫血等，出血与贫血是由凝血因子合成减少、脾功能亢进、营养不良等因素引起。

4. 内分泌失调　肝功能减退时对雌激素、醛固酮和抗利尿激素的灭能作用减弱，引起这些激素在体内蓄积。雌激素增多，通过负反馈机制抑制腺垂体的分泌功能，从而影响垂体－性腺轴、垂体－肾上腺皮质轴的功能，致雄激素、糖皮质激素减少。雌、雄激素平衡失调，表现男性睾丸萎缩、性欲减退、毛发脱落、乳房发育，女性月经失调、闭经、不孕等，并可致小动脉扩张，出现肝掌、蜘蛛痣。糖皮质激素分泌减少，可见皮肤色素沉着，特别面部黝黑。醛固酮、抗利尿激素增多，导致钠、水潴留，引起腹水。

（二）门静脉高压症的表现

1. 脾脏肿大　脾脏呈充血性肿大，多为轻、中度肿大，部分可达脐下。上消化道大出血时，脾可短暂缩小。晚期常继发脾功能亢进，白细胞、血小板和红细胞计数减少。若脾周围炎、脾梗塞时可有左上腹疼痛。

2. 侧支循环建立和开放　门静脉压力增高，超过 14.6mmHg 时，消化器官和脾脏回心血液流经肝脏受阻，为了减少瘀滞在门静脉系统的血液回流，门静脉与体静脉间的交通支大量开放并扩张为曲张的静脉，建立门体侧支循环（图 22－1）。主要有：①食管和胃底部静脉曲张；②腹壁和脐周静脉曲张；③痔静脉曲张及腹膜后组织间隙静脉曲张。其中食管和胃底静脉曲张，常因食物的摩擦、反流到食管的胃液侵蚀、门静脉压力显著增高，引起破裂大出血。

3. 腹水　是肝硬化失代偿期最突出的体征之一。腹水一般发展缓慢，出现腹水前常有腹胀、上消化道大出血、感染等原因，则可促使腹水迅速增长。中等以上腹水常伴下肢浮肿。大量腹水使腹部膨隆，状如蛙腹，有时抬高横膈引起呼吸困难，出现端坐呼吸和脐疝。腹水形成的最基本始动因素是门静脉高压和肝功能减退，与门静脉压力增高、低白蛋白血症、肝淋巴液生成过多有关。继发性醛固酮增多、抗利尿激素增多与有效循环血容量不足致肾小球滤过率降低，导致钠、水潴留，亦是腹水形成和加重的重要原因。

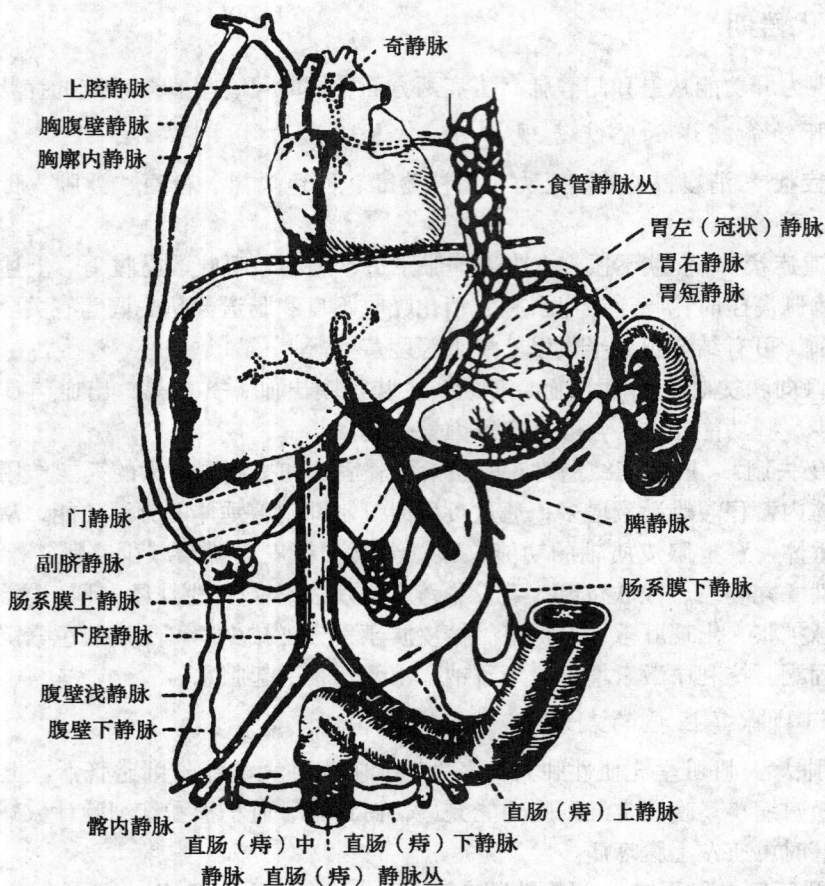

图 22－1　门静脉回流受阻时，侧支循环血流方向示意图

部分患者同时伴有胸水，多见于右侧，系腹水通过横膈淋巴管或经膈肌缺损处进入胸腔所致。

【并发症】

一、急性上消化道出血

最常见，是肝硬化患者的主要死因。常表现为呕血与黑便，大量出血可引起出血性休克，并诱发腹水和肝性脑病。出血病因大多数为食管－胃底静脉曲张破裂，部分为并发消化性溃疡、急性胃黏膜糜烂、贲门黏膜撕裂综合征（详见第二十五章）。

二、肝性脑病

肝性脑病是晚期肝硬化最严重并发症，也是最常见死亡原因之一。肝硬化肝功能衰竭时，肠道和体内一些可以影响神经活性的毒性产物，未被肝脏解毒和清除，经门静脉与体静脉间的交通支进入体循环，透过通透性改变了的血脑屏障进入脑部，导致大脑功能紊乱，主要表现为神经和精神方面的异常。

（一）发病机制

1. 氨中毒学说　摄入过多含氨的食物或药物、肾性氮质血症、消化道出血、肠内菌丛失调等可以使血氨增高，血氨能干扰中枢神经的能量代谢，影响大脑功能而发生肝性脑病。

2. 假性神经递质　肝功能衰竭时，肝脏对芳香族氨基酸代谢产物酪胺和苯乙胺的清除发生障碍，此两种胺进入脑组织内，经 β-羟化酶作用分别形成鳝胺和苯乙醇胺，后两者的化学结构与正常神经递质去甲肾上腺素相似，此称为假性神经递质。当其被脑组织摄取并取代了正常神经递质，则神经传导发生障碍，兴奋冲动不能正常地传至大脑皮质而产生异常抑制，出现意识障碍与昏迷。

3. 氨基酸代谢不平衡　肝功能衰竭时，胰岛素在肝内的灭活作用降低，高胰岛素血症促使支链氨基酸大量进入肌肉组织代谢分解，芳香族氨基酸则在肝内代谢分解减少，血浆芳香族氨基酸增多而支链氨基酸减少，进入脑中的芳香族氨基酸增多，进一步形成假性神经递质，干扰中枢神经功能。

4. 其他　γ-氨基丁酸、色氨酸、硫醇类等都具有抑制性神经递质作用。

（二）临床表现

急性上消化道大出血、大量放腹水、利尿、感染、电解质紊乱、低血糖、手术麻醉、高蛋白饮食等均可诱发肝性脑病。

肝性脑病的临床表现往往很不一致。急性肝性脑病常见于暴发大片肝细胞坏死，患者在起病数日内即进入昏迷直至死亡，昏迷前可无前驱症状。慢性肝性脑病多是门体分流性脑病，以慢性反复发作性木僵与昏迷为突出表现。

1. 前驱期　出现轻度性格改变和行为失常，可有扑翼样震颤。

2. 昏迷前期　继而上述症状加重，出现意识错乱，睡眠障碍，行为失常，肌张力增加，腱反射亢进，锥体束征呈阳性，脑电图有特征性异常，可有不随意运动及运动失调。

3. 昏睡期　进而昏睡和精神错乱，各种神经体征持续或加重。

4. 昏迷期　最终神志完全丧失，不能唤醒，深昏迷时各种反射消失，肌张力降低，脑电图明显异常。

部分肝性脑病患者呼出的气体含有硫醇，带有特殊的肝腥味，称为"肝臭"。

三、原发性肝癌

详见第二十三章。

四、感染

肝硬化患者抵抗力低下，门体静脉间侧支循环建立，增加了肠道病原微生物进入人体的机会，被称为肠道细菌移居（bacterial translocation，BT），故易并发各种感染。如支气管炎、胆道感染、自发性腹膜炎、结核性腹膜炎、胆囊炎等。自发性腹膜炎的致病菌多为革兰阴性杆菌，典型表现为发热、腹痛、腹壁压痛和反跳痛。少数患者无腹痛和发热，表现为肝功能恶化或顽固性腹水，甚至休克，易被漏诊。

五、其他

门脉高压性胃病、肝肾综合征、电解质和酸碱平衡紊乱、肝肺综合征、门静脉血栓形成等。

【实验室及其他检查】

1. 肝功能试验 血清白蛋白降低而球蛋白增高，白蛋白与球蛋白比例降低或倒置。血清蛋白电泳中，γ球蛋白增高，β球蛋白轻度增高。血清前白蛋白（prealbumin）也由肝脏合成，当肝细胞受损伤尚未引起血清白蛋白下降时，血清前白蛋白则已明显下降，肝硬化患者可下降50%左右。血清 ALT 与 AST 增高。凝血酶原时间在代偿期多正常，失代偿期则有不同程度延长。重症者血清胆红素有不同程度增高。血清 III 型前胶原肽（P III P）、透明质酸、层粘连蛋白等肝纤维化指标可显著增高，但特异性不高。肝储备功能试验如吲哚氰绿（ICG）试验、氨基比林呼气试验，随肝细胞受损情况有不同程度的潴留。

2. 免疫学检查 细胞免疫功能减退，体液免疫检查可见 IgG 升高，可出现非特异性自身抗体，如抗核抗体、抗平滑肌抗体等。病因为病毒性肝炎者，乙型、丙型或乙型加丁型肝炎病毒标记呈阳性反应。甲胎蛋白可增高，表示有肝细胞再生（放射免疫法测定一般在 $300\mu g/L$ 以下），若超过 $500\ \mu g/L$ 或持续升高，应疑有合并肝癌存在。

3. 腹水检查 一般为淡黄色漏出液，如并发自发性腹膜炎，则透明度降低，比重增高，白细胞增多，中性粒细胞大于 $250 \times 10^6/L$，利凡他试验阳性。腹水呈血性，应高度怀疑癌变，宜做细胞学检查。

4. X 线检查 食管静脉曲张时，食管吞钡 X 线检查显示虫蚀样或蚯蚓状充盈缺损以及纵行黏膜皱襞增宽；胃底静脉曲张时，吞钡检查可见菊花样充盈缺损。

5. 内镜检查 胃镜可直接观察静脉曲张的程度与范围；并发上消化道出血时，可判明出血部位和病因，并进行止血治疗。腹腔镜能窥视肝外形、表面、色泽、边缘及脾等改变，在直视下还可做穿刺活组织检查，其诊断准确性优于盲目性肝穿。

6. 超声检查 可测定肝脾大小、腹水及估计门脉高压，肝硬化时肝实质回声增强、不规则、不均匀，为弥漫性病变。门脉高压时门静脉及脾静脉内径增宽、脾肿大、腹水。肝硬化患者进行常规 B 超检查，有助于早期发现原发性肝癌。

7. 放射性核素检查 肝硬化早期肝影增大，晚期则缩小，影像普遍变淡稀疏，分布不均匀，脾脏多明显肿大，且放射性密集程度超过肝脏水平。

8. 肝穿刺活检 肝穿刺活检是确诊代偿期肝硬化的唯一方法。若见有假小叶形成，可确诊。

【诊断与鉴别诊断】

一、诊断

早期肝硬化的诊断较为困难，对于病毒性肝炎、长期饮酒等患者，必须严密随访观察，必要时做肝活检以早期诊断。肝功能失代偿期的肝硬化，有肝功能损害和门脉高压的临床表现，配合实验室和其他检查能确诊。

二、鉴别诊断

1. **肝肿大**　　与慢性肝炎、原发性肝癌、脂肪肝或血吸虫病等鉴别。
2. **脾肿大**　　与慢性粒细胞性白血病、特发性门脉高压症或疟疾等鉴别。
3. **上消化道出血**　　与消化性溃疡、胃癌或糜烂性胃炎等鉴别。
4. **腹水**　　与充血性心力衰竭、结核性腹膜炎、慢性肾小球肾炎或腹膜肿瘤等鉴别。

【治疗】

目前肝硬化无特效治疗。关键在于早期诊断，及时针对病因和加强一般治疗，防止病程进展。对已进入失代偿期患者主要采取对症治疗，改善肝功能和抢救危急的并发症。

一、一般治疗

1. **病因治疗**　　积极治疗病因，阻止其继续损害肝脏。
2. **休息**　　肝硬化在肝功能代偿期的患者可参加一般轻工作，注意劳逸结合，防止过劳，肝功能失代偿期或有并发症者，需卧床休息。
3. **饮食**　　宜进高热量、高蛋白、足量维生素、低脂肪及易消化的食物。有腹水者，应低盐或无盐饮食。肝功能衰竭或有肝性脑病先兆应限制或禁食蛋白，避免进食粗糙、坚硬食物。慎用巴比妥类等镇静药，禁用损害肝脏的药物。

二、药物治疗

（一）保护肝细胞的药物

用于转氨酶及胆红素升高的肝硬化患者。

1. **促进胆汁排泄及保护肝细胞**　　如熊去氧胆酸、强力宁等。
2. **维生素类**　　维生素 B 族有防止脂肪肝和保护肝细胞的作用，如复合维生素 B 制剂等。维生素 C 有促进代谢和解毒的作用。维生素 E 有抗氧化和保护肝细胞作用，维生素 K 在有凝血障碍时可应用，慢性营养不良者，可适当补充维生素 B_{12} 和叶酸。

（二）抗肝纤维化药物

目前尚无特效药物，可酌情试用秋水仙碱、丹参制剂等。

三、腹水治疗

1. 限制水、钠的摄入　肝硬化腹水的形成一般都有水钠潴留，每克钠盐可潴留 200ml 的液体，限制钠盐的摄入可减轻或终止腹水的产生。一般每天限制钠盐量在 2g/L 以下。如有稀释性低钠血症，难治性腹水则应严格控制进水量在 500ml/d。

2. 利尿　主要使用螺内酯和呋塞米。对轻度腹水患者可单独使用一种利尿剂，首选螺内酯。疗效不佳或腹水较多的患者，目前主张螺内酯和呋塞米联合应用。过急利尿易产生电解质紊乱，诱发肝性脑病、肝肾综合征等，故应用利尿药治疗，以每周内体重下降不超过 2kg 为宜。

3. 提高血浆胶体渗透压　提高血浆胶体渗透压对肝功能恢复和腹水消退有利。常用人血白蛋白 10～20g，也可用血浆，定期、少量、多次静脉滴注。对低蛋白血症较轻、门脉高压严重的患者，大量补充白蛋白可诱发食管胃底静脉破裂出血。

4. 放腹水疗法　仅限用于利尿剂治疗无效，或由于大量腹水引起呼吸困难者。大量放腹水的主要并发症有严重水和电解质紊乱，诱发肝性脑病、肝肾综合征。大量放腹水加输注白蛋白治疗难治性腹水，比应用大剂量利尿剂治疗效果好，且不良反应也少。

5. 其他

（1）自身腹水浓缩回输术　适用于低蛋白血症的大量腹水者，对利尿剂无反应的难治性腹水以及大量腹水需迅速消除者（如紧急手术前准备）。但感染性或癌性腹水、严重心肺功能不全、凝血功能明显障碍、有上消化道活动出血者不宜做此治疗。

（2）外科　如腹腔–颈内静脉分流术、胸导管颈内静脉吻合术、经颈静脉肝内门体分流术、脾切除术等。

四、并发症治疗

（一）上消化道出血

参见第二十五章。

（二）肝性脑病

目前尚无特效疗法，主要针对原发病特点，尽可能改善肝功能，确定并消除诱因，减少肠源性毒物的生成及吸收。

1. 去除诱因　如上消化道出血，感染，水、电解质和酸碱平衡失调，麻醉药，大量放腹水等。

2. 减少肠道毒物的生成和吸收

（1）饮食　限制蛋白质摄入，以碳水化合物为主要食物，每天供给热量 5016～6688kJ（1200～1600kcal）和足量维生素。病情改善后，应逐日增加蛋白质的供给量，可先供给植物性蛋白质。

（2）灌肠或导泻　口服 25% 硫酸镁导泻或用生理盐水、弱酸性溶液清洁灌肠，清除肠内积食、积血或其他含氮物质，减少氨的产生和吸收。乳果糖对急性门体分流性脑病特别有效。

（3）**抗生素** 口服氨苄西林、甲硝唑、去甲万古霉素、诺氟沙星均可抑制肠道细菌生长，抑制血氨的生成，和乳果糖合用有协同作用。

3. 降低血氨药物

（1）**谷氨酸盐** 谷氨酸钠（每支5.75g/20ml）或谷氨酸钾（每支6.3g/20ml），每次4支，加入葡萄糖液中静脉滴注，每天1~2次，常用于轻度的抑制性肝性脑病。谷氨酸钾、钠比例视血清钾、钠浓度和病情而定。

（2）**精氨酸** 以25%盐酸精氨酸40~80ml加入葡萄糖液中静脉滴注，每天1次。仅在单纯性门体分流性脑病、有碱中毒的轻度肝性脑病中应用可能有效。

4. 支链氨基酸 应用支链氨基酸，纠正氨基酸的不平衡，和抑制性神经递质竞争进入脑内。

5. 肝移植 对于各种不可逆的终末期肝病，肝移植是一种公认有效的治疗。

6. 其他对症治疗 纠正水、电解质和酸碱平衡失调，抗感染，防治脑水肿，保持呼吸道通畅等。

（三）其他

肝肾综合征的防治，继发性感染的处理，脾功能亢进的治疗等。

【预防】

病毒性肝炎的防治是我国预防本病的关键。严格选择献血员，乙型病毒性肝炎疫苗预防性注射，防止血液传染性肝炎病毒的传播。慢性肝病患者应注意劳逸结合，合理的营养，慎用损害肝脏的药物，定期检测肝脏功能。

第二十三章 原发性肝癌

原发性肝癌（primary carcinoma of the liver）是指发生于肝细胞或肝内胆管细胞的恶性肿瘤。临床表现为肝脏进行性肿大、消瘦、食欲减退、黄疸等。肝癌为我国常见恶性肿瘤之一，死亡率高，仅次于胃、食管癌，在消化系统恶性肿瘤中居第三位，高发于东部及沿海地区。平均发病年龄因地理位置不同而异，高发地区多为 30~40 岁，低发地区为 52~59 岁；男女之比为 2~4:1。

【病因和发病机制】

目前病因和发病机制尚未完全阐明，可能与下列因素有关。

1. 病毒性肝炎　肝癌患者中乙型、丙型肝炎感染的阳性率分别高达 90% 和 5%~8%，均显著高于健康人群，说明乙型病毒性肝炎病毒（HBV）和丙型病毒性肝炎病毒（HCV）与原发性肝癌有着明显的相关性。其发病机制可能是 HBV 引起肝细胞损害，继而发生增生或不典型增生，从而对致癌物质敏感，使原癌基因被激活，抗癌基因失活，致使癌细胞生长失控，最后导致癌变。

2. 黄曲霉毒素　黄曲霉菌的代谢产物黄曲霉毒素 B_1 是动物肝癌最强的致癌剂。流行病学调查发现，粮油食品受黄曲霉毒素 B_1 污染严重的地区，肝癌发病率高；动物实验证明，被黄曲霉菌等污染的霉玉米和霉花生能导致肝癌。

3. 肝硬化　肝硬化与肝癌密切相关。原发性肝癌合并肝硬化占 50%~90%。肝硬化癌变的病理机制尚未阐明，但有两种解释：其一是肝硬化本身就是一种癌前病变，在没有其他因素情况下，从增生、间变导致癌的形成；其二肝硬化时肝细胞对环境的致癌因子更加敏感，由其引起的肝细胞损伤，在此损伤修复之前，即发生 DNA 的异常复制，从而产生永久性改变的异常细胞。

4. 其他　引起肝癌的其他致癌物质或被疑为致癌的因素有：①乙醇中毒；②亚硝胺类物质；③有机氯类物质；④微量元素：肝癌流行区的水、土壤、粮食、人群头发及血液中含铜、锌较高；⑤华支睾吸虫，刺激胆管上皮增生而产生胆管细胞癌；⑥近年发现池塘中有一种蓝绿藻，产生藻类毒素，可污染水源，可能与肝癌发生有关。

【病理】

一、分型

1. 大体形态分类　肝癌多位于右叶，大体形态分为：

（1）块状型　最多见，癌块直径在 5cm 以上，大于 10cm 者称巨块型，可呈单个、多个或融合成块，多为圆形、质硬，呈膨胀型生长，易发生肝破裂。

（2）结节型　为大小和数量不等的结节，直径一般不超过5cm，结节多数在肝右叶，常伴肝硬化。

（3）弥漫型　有米粒至黄豆大小的癌结节散布全肝，肝大不明显，甚至反而缩小，此型最少见，常因肝功能衰竭而死亡。

（4）小癌型　孤立的直径小于3cm的癌结节，或相邻两个癌结节直径之和小于3cm者，称为小肝癌。患者一般无临床症状，但血清甲胎蛋白（AFP）阳性，肿瘤切除后可至正常。

2. 组织学分类　根据组织学分为：

（1）肝细胞型　此型占肝癌的90%（大多伴肝硬化）。

（2）胆管细胞型　由胆管细胞发展而来，此型少见。

（3）混合型　部分组织形态似肝细胞，有些癌细胞呈过渡形态，此型最少见。

二、转移途径

1. 血行转移　分肝内转移和肝外转移。肝内血行转移发生最早、最常见，可侵犯门静脉分支并形成瘤栓，脱落后在肝内引起多发性转移灶，门静脉主干瘤栓阻塞可引起门静脉高压和顽固性腹水。肝外转移中以肺转移率最高，还可累及骨、肾、脑等器官。

2. 淋巴转移　转移至肝门淋巴结最多，也可转移到主动脉旁、脾、胰及锁骨上淋巴结。

3. 种植转移　较少见，如果种植在腹膜，可形成血性腹水；种植在盆腔，可在卵巢形成较大的肿块。

【临床表现】

本病起病隐匿，早期缺乏典型症状与体征，经AFP普查检出的早期病例可无任何症状和体征，称为亚临床肝癌。一旦出现症状多属于中晚期，其表现有：

1. 症状

（1）肝区疼痛　最常见，呈持续性胀痛或隐痛，由癌肿迅速生长使肝包膜绷紧所致。如病变侵犯膈肌，可放射至右肩背。癌肿向后生长可致右腰疼痛。当肝表面的癌结节破裂，坏死的癌组织经血液流入腹腔时，可突然引起剧痛，产生急腹症表现。

（2）消化系统症状　食欲减退最常见。晚期可出现恶心、呕吐或腹泻。

（3）转移灶症状　症状因肝癌的转移部位不同而异，如肺转移可引起咳嗽、咳血、呼吸困难；胸膜转移可引起血性胸水。脊柱转移引起局部疼痛，脊神经损害时可引起截瘫。颅内转移可出现相应的定位症状或体征，颅内高压可导致脑疝而突然死亡。

（4）全身症状　进行性消瘦、乏力、发热较多见。发热与癌组织坏死吸收和代谢加快有关，或因并发感染所致。还可出现自发性低血糖症、牙龈出血、鼻衄等。

2. 体征　90%以上患者有肝肿大，进行性肝肿大是特征性体征之一，肝质地坚硬，边缘不规则，表面呈结节状，部分伴有明显压痛。当合并肝硬化、门静脉高压、门静脉或肝静脉瘤栓时，可导致血性或非血性腹水，且增长速度快。黄疸为晚期体征，由肝细胞损害、癌块压迫或侵犯胆总管所致。由于肿瘤本身血管丰富，当肿瘤压迫肝内大血管时，肝区有时可听到血管杂音。脾肿大多见于合并肝硬化与门静脉高压病例。肝癌转移某脏器和组织，则出现相应的体征。

【并发症】

1. 肝性脑病　常为肝癌中晚期的并发症，约占肝癌死亡原因的34%。

2. 上消化道出血　约占肝癌死亡原因的15%。可因门静脉高压引起的食管、胃底静脉曲张破裂出血，也可因胃肠黏膜糜烂、凝血机制障碍等引起。

3. 肝癌结节破裂出血　发生率为9%~14%，破裂可限于包膜下，或破入腹腔，引起相应的临床表现。

【实验室及其他检查】

1. 甲胎蛋白（AFP）　AFP是当前诊断肝细胞癌最特异的标志物。AFP是胎儿时期肝脏合成的一种胚胎蛋白，当成人肝细胞恶变后又可重新获得这一功能。因此，检测血清中AFP，有助于原发性肝癌的早期诊断。目前多采用放射免疫法（RIA）或AFP单克隆抗体酶免疫（EIA）快速测定法检测。AFP检查诊断肝细胞癌的标准为：①AFP大于$500\mu g/L$持续4周；②AFP由低浓度逐渐升高不降；③AFP在$200\mu g/L$以上持续8周。AFP浓度通常与肝癌大小呈正相关。由于检测方法灵敏度高，在部分肝炎、肝硬化，以及少数消化道癌症如胃癌、结肠癌、胰腺癌等患者中，也可测得AFP增高，但程度多不如肝癌明显，应结合临床观察。

2. γ-谷胺酰转肽酶同工酶-Ⅱ（GGT-Ⅱ）　应用聚丙烯酰胺梯度电泳分离法分离出同工酶各条带Ⅱ是原发性肝癌的特异条带，在AFP低浓度时，GGT-Ⅱ也可有较高的阳性率，与AFP同步检查，能提高小肝癌的早期诊断率。

3. 异常凝血酶原（AP）　肝脏合成凝血酶原无活性前体，经维生素K依赖性羧化为活性形式。肝癌时，肝癌细胞本身有合成和释放谷氨酸羧化不全的异常凝血酶原的功能。国内用放射免疫法测定$AP \geqslant 250\mu g/L$为标准。多数资料表明，AP对原发性肝癌有较高的特异性。各种非癌肝病、继发性肝癌及良性肿瘤的假阳性极低，可能成为有价值的肝癌标志物，尤其对亚临床肝癌有早期诊断价值。

4. 血清岩藻糖苷酶（AFU）　AFU属溶酶体酸性水解酶类，主要生理功能是参与含岩藻糖基的糖蛋白、糖脂等生物活性大分子的分解代谢。AFU超过$110nkat/L$应考虑原发性肝癌。肝硬化、慢性肝炎时假阳性较高。

此外，除上述检查外，还有同工铁蛋白（AIF）、醛缩酶同工酶A（ALD-A）、α_1-抗胰蛋白酶（AAT）、M_2型丙酮酸激酶（M_2-PYK）等检测，对肝癌的诊断均有一定的意义，但均不能取代AFP。实践经验表明联合检测优于单项检测，即血清AFP检测联合1~2项肝癌标志物可明显提高原发性肝癌的阳性率。

5. B超　肝脏B超检查能确定肝脏占位性病变的病灶性质、病变部位、播散及转移情况。近年来，彩色多普勒血流成像已广泛用于临床，尤其是可测量出肿瘤的血流，推测肿瘤性质；还可在超声引导下穿刺活检或癌瘤内局部注射。

6. CT、磁共振以及肝动脉造影　对肝癌定位和定性诊断均有很重要的价值。CT可显示2cm的肿瘤。螺旋CT造影剂增强可显示早期肿瘤。如结合肝动脉造影或注射碘酒的肝动脉造影，对1cm以下肿瘤的检出率可达80%以上。经动脉门静脉成像CT是经肝动脉注入造影剂后门静脉显影时所作的CT扫描，可发现仅0.3cm的小肝癌。

7. 肝组织活检或细胞学检查　在超声和CT引导下用细针穿刺行组织学或细胞学检查，是目前获得2cm直径以下小肝癌确诊的有效方法。

【诊断和鉴别诊断】

一、诊断

有典型表现者诊断不难，但已属晚期。关键是早期诊断，对凡有肝病史的中年人，尤其是男性患者，如有不明原因的肝区疼痛、消瘦、进行性肝肿大，应做AFP、B超、CT等有关检查，进而做出诊断。

二、鉴别诊断

1. 继发性肝癌　原发于消化道、肺部、泌尿生殖系统、乳房等处的癌灶常转移至肝脏。一般病情发展较缓慢，AFP多为阴性，通过病理检查和找到肝外原发癌可以确诊。

2. 肝脓肿　临床表现为发热，肝区疼痛和压痛。B超检查可探到肝内液性暗区。超声引导下行诊断性肝穿刺有助于确诊。

3. 肝硬化　尤其在肝炎活动期时，易与原发性肝癌相混淆，但肝硬化病情发展较慢，且有反复，AFP轻度增高，肝功能损害较重。B超、CT等影像学检查多可鉴别。

4. 肝脏邻近脏器的肿瘤　来自于肾、肾上腺、胰腺、结肠及腹膜后软组织肿瘤，也可在上腹部出现包块，但AFP为阴性，B超、CT等检查有助于鉴别，必要时通过剖腹探查明确诊断。

5. 肝非癌性占位性病变　肝血管瘤、多囊肝、包虫病等，通过B超、CT检查有助于鉴别，必要时通过腹腔镜明确诊断。

【治疗】

肝癌治疗的目标有三点：①根治；②延长生存期；③减轻痛苦，提高生存质量。

一、手术治疗

肝切除术是治疗肝癌最有效的方法，适应证为：①患者全身情况良好，无严重心、肾、肺功能损害；②肝功能储备良好，无明显黄疸、腹水，下肢无浮肿；③无远处转移；④影像学检查提示肝内肿瘤局限，有切除可能，或尚可行姑息性外科治疗者；⑤较小或局限的复发性肝癌有切除可能者；⑥肝内占位经各种检查不能完全排除恶性肿瘤而又易于切除者。

二、化学药物治疗

全身化疗是肝癌药物治疗的最基本方法，可以单药化疗或联合化疗，可以口服、静脉或直肠给药，但有明显肝功能损害及肾功能不全的患者，难以承受化疗的毒性反应，化疗可能对其有害无益。常见的化疗药物有：5－氟尿嘧啶（5－FU）、呋喃氟尿嘧啶（FT－207）、阿霉素（ADM）、丝裂霉素（MMC）、顺氯氨铂（DDP）等。

三、放射治疗

近年通过对肝脏和肝癌的放射生物学研究，发现肝癌有类似低分化鳞状细胞的放射敏感性，因此可采用全肝移动条照射、手术中准确定位局部照射和超分割放射等治疗肝癌。放射源主要选择^{60}钴或直线加速器。

四、介入性治疗

近年来随着介入放射学和超声引导技术的发展，各种物理方法（如射频、激光、微波等导入）、栓塞物质及栓塞方法的不断改进，肝癌的介入性治疗已在国内被广泛应用，成为肝癌治疗的主要方法。

1. 经皮股动脉穿刺肝动脉栓塞术（TAE） 是非手术治疗肝癌患者的首选方法，其原理是将提供肿瘤营养的肝动脉支进行插管栓塞，阻断癌组织血供，限制肿瘤生长，导致癌组织坏死和缩小，不造成肝功能衰竭。常用的栓塞物质分短、中、长效三大类。短效的有自身血凝块，中效的有明胶海绵、氧化纤维素、脂肪组织，长效的有液态硅胶、带纤维的不锈钢圈等。

2. 肝动脉灌注性化疗（HAI） 与 TAE 的途径和方法相同，目前广泛地用于治疗中晚期肝癌中不宜行肝动脉栓塞者，或由于血管变异，导管难以进入肝固有动脉者。灌注化疗药物主要有：MMC、ADM、表阿霉素（EADM）和 DDP，一般首选 DDP 配合另外 1～2 种药物。

3. 经皮无水乙醇直接注入瘤内疗法（PEI） 在 B 超或 CT 引导下，将穿刺针经皮穿刺入瘤体内，注入无水乙醇，以治疗肿瘤。该方法对缩小、控制肿瘤和延缓肝癌生长有明显的效果。适应证以肝癌结节直径≤3cm 或癌结节数在 3 个以内伴有肝硬化不能手术切除者。

4. 射频治疗 射频毁损（RFA）是近年来用于肝脏肿瘤治疗的新技术，具有安全性高、并发症少、易耐受、重复性好等特点。由超声引导射频电极针送至肿瘤部位发挥热效应，达到毁损肿瘤的目的。

5. 微波治疗 通过高温加热直接杀灭癌细胞，使肿瘤凝固坏死，延长中晚期癌症患者生存期。也可与手术切除、血流阻断术、无水乙醇注射等联合应用。

五、生物导向治疗

主要用对肝癌有高亲和性的"载体"（多克隆抗体、单克隆抗体、亲肝癌化合物等）和能杀伤癌细胞的"弹头"（化疗药、放射性核素、毒蛋白等）交联而成。它能选择性地作用于肿瘤细胞，对原发部位和转移部位的肿瘤均有杀伤作用。

综上所述，目前肝癌尚缺乏"特异"治疗方法，但展望前景可能是基因重组细胞因子及免疫活性细胞过继输注。采用局部和区域治疗或与其他治疗方法联合应用。

【预防】

积极防治病毒性肝炎、肝硬化；注意饮食卫生，防止粮食霉变及食物污染；在肝癌高发区应定期进行人群普查。

第二十四章
急性胰腺炎

　　急性胰腺炎（acute pancreatitis，AP）是指胰酶在胰腺内被激活后引起胰腺组织自身消化的急性化学性炎症。临床表现以急性腹痛，恶心，呕吐，发热及血、尿淀粉酶增高为特点。按病理变化分为急性水肿型和急性出血坏死型，前者病轻，约占90％，预后良好；后者病重，并发症多，死亡率高。本病为常见急腹症，可发生于任何年龄，女性多于男性。

【病因和发病机制】

　　1. 胆道疾病　　胆道疾病是急性胰腺炎最常见的病因。80％以上的正常人胆总管与胰管汇合共同开口于十二指肠壶腹。当汇合处远端由于结石、炎症、蛔虫或胆管口括约肌痉挛等造成梗阻时，胆管内压力增高，胆汁通过共管逆流入胰管，激活胰酶，引起胆源性急性胰腺炎。与胆源性急性胰腺炎有关的因素有：①胆石、蛔虫、胆道感染引起壶腹部狭窄、炎症、水肿和痉挛，均可导致胆汁通过共管逆流入胰管，激活胰酶而发病。②胆石排泄过程中导致胆总管、壶腹部损伤，或胆道炎症引起暂时性Oddi括约肌松弛，十二指肠内容物反流入胰管，激活胰酶而发病。③胆道炎症时，胆汁中的毒物如细菌毒素、游离胆汁酸、溶血卵磷脂等可直接损害胰腺而发病。

　　2. 胰管梗阻　　胰管结石、壶腹部结石、胰管狭窄、蛔虫、肿瘤等均可引起胰管阻塞，胰液排泄受阻，胰内压力增高，引起胰泡破裂，胰液外溢而发病。

　　3. 饮食不节　　暴饮暴食尤其是进食大量高脂高蛋白质饮食时，在短时间内大量食糜进入十二指肠，刺激其乳头导致水肿，Oddi括约肌痉挛，同时引起大量胰液分泌。此外，大量高脂饮食后，血中甘油三酯增高，释放出游离脂肪酸，作用于胰腺小血管内皮，引起损伤及血栓形成。

　　乙醇中毒是急性胰腺炎的常见原因，其发病机制为：①乙醇可促使胃黏膜分泌胃泌素，从而促进胃酸分泌，胃酸可直接或间接地作用于十二指肠而致胰液分泌增加；②乙醇和胃酸能刺激Oddi括约肌痉挛，使胰管内压力上升；③乙醇对胰腺有直接的损害作用；④胰液内蛋白含量增高，形成蛋白栓子，导致胰管阻塞而发病。

　　4. 感染　　败血症可引起急性化脓性胰腺炎，腮腺炎病毒、肝炎病毒、柯萨奇病毒感染可引起胰腺炎。

　　5. 手术与创伤　　腹腔手术，如胰、胆、胃手术，腹部钝挫伤，易损伤胰组织与血液供应，均可引起胰腺炎；胰管造影（ERCP）也可引发胰腺炎。

　　6. 其他因素　　十二指肠乳头周围病变，如穿透性十二指肠溃疡，乳头周围憩室、息肉等，引起十二指肠压力增高，十二指肠液反流，从而诱发本病。某些药物，如利尿剂、糖皮质激素、四环素、硫唑嘌呤、口服避孕药等，可通过不同机制损伤胰腺而引起胰腺炎。内分泌与代谢疾病，如甲状旁腺肿瘤、高脂血症、高钙血症，可增加胰液分泌或胰管钙化而发病。

各种病因可通过毛细血管、淋巴管、血循环，或直接作用于胰腺，虽然引起急性胰腺炎的途径各异，但都具有共同的发病过程，即胰腺各种消化酶被激活并因此而造成胰腺急性炎症。

正常情况下，胰腺有一系列防御机制，以避免胰腺受到损害，如：①胰腺分泌的消化酶均以无活性的酶原形式存在于胰腺上皮以磷脂膜包围的酶原颗粒中（如蛋白分解酶、胰蛋白酶、羧肽酶、弹力蛋白酶、磷脂酶 A 等）。只有当胰液进入十二指肠，在肠激酶的作用下，首先激活胰蛋白酶原，形成胰蛋白酶，胰蛋白酶再启动其他各种酶原，使其激活发挥各自作用。②胰蛋白酶原在微碱性环境下可自动激活，而胰腺上皮的酶原颗粒中呈弱酸的环境，可防止其自动的细胞内激活。③胰腺实质与胰管、胰管与十二指肠腔内压力之间存在着正常的压力梯度，胰管中胰液分泌压力始终大于胆管胆汁分泌压力，再加上胰管括约肌及Oddi 括约肌的功能，防止了返流。④胰腺实质、胰液、血液中均存在一些胰蛋白酶抑制物质，使胰酶分泌的各种酶原进入十二指肠前不至被提早激活。

当胰腺在以上各种病因作用下，其自身防御机制中某些环节被破坏，才会发生胰腺自身消化的连锁反应。"第二次打击理论"（即炎性因子的产生及其级联"瀑布"效应）认为不同致病因素致使胰腺细胞损伤，引发活性胰酶的释放和单核巨噬细胞的激活，过度激活中性粒细胞，激发炎症因子大量释放，导致胰腺炎症、坏死、微循环障碍和血管通透性增高，产生肠道屏障功能失调、肠道细菌移位至胰腺和血循环，导致内毒素血症。内毒素再次激活巨噬细胞、中性粒细胞，释放大量爆炸性因子，导致高细胞因子血症，激发全身炎症反应综合征，还可致使多器官功能衰竭。

【分型】

按病理变化分型如下。

1. 急性水肿型 主要表现为胰腺肿大、苍白，间质水肿、充血、炎性细胞浸润，血管变化不明显，本型多见。

2. 急性出血坏死型 胰腺细胞和脂肪组织坏死，血管破坏明显，腹腔内可有血性渗出液，本型少见。

【临床表现】

病情轻重与病理变化有关，水肿型病情轻，出血坏死型病情重，常伴有休克等多种并发症，预后差。

1. 腹痛 为主要表现和首发症状，常在暴饮暴食或饮酒后突然发作持续性腹痛，伴阵发性加剧，其部位在中上腹部（胰头炎偏右，胰体和胰尾炎偏左），半数患者向腰背部和肩背部放射，呈束带状。水肿型上腹部压痛不明显，无腹肌紧张，部分患者有反跳痛。出血坏死型腹肌紧张，有明显压痛及反跳痛。中毒性肠麻痹者，有肠鸣音消失，可见脐周青紫征（Cullen 征）或两侧腹青紫征（Grey－Turner 征）。

2. 恶心、呕吐　为本病常见症状。起病时即有明显恶心、呕吐，呕吐与腹痛、肠胀气有关，呕吐物多伴有胆汁，吐后腹痛不能缓解。

3. 发热　水肿型患者以中度发热为主，持续 3～5 天热退。出血坏死型多呈高热，如并发腹膜炎、胰腺脓肿时，体温更高并持续不退。

4. 黄疸　因胰头水肿，短暂性压迫胆总管，常在发病后 1～2 天出现阻塞性黄疸。少数患者后期可因并发肝细胞损伤而引起肝细胞性黄疸。

5. 休克　休克是出血坏死型胰腺炎的重要特征。少数病例无明显腹痛而出现休克或死亡。

6. 水、电解质及酸碱平衡紊乱　呕吐频繁者，可致代谢性碱中毒。出血坏死型常有明显脱水及代谢性碱中毒，血钾、血镁、血钙常下降。

【并发症】

一、局部并发症

1. 胰腺脓肿　发生于急性胰腺炎胰腺周围的包裹性积脓。见于重症 AP 的后期，多在发病后 2～3 周后。

2. 胰腺假性脓肿　多见于重症 AP。为急性胰腺炎后形成的有纤维组织或肉芽囊壁包裹的胰液积聚。常在发病后 3～4 周出现。

二、全身并发症

1. 感染　可引起败血症，早期以革兰阴性杆菌为主，后期常为混合菌，严重病例可合并真菌感染。

2. 消化道出血　上消化道出血多由于黏膜糜烂或应激性溃疡所致，下消化道出血可由胰腺坏死贯穿横结肠引起。

三、多器官功能衰竭

出血坏死型使多器官受累，引起急性呼吸窘迫症、急性肾衰竭、心力衰竭或心律失常、胰性脑病、应激性溃疡、上消化道出血、胸腹腔积液、弥散性血管内凝血等。

【实验室及其他检查】

1. 白细胞计数　常有白细胞增多和粒细胞左移。

2. 血、尿淀粉酶测定　是诊断该病的重要方法。血清淀粉酶一般于起病 6～12 小时开始上升，48 小时开始下降，3～5 天后恢复正常，超过 500U/L（Somoggyi 单位）即可诊断本病。淀粉酶的高低不一定反映病情轻重，出血坏死型胰腺炎淀粉酶值可正常或低于正常。其他急腹症如消化性溃疡穿孔、胆石症、胆囊炎、肠梗阻等都可有血清淀粉酶升高，但一般不超过正常值 2 倍。尿淀粉酶 12～14 小时开始上升，1～2 周后恢复正常，尿淀粉酶大于 1000 U/L（Somoggyi 单位）具有诊断价值。尿淀粉酶值受尿量影响。

3. 血脂肪酶 已发现 AP 早期就有脂肪酶水平的升高，且与淀粉酶升高的水平相平行，持续 7～10 天，AP 诊断的敏感性和特异性均较高。但因检测方法繁琐，故其临床应用不普遍。

4. C 反应蛋白（CRP） 是组织损伤和炎症的非特异性标志物，有助于评估与监测急性胰腺炎的严重性，在胰腺坏死时 CRP 明显升高。

5. 血生化测定 血钙可偏低，若低于 1.75mmol/L 则为重症胰腺炎；部分重症患者可有血糖升高。

6. 白细胞介素 - 6（IL - 6） IL - 6 在发病后 24 小时内显著升高，可作为估计严重程度的重要指标。白介素 - 1（IL - 1）在患者中一般检测不出，一旦检测出，提示预后不良。

7. B 超与 CT 检查 可见胰腺普遍增大、光点增多、轮廓不清晰等现象，还可发现胰腺脓肿和囊肿。

【诊断与鉴别诊断】

一、诊断

暴食和饮酒后突然发生上腹疼痛、恶心、呕吐、发热及血、尿淀粉酶增高者，可诊断为急性胰腺炎。若出现腹膜炎、皮肤紫癜、弥散性血管内凝血、急性肾衰竭、休克、血钙降低、血糖升高及血淀粉酶持续增高者，应考虑为出血坏死型胰腺炎。

二、鉴别诊断

1. 其他急腹症

（1）消化性溃疡急性穿孔 有溃疡病史，常因进食不当而突发上腹部刀割样疼痛，腹肌紧张、压痛、反跳痛，肝浊音界缩小或消失，X 线检查见膈下游离气体，血淀粉酶不超过 500 IU/L。

（2）胆囊炎和胆石症 有右上腹部疼痛，向右肩背部放射，黄疸，莫菲征阳性，B 超检查可以确诊。

（3）急性肠梗阻 有脐周阵发性绞痛，不排便不排气，可见肠形、肠鸣音亢进，X 线检查显示液气平面，血淀粉酶轻度升高。

2. 急性心肌梗死 有冠心病史，突发心前区疼痛；下壁心肌梗死者，虽可出现上腹部疼痛，但有心电图异常，心肌酶谱异常，而血、尿淀粉酶常正常。

【治疗】

急性胰腺炎的治疗，应根据病情轻重、有否并发症以及伴随症选择治疗方法。

一、内科治疗

1. 一般治疗 补充体液及电解质，维持有效血容量，疼痛剧烈者用解痉镇痛剂。

2. 减少胰腺分泌

（1）禁食 必要时胃肠减压。

（2）抑制胃酸分泌 可用 H_2 受体拮抗剂（如西咪替丁、法莫替丁、雷尼替丁等）、质子泵抑制剂（如洛赛克等）减少胃酸，以抑制胰腺分泌。

（3）生长抑素及其类似物　这类药物能抑制胰液分泌，保护胰腺细胞，还可抑制炎性介质释放，防止全身炎症反应综合征的发生。是治疗坏死型胰腺炎的较好药物。生长抑素14 肽（stilammin，施他宁），首剂 250μg，静脉注射，随后静脉滴注 250μg/h，持续 24 ~ 48 小时；或 8 肽生长抑素同类物奥曲肽（octreotide，善宁），首剂 100 ~ 200μg，静脉注射，继以静脉滴注 25μg/h，持续 36 ~ 48 小时。

3. 胰酶抑制剂　适用于出血坏死型胰腺炎的早期。如胰肽酶（aprotinin）每次 10 万 ~ 25 万 U，每天 2 次；氟尿嘧啶 200 ~ 500mg，静脉滴注，每天 1 次。

4. 使用抗生素　及时合理使用抗生素，可选用对腹部感染细菌敏感，且能透过血 - 胰屏障，在胰液、血液、胆汁及胰组织中游离浓度高的抗生素。常用药物有氨基糖苷类、喹诺酮类及头孢菌素类等广谱抗生素。

5. 诱导细胞凋亡药物治疗　所谓细胞凋亡是指在特定时空中发生的，受机体严密调控的细胞"自杀"现象。它呈现其独特的、有别于细胞坏死的形态学和生物化学特点，如果能用某些药物诱导胰腺细胞凋亡，就可以使胰腺腺细胞处于相对稳定和暂时的休眠状态，减少细胞坏死，使受损的胰腺病程度减轻，亚细亚蒿素是目前唯一已被证实是通过诱导胰腺细胞凋亡而治疗急性胰腺炎的药物。

6. 多器官受累的处理　针对病情给予抗休克、抗心律失常等处理。必要时进行连续性肾脏替代治疗。

二、外科治疗

内科治疗无效者可考虑外科手术治疗。手术适应证有：①诊断未明确，与其他急腹症难以鉴别；②出血坏死性胰腺炎经内科治疗无效；③胰腺炎并发脓肿、假性囊肿、弥漫性腹膜炎、肠麻痹坏死；④解除顽固性致病因素，如胆结石等。

三、其他治疗

内镜下 Oddi 括约肌切开术（EST）可用于胆源性胰腺炎胆道紧急减压、引流和去除胆石梗阻。

【预防】

积极治疗胆道疾病，戒酒及避免暴饮暴食。

第二十五章
上消化道大出血

上消化道大出血（upper gastrointestinal hemorrhage）是指屈氏韧带（Treitz）以上的消化道，包括食管、胃、十二指肠、上段空肠以及胰、胆病变引起的出血。大出血是指在短时期内的失血量超过1000ml或循环血容量的20%。

上消化道大出血为临床常见急症，其主要临床表现为呕血和（或）黑粪，以及因出血和血容量减少引起的一系列全身改变。病情严重者，如不及时抢救，可危及生命。

【病因】

上消化道疾病及全身性疾病均可引起消化道大量出血，临床上最常见的病因是消化性溃疡，其次是食管胃底静脉曲张破裂、急性胃黏膜损害及胃癌等。

一、消化系统疾病

1. 食管疾病　食管静脉曲张破裂、食管炎、食管消化性溃疡、食管贲门黏膜撕裂、食管癌、食管异物，以及放射性损伤和强酸、强碱等化学性损伤。

2. 胃部疾病　胃溃疡、急性胃黏膜损伤、胃黏膜脱垂、胃癌、胃血管异常（血管瘤、动静脉畸形）及胃憩室等。

3. 十二指肠疾病　十二指肠溃疡、炎、憩室、肿瘤等。

4. 肝胆疾病　胆管或胆囊结石、胆道蛔虫病、胆囊或胆管癌、肝癌、肝脓肿或肝动脉瘤破入胆道。

5. 胰腺疾病　急性出血坏死性胰腺炎、胰腺肿瘤。

二、全身性疾病

1. 血管性疾病　过敏性紫癜、遗传性出血性毛细血管扩张、动脉粥样硬化等。

2. 血液病　血友病、血小板减少性紫癜、白血病、弥散性血管内凝血及其他凝血机制障碍。

3. 急性感染　流行性出血热、重症肝炎、钩端螺旋体病及败血症等。

4. 应激性溃疡　各种严重疾病引起的应激状态下（如重度烧伤、脑血管意外、肺心病、呼吸衰竭等）产生的应激性溃疡。

5. 结缔组织病　结节性多动脉炎或其他血管炎、系统性红斑狼疮、白塞病等。

6. 尿毒症

【临床表现】

上消化道大出血的临床表现取决于病变性质、部位、失血量、失血速度、患者的年龄和一般状况等。

1. 呕血和黑便 呕血和黑便为上消化道大出血的特征表现。一般情况下，幽门以上大量出血表现为呕血，幽门以下出血表现为黑便。但如果幽门以下出血量大，速度快，血液反流入胃，可兼有呕血；反之，如果幽门以上出血量小或出血速度慢，血液全部流入肠内，则亦仅见黑便。有呕血者往往发生黑便，有黑便者不一定发生呕血。

呕血与便血的颜色取决于血液经酸性胃液作用和在肠道内停留时间的长短。呕血多为棕褐色，呈咖啡样，这是血液经胃酸作用形成正铁血红素所致。如出血量大，未经胃酸充分混合即呕出，则为鲜红色或血块。黑便呈柏油样，黏稠而发亮，是血红蛋白的铁经肠内硫化物作用形成硫化铁所致。但在突然大量出血，肠蠕动亢进，血液快速下行的情况下，虽出血部位较高，仍可排出暗红或鲜血便，酷似下消化道出血；相反，如果空肠、回肠出血量不大，在肠内停留时间较长，也可表现为黑便，有时可误诊为上消化道出血。大便的形状也受出血量、出血速度的影响，出血量大、出血速度较快，大便呈稀糊状，甚至稀水样；出血量小、出血速度较慢，则大便成形。因此，全面综合分析方可做出正确判断。

2. 失血性周围循环衰竭 急性大量出血，因循环血容量迅速减少、静脉回心血量相应不足，故可导致周围循环衰竭。一般表现为头昏、心悸、出汗、乏力、黑蒙、口渴、心率加快、血压降低等。严重呈休克状态，表现为烦躁不安或神志不清，面色苍白，四肢湿冷，口唇发绀，呼吸急促，血压下降，脉压差变小，若处理不当，可导致死亡。

3. 发热 上消化道大量出血后，由于血液蛋白质分解产物吸收等因素，影响体温调节中枢。一般在 24 小时内出现发热，体温多在 38.5℃ 以下。若非继发感染或反复持续出血，一般持续 3~5 天后降至正常。

4. 贫血 上消化道大量出血后均有急性失血后贫血。在出血早期，由于周围血管收缩，脾储血和红细胞的重新分布等生理调节，红细胞计数、血红蛋白浓度及红细胞比容一般无大的变化。因此，血象检查不能作为早期诊断和病情观察的依据。出血后，组织液渗入血管内，使血液稀释，一般需经 3~4 小时以上才出现红细胞、血红蛋白数值降低；在出血后 32 小时血红蛋白稀释到最大程度。出血 24 小时内网织红细胞可增加，至出血后 4~7 天可高达5%~15%。大量出血 2~5 小时后，白细胞计数可升高，血止后 2~3 天才恢复正常。

5. 氮质血症 上消化道大出血后，数小时内由于大量血液分解产物被肠道吸收，引起血尿素氮浓度增高，称肠性氮质血症。大多在出血后数小时血尿素氮开始上升，约 24~48小时可达高峰，3~4 天后降至正常，一般为 10.7~14.3mmol/L。若出血前肾功能正常，出血后尿素氮浓度持续升高或下降后又再升高，应警惕继续出血或止血后又再出血。

【诊断】

一、大出血诊断的确定

根据呕血、黑便和失血性周围循环衰竭的临床表现，呕吐物或黑便隐血试验呈强阳性，内镜及选择性动脉造影等检查，可做出上消化道大出血的诊断。但要注意：①及早识别上消化道大出血，虽然呕血与黑便是上消化道大出血的特征性表现，但有少数患者出血速度快，可能在呕血及黑便前出现急性周围循环衰竭的征象，所以要早期识别是否大出血，同时还要排除其他原因所致的内出血，如异位妊娠、脾破裂等引起的出血性休克。②应排除呼吸道、口、鼻咽喉部出血；拔牙或扁桃体切除后吞下血液；进食引起的黑便，如炭粉、铁剂、动物血及某些中药引起的黑便。呕血还需与咯血鉴别。

二、估计出血量

成人每天消化道出血量达5～10ml时，粪便隐血试验阳性；每天出血量在50ml以上时，可出现黑便；胃内贮积血量达250～300ml，可引起呕血。一次性出血量在400ml以内，一般不引起全身症状，因轻度血容量减少可由组织液及脾储血所补充。数小时内出血量在1000ml以上时，可出现周围循环衰竭表现。根据收缩压可估计失血量，血压降至90～100mmHg时，失血量约为总血量的1/5；血压降至60～80mmHg时，失血量约为总血量的1/3；血压降至40～50mmHg时，失血量约为总血量的1/2。提示严重大出血的征象是：收缩压低于80mmHg，或较基础压降低25%以上，心率每分钟>120次，血红蛋白<70g/L。

三、判断是否继续出血

上消化道大出血经过及时正确的治疗，可在短时间内停止，但黑便仍可持续几天，因此不能单凭黑便来判断出血是否停止。一般来说，一次出血后48小时以上未再出血者，再出血的可能性小。但如果过去有多次大量出血史，本次出血量大，24小时内反复大量出血，出血原因为食管胃底静脉曲张等，再出血的可能性则较大。临床上出现下列情况应考虑继续出血：①反复呕血，或黑便次数增多，粪质稀薄，甚至呕血转为鲜红色，黑便转为暗红色，伴肠鸣音亢进。②虽经补液、输血，周围循环衰竭的表现未见明显改善，或暂时好转后又恶化。③血红蛋白浓度、红细胞计数与血细胞比容继续下降，网织细胞计数持续升高。④在体液与尿量足够的情况下，血尿素氮持续或再次增高。

四、病因诊断

出血的病因诊断除根据过去史、症状与体征外，还应靠特殊检查来确定其病因及部位。

1. 胃镜检查 胃镜是目前诊断上消化道出血病因的首选检查方法，可以直接观察食管、胃、十二指肠球部及降部，判断出血部位、病因及出血量，还可获得活组织检查和细胞检查标本，提高诊断的准确度，主张在出血后24小时内进行紧急胃镜检查。一般认为，患者收缩压>90mmHg，心率<110次/分，血红蛋白浓度>70g/L时，进行内镜检查较为安全。

2. 选择性腹腔动脉造影 是发现血管畸形、血管瘤等血管病变致消化道出血的唯一方法，一般不作为首选，主要用于消化道急性出血而内镜检查无阳性发现者。本检查须在活动性出血时进行。

3. X线钡餐检查 主要用于患者有胃镜检查禁忌或不愿进行胃镜检查者，或对经胃镜检查出血原因不明，而病变在十二指肠降段以下小肠段者，则有特殊诊断价值。主张在出血停止 2 周以上和病情基本稳定数天后进行。

【治疗】

一、一般治疗

患者应取平卧位休息，头侧位，以免大量呕血时血液反流引起窒息。吸氧，禁食，烦躁不安者可给予适量镇静剂。加强护理，严密监测心率、血压、呼吸、尿量及神志变化，观察呕血及黑便情况，定期复查血红蛋白浓度、红细胞计数、红细胞比容与血尿素氮。必要时进行心电监护。

二、补充血容量

尽快建立有效的静脉输液通道，立即配血。在配血过程中，可先输葡萄糖盐水，开始输液宜快。紧急情况下遇血源缺乏，可用右旋糖酐或其他血浆代用品暂时代替输血。但 24 小时内右旋糖酐不宜超过 1000ml，以免抑制网状内皮系统，加重出血的倾向。

改善急性失血周围循环衰竭的关键是输足量全血，下列情况为紧急输血指征：①患者改变体位出现晕厥、血压下降和心率加快；②收缩压 <90mmHg（或较基础压下降 25%）；③血红蛋白 <70g/L，或红细胞比容 <25%。对于肝硬化食管胃底静脉曲张破裂出血者，应注意输入新鲜血，且输血量适中，以免门静脉压力增高导致再出血，或诱发肝性脑病。

三、止血措施

（一）食管胃底静脉曲张破裂大出血的止血措施

1. 药物止血　食管胃底静脉曲张破裂时，选用血管加压素（vasopressin）静脉注射，通过收缩内脏血管，减少内脏血流，从而降低门静脉压，常用垂体后叶素 10～20U 静脉注射；然后 0.2～0.4U/min 持续静脉滴注。止血后逐渐减量至 0.1U/min，维持 12～14 小时。主要不良反应有心绞痛、血压升高、心肌缺血，甚至心肌梗死。

近年来生长抑素 14 肽（stilammin，施他宁）、8 肽生长抑素同类物奥曲肽（octreotide）用于治疗食管、胃底静脉曲张出血，因可以明显减少内脏（肝、肠）器官的血流量，而又不引起体循环动脉血压的显著变化。施他宁，首次剂量给予 250μg 静脉注射，继以 250μg/h 浓度静脉注射，持续 24～48 小时。奥曲肽，首次 100～200μg 静脉滴注，继以 25～50μg/h 浓度静脉滴注，连续 36～48 小时。

为防止食管曲张静脉出血停止后再次出血，需加用预防食管曲张静脉出血药物如心痛定、硝酸甘油等。

2. 气囊压迫止血　经鼻腔或口插入三腔双囊管，进入胃腔后先抽出胃内积血，再先后注入胃和食管气体，压迫胃底食管曲张静脉。此法止血效果肯定，适用于药物治疗失败或无手术指征者，但患者痛苦大，并发症较多。并发症有：①呼吸道阻塞和窒息；②食管壁缺血、坏死、破裂；③吸入性肺炎；④气囊漏气使止血失败。

3. 内镜治疗 ①硬化栓塞疗法（EVS）是当前控制食管静脉曲张破裂出血的首选方法，成功率超过90%，但要严格掌握适应证及禁忌证。常用的硬化剂有乙氧硬化酶（AS）、乙醇胺油酸酯（EO）、十四羟基硫酸钠（TSS）、纯乙醇、甘油酸钠等。②食管静脉曲张套扎术（EVL）是目前治疗食管静脉曲张破裂出血的重要手段。

4. 经皮经颈静脉肝穿刺肝内门体分流术（TIPS） 是在B超或CT监视下的介入治疗技术。近年来国内外已逐步开展此项技术，但费用昂贵，尚难以普及。

5. 手术治疗 在大出血期间采用各种非手术治疗不能止血者，可考虑进行外科手术治疗。

（二）非静脉曲张破裂大出血的止血措施

最常见于消化性溃疡。

1. 提高胃内pH的措施 主要是静脉内使用抑制胃酸分泌的药物。目前常用的有H_2受体拮抗剂，如西咪替丁0.2~0.4g，每6小时1次，静脉注射；或雷尼替丁100mg，每天2次，静脉注射；或法莫替丁20mg，每天2次，静脉注射。作用于质子泵的制酸剂奥美拉唑，每次40mg，每12小时1次，可静脉推注或静脉滴注。

2. 局部止血措施 ①冰盐水洗胃，通过胃管用4℃~14℃冰水反复灌洗胃腔而使胃降温，从而使血管收缩、血流量减少，并可使胃分泌和消化受到抑制而达到止血目的。②胃内注入去甲肾上腺素溶液。在生理盐水灌洗后，通过胃管注入150ml含去甲肾上腺素8~12mg的生理盐水溶液，停留30分钟后抽出，每1~2小时重复1次，可使出血的小动脉强烈收缩而止血，但对老人不利。

3. 内镜下止血 在出血部位附近注射高渗盐水、无水乙醇、1:10000肾上腺素溶液或凝血酶溶液等；也可选择在内镜下用激光、高频电灼、热探头或微波等热凝固方法进行止血。

4. 手术治疗 经积极内科治疗仍有活动性出血者，应掌握时机进行手术治疗，指征是：①年龄50岁以上并伴动脉硬化、经治疗24小时后出血不止；②严重出血经内科积极治疗后仍不止血；③近期曾有多次反复出血；④合并幽门梗阻、胃穿孔或疑有癌变者。

第四篇 泌尿系统疾病

第二十六章 慢性肾小球肾炎

慢性肾小球肾炎（chronic glomerulonephritis）简称慢性肾炎，是原发于肾小球的一组疾病。临床特点是病程长，呈缓慢进行性，以蛋白尿、血尿、高血压、水肿为基本临床表现，可有不同程度的肾功能减退。

【病因和发病机制】

仅有少数慢性肾炎是由急性肾炎发展所致（直接迁延或临床痊愈若干年后再发）。绝大多数病因尚不确切，部分与溶血性链球菌、乙型病毒性肝炎病毒等感染有关。本病的发病机制有多种，大多是免疫复合物疾病，可由血循环中的可溶性免疫复合物沉积于肾小球，或由抗原（肾小球固有抗原或外源性种植抗原）与抗体在肾小球原位形成免疫复合物，激活补体，引起组织损伤。也可不通过免疫复合物，而由沉积于肾小球局部的细菌毒素，代谢产物等通过"旁路途径"激活补体，从而引起一系列的炎症反应而导致肾小球肾炎。此外，细胞免疫功能的失调在本病的发生发展中也起重要作用。目前认为本病缓慢进行性肾功能损害机制与体液及细胞免疫功能失常的持续存在、肾实质性高血压引起肾小动脉硬化、肾小球血流动力学介导的肾小球硬化有关。

【病理】

慢性肾炎为一种双肾弥漫性受累的肾小球病变。可表现为 IgA 肾病、系膜增生性肾炎、膜增生性肾炎、局灶节段增生性肾炎、膜性肾病、局灶或弥漫性肾小球硬化。应注意慢性肾炎中 IgA 肾病（IgA nephropathy）是亚太地区最常见的类型，约占本病的 1/3 ~ 1/2，其特点为反复发作性肉眼或镜下血尿，可伴有蛋白尿，肾组织病理检查有系膜区 IgA 广泛沉积，伴系膜细胞增多，基质增生，系膜区电子致密物沉积。

【临床表现】

本病的临床表现复杂。早期可有乏力、疲倦、腰部酸痛、纳差，部分患者无明显症状。尿液检查可有蛋白增加、不同程度的血尿，或两者兼有。可出现高血压、水肿，甚或有轻微氮质血症。

也可表现为大量蛋白尿以至出现肾病综合征，部分患者除有上述一般慢性肾炎表现外，突出表现为持续性中等程度以上的高血压，伴有眼底出血、渗出、甚至乳头水肿。比外，易有急性发作倾向，每在病情相对稳定时，由于呼吸道感染或其他突然的恶性刺激，在短期内（常在1周内）病情急骤恶化，出现大量蛋白尿、甚至肉眼血尿、管型增加，明显水肿和高血压，以及肾功能恶化。如处理适当，病情可缓解，基本上恢复到原水平，但亦可能因此进展至尿毒症阶段。晚期表现为慢性肾衰竭。病程长短因病理类型不同而异，一旦出现较高的氮质血症，则较快发展到尿毒症。一般认为高血压、摄入过多的蛋白质和磷、各种感染、肾毒性药物等，均可加快肾功能恶化。

【实验室及其他检查】

1. 尿常规　慢性肾炎常有尿蛋白和（或）血尿。正常人尿蛋白定性呈阴性。蛋白定量超过150mg/24h时称为蛋白尿。离心后尿沉渣，如每一高倍视野平均有1~2个红细胞，即为异常，如在3个以上而尿外观无血色者，称为镜下血尿，如尿呈赭红色或洗肉水样，则为肉眼血尿。有时见颗粒管型。

2. 尿蛋白圆盘电泳　慢性肾炎尿蛋白电泳为中分子、高分子蛋白尿或混合性蛋白尿。

3. 尿红细胞相差显微镜和尿红细胞平均容积（MCV）　如尿常规见血尿则应进行这两项检查，如尿畸形红细胞>80%，尿红细胞MCV<75fl者，可能为肾性血尿，反之则可能为输尿管、膀胱、尿道或前列腺等出血。

4. 肾功能　常以血肌酐、尿素氮、尿酸表示，但只有当患者的内生肌酐清除率（Ccr）<50ml/min·1.73m^{2}时，此三项指标才升高。测定Ccr时，须先用无肌酐饮食3日。因只需抽血一次及留24小时尿标本，故常用Ccr评估肾小球滤过功能。正常人Ccr为80~120ml/min·1.73m^2，或109~140L/24h。目前认为通过同位素测定或公式计算肾小球滤过率（GFR）较血肌酐或Ccr更能反映肾小球功能。

5. 肾穿刺　如有条件且无禁忌证，或治疗效果欠佳，且病情进展者宜做肾穿刺病理检查。

6. 肾脏超声　慢性肾炎可为正常或为双肾一致的病变，可有回声增强、双肾缩小等变化。

【诊断与鉴别诊断】

一、诊断

患者临床表现轻重不等，可无明显症状，或有水肿、高血压、肾功能减退的症状。尿检可有轻重不等的蛋白尿。尿沉渣镜检可有红细胞增多（肾性血尿）或管型。肾功能正常或不同程度受损，且可持续多时。诊断疑难时，应作肾穿刺病理检查。

二、鉴别诊断

1. 急性肾小球肾炎　是一种由多种病因引起的急性肾小球疾病，临床特点是起病急，表现为血尿、蛋白尿、高血压、水肿、肾小球滤过率降低。本病是常见病，好发于儿童及青年。以溶血性链球菌感染后1~3周发病为多见，血沉可增快。少尿者常有高血钾症。大部分患者循环免疫复合物阳性，血清总补体及 C3、备解素下降，补体水平于 6 周内恢复正常，如其持续下降，则应怀疑系膜毛细血管性肾炎或其他系统性疾病（如系统性红斑狼疮等）。可有一过性氮质血症，肾小管功能多正常。抗链球菌溶血素 O 抗体（ASO）滴度升高，提示近期曾有链球菌感染。抗脱氧核糖核酸酶 B 及抗透明质酸酶在由皮肤感染引起的急性肾炎中阳性率较高。本病的预后大多良好。

2. 原发性高血压继发肾损害　本病患者年龄较大，先有高血压后见蛋白尿，尿蛋白量常较少，一般 <1.5g/d，罕见有持续性血尿和红细胞管型，肾小管功能损害一般早于肾小球损害。肾穿刺病理检查常有助鉴别。

3. 慢性肾盂肾炎　本病晚期，可有较大量的蛋白尿和高血压，有时与慢性肾炎难以鉴别。但本病多见于女性，常有尿路感染病史。多次尿沉渣检查和尿细菌培养，对其活动性感染诊断有重要意义。肾功能损害多以肾小管损害为主，可有高氯性酸中毒，低磷性肾性骨病，而氮质血症和尿毒症较轻，且进展缓慢。静脉肾盂造影和核素检查（肾图及肾扫描等）如发现有两侧肾脏损害不对称者，则更有助于诊断。

4. 其他继发性肾炎　首先需与狼疮性肾炎鉴别，系统性红斑狼疮多见于女性，可伴有发热、皮疹、关节炎等多系统受累表现，实验室可见血细胞下降，免疫球蛋白增加，可找到狼疮细胞，抗核抗体阳性，血清补体水平下降，肾组织学检查可见免疫复合物广泛沉着于肾小球的各部位，免疫荧光检查 IgG、IgA、IgM、C3 常呈阳性。其他尚需鉴别的有过敏性紫癜性肾炎、糖尿病肾病、痛风肾、多发性骨髓瘤肾损害、肾淀粉样变等，各有特点。

【治疗】

主要目的是防止或延缓肾功能进行性恶化、改善缓解临床症状及防治严重并发症。应采用综合性防治措施，对水肿、高血压、或肾功能不全患者应强调休息，避免剧烈运动和限制钠盐。

一、饮食

根据肾功能减退程度，控制蛋白入量，一般每日 30～40g，以优质蛋白（牛奶、蛋、瘦肉等）为主。若肾功能正常又有大量蛋白尿，则放宽蛋白摄入量，每日可 1.0g/kg。过多摄入可加重肾小球滤过及肾小球硬化。

二、控制高血压和保护肾功能

慢性肾炎时，剩余的和（或）有病变的肾单位处于代偿性高血流动力学状况，全身性高血压可加重肾小球进行性损害，故应积极控制高血压，防止肾小球硬化。常用药物：

1. 血管紧张素转换酶抑制剂（ACEI）　肾小球有入球和出球小动脉，血管紧张素Ⅱ对出球小动脉的收缩作用明显强于入球小动脉。如果用 ACEI 抑制了血管紧张素转换酶，则血管紧张素Ⅱ减少，出球小动脉得以舒张，可降低肾小球内压。故 ACEI 除降压外，尚能延缓肾功能恶化、减少蛋白尿。可选用双通道排泄的 ACEI 类药物如苯那普利（洛丁新）等，一般剂量为每次 10mg，每日 1 次。Ccr <30ml/min 时慎用。绝大多数患者应终身服药。副作

用：血肌酐、血钾升高，咳嗽或轻度贫血等。

2. 钙拮抗剂 临床证据表明其可有效控制血压并改善肾功能，对非糖尿病性慢性肾脏疾病肾功能的保护与否尚待研究。常用的有氨氯地平（络活喜）5～10mg 等，每日 1 次。不良反应：主要有头痛、水肿。少数有疲劳、恶心、潮红和头晕。

3. 其他 包括 β 受体阻滞剂（常用倍他洛克 12.5～50mg/d），需注意心率；血管紧张素 Ⅱ 受体拮抗剂（常用科素亚 50mg/d），需注意肾功能、血钾；α 受体阻滞剂（常用哌唑嗪 3～6mg/d），需注意体位性低血压。

4. 利尿剂 水钠潴留明显者加用利尿剂。常用氢氯噻嗪 12.5～25mg，或呋塞米 20～40mg，均为每天 1～3 次。应用时注意体内电解质紊乱、高血脂、高血糖、高凝状态等情况。

三、抗凝和血小板解聚药物

据报道可延缓病变进展，部分患者还可减少蛋白尿。高凝状态明显者和某些易引起高凝状态的病理类型如膜性肾病、系膜毛细血管增生性肾炎患者，可较长期应用，详见第二十七章。

四、糖皮质激素和细胞毒药物

根据病理诊断决定是否使用此两类药。若无病理诊断，但蛋白尿较多者，仍可试用糖皮质激素，详见第二十七章。

五、其他

积极防治各种感染，禁用或慎用肾毒性药物，积极纠正高脂血症、高血糖、高尿酸血症。可选用人工虫草制剂（金水宝胶囊等）和黄葵胶囊。

附：IgA 肾病

IgA 肾病（IgA nephropathy）是一组不伴有系统性疾病，肾组织免疫病理检查证明在肾小球系膜区有以 IgA 为主的颗粒样沉积，伴系膜细胞增多，基质增生的肾小球疾病。临床上以血尿为主要表现。又可称为 Berger's 病。

发病率在不同地区有明显的差别。在原发性肾小球疾病肾活检中 IgA 肾病所占百分比在亚洲明显高于其他地区。我国 IgA 肾病的发病率约占肾病中的 26%～34%。IgA 肾病可发生在任何年龄，但 80% 的患者在 16～35 岁之间发病，男女之比约为 2∶1 或 3∶1。

临床表现主要为发作性肉眼血尿和（或）持续性镜下血尿，一部分病人发生于上呼吸道感染、皮肤感染、急性胃肠炎等感染后。亦可镜下血尿伴（不伴）无症状性蛋白尿，24小时尿蛋白定量通常 <1g，少数患者可表现为肾病综合征、急性肾炎综合征。半数以上成年 IgA 肾病患者发生高血压。约半数患者在确诊 10～20 年后逐渐进入慢性肾功能衰竭。下列

因素提示预后较差：起病年龄较大的男性患者，伴有高血压者，尤其是难以控制的高血压，大量蛋白尿，肾穿刺时即发现血清肌酐升高，病理变化为严重的增生、肾小球硬化、新月体形成、毛细血管壁损害、间质纤维化。

IgA 肾病的确诊依赖于肾活检尤其是免疫荧光检查，如有 IgA 或以 IgA 为主的免疫复合物在肾小球系膜区弥漫性沉积，而患者无肾外体征，临床排除继发性 IgA 肾病，如过敏性紫癜、系统性红斑狼疮、链球菌感染后肾炎、遗传性肾病等，则可作出诊断。

目前对 IgA 肾病尚无特殊有效治疗方法。对高血压患者应积极控制血压，上呼吸道感染者及时应用抗生素，扁桃体肿大、反复急性发作者可考虑切除扁桃体，表现为肾病综合征的病人酌情选用糖皮质激素、免疫抑制剂治疗，广泛新月体形成伴有急骤肾功能减退者可用甲基强的松龙联合细胞毒药物进行冲击疗法，必要时可联合血液净化疗法，对单纯性血尿或伴少量蛋白尿患者可试用雷公藤多苷治疗。

第二十七章
肾病综合征

肾病综合征（nephrotic syndrome）是因多种肾脏病理损害所致的大量蛋白尿（尿蛋白≥3.5g/d），并常伴有相应的低蛋白血症（血浆白蛋白≤30g/L）、水肿、高脂血症等一组临床表现。本征是一种常见病、多发病，据国外统计其发病率约为万分之二。

肾病综合征不是疾病的最后诊断。因由多种病因引起，故其机制、临床表现、转归和防治各有特点。本章主要阐述原发于肾小球疾病所表现的肾病综合征。

【病因和发病机制】

一、病因

根据病因分为原发性和继发性肾病综合征，前者之诊断主要依靠排除继发性肾病综合征。糖尿病、系统性红斑狼疮、过敏性紫癜、淀粉样变、肿瘤、药物及感染等皆可引发后者。

二、发病机制

引起本征主要临床病理类型的发病机制未全明了，分述如下：

1. 微小病变性肾病　大多认为与免疫机制尤其是与 T 细胞功能失调有关。主要病变是丢失毛细血管袢上的负电荷而致蛋白尿。本病可有过敏病史，如在虫咬、蜂蜇、牛奶或鸡蛋过敏，原因不明的丘疹样荨麻疹或花粉病之后发病。

2. 系膜增生性肾小球肾炎　因其有各种不同的免疫病理表现，故发病机理也各异，有循环或原位免疫复合物致病的可能。

3. 局灶性、节段性肾小球肾炎　系膜区有 IgM 和 C3 的颗粒状沉积物，提示其为免疫复合物疾病。长期大量蛋白尿、肾小球高灌注、高血压和高滤过导致毛细血管袢上皮细胞、内皮细胞损害及系膜细胞过度负荷，功能紊乱。高脂血症时 LDL 刺激肾小球系膜细胞增生，脂质引起肾小球毛细血管内皮细胞损伤，以及血小板、单核巨噬细胞聚集，产生 IL-1、TGFβ 等细胞因子刺激肾小球系膜细胞增生及细胞外基质增加；肾小球毛细血管袢内节段性凝血，聚集并活化的血小板释放的血管活性介质引起系膜病变而发展为肾小球局灶、节段硬化。此外，本病也与遗传因素有关。

4. 膜性肾病　本病是一种针对正常肾小球上皮细胞膜上的抗原成分而产生的自体抗体介导的肾小球损害，免疫复合物沉着于肾小球基底膜（GBM）的上皮细胞侧，启动经典途径激活补体，形成攻膜复合物（$C_{5b\sim9}$），引起蛋白尿，病变过程中产生的细胞因子导致 GBM 细胞外基质成分改变，使 GBM 增厚，病变进一步发展。近年来，更重视肾小球局部固有抗原成分形成免疫复合物的作用。遗传因素也起一定作用。

5. 系膜毛细血管性肾炎　本病各种类型的发病机理尚不详。形态和免疫病理上各不相同。大部分Ⅰ型病损的发病机理，可能是循环免疫复合物在肾小球的沉积，其抗原可为外源性或自身固有。

【病理】

据 WHO 的分类，本征的病理类型有：

一、微小病变型肾病

包括光镜下有微小的肾小球异常或无变化者。电镜显示肾小球上皮细胞足突融合为其特点（图 27－1）。

二、局灶性和（或）节段性病变

仅有少量异常的肾小球（包括局灶性节段性硬化和透明样变、局灶性肾小球丛硬化、局灶性增殖性肾小球肾炎、局灶性坏死性肾小球肾炎）。光镜特征为局灶性损害，影响少数肾小球（局灶）和（或）肾小球的部分小叶（节段）。

三、弥漫性肾小球肾炎

1. 系膜增生性肾小球肾炎　光镜见肾小球广泛受累的弥漫性系膜细胞及基质增生（图 27－2）。

2. 增殖性毛细血管内肾小球肾炎　以内皮及系膜增殖，急性期可见中性粒细胞及单核细胞浸润、驼峰形成为特点（图 27－3）。

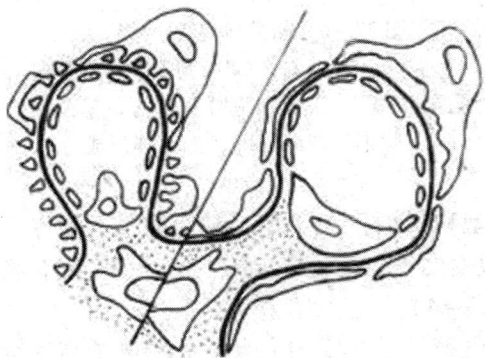

图 27－1　微小病变型肾病
（左）正常，（右）上皮细胞足突
广泛融合、消失

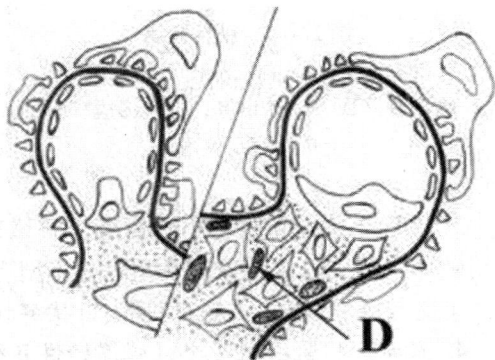

图 27－2　系膜增生性肾小球肾炎
（左）正常，（右）系膜细胞和基质
增生，电子致密物（D）沉积

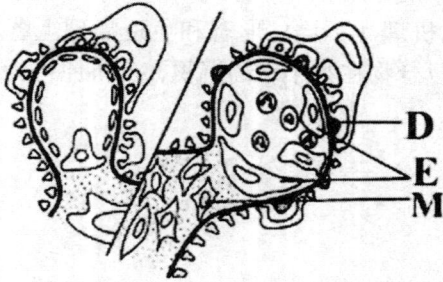

图 27 - 3　增殖性毛细血管内肾小球肾炎
（左）正常，（右）内皮（E）和系膜
（M）细胞增生，上皮下驼峰状电子
致密物（D）沉积

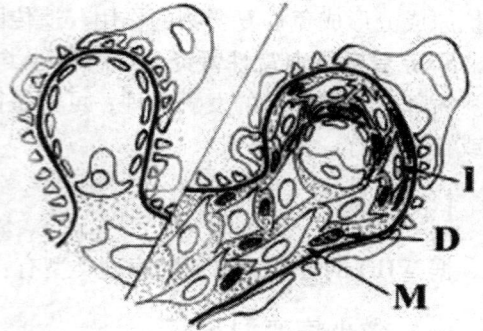

图 27 - 4　系膜毛细血管性肾小球肾炎
（左）正常，（右）系膜增生（M）电子
致密物沉积（D）广泛插入（I）

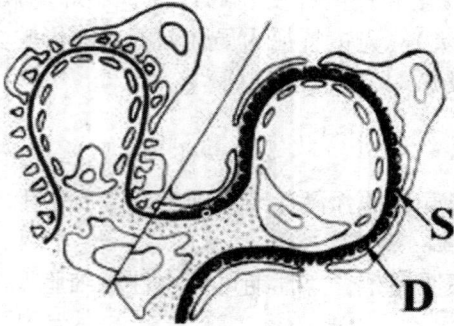

图 27 - 5　膜性肾病
（左）正常，（右）上皮下免疫复合
物沉积（D）GBM 增厚，钉突形成（S）
上皮细胞足突融合

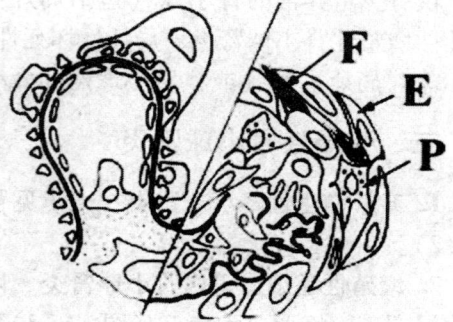

图 27 - 6　新月样变肾小球肾炎
（左）正常，（右）GBM 断裂，纤维蛋白
漏出（F），上皮细胞增生（E），单核巨
噬细胞浸润（P），新月体形成

3. 系膜毛细血管性肾小球肾炎（膜增殖性 I 型和Ⅲ型）　I 型，基膜完整、增厚，但未受破坏，可呈双规现象。Ⅲ型除与 I 型有共同改变之外，有较突出的上皮下免疫复合物沉着，可见与膜性肾病一样的基膜尖钉状突起（图 27 - 4）。

4. 致密沉积肾小球肾炎（膜增殖性Ⅱ型）　电镜显示基膜内大量、大块电子高密度物质沉着。

5. 膜性肾病　以肾小球基膜上皮细胞下弥漫的免疫复合物沉着为特点（图 27 - 5）。

6. 新月样变（毛细血管外）肾小球肾炎　以肾小球内新月体形成为特点（图 27 - 6）。

7. 硬化性肾小球肾炎　以肾小球硬化为特点。

四、未分型的肾小球肾炎

【临床表现】

一、蛋白尿

主要成分为白蛋白，亦可有其他血浆蛋白成分，与尿蛋白的选择性有关。其机制为GBM通透性改变（包括电荷屏障、孔径屏障的改变）、肾小管上皮细胞重吸收原尿中蛋白能力变化、血浆蛋白浓度及肾小球滤过率等。检测尿蛋白定量应准确，用以评估疗效。因每天蛋白定量（$1.73m^2$ 体表面积纠正）不能排除血浆蛋白浓度及尿量的影响，故可再做白蛋白清除率、尿蛋白/尿肌酐比值（当比值 >3.5 常为肾病范围蛋白尿）、白蛋白清除率/肌酐清除率之比值。尿蛋白电泳可用于蛋白尿伴肉眼血尿，以排除因低张尿红细胞溶解造成的假性大量蛋白尿（释出的血红蛋白分布于 β 球蛋白区），并可与多发性骨髓瘤大量轻链蛋白尿鉴别。

二、血浆蛋白异常

1. 低白蛋白血症　这是本征必备的特征，主要原因是自尿中丢失白蛋白，但两者又并不完全正相关，因为血浆白蛋白值是白蛋白合成与分解代谢平衡的结果。

2. 其他血浆蛋白成分的变化　除血浆白蛋白浓度下降外，本征还有其他血浆蛋白成分的变化，如各种球蛋白、与凝血纤溶有关的蛋白质、转运蛋白等，其增减取决于丢失与合成间的平衡。这些成分的改变可导致抗感染功能低下、血栓易形成及一系列代谢紊乱等后果。

三、高脂血症和脂尿

血浆胆固醇、甘油三酯和磷脂均可明显增加，低密度脂蛋白（LDL）及极低密度脂蛋白（VLDL）浓度增高。其主要机制为肝脏脂蛋白合成（以 VLDL 为主）增加，同时外周利用和（或）分解脂蛋白减少。高脂血症是本征常见动脉硬化性合并症的主要原因，并与血栓形成及进行性肾小球硬化有关。高脂引起肾小球硬化的机制与肾小球系膜细胞存有 LDL 受体，LDL 刺激系膜细胞增生等有关。本征之高脂血症可随蛋白尿消失、血浆白蛋白回升而恢复正常，故多呈一时性。

四、钠、水潴留

本征的钠、水潴留主要在血管外，即组织间液增加。当其容量增长超过 5kg，即出现可察觉的凹陷性水肿，其程度常与低蛋白血症正相关，但此非产生水肿的唯一机理，也可能与循环渗透因子的出现有关。水肿患者血容量多正常，甚至增多。心钠素对肾小管作用的障碍，是本征钠潴留的主要原因。严重时引起胸、心包、纵隔、腹腔积液、颈部皮下水肿以致呼吸困难。

五、其他

本征患者也可出现血尿、血压变化（大多为血压升高）。

附：1985 年全国肾脏病会议将原发性肾小球疾病引起的肾病综合征分为两型，其诊断标准为：①Ⅰ型：具有肾病综合征的特征表现，无高血压，离心尿 RBC < 10/HP，无贫血，无持续性肾功能不全，尿蛋白通常为高度选择性，尿蛋白选择性指数（SPI）< 0.1，尿纤维蛋白降解产物（FDP）及 C3 正常。②Ⅱ型：常伴高血压、血尿或肾功能不全，肾病综合征的表现可不典型，尿 FDP 及 C3 往往高于正常值，尿蛋白为非选择性。

【并发症】

一、感染

常由肺炎球菌、溶血性链球菌等引起的腹膜炎、胸膜炎、皮下感染、呼吸道感染等。起病多隐袭，临床表现不典型。也易见泌尿系感染，尿培养有重要意义。应用糖皮质激素常加重细菌感染（尤其是结核菌感染）；应用细胞毒类药物则加重病毒（麻疹病毒、疱疹病毒等）的易感性。易致感染的机理与血 IgG 和补体成分（如 B 因子）明显下降、白细胞功能减弱、低转铁蛋白及低锌血症有关。此外，体腔及皮下积液均有利于感染。

二、血栓、栓塞

血栓、栓塞是本征严重的、致死性的并发症之一。糖皮质激素及强利尿剂增加血栓栓塞性并发症的发生率。血管造影、超声多普勒对血栓、栓塞的诊断率约占肾病综合征的 8% ~ 50%，其中以肾静脉血栓最多见。虽此并发症大多是轻型、甚至无症状，但也可发生严重的蛋白尿、血尿甚至肾功能衰竭。其他还有下肢深静脉血栓、腋静脉、锁骨下静脉及某些动脉血栓。病理类型多见于膜性肾病。本征的高凝状态与凝血、抗凝及纤溶因子的病理变化相关，而低蛋白血症、高脂血症、强利尿剂及长期大量糖皮质类激素应用等也是凝血和血栓形成的重要因素。

三、肾功能损伤

1. 急性肾功能损伤　当患者血容量严重下降时（特别是小儿），呈少尿，尿钠减少伴四肢厥冷、静脉充盈不佳、体位性血压下降、脉压小、血液浓缩、血球压积上升等临床表现。这种急性肾前性少尿，易被血浆或人体白蛋白滴注纠正。另有一种特发性急性肾衰竭，多发生于起病后 1 个月左右，无低血容量的表现，无任何诱因，突发少尿、无尿、尿钠排出增多、肾功能急骤恶化，给予胶体液扩容不仅不能利尿，反致肺水肿，此时常需透析治疗，虽多能自然缓解，但恢复缓慢常需 7 周左右。肾穿刺病理类型为轻微病变者易发生急性肾功能损伤。

2. 肾小管功能损害　除原有肾小管功能损伤外，因大量重吸收尿蛋白可加重肾小管（近曲小管为主）功能损伤。临床常见本征伴有肾性糖尿和（或）氨基酸尿，严重者部分呈范可尼综合征。大多可随蛋白尿消减而好转，如出现近曲小管损害者糖皮质激素疗效差、预后不佳。

四、其他

除蛋白质营养不良引起肌肉萎缩、儿童生长发育障碍外，本征尚有维生素 D 缺乏，钙磷代谢障碍，继发性甲状旁腺功能亢进，小细胞性贫血，锌缺乏所致乏力、伤口愈合缓慢及铜缺乏等营养不良的表现。

【实验室及其他检查】

1. 24 小时尿蛋白定量　大于 3.5g/24h。

2. 尿常规　有蛋白，可见红细胞。

3. 尿蛋白电泳　如具有高度选择性，即主要成分是白蛋白，大分子量血浆蛋白如 IgG、C3 量很少，IgG/转铁蛋白的清除率 <0.1 者，病理类型常为微小病变。

4. 肝肾功能及血脂　血浆白蛋白明显下降（<30g/L），总胆固醇、甘油三酯、VLDL 和 LDL 常升高，HDL 也可升高。肾功能可正常或下降。

5. 纤溶系统　纤维蛋白原常升高，纤维蛋白溶酶原和抗凝血酶Ⅲ可下降。

6. 免疫球蛋白和补体　血补体水平可正常或下降。免疫球蛋白下降。有时可检出循环免疫复合物。

7. 尿 FDP 和 C3　可升高。

8. 经皮肾穿刺　可明确诊断、指导治疗或判断预后。

【诊断与鉴别诊断】

一、诊断标准

1. 蛋白尿　尿蛋白每 24 小时持续≥3.5g。

2. 低蛋白血症　血浆总蛋白量 <60g/L（低白蛋白血症时血浆白蛋白量≤30g/L）。

3. 高脂血症　血清总胆固醇值≥6.47mmol/L。

4. 浮肿

注：①上述的蛋白尿、低蛋白血症（低白蛋白血症）是诊断本征的必备条件；②高脂血症、浮肿并非诊断本征的必备条件；③尿沉渣中检出多数的卵圆形脂肪体、双屈光性脂肪体是诊断本征的参考。

二、鉴别诊断

主要鉴别原发性与继发性肾小球疾病。小儿应着重除外遗传性、感染性疾病及过敏性紫癜等所致的继发性肾病综合征；中青年则应着重除外结缔组织病、感染、药物引起的继发性肾病综合征；老年应着重考虑代谢性疾病及肿瘤等引起的继发性肾病综合征。

1. 狼疮性肾炎　临床上伴多系统侵犯，检验有抗核抗体等多种自身抗体，活动期血清

IgG 增高，补体 C3 下降。肾组织光镜特点：病变有多样性及不典型性，有时可见白金耳样病变及苏木素小体。免疫病理检查呈 IgG、IgA、IgM、C3 等阳性。电镜证实电子致密物不仅沉着于上皮下，也可见于系膜区，甚至内皮下。

2. 紫癜性肾炎　有过敏性紫癜表现，血清 IgA 检测有时增高，免疫病理检查是 IgA 及 C3 为主的沉积物，故易于鉴别。

3. 糖尿病肾病　通常糖尿病病史 >10 年才引发肾病综合征。眼底检查可见特殊改变。

4. 乙型病毒性肝炎病毒相关性肾炎　病毒血清学检查证实有病毒血症，肾组织免疫病理检查发现乙型病毒性肝炎病毒抗原成分，特别是 HBeAg。

5. 恶性肿瘤　中、老年患者应除外恶性肿瘤引起的继发性肾病综合征。常见的有何杰金及非何杰金淋巴瘤、乳腺癌、胸腺瘤、结肠癌、支气管小细胞肺癌、间皮瘤及前列腺癌等。

6. 药物性膜性肾病　金制剂、汞、青霉胺、非固醇类消炎药，均可引起膜性肾病。应注意用药史，及时停药可缓解病情。

【治疗】

一、一般治疗

卧床休息为主，但应保持适度床上及床旁活动，以防肢体血管血栓形成。患者常伴胃肠道水肿及腹水，影响消化吸收，应进易消化、清淡、半流汁饮食。水肿时进低盐饮食，每天摄取食盐 2～3g，适当控制饮水量，禁用腌制食品，尽量少用味精及食碱。蛋白质的摄入量应为 1g/（kg·d），再加每日尿内丢失的蛋白量。每摄入 1g 蛋白，必须同时摄入非蛋白热量 33kcal，应供给优质蛋白，如鱼、鸡蛋、瘦肉等。如有慢性肾功能损害时，则应进低蛋白饮食（0.65g/kg·d）。近有报道患者进蔬菜、豆类饮食后不仅血脂下降，而且尿蛋白也明显减少，此与其中含有类黄酮有关。低脂摄入也是饮食治疗中的措施，富含可溶性纤维的食品（燕麦、米糠等）也有利于降脂。应及早治疗本征的并发症。

二、抑制免疫与炎症反应

（一）糖皮质激素

1. 作用机制　此类药物对单核巨噬细胞及 T 细胞的抑制效应强于 B 细胞。可抑制巨噬细胞对抗原的吞噬和处理，抑制其产生 IL-1 及表达 Fc 和 C3 受体，抑制激活的 T 细胞产生 IL-2、IFN-γ、IL-6 等。较大剂量时可抑制 B 细胞产生抗体，并促进抗体的分解，从而抑制体液免疫反应。较小剂量时即可抑制磷脂酶的活性，从而减轻炎症反应。

2. 适应证　①微小病变性肾病综合征有较好疗效，小儿患者对糖皮质激素治疗反应好（有效率 >90%）而快（2 周左右）；但成年患者则较慢（6～20 周），有效率在 80% 左右。②局灶节段性肾小球硬化患者大多无治疗反应。青少年患者在无禁忌证时可用一疗程糖皮质激素或伴细胞毒类药物，如无效则应改用对症治疗。但近年有人认为如糖皮质激素类药物 2～3 个月无效，则加大剂量、延长用药时间后可能取得疗效。③膜性肾病因其呈慢性进展过程，又常自然缓解，病情进展、预后均不一，因此有关本病的糖皮质激素治疗，尚有待大量对照研究结果。④系膜毛细血管性肾炎对糖皮质激素无效，故不适应。

3. 常用制剂及用法　目前常用口服药为强的松及强的松龙，静脉药为甲基强的松龙。原则上初发病例病程在 6 个月以内，若病理变化属微小病变，尿蛋白选择性好，无合并症者，可采用中等剂量治疗；若病情较为复杂，但无应用激素的反指征者，可试用大量冲击疗法（常选用甲基强的松龙 500 ~ 1000mg 静滴，每天 1 次，每周连续 3 天后改为口服 40mg/d 维持，至第 2 周再冲击 3 天，如此连续 3 周，若有效且副作用不大者可连续再用，若无效或患者不能耐受时，即改用其他方法）；如有激素的反指征者，则宜先用小剂量至病情或全身情况改善后，再用中等剂量或大剂量冲击疗法。常用强的松 1mg/（kg · d），分 3 ~ 4 次或清晨顿服，维持 8 ~ 12 周。有效者（在用药 1 周左右出现利尿、2 周左右尿蛋白明显减少，甚至消失）逐渐减药，每 2 ~ 3 周约减少原用药量的 5% ~ 10%。减至每天 10 ~ 15mg 时，可改为隔天顿服（即将 2 天总量隔天清晨顿服），继续减量至最小有效量，维持 6 ~ 12 个月。

影响糖皮质激素疗效的关键是：开始用量要足够，大剂量诱导用药时间要充分，有效者减药速度要慢。

4. 不良反应　除激素的常见不良反应（如类肾上腺皮质功能亢进综合征、诱发或加重感染、骨质疏松、诱发上消化道出血等）外，还可使入球小动脉阻力下降，从而增加肾小球内高压状态，加速肾小球硬化。

（二）细胞毒类药物

1. 作用机制　此类药物对分化相的细胞作用最强，与 DNA 交联，抑制其复制。明显抑制分泌免疫球蛋白的 B 细胞，降低抗体水平。也可抑制辅助/诱导性 T 细胞及细胞毒/抑制性 T 细胞，干扰细胞释放炎症介质。并可抑制纤维形成。

2. 适应证　"激素依赖型"或"激素无效型"的患者均适用，协同激素治疗。一般不作为首选或单独的治疗药物。

3. 常用药物　①环磷酰胺：如用糖皮质激素治疗 2 ~ 6 周后，尿蛋白仍无减少时，则加用之，剂量为每天 100 ~ 200mg（2.5mg/kg · d），分次口服；或 200mg，每天或隔天静脉注射，总量 6 ~ 8g。②苯丁酸氮芥（瘤可宁）：为氮芥衍生物，1966 年开始用于治疗肾病，与环磷酰胺作用相似，但疗效较差。常用量为 0.1 ~ 0.2mg/（kg · d），口服。

4. 副作用　骨髓抑制、肝脏损害、脱发、化学性膀胱炎、精子缺乏等。

（三）环孢素 A（cyclosporin A，CyA）

1. 作用机制　主要是选择性地阻断辅助性 T 细胞的有关基因编码产生 IL – 2 和表达 IL – 2 受体，从而对细胞和体液免疫应答均有抑制作用。用药后血容量、肾血流量、肾小球滤过率均可下降。

2. 适应证　糖皮质激素无效及皮质激素依赖性肾病综合征患者。

3. 常用剂量　4 ~ 6mg/（kg · d），停药后易复发，价格昂贵。

4. 副作用　肾毒性。

（四）霉酚酸酯（Mycophenolate Mofetil，MMF，骁悉）

1. 作用机制 水解后产生活性成分麦考酚酸，可高效、选择性、非竞争性、可逆性地抑制次黄嘌呤单核苷酸脱氢酶（IMPDH），高度选择性地阻断 T 和 B 细胞鸟嘌呤核苷酸的经典合成，从而抑制其增殖。可阻断细胞表面黏附分子合成。抑制动脉平滑肌细胞、纤维母细胞、内皮细胞的增生。

2. 适应证 主要用于Ⅳ型狼疮性肾炎，也可用于激素耐药和复发的肾病综合征患者。

3. 常用剂量 初始剂量 1.5g/d，分 3 次口服，维持 3 个月。维持剂量 1.0g/d，分 2～3 次口服，疗程 6～9 个月。

4. 副作用 一过性、轻微的上腹不适和（或）稀便，偶见肝脏毒性。长期应用可诱发感染。

三、对症治疗

（一）蛋白尿

血管紧张素转换酶抑制剂及血管紧张素Ⅱ受体拮抗剂除可降低血压外，也可通过降低肾小球内压力而减少尿蛋白，前者常用苯那普利（洛丁新）10mg/d。后者常用氯沙坦（科索亚）50mg/d。本征患者应用血管紧张素转换酶抑制剂后，突然发生低血压和肾小球滤过率（GFR）下降者，则提示其血容量严重不足，可注射白蛋白等扩容。

（二）血栓及高凝状态

本征有较高的血栓并发症及高凝状态，可用抗血小板聚集药物及抗凝药。可用潘生丁、阿司匹林治疗，或用尿激酶 4～6 万 U 加肝素 50mg 静脉滴注，每天 1 次，疗程 1 个月。

（三）水肿

1. 利尿药的作用机制 袢利尿剂与噻嗪类利尿药，主要抑制钠、氯、钾离子在肾小管的重吸收。安体舒通抑制醛固酮。甘露醇、低分子右旋糖酐为渗透性利尿。人体白蛋白或血浆主要是提高胶体渗透压而利尿。

2. 常用制剂 可选用：呋塞米，口服，20～40mg，每天 1～3 次，或静脉应用 20～200mg；布美他尼 1～2 mg，每天 1～3 次；氢氯噻嗪 25～50mg，每天 2～3 次；安体舒通 20～40mg，每天 2～3 次。低分子右旋糖酐 250ml 静脉滴注。人体白蛋白 10g 静脉滴注。

3. 不良反应 本征患者血容量可增多、正常或减少。血容量的改变不一定与水肿的程度相关。血容量增加者，应用利尿药后，常可改善。对血容量减少者，用利尿药后，血容量更为减少，导致心血管功能不稳定，甚至急性肾功能衰竭。应用袢利尿剂与噻嗪类利尿药须注意低钾，与安体舒通等保钾利尿药合用可加强利尿效果，并减少电解质紊乱。白蛋白过多输入可引起肾小球上皮细胞损伤。

四、其他

1. 免疫增强剂 刺激 T 细胞功能，加强免疫调节。常用制剂：左旋咪唑，常用剂量为 2.5mg/kg，每周 2 次至每日 1 次，用药 1～18 个月。或用卡介苗多糖核酸等。黄芪注射液在增强免疫功能的同时具有利尿作用。

2. 免疫球蛋白　其机制可能是与肾小球内的免疫复合物结合，而改变其晶格状态，从而促进其溶解；或封闭巨噬细胞和 B 细胞的 Fc 受体，从而抑制 B 细胞合成抗体等有关。常用 IgG 0.4g∕（kg·d）静注，5 日为 1 疗程，1 月后可重复。

第二十八章

尿 路 感 染

尿路感染（urinary tract infection）简称尿感，是指尿路内有大量微生物繁殖而引起尿路炎症，可分为上尿路感染（主要是肾盂肾炎）和下尿路感染（主要是膀胱炎），很多微生物侵入尿路均可引起尿感，但以细菌性尿感最为常见，这是本章主要介绍的内容。尿感是一种常见病，其发病率约占总人口的2%。

【病因和发病机制】

一、病因

任何细菌入侵尿路均可引起尿感，最常见的是革兰阴性杆菌，其中大肠杆菌约占80%~90%，其次是副大肠杆菌、变形杆菌、克雷白杆菌、产气杆菌、产碱杆菌和绿脓杆菌。大约5%~10%的尿感由革兰阳性细菌引起，主要是粪链球菌和葡萄球菌。无症状细菌尿、非复杂性尿路感染或首次发生的尿感常为大肠杆菌所致。而住院期间发生的、复杂性的、反复再发的、尿路器械检查后发生的尿感，则多为粪链球菌、变形杆菌、克雷白杆菌和绿脓杆菌所引起，其中绿脓杆菌常见于尿路器械检查后，变形杆菌则多见于伴有尿路结石者，金黄色葡萄球菌常见于败血症等血源性尿感。通常尿感由一种细菌所致，偶可两种以上细菌混合感染，此多见于长期用抗生素治疗、尿路器械检查以及长期留置导尿管之后。长期留置导尿管、肾移植以及身体抵抗力极差的患者偶见厌氧菌感染。

二、发病机制

（一）感染途径

1. 上行感染　绝大多数由细菌经尿道上行感染膀胱甚或肾盂而引起。细菌进入膀胱后，约30%~50%可经输尿管上行而致肾盂肾炎。其机制与多种原因引起的膀胱输尿管返流以及某些致病菌的菌毛附着于尿路黏膜再上行至肾盂有关。

2. 血行感染　细菌从体内的感染灶侵入血流，到达肾脏及尿路引起感染。此种途径少见，低于尿感的3%。金黄色葡萄球菌败血症患者常见血源性肾感染。此外，变形杆菌、绿脓杆菌和粪链球菌偶可经血流引起肾盂肾炎。

3. 淋巴道感染　下腹部和盆腔器官，特别是升结肠与右肾的淋巴管相通，因此，盆腔器官炎症时，细菌可能藉以进入肾脏。

（二）易感因素

1. 尿路梗阻　是诱发尿感并易于上行的最主要原因。梗阻可由尿路解剖或功能异常引起，包括结石、肿瘤、畸形或神经性膀胱等。梗阻后尿流不畅，细菌不易被冲洗清除而郁积繁殖，加之梗阻以上部位的尿路组织受压增加，影响其血液供应和生理功能，黏膜抵抗力降低，故易致感染。

2. 膀胱输尿管返流及其他尿路畸形和结构异常 正常排尿期间，膀胱输尿管瓣膜的功能完整性可阻止膀胱内含菌尿液上行入肾，膀胱输尿管返流时，则可随之进入肾盂引起感染。

3. 器械使用 用尿路器械诊治时，有可能带入细菌，且常致尿路损伤，留置导尿时间越长，感染率越高。

4. 代谢因素 慢性失钾，可导致肾小管病损而易继发感染；高尿酸血症、高钙血症或酸碱代谢异常，可使尿酸或钙质沉积于肾脏，易致尿感；糖尿病者易患肾脓肿等并发症。

5. 其他 如妊娠、尿道口周围炎、重症肝病、晚期肿瘤、长期卧床等也易引发尿感。

6. 机体抗病能力 与排尿通畅、尿路黏膜分泌有机酸及 IgA、尿 pH 值等有关。

（三）细菌的致病力

大肠杆菌的菌体抗原（O 抗原）类型与其致病力有关，引起尿感的大肠杆菌大多是 O 血清型 1、2、4、6、7、16、18 和 75。其致病力还与荚膜抗原（K 抗原）有关。含某些血清型的 K 抗原以及量多的大肠杆菌其毒力强，比量少者更易于侵入膀胱并致上行感染。细菌黏附于尿道上皮细胞表面的能力在尿感的发病中起重要作用。

【临床表现】

一、膀胱炎

属下尿路感染。主要表现为膀胱刺激症，即尿频、尿急、尿痛，白细胞尿，偶可有血尿，甚至肉眼血尿。膀胱区可有不适。一般无明显的全身感染症状，但少数患者可有腰痛、低热。血白细胞计数常不增高。

二、急性肾盂肾炎

常发生于育龄妇女，临床表现有：

1. 泌尿系统症状 膀胱刺激症、腰痛和（或）下腹部痛、肋脊角及输尿管点压痛、肾区压痛和叩痛。

2. 全身感染症状 寒战、发热、头痛、恶心、呕吐、食欲不振等，常伴有血白细胞计数升高和血沉增快。

三、慢性肾盂肾炎

病程隐蔽，少数可间歇发生症状性肾盂肾炎，但更为常见的是间歇性无症状细菌尿和间歇性尿急、尿频等下尿路感染症状。可有间歇性低热。疾病后期，肾小管功能损害，可出现多尿、夜尿增多、电解质紊乱、肾小管性酸中毒等。最终可致肾小球功能受损而导致肾衰竭。

【并发症】

1. 肾乳头坏死　是肾盂肾炎的严重并发症，常发生于严重肾盂肾炎伴糖尿病或尿路梗阻时，可并发革兰阴性杆菌败血症，或导致急性肾衰竭。

2. 肾周围脓肿　常由严重肾盂肾炎扩展而来，致病菌多为革兰阴性杆菌，特别是大肠杆菌。多见于糖尿病、尿路结石等患者。发病时除原有肾盂肾炎症状加剧外，常出现明显单侧腰痛和压痛，向健侧弯腰时，可使疼痛加剧。影像学检查有助于诊断。

3. 革兰阴性杆菌败血症　来势凶险，突然寒战，高热，常引起休克，预后严重。

【实验室及其他检查】

1. 血常规　急性肾盂肾炎时，血白细胞可轻或中度增加，中性白细胞常增多。

2. 尿常规　尿色在含脓、血较多时呈混浊。尿沉渣镜检白细胞 >5 个/HP，可有红细胞，少数出现肉眼血尿。尿蛋白含量多为微量～ + 。有白细胞管型者，多为肾盂肾炎。

3. 尿细菌学检查　尿标本可取中段尿、导尿、膀胱穿刺尿，临床常取清洁中段尿培养及进行药敏试验。如细菌定量培养菌落计数 $\geq 10^5$/ml，则可确诊；如菌落计数为 10^4 ~ 10^5/ml，则结果可疑；如 $<10^4$/ml，则为污染。

4. 其他实验室检查　慢性肾盂肾炎可出现肾小管功能减退，晚期血尿素氮及血肌酐升高，同位素肾图有肾功能减退的表现。尿沉渣中抗体包裹细菌阳性者常为肾盂肾炎。肾盂肾炎时尿酶排出量增多，尿 β_2 微球蛋白升高，而下尿路感染时前者多为正常，少数患者后者可升高。

5. 影像学检查　尿路 X 线（腹部平片和静脉肾盂造影）及 B 超检查的主要目的是及时发现引起尿感反复发作的易感因素如结石、梗阻、返流、畸形等。慢性肾盂肾炎可有两侧或一侧肾脏缩小，肾盂形态异常等改变。

【诊断与鉴别诊断】

一、诊断

1. 急性膀胱炎　尿路刺激症及尿白细胞增多，尿细菌培养阳性等即可确诊。

2. 急性肾盂肾炎　根据全身、局部症状和体征，血、尿常规白细胞增多，尿细菌培养阳性等可确诊。

3. 慢性肾盂肾炎　有尿感反复发作史，尿检白细胞增多，尿浓缩功能下降，尿细菌培养阳性，影像学检查有一侧肾脏缩小，肾盂形状异常等可确诊。

二、鉴别诊断

1. 全身性感染疾病　注意尿感的局部症状，并作尿沉渣和细菌学检查，鉴别不难。

2. 肾结核　肾结核膀胱刺激症多较明显，晨尿结核杆菌培养可阳性，尿沉渣可找到抗酸杆菌，静脉肾盂造影可发现肾结核 X 线征，部分患者可有肺、生殖器等肾外结核病灶。

肾结核可与尿感并存，如经积极抗菌治疗后，仍有尿感症状或尿沉渣异常者，应考虑肾结核。

3. 尿道综合征　本征仅有膀胱刺激症，而无脓尿及细菌尿，多见于中年妇女，尿频较排尿不适更突出，有长期使用抗生素而无效的病史，长期服用安定片有一定疗效。

【治疗】

尿路感染的治疗原则是：积极彻底进行抗菌治疗，消除诱发因素，防止复发。

一、一般治疗

发热或症状明显时应卧床休息。宜多饮水以增加尿量，促进细菌和炎症分泌物的排泄。给予足够热量及维生素等。

二、抗菌治疗

1. 急性膀胱炎　对无复杂因素存在的急性膀胱炎，常用单剂抗生素治疗。如复方新诺明 2.0g 和碳酸氢钠 1.0g，一次顿服。或氟哌酸 0.6g，一次顿服。对有多次发作者，可给予治疗 3 日。此法不适用于妊娠妇女、糖尿病患者和复杂性尿感者。

2. 急性肾盂肾炎　尿标本采集后立即进行治疗，一般首选对革兰阴性杆菌有效的抗生素，但应兼顾革兰阳性菌感染。药敏试验后应参照报告用药。常用抗菌药有头孢类、喹诺酮类。若全身症状明显，应选用注射给药，如氨苄西林 4～6g 分次肌注或静注，头孢哌酮钠（先锋必），每日 2～4g 静注，或头孢曲松钠（罗氏芬），每日 2g 静注。疗程一般为 10～14 日。

3. 慢性肾盂肾炎　急性发作时，治疗同急性肾盂肾炎。反复发作者，应根据病情和参考药敏试验结果制定治疗方案。如联合几种抗菌药物，分组轮流使用，疗程适当延长至症状改善，菌尿消失，再以一种药物低剂量长期维持，如头孢克洛（Cefaclor，希克劳），每次 0.25，每日 1～2 次，或复方新诺明，每晚服 1～2 片，疗程半年至 1 年。

三、祛除诱因

对尿路感染尤其是慢性肾盂肾炎，首先应积极寻找易感因素并尽力祛除。如解除尿路梗阻，提高机体免疫力等，以免复发。

对孕妇应避免用影响胎儿发育的药物。无症状性细菌尿者，应进行正规抗菌治疗。

【预防】

女性应注意月经期、妊娠期、性生活时的会阴部清洁。积极治疗阴道炎、宫颈炎。女婴应注意会阴及尿布卫生。男性应积极治疗前列腺炎。避免或减少导尿和尿路器械检查。坚持每天多饮水。

第二十九章

急性肾衰竭

急性肾衰竭（acute renal failure）又称急性肾衰，是指由于各种病因引起肾功能在短期内（数小时或数日）急剧下降，出现少尿、氮质潴留及水电解质代谢紊乱的临床综合征。本综合征包括肾前性、肾后性、肾实质性急性肾衰，临床以急性肾小管坏死（ATN）多见。

【病因和发病机制】

一、病因

1. 肾前性　各种肾前性因素（外伤、手术、脱水、败血症、休克、心力衰竭、肾血管异常等）引起有效循环血容量减少，肾血流量减少，肾小球滤过率降低。

2. 肾实质性　由各种肾实质疾患所致，或因肾前性病因未能及时去除而发展所致。肾缺血、肾中毒（药物、造影剂、重金属、有机溶剂、蛇毒、毒蕈等）、异型输血、轻链肾病及高钙血症等均可引起肾小管损伤。急进性肾小球肾炎、急性重症链球菌感染后肾小球肾炎、急性弥漫性狼疮性肾炎等肾小球疾病可发生急性肾衰。此外严重感染、药物过敏等引起肾间质病变，各种原发或继发性肾小血管的坏死性、过敏性血管炎及恶性高血压所致的小血管炎等均可发生急性肾衰。

3. 肾后性　各种原因（结石、肿瘤、血块、坏死的肾组织或前列腺肥大等）引起的急性尿路梗阻，肾实质受压使肾脏功能急剧下降。

二、发病机制

（一）肾血流动力学异常

肾缺血和肾毒素的作用使血管活性物质释放，引起肾血流动力学变化，致肾血灌注量减少、肾小球滤过率下降而导致急性肾衰。参与发病的血管活性物质主要有如下几种。

1. 肾素－血管紧张素系统　急性肾小管坏死时，受损的肾小管上皮细胞对钠的重吸收功能减退，流至致密斑处的肾小管内液的钠浓度升高，从而刺激球旁装置使之过度激活肾内肾素－血管紧张素系统，引起入球小动脉痉挛。

2. 儿茶酚胺　可使肾血管收缩，引起肾缺血、缺氧，继之肾小球毛细血管内皮细胞肿胀使血管腔变窄，肾血流减少及肾小球滤过率降低。

3. 前列腺素　肾内前列腺素系统的血管收缩作用超过血管扩张作用，两者平衡失调，使肾缺血、肾小球滤过率下降。

4. 内皮素　内皮素对肾小球入球和出球小动脉均有收缩作用，对后者的作用更大。

5. 血小板活化因子（PAF）和肿瘤坏死因子（TNF）　PAF 使肾小球系膜细胞收缩，

肾小球超滤系数下降，滤过率率低。TNF作用于内皮细胞，导致弥散性血管内凝血和白细胞黏附，参与急性肾小管坏死的发病。

（二）肾小管上皮细胞代谢障碍

该种细胞的损伤及代谢障碍由轻变重，最终导致细胞骨架结构破坏和死亡。其主要原因为受体依赖性钙通道开放，钙离子向细胞内流，导致细胞内钙离子大量蓄积。

（三）肾小管上皮脱落、形成管型

肾缺血或肾中毒引起小管损伤，使肾小管上皮细胞变性、坏死，肾小管基底膜断裂，因而肾小管内液反漏入间质造成肾间质水肿。变性、坏死的上皮脱落入管腔内，与近端肾小管刷状缘脱落的纤毛形成囊泡状物，并与管腔液中的蛋白质共同形成管型，阻塞肾小管，使肾小球的有效滤过压降低而致少尿。

（四）其他

肾缺血后如肾血流再通时，有缺血再灌注性肾损伤。肾脏受损后表皮生长因子产生减少，上皮细胞的再生与修复能力下降等。

【病理】

肾肿大，苍白，重量增加。光镜下肾小管上皮细胞变性、脱落，小管内充满坏死细胞碎片、管型和渗出物。由肾毒性物质引起者，病变主要在近曲小管，上皮细胞坏死多累及细胞本身，其基膜完整；由肾缺血引起者，肾小管各段受累，且有小管基膜断裂、溃破、管腔内容物溢流入肾间质，引起肾间质炎症、水肿。

【临床表现】

一、少尿期

（一）尿量减少

24小时尿量<400ml者为少尿，<100ml者为无尿。一般少尿期为2天至4周，平均持续10天左右。如超过4周提示肾实质损害严重。

（二）尿毒症症状

代谢产物在体内滞留，血液中尿素氮和肌酐逐渐升高，其速度与体内蛋白质分解状态有关，一般每天尿素氮、肌酐上升各约3.6~7.1mmol/L和44.2~88.4μmol/L。可出现各系统受损症状，消化系统可有食欲减退、恶心、呕吐、腹胀、腹泻等；呼吸系统可有呼吸困难、咳嗽、憋气、胸痛等；心血管系统可有血压升高、心律失常、心力衰竭、心包积液等；神经系统表现为定向障碍、淡漠，严重者出现嗜睡、抽搐、昏迷；血液系统可有轻度贫血，皮肤黏膜出血，严重者可发生弥散性血管内凝血。

（三）水、电解质紊乱及酸碱平衡失调

1. 水钠潴留　全身浮肿，血压升高。水潴留可致脑水肿、肺水肿及充血性心力衰竭等

并发症，为主要死因之一。

2. 高钾血症　肾排钾减少，并可由感染、创伤、出血、输库存血液、进食含钾丰富的食物以及酸中毒等所致。高钾血症时有烦躁、嗜睡、恶心、呕吐、四肢麻木、胸闷、憋气等症状，并致心率缓慢、心律不齐，甚至心室纤颤、停搏。

3. 低钠血症　因水潴留引起稀释性低钠血症。

4. 代谢性酸中毒　酸性代谢产物蓄积和肾小管功能下降引起酸中毒，表现为恶心、呕吐、疲乏、嗜睡、呼吸深大等。

二、多尿期

少尿期后尿量渐增多，6～7天后可多达3000～5000ml/d，说明肾功能逐渐恢复。多尿1周后，血尿素氮、肌酐开始下降，尿毒症症状逐渐好转。多尿期因大量水分及电解质随尿排出，故可出现脱水及低血钾、低血钠等电解质紊乱情况。

三、恢复期

多尿期后肾小管上皮细胞再生、修复，肾功能逐渐恢复，肌酐清除率逐渐升高，血尿素氮、肌酐降到正常范围，肾小管浓缩功能及酸化功能亦恢复。肾功能的恢复约需半年到1年。少数患者留有不同程度的肾功能损害，而呈慢性肾功能不全表现，甚至需长期透析治疗。

非少尿型肾衰：指无少尿或无尿表现的急性肾小管坏死，患者每天平均尿量 > 1000 ml。其病因多与肾毒性物质有关，以氨基糖苷类抗生素和造影剂为主，化验指标、并发症的发生率、病死率等均较少尿型者低。而少尿型则多由手术、肾缺血所致。

【实验室及其他检查】

1. 尿常规　ATN多数伴有肾小管上皮细胞，细胞碎片、肾小管细胞管型或颗粒管型，肾前性、肾后性急性肾衰尿沉渣则多正常或基本正常。

2. 血常规　急性肾衰时贫血多不严重。

3. 生化分析　血肌酐、尿素氮、血电解质、尿渗透压和（或）比重、尿钠、尿肌酐测定。

4. 影像学　X线及B超可确定肾脏大小、有无梗阻等。肾血管造影术可用于排除肾动脉栓塞或肾动静脉血栓形成。

5. 肾活检　对临床表现不典型者可行肾活检。

【诊断与鉴别诊断】

一、诊断

在原发疾病的基础上，发生少尿，伴每日血尿素氮、血肌酐分别升高 > 3.6mmol/L 和 > 44.2μmol/L，临床出现相应氮质血症及代谢紊乱症状，则可诊断为急性肾衰。

1. 肾前性肾衰 各种肾外原因引起的肾血灌注量不足、肾小球滤过率减少。钠排泄分数 <1，肾衰指数 <1mmol/L，尿钠 <20mmol/L，尿比重 >1.020，尿渗量 >500mOsm/L。尿常规检查多为正常。各指标均需在应用利尿剂前留尿检测。个别休克患者采尿标本困难者，可测中心静脉压，如为肾前性肾衰者常 <50mmH$_2$O。

2. 肾后性肾衰 有导致尿路梗阻的原发病史。梗阻后尿量突然减少，梗阻一旦解除，尿量突然增多，血尿素氮降至正常。B超或静脉肾盂造影可见双肾增大，肾盂、肾盏、输尿管有扩张现象。同位素肾图示梗阻图形。CT、磁共振检查可发现结石或肿瘤等。

3. 急性肾小管坏死 有引起肾缺血或肾中毒的病因，在补液扩容或控制心衰后尿量仍不增多。钠排泄分数 >2，肾衰指数 >1mmol/L，尿钠 >40mmol/L，尿比重 <1.015，尿渗量 <350mOsm/L。尿常规检查蛋白（+）~（++），尿沉渣内有颗粒管型、上皮细胞管型、肾小管上皮细胞、细胞碎片和红、白细胞。

注：

$$钠排泄分数 = \frac{尿钠 \times 血肌酐}{血钠 \times 尿肌酐} \times 100\% ; \qquad 肾衰指数 = \frac{尿钠 \times 血肌酐}{尿肌酐} \times 100\%$$

二、鉴别诊断

1. 慢性肾衰 既往有慢性肾脏病史，平时有多尿或夜尿增多，呈慢性病容，贫血严重（血红蛋白常 <60g/L），有尿毒症心血管系统并发症、骨病或神经病变等。B超常示双肾缩小，结构模糊。

2. 肾小球疾病所致急性肾衰 有各种肾小球疾病固有的特殊病史及临床表现。尿蛋白常为（+++）~（++++），常 >2g/24h，多伴血尿、红细胞管型尿及其他管型。可有高血压及浮肿。

3. 急性间质性肾炎 可由药物过敏、感染、白血病浸润肾间质等引起。药物过敏者，多有用药过敏史，有全身过敏表现如发热、皮疹、关节痛、淋巴结肿大、血嗜酸粒细胞增加、血IgE升高等。

【治疗】

一、少尿期

（一）防治基础病因

积极妥善治疗各种引起ATN的原发病，如严重外伤、严重感染等，特别要处理好血容量不足、清创引流和抗感染等。

（二）营养疗法

供给足够的热能，防止机体蛋白质的进一步分解。至少摄入碳水化合物100g/d，以减少糖异生和饥饿性酸中毒。提供优质蛋白质0.5g/（kg·d），同时可予必需氨基酸制剂口服或静滴，并补充多种维生素。少尿期应严格限制食物及药物中钾的摄入量。在透析治疗时，则每日热量、蛋白质、其他食物成分可不限制，如蛋白质可予1g/（kg·d）。

（三）水、电解质和酸碱平衡失调

1. 控制水、钠摄入 应坚持"量出为入"的原则。每天的入液量应为前一天的尿量加显性失水量再加 500ml（非显性失水量减内生水量），如有发热，体温每升高 1℃，应增加入水量 100ml。应严密监测体重、血钠和中心静脉压，如体重不减或增加、血钠为 140mmol/L 且中心静脉压升高，则是补液量多；如体重每天减轻 1kg，血钠高于 145mmol/L 且中心静脉压低于正常，提示补液、补钠不足。如水明显过多，则应透析治疗。

2. 纠正高钾血症 严格限制含钾高的药物和食物。如血钾 >6.5mmol/L，心电图出现异常时应迅速采取以下措施：①10% 葡萄糖酸钙 10～20ml 缓慢静注，可快速对抗高钾血症的心肌毒性作用，但维持疗效的时间短暂；②5% 碳酸氢钠 100ml 静注，可提高 pH 值，纠正酸中毒，促使钾离子向细胞内移动，其作用可维持数小时，有心功能不全者慎用；③25% 葡萄糖液 200ml 加正规胰岛素 16～20U 静滴，可促进糖原合成，使钾离子向细胞内移动，维持时间达数小时。对轻度高钾血症者，可用降钾树脂 15g 合用 20% 甘露醇 30ml 口服治疗。如条件许可，应开始透析治疗。

3. 代谢性酸中毒的治疗 当 CO_2 结合力 ≤15mmol/L 并有高钾血症时，静脉滴注 5% 碳酸氢钠，按 5.0ml/kg 可提高 CO_2 结合力 4.5mmol/L 的标准计算所需补充量。纠正酸中毒时要注意低血钙的发生。

4. 处理低血钠、低血钙、高磷血症 补钠量（mmol/L）=（142－患者血钠）×体重×0.2。低钙血症时可静注 10% 葡萄糖酸钙。高磷血症时可用磷吸附剂，如碳酸钙 0.25～0.5g，每日 3～4 次。

（四）透析疗法

是抢救急性肾衰的最有效措施。凡保守治疗无效，出现下列情况者应进行透析：①少尿或无尿 2 日；②尿毒症症状；③血肌酐升达 442μmol/L，血尿素氮升达 21mmol/L；④血钾 ≥6.5 mmol/L；⑤代谢性酸中毒，CO_2CP ≤13 mmol/L；⑥有肺水肿、脑水肿等先兆者。近年来倾向于早期开始透析疗法，可根据患者的具体情况及当地的设备条件采用腹透或血透。

（五）对症治疗

1. 心力衰竭 急性心力衰竭常是水、钠过多，心脏负荷过重之故，处理措施与一般急性心力衰竭相仿，在应用洋地黄类药物时，要按肾功能状况调整剂量。透析是最佳治疗措施。

2. 贫血 可用促红细胞生成素皮下注射或输血以纠正贫血。

3. 出血 消化道出血者可用 H_2 受体拮抗剂或质子泵抑制剂。

4. 感染 应用抗生素时要避免肾毒性大的药物，根据肾功能调整用药剂量及给药间期，避免联合应用有肾毒性的药物。与血浆蛋白结合率高的药物不能经透析排出，应根据血药浓度调整剂量。

二、多尿期

见大量利尿后要防止脱水及电解质紊乱（低钾、低钠、低钙、低镁血症等）。应根据体重、血钠、血钾、血钙、血镁的测定结果及时补充。多尿期约 1 周左右可见血尿素氮、血肌酐逐渐降至接近正常范围时，则可逐渐增加蛋白质的摄入量，并逐渐减少透析次数至停止透析。

三、恢复期

无需特殊治疗，避免用肾毒性药物。一般半年到 1 年可复原。少数重症、病情复杂、年迈者可出现较严重的肾间质纤维化和肾小管萎缩，肾功能难以完全恢复，并可发展为慢性肾衰。

【预防】

积极治疗原发病是防止发生急性肾衰的关键。如积极治疗外伤、烧伤、严重感染，纠正血容量不足，改善肾缺血状况，及时停用肾毒性抗生素。

第三十章

慢 性 肾 衰 竭

慢性肾衰竭（chronic renal failure，CRF）简称慢性肾衰，是各种慢性肾脏疾病，因肾单位受损而出现缓慢进行性的肾功能减退以至衰竭。临床主要表现为肾功能减退，代谢产物潴留，水、电解质和酸碱平衡失调引起的各系统损害。慢性肾衰是一种常见病，预后差。据国际肾脏病学会统计，本征自然人群年发病率约为 98～198/每百万人口，其中经济发达国家发病率较高，约为 400～900/每百万人口，我国近年的统计资料显示，慢性肾脏疾病的年发病率为约 2‰～3‰，尿毒症的年发病率为约 100～130/百万人口，且有逐年增多的趋势。

【病因和发病机制】

一、病因

各种原发性和继发性肾脏疾病进行性恶化，最后都可导致肾功能衰竭。我国慢性肾衰的病因，以原发性慢性肾小球肾炎多见，其中最常见的是 IgA 肾病。在继发性肾脏病中常见于糖尿病肾病、系统性红斑狼疮性肾炎、高血压性肾硬化等，但由于生活习惯等的改变，继发性肾衰的比例明显增高。如美国以糖尿病肾病为 CRF 的最主要病因。

二、发病机制

（一）慢性肾衰进行性恶化的机制

各种免疫性或非免疫性的病因，引起肾脏损害后，肾功能均呈进行性恶化，直至终末期肾衰为止。其发生机制有几方面：

1. 肾实质减少与健存肾小球血流动力学改变　当肾实质减少后，所有剩余肾单位肾小球血流动力学发生适应性代偿性变化，以维持生命活动的需要。其特点为肾小球毛细血管内压力和流量增加，导致单个肾小球滤过率增加，即肾小球高灌注和高滤过。肾小球毛细血管因高灌注而扩张，血管内皮细胞肿胀，表面皱缩，失去抗血栓作用，形成微血栓，微血管瘤，系膜基质增加，内皮下透明样物质沉积，其结局是肾小球硬化，如此恶性循环，最后全部肾小球硬化。

2. 肾小球通透性改变　肾小球基底膜（GBM）的通透性在各种肾损害中均可增加而导致：①系膜细胞负荷增加；②肾小球上皮细胞受损；③小管间质损害。结果细胞外基质过度增生，最后导致肾小球硬化、肾间质纤维化。

3. 脂质代谢紊乱　极低密度脂蛋白（VLDL）和低密度脂蛋白（LDL）能与 GBM 的多价阴离子糖胺聚糖结合，使其负电荷减少，损害肾小球滤过的电荷选择性，提高了大分子物质进入系膜区的通透性。脂蛋白与系膜细胞结合，刺激其增生、过多产生系膜基质。系膜细胞还具有氧化 LDL 受体，肾小球摄取氧化 LDL 后，可促使其硬化。

4. 肾小管高代谢　肾功能的损害，除肾小球功能损害外，与肾小管间质损害有密切关系。肾脏损伤后，溶质滤过负荷增加，脂质过氧化作用和多种酶活性增强，细胞内钙离子增多等可导致肾小管出现高代谢，引起氧自由基生成增多，自由基清除剂生成减少，使细胞和组织损伤，造成肾单位损害进行性加重。

（二）尿毒症的发病机制

慢性肾衰的晚期，临床上出现一系列症状，即为尿毒症。其产生的主要学说有：

1. 尿毒症毒素说　慢性肾衰进行性加重后，体内有 200 多种物质的水平比常人高，其中部分具有毒性。如尿素的分解产物氰酸盐能与氨基酸 N 端结合，改变其三级结构，破坏细胞，抑制酶的活性，引起软弱、腹泻、肠出血、体温下降、昏迷等；某些氨基酸和肌酐代谢产生的胍类物质可引起恶心、呕吐、腹泻、贫血、糖耐量降低、血浆纤维蛋白原升高、钙吸收减少、胃十二指肠溃疡和出血、抽搐和意识障碍等；过多的生长激素、甲状旁腺素、胰岛素、β_2 - 微球蛋白等均可能有毒性作用。上述毒性物质按分子量可分为：①小分子物质（<500D）；②中分子物质（500~5000D）；③大分子物质（>5000D）。这些物质在体内积聚，是损害机体产生尿毒症症状的主要原因。

2. 矫枉失衡学说　慢性肾衰时，体内某些毒性物质的积聚，并非全部因肾脏清除功能减弱所致，肾功能下降后造成体内代谢失衡，为适应和矫正此过程，机体增加产生某些物质，于是又出现新的不平衡，此即矫枉失衡学说。如 CRF 时肾排磷减少，导致血磷上升、血钙下降，因而机体调节性地增加分泌甲状旁腺素以排磷升钙，而当甲状旁腺素升高时，细胞内钙含量增高，可引起细胞线粒体功能丧失和细胞死亡。

【临床表现】

一、水、电解质及酸碱平衡紊乱

1. 水代谢紊乱　早期因肾小管的浓缩功能减退，出现多尿（>2500ml/24h）、夜尿增多（夜尿量>日尿量），晚期肾小管的浓缩稀释功能严重损害，排出等张尿（尿渗透压与血浆渗透压相似），随后发展为肾小球滤过减少，出现少尿（<400ml/24h），严重者可无尿（<100ml/24h）。因此，CRF 患者不加区别地限制水摄入或过多饮水，既可脱水也可水潴留。

2. 电解质紊乱　早期因肾小管重吸收钠能力减退而出现低钠血症，晚期因尿钠、钾、镁、磷排泄减少而出现高钠、高钾、高镁、高磷血症。CRF 时因钙摄入减少和小肠吸收障碍、维生素 D 代谢改变及磷的蓄积等导致低血钙。高钾可并发严重心律紊乱。低钙可致抽搐，但当并发酸中毒时，由于血中游离钙较高，可不出现，一旦补碱纠正后，因血钙下降，即可发生抽搐。

3. 代谢性酸中毒　酸性代谢产物潴留、肾小管重吸收碳酸氢盐的能力降低、肾小管排 H^+ 减少、肾小管造氨能力下降是代谢性酸中毒的主要原因。常表现为乏力，反应迟钝，呼吸深大，甚至昏迷。酸中毒可加重高钾血症。

二、各系统表现

1. 消化系统 食欲不振、厌食、恶心、呕吐、口有尿味、消化道炎症和溃疡、呕血、便血及腹泻等。由于进食少，吐泻可导致或加重水和电解质紊乱。

2. 神经系统 毒素蓄积，水、电解质和酸碱平衡紊乱等可出现乏力、精神不振、记忆力下降、头痛、失眠、四肢发麻、肌痛、肌萎缩、情绪低落。晚期可出现构音困难、扑翼样震颤、多灶性肌痉挛、手足抽搐，进而意识模糊、昏迷。

3. 血液系统 肾脏产生促红素减少、存在红细胞生长抑制因子、红细胞寿命缩短、营养不良等是 CRF 时贫血的主要原因。白细胞趋化性受损、活性受抑制；淋巴细胞减少等导致免疫功能受损，易致感染。因血小板功能异常，常有出血倾向。

4. 心血管系统 血容量增加和肾素－血管紧张素－醛固酮活性增高可致血压升高，高血压、容量负荷加重、贫血等可使心功能不全，血尿素增高可致心包炎。

5. 呼吸系统 可出现过度换气，胸膜炎，肺钙化等。

6. 其他 血甘油三酯升高。血浆白蛋白降低。肾脏合成 1，25－（OH)$_2$D$_3$ 减少。甲状旁腺功能亢进。铝沉积可导致肾性骨病，表现为骨痛、近端肌无力、骨折及身高缩短。骨外钙化导致皮肤瘙痒。淀粉样物质沉着引起腕管综合征等。

【实验室及其他检查】

1. 血液检查 ①贫血明显，血红蛋白常 <80g/L，为正红细胞性贫血；②血浆白蛋白下降，多 <30g/L；③血尿素氮、血肌酐升高；④酸中毒时，二氧化碳结合力下降，血气分析显示代谢性酸中毒；⑤常有低血钙、高血磷、高血钾。

2. 尿液检查 尿蛋白量多少不等（随原发病和尿量而定），晚期因肾小球大部分已损坏，尿蛋白反减少。尿沉渣检查，可有不等的红细胞、白细胞和颗粒管型。尿渗透压降低，甚至为等张尿（尿比重固定在 1.010 左右）。

3. 肾功能 ①内生肌酐清除率（Ccr）和肾小球滤过率（GFR）下降；②肾小管浓缩稀释功能下降；③肾血流量及同位素肾图示肾功能受损。

4. 其他 X 线、B 超、CT 等检查，肾脏常缩小。

【诊断与鉴别诊断】

一、诊断

原有慢性肾脏病史，出现厌食、恶心、呕吐、腹泻、头痛、意识障碍时，应考虑 CRF。对只因一些常见的内科症状如乏力、厌食、恶心、胃纳不佳、贫血、高血压等就诊的患者，要排除本病的可能。肾功能检查有不同程度的减退。

二、肾功能不全的分期

1. 按内生肌酐清除率分期

（1）肾功能不全代偿期 当肾单位受损未超过正常的50%（Ccr＞50%），肾功能可代偿而不出现血尿素氮（BUN）、血肌酐（Scr）等代谢产物潴留，故维持于正常水平（Scr＜133μmol/L，1.5mg/dl），无临床症状。

（2）肾功能不全失代偿期 肾单位受损，剩余肾功能低于正常之50%（Ccr25%～50%），Scr133～221μmol/L（1.5～2.5mg/dl）。临床出现乏力、轻度贫血、食欲减退等周身症状。

（3）肾功能衰竭期 Ccr10%～25%，Scr升至221～442μmol/L（2.5～5.0mg/dl）。出现贫血，代谢性酸中毒，钙、磷代谢紊乱等，水、电解质紊乱尚不明显。

（4）肾功能衰竭终末期 Ccr＜10%，Scr＞442μmol/L（5.0mg/dl），酸中毒症状明显，全身各系统症状严重。

2. 按CKD（慢性肾脏病）分期 CKD是近年新提出的概念，其定义为：①肾脏损伤（肾脏结构或功能异常）≥3个月，可以有或无GFR下降，可表现为下面任何一条：病理学检查异常；肾损伤的指标：包括血、尿成分异常或影像学检查异常。②GFR＜60ml/min/1.73m² ≥3个月，有或无肾脏损伤证据。

因近年来研究表明肾小球滤过率（GFR）较内生肌酐清除率更能反映肾功能的变化，故现按GFR进行分期越来越普及。GFR可通过同位素等实验室测定或公式计算。

1期：肾损伤GFR正常或增加，GFR≥90 ml/min/1.73m²。

2期：肾损伤GFR轻度下降，GFR 60～89 ml/min/1.73m²。

3期：GFR中度下降，GFR 30～59 ml/min/1.73m²。

4期：GFR重度下降，GFR 15～29 ml/min/1.73m²。

5期：肾衰竭，GFR＜15 ml/min/1.73m²（或透析）。

三、鉴别诊断

本病临床可见全身各系统症状，肾功能检查有助于与其他疾病鉴别。此外，应注意慢性肾功能衰竭重叠急性肾功能衰竭时和慢性肾功能衰竭所致尿毒症的鉴别，前者及时去除急性肾损害因素后，肾功能或许可有不同程度的恢复，鉴别时除依靠病史外，还可用B超检测双肾大小及化验指甲肌酐，诊断困难时可行经皮肾穿刺活检或开放肾活检。

【治疗】

一、延缓慢性肾功能衰竭进展的具体措施

（一）营养疗法

低蛋白低磷饮食主要通过减少残存肾小球硬化和减轻氮质血症而延缓CRF进程。控制蛋白质摄入量，应保证其基本生理需要，即每日0.5～0.6g/kg，否则易致负氮平衡和营养

不良。当蛋白摄入量 < 每日 0.5g/kg 时，应适当补充必需氨基酸或 α – 酮酸，可口服开同片（ketosteril）4 ~ 8 粒，每日 3 次，并保证摄入足够热量。低蛋白饮食时应以高生物效价蛋白（动物蛋白）为主，但在加用必需氨基酸后，食物蛋白的种类可任选。一般 CRF 患者每日热量为 125.52 ~ 167.36kJ/kg（30 ~ 40kcal/kg）。除了蛋白质外，碳水化合物与脂肪热量之比约为 3:1。如果热量不足尚可增加蔗糖、麦芽糖与葡萄糖的摄入。饮食应保证低磷、适当的钙。维生素以 B、C、E 族为主。微量元素以铁、锌为主，避免摄入铝。

（二）纠正水、电解质失衡和酸中毒

1. 水、钠失衡 每日入水量应为前一日尿量外加 500ml 左右，如出汗多或发热等，可酌情增加。水、钠潴留时用呋塞米或布美他尼等强效利尿剂，噻嗪类在 Ccr < 30ml/min 时常无效。轻度低血钠，不必处理，若血钠 < 130mmol/L 且有相应症状时，酌情补钠。

2. 低血钾症和高钾血症 前者可口服橙汁、10% 氯化钾等，但应注意尿量，少尿者慎重。CRF 时常有高血钾，除控制含钾食物、药物的摄入，避免输库存血外，可用利尿剂增加排钾，可口服降血钾树脂，每次 15 ~ 30g，用水 100ml 调服，每日 1 ~ 2 次，便秘时，可同服 20% 甘露醇 30ml。当血钾 > 7mmol/L，用 10% 葡萄糖酸钙 10ml 静注，胰岛素加入 5% ~ 10% 葡萄糖液中静滴，胰岛素与葡萄糖的比例为 1U:3 ~ 5g。紧急时应血透或腹透排钾。

3. 低血钙与高血磷 前者与活性维生素 D_3 不足有关，可口服 1, 25 – $(OH)_2D_3$（罗盖全），每日 0.25 ~ 0.5μg；严重甲状旁腺功能亢进者可用 1, 25 – $(OH)_2D_3$ 冲击疗法，每次 2 ~ 4μg 口服或静脉滴注，每周 2 ~ 3 次，同时口服葡萄糖酸钙或碳酸钙，应严密监测血钙浓度。低血钙抽搐时以 10% 葡萄糖酸钙 10 ~ 20ml 静滴。高血磷时，可用磷结合剂如碳酸钙，随饮食服用，每日 3 ~ 10g，分 3 次服。

4. 酸中毒 口服碳酸氢钠，一般 3 ~ 10g/d，分 3 次服。严重者，须静滴 5% 碳酸氢钠，并按血气分析或二氧化碳结合力结果调整用量。

（三）纠正贫血

贫血对肾脏、心血管和其他脏器均不利，故应及早开始治疗，可应用促红细胞生成素（EPO），如罗可曼 2000U/次，每周 2 ~ 3 次皮下注射。纠正贫血的靶目标值为 Hct 33% ~ 36%（Hb 为 110g/L），维持剂量因人而异，应经常检查血常规和网织红细胞。如 EPO 疗效不佳时，应排除缺铁、感染、慢性失血、纤维性骨炎、铝中毒等因素存在。EPO 的不良反应主要有高血压、血钾升高、高凝状态等。血清铁蛋白 < 100ng/ml 和（或）转铁蛋白饱和度 < 20% 时可诊断为铁缺乏，应补充铁剂。如有叶酸或维生素 B_{12} 缺乏的依据，即可补充。

（四）血管紧张素转换酶抑制剂（ACEI）和血管紧张素Ⅱ受体拮抗剂

多中心、双盲、大样本的对照试验〔AIPRI 试验，苯那普利（洛汀新）延缓多种病因引致慢性肾功能不全进程的试验〕显示，血肌酐在 130 ~ 350μmol/L 范围的肾病患者，经洛汀新 10mg 每日 1 次治疗后，与对照组相比，洛汀新组达终点（定义为血肌酐水平升高至基线值 2 倍或需要透析治疗）的危险性降低 53%。此外，洛汀新还可以降低血压和显著减少蛋白尿。ACEI 治疗初期，患者的血肌酐可能暂时升高，幅度在 30% ~ 50% 还是可以接受的，短期的血肌酐升高，有助于长期维护 GFR。如血肌酐 > 350μmol/L，在未透析的情况

下，最好不用 ACEI，除非因其他严重情况而必须应用，要权衡利弊，谨慎选择有高度肾脏亲和力、双通道排泄的 ACEI。如苯那普利。此类药物常见不良反应为咳嗽和血钾升高。血管紧张素 II 受体拮抗剂无咳嗽不良反应，常用氯沙坦（科素亚）50mg/d。

（五）积极控制高血压

高血压可加速肾脏病的恶化，可选用钙离子拮抗剂、ACEI、α 受体阻滞剂、β 受体阻滞剂，有尿者尚可用利尿剂。

（六）吸附剂治疗

氧化淀粉和其类似制剂口服后，能结合肠道内的尿素随粪便排出以降低 BUN。因 BUN 非构成尿毒症的主要原因，故氧化淀粉的意义较局限。

二、肾脏替代疗法

主要包括维持性血液透析、腹膜透析及肾移植。透析治疗 CRF 的目的是：①延长患者生命；②有助于可逆急性加重因素的 CRF 患者渡过危险期；③肾移植术前准备及肾移植后发生急、慢性排异反应，治疗失败后的保证措施。

透析的时机尚无统一标准，我国因多数透析较晚而影响其疗效。目前认为内生肌酐清除率（Ccr）在 10ml/min 左右即可开始透析治疗，但因原发病不同而有所区别。如糖尿病肾病患者应更早透析。一般经饮食疗法、药物治疗等无效，肾衰竭继续发展，每日尿量＜1000ml 者，参考以下指标进行透析治疗：①血肌酐 ≥ 707.2μmol/L（8mg/dl）；②尿素氮 ≥ 28.6mmol/L（80mg/dl）；③高钾血症；④代谢性酸中毒；⑤尿毒症症状；⑥水潴留（浮肿、血压升高、高容量性心力衰竭）；⑦并发贫血（血球压积＜15%）、心包炎、高血压、消化道出血、肾性骨病、尿毒症脑病等。

选择透析方式应根据患者情况及当地设备条件而定血液透析或腹膜透析。腹膜透析适合老年、血流动力学不稳定、血压下降、心力衰竭、有出血倾向者、或血透技术及设备欠缺的医院，但不适用于有广泛肠粘连者。

移植肾的存活率随着新型免疫抑制剂如环孢素 A、骁悉等的应用而提高，发展趋势是诱导免疫耐受而减少排异反应和干细胞移植。

第五篇　血液和造血系统疾病

第三十一章

贫　血

第一节　概述

贫血（anemia）是指外周血中血红蛋白（Hb）量、红细胞（RBC）数和（或）红细胞比容（Hct）低于正常。一般血红蛋白浓度的降低都伴有红细胞数量和（或）比容的减少，但个别轻型小细胞低色素性贫血，可仅有血红蛋白量的降低而无红细胞数量或红细胞比容的减少。血红蛋白浓度的正常范围因地区、年龄、性别以及生理性血浆容量的变化而异。据国内调查资料表明，沿海和平原地区诊断贫血的 Hb 标准为：成人男性低于 120g/L，女性低于 110g/L，孕妇低于 100g/L。

贫血是多种不同原因或疾病引起的一组共同症状，不是疾病名称。这一概念对贫血的诊断和治疗具有重要意义。

【分类】

一、根据红细胞形态特点分类

1. 大细胞性贫血　红细胞平均体积（MCV）大于正常，即 MCV > 100fl，属于此类贫血者主要有叶酸或维生素 B_{12} 缺乏引起的巨幼细胞贫血。

2. 正常细胞性贫血　MCV 及红细胞平均血红蛋白浓度（MCHC）均在正常范围（MCV = 80～100fl，MCHC = 32%～35%），属于此类贫血者有再生障碍性贫血、多数溶血性贫血、急性失血后贫血和慢性疾病伴发的贫血等。

3. 小细胞低色素性贫血　MCV < 80fl，MCHC < 32%，属于此类贫血者有缺铁性贫血、珠蛋白生成障碍性贫血、幼铁粒细胞贫血等。

采用上述形态学分类，不应偏废血片的观察。细胞形态的改变在血片中最为分明。

二、根据病因和发病机制分类

见表 31 – 1。

表 31 - 1　　　　　　　　　　　　　贫血的病因、发病机制分类

病因和发病机制	主要临床类型
一、红细胞生成减少	
1. 造血干细胞增生和分化异常	再生障碍性贫血
	单纯红细胞再生障碍性贫血
	骨髓增生异常综合征
	肾衰竭及甲状腺功能减退等引起的贫血
2. 骨髓被异常细胞和组织浸润	骨髓病性贫血（白血病、多发性骨髓瘤、骨髓纤维化、转移癌等）
3. 细胞成熟障碍	
（1）DNA 合成障碍	巨幼细胞贫血（叶酸或维生素 B_{12} 缺乏）
（2）Hb 合成障碍	缺铁性贫血、铁粒幼细胞性贫血
二、红细胞破坏过多	
1. 红细胞内在异常	
膜结构的缺陷	遗传性球形细胞增多症、阵发性睡眠性血红蛋白尿
红细胞酶缺陷	葡萄糖 - 6 - 磷酸脱氢酶缺乏
血红蛋白异常	珠蛋白生成障碍性贫血
2. 红细胞外异常	免疫性溶血性贫血（自身免疫性、新生儿免疫性、血型不合输血、药物性）
	机械性溶血性贫血
	其他（物理、化学、生物因素及脾功能亢进等）
三、失血	
1. 急性失血	急性失血后贫血
2. 慢性失血	慢性失血后贫血

【临床表现】

　　贫血的病理生理学基础是血液携氧能力的减低，其临床表现决定于各器官组织的缺氧程度和对缺氧的代偿功能和适应能力。故贫血症状的有无及轻重，除原发疾病的性质外，主要是取决于贫血的程度及其发生速度，同时也与患者的年龄及心肺代偿能力有关。若贫血发生缓慢，无心肺疾病，机体代偿机制可充分发挥，此时血红蛋白与氧的亲和力减低，因而在组织中氧的释放增多，减轻了缺氧状态。故某些慢性贫血患者虽贫血较严重但缺氧症状较轻。反之，急性失血或溶血，即使贫血并不严重，症状却很显著。儿童和青年患者往往较老年患者容易耐受贫血的影响。

　　1. 一般表现　　皮肤黏膜苍白是贫血最常见的客观体征。一般以观察指甲、口唇黏膜及睑结膜较为可靠。疲倦、乏力是贫血早期常见症状。

　　2. 循环系统　　体力活动后感觉心悸、气促为贫血最突出的症状之一。肺动脉瓣或心尖部可听到吹风样收缩期杂音，可有心脏扩大、心率增快、心电图出现 ST 段降低及 T 波低平倒置等。严重贫血或贫血进展较速的病例，可全心扩大，甚至导致充血性心力衰竭。

　　3. 中枢神经系统　　常见头痛、头晕、目眩、耳鸣、嗜睡、注意力不集中等。

　　4. 消化系统　　贫血影响消化功能和消化酶的分泌，出现食欲不振、恶心、呕吐、腹

胀、甚至腹泻。部分患者有明显舌炎。消化系统表现除因贫血缺氧外，还与原发疾病有关。

5. 泌尿生殖系统　　贫血可导致肾功能变化。可有多尿、轻度蛋白尿等。月经失调及性欲减退均常见。

【诊断】

贫血的诊断应包括两个方面：了解贫血的程度和类型；查明贫血的原因或原发病。贫血的病因诊断是最重要的，明确贫血的原因是合理和有效治疗的基础。去除病因对治愈贫血、防止复发及做好预防工作都有重要意义。在病因诊断未明确时不应乱投药物，否则会增加诊断上的困难，反而延误病情。

贫血的诊断步骤如下。

一、询问病史

详细询问有无出血史、黑便、深色尿；妇女有无月经过多及妊娠、生育和哺乳情况；饮食方面有无营养缺乏或偏食；有无服药及化学毒物或放射性物质接触史；有无慢性病病史以及家族遗传病史等。

二、体格检查

全面体检以衡量贫血对机体影响和寻找与病因有关征象。检查时除一般贫血征象外，要特别注意有无黄疸、淋巴结及肝、脾肿大、骨骼压痛等。

三、实验室检查

1. 周围血细胞检查　　除血细胞计数外，最基本的血液学检查应包括：①MCV 和 MCHC 的测定；②网织红细胞计数；③外周血涂片检查，仔细观察红细胞、白细胞和血小板形态方面的改变，注意有无异常细胞。

2. 骨髓检查　　骨髓检查对贫血的诊断往往是不可缺少的。通常采用骨髓穿刺物涂片检查，必要时需做骨髓活检。骨髓检查必须包括铁染色，以确诊或排除缺铁性贫血和铁粒幼细胞贫血等。

3. 其他检查　　如各种溶血性贫血试验（抗人球蛋白试验、酸溶血试验、血红蛋白电泳等）、血清铁和铁蛋白测定等。应根据个别病例的具体情况而决定。另外，尿液检查、肝肾功能测定、大便隐血试验及寄生虫虫卵检查、肺部 X 线检查及胃镜检查等对贫血的病因诊断均很重要。

【治疗】

1. 病因治疗　　治疗贫血首先要消除病因。有时原发病的治疗比纠正贫血更为重要（如胃肠道癌）。只有消除了病因，贫血才能彻底治愈。在贫血原因明确之前，盲目给药大多无效，反而会造成诊断上的困难。

2. 补充造血要素　　缺乏造血要素的贫血如缺铁性贫血和营养性巨幼细胞贫血等，应积极补充造血要素如铁剂、维生素 B_{12} 或叶酸等，可以获得良好效果。但应严格掌握指征，避免滥用药物。这些药物尽可能单独使用，借以观察疗效，有助诊断。凡肯定诊断者则必须给足剂量和疗程，防止复发。

3. 刺激红细胞生成 对再生障碍性贫血或肾性贫血可给予刺激红细胞生成的药物。临床较为肯定的有司坦唑（康力龙）、美雄酮、羟甲烯龙、丙酸睾丸素及红细胞生成素（EPO）等。

4. 糖皮质激素 对已明确为自体免疫性溶血性贫血、单纯红细胞再生障碍性贫血等，可以选用糖皮质激素或免疫抑制剂等治疗。

5. 脾切除 脾切除可减少红细胞的破坏场所，主要用以治疗脾功能亢进所致的贫血和遗传性球形细胞增多症等。

6. 输血 急性大量失血引起的贫血必须输血。输血也可适用于难治性贫血（如再生障碍性贫血等）及其他严重贫血患者，但仅能取得暂时疗效，由于输血可引起各种反应，并有传播病毒性肝炎、艾滋病等危险，过多的输血可引起含铁血黄素沉着症，因此必须严格掌握指征。一般慢性贫血，血红蛋白在 60g/L 以上，患者无明显症状，就不必输血。大多数贫血患者，尤以无出血或粒细胞缺乏者，宜输红细胞悬液或浓缩红细胞，以节约血源，减少输血反应。

7. 造血干细胞移植 造血干细胞移植主要用于严重型再生障碍性贫血及重症珠蛋白生成障碍性贫血等。有些患者可获得长期缓解或治愈。

第二节　缺铁性贫血

缺铁性贫血（iron – deficiency anemia）是因体内铁缺乏，影响血红蛋白合成所引起的贫血。典型病例呈小细胞低色素性贫血。

本症是贫血中最常见类型，普遍存在于世界各地。全球约有 6 亿～7 亿人患有本病。发生于各年龄组，尤多见于育龄妇女及婴幼儿。钩虫病流行区特别多见，程度也较重。

【铁的代谢】

1. 铁的分布 铁在体内分布很广，几乎所有组织均有铁。正常成年人含铁总量，男性为 50mg/kg，女性为 35mg/kg。体内铁的 67% 组成血红蛋白，3.5% 在肌红蛋白中，仅少数铁在线粒体内参与组成多种酶及辅酶因子，但其功能极重要。约 29% 为贮存铁，以铁蛋白和含铁血黄素形式存在于单核吞噬细胞系统中。仅极少量铁（约占 0.07%）在血液中运转。

2. 铁的来源和吸收 正常人体每天所需的铁约 20～25mg，大部分来自衰老的红细胞破坏后释放的铁，每天从食物中摄取铁 1～1.5mg 即可维持体内铁的平衡。含铁量最高的食品有海带、发菜、紫菜、木耳、香菇等，动物肝、肉、血中含铁较丰富。胎儿所需铁来自母体。在非生理情况下，大量铁可随药物或输血进入体内。正常成年人每天从普通饮食中摄入 10～15mg 铁，其中 5%～10% 被吸收，吸收量约为每天 1mg，食物中的铁大多与有机物结合，必须变为游离铁才能被吸收，而且亚铁比高铁易于吸收。铁的吸收部位主要在十二指肠和空肠上段。胃酸和维生素C可促进其吸收。铁吸收程度与食物种类有关，肉类食物吸收率较植物性食物高；人奶内铁较牛奶中铁易吸收。茶叶内鞣酸等与铁形成难溶性复合物，影响吸收。

3. 铁的转运 在小肠黏膜细胞内的铁与血浆转铁蛋白结合后被输送到骨髓和其他组织中。转铁蛋白是一种 β_1 球蛋白，主要由肝脏合成。正常人转铁蛋白血浆浓度为 $2.5 \sim 3g/L$，临床称为总铁结合力，即血浆中能与铁结合的 β_1 球蛋白的总量。正常情况下仅以其总量的 1/3 与铁结合，这部分称为血清铁，2/3 未与铁结合的转铁蛋白称为未饱和结合力（转铁蛋白饱和度 = 血清铁/总铁结合力×100%）。带铁的转铁蛋白进入幼红细胞内，铁与转铁蛋白分离，并在线粒体上与原卟啉、珠蛋白结合成 Hb。

4. 铁的贮存 体内多余的铁或不能被利用的铁贮存于肝、脾、骨髓等器官的单核 - 巨噬细胞内。当机体需铁量增加或排铁量过多时，可由贮存铁给予补充。贮存铁的形式主要为铁蛋白，其次是含铁血黄素。临床常用铁蛋白测定来衡量铁的贮存量。含铁血黄素是变性或部分去蛋白质的铁蛋白。骨髓中可染铁即为分布于骨髓小粒的含铁血黄素。

5. 铁的再利用和排泄 RBC 被破坏后 Hb 和其他含铁化合物经代谢分解，被释放出的铁并不被排泄出体外，仍进入全身的铁代谢池，被无数次的重新利用。人体每日排出铁量约 1mg，主要随脱落的胃肠道、泌尿道及皮肤上皮细胞排出。女性由于月经、妊娠、哺乳等原因，排泄铁量较男性为多。

【病因和发病机制】

1. 慢性失血 慢性失血是引起缺铁性贫血的主要原因。常见于消化道出血如溃疡病、癌、钩虫病、痔出血等。妇女月经过多是缺铁最多见的原因。此外，阵发性睡眠性血红蛋白尿、人工心脏瓣膜引起的机械性溶血等，均可因长期尿内失铁而致贫血。

2. 需铁量增加而摄入量不足 儿童在生长期和婴儿哺乳期，尤其是早产儿、孪生儿或母亲原有贫血者需铁量增加，婴儿如果仅以含铁较少的人乳或牛乳喂养，不及时补给蛋类、青菜、肉类和肝等含铁较多的食品，即可导致缺铁性贫血。妊娠和哺乳期妇女需铁量增加，加之妊娠期胃肠功能紊乱，胃酸缺乏，影响铁的吸收，很容易引起缺铁性贫血。青少年因生长迅速，需铁量增加，尤以青年妇女，由于月经失血，若长期食物含铁不足，也可发生缺铁。

3. 铁的吸收不良 胃大部切除术后胃酸缺乏，或胃空肠吻合，食物不经过十二指肠，均可影响铁的吸收；萎缩性胃炎长期胃酸缺乏，导致铁的吸收不良；长期腹泻不但影响铁吸收，且随着大量肠上皮细胞脱落而失铁。

【临床表现】

临床表现与贫血程度和起病缓急有关。患者除有一般贫血症状外，尚有与组织缺铁和含铁酶活性降低有关的症状。如患者可出现行为异常、烦躁、易激动、注意力不集中等，儿童尤其多见。部分患者（多为儿童）可有嗜食泥土、石屑、生米等异食癖。严重缺铁性贫血可致黏膜组织变化和外胚叶营养障碍，出现口炎、舌炎、萎缩性胃炎、皮肤干燥、毛发干枯脱落、指甲扁平、脆薄易裂和反甲，甚至出现吞咽困难等。

【实验室检查】

1. 血象　典型患者表现为小细胞低色素性贫血。MCV < 80fl，MCHC < 32%。成熟红细胞苍白区扩大，大小不一。白细胞和血小板计数一般正常或轻度减少。

2. 骨髓象　骨髓涂片呈增生活跃，幼红细胞增生，中幼红细胞及晚幼红细胞比例增高。幼红细胞核染色质致密，胞质较少，血红蛋白形成不良，边缘不整齐。粒细胞及巨核细胞多无显著改变。骨髓铁染色显示骨髓小粒可染铁消失，铁粒幼红细胞消失或显著减少。

3. 血清铁及总铁结合力测定　缺铁性贫血时血清铁浓度常低于 $8.9\mu mol/L$，总铁结合力 > $64.4\mu mol/L$，转铁蛋白饱和度常降至 15% 以下。由于血清铁及饱和铁变异范围大，临床已逐渐被血清铁蛋白及其他更灵敏指标所代替。

4. 血清铁蛋白测定　血清铁蛋白低于 $12\mu g/L$ 可作为缺铁依据。由于血清铁蛋白浓度稳定，与体内贮铁量的相关性好，可用于早期诊断和人群铁缺乏症的筛检。

5. 红细胞游离原卟啉（FEP）测定　缺铁时血红素合成障碍，FEP 增高，若 FEP > $4.5\mu g/gHb$ 有诊断意义。

【诊断与鉴别诊断】

缺铁性贫血的诊断包括两个方面：确立是否系缺铁引起的贫血和明确引起缺铁的病因。典型病例诊断不难，根据：有明确的缺铁病因和临床表现；小细胞低色素性贫血；血清铁 < $8.9\mu mol/L$，总铁结合力 > $64.4\mu mol/L$，转铁蛋白饱和度 < 15%；血清铁蛋白 < $12\mu g/L$，FEP > $4.5\mu g/gHb$；骨髓铁染色阴性。上述实验指标中以骨髓可染铁及血清铁蛋白测定最有诊断意义，另外铁剂治疗试验也是确定本症方法之一。缺铁性贫血患者服用铁剂后，短时期网织红细胞计数明显升高，常于 5~10 天到达高峰，平均达 0.06~0.08，以后又下降，随后 Hb 上升。但如果患者同时存在慢性疾病，或胃肠吸收障碍，此种治疗反应可不明显。

低色素性贫血尚可见于下列疾病。

1. 珠蛋白生成障碍性贫血　有家族史，周围血片可见多量靶形细胞，血清铁蛋白及骨髓可染铁均增多，血红蛋白电泳常有异常。

2. 慢性病性贫血　血清铁降低，但总铁结合力正常或降低，血清铁蛋白正常或增高。常伴有肿瘤或感染性疾病。

3. 铁粒幼细胞性贫血　较罕见，多见于中年和老年人。血清铁增高，而总铁结合力降低，骨髓铁染色可见典型的环状铁粒幼细胞。

【治疗】

一、病因治疗

在治疗前尽可能明确病因，针对病因治疗。单纯铁剂治疗有可能使血象好转，但对原发病并无疗效。如不重视病因诊断及治疗，会延误病情，失去治愈的机会。

二、铁剂治疗

1. 口服铁剂　　口服铁剂是治疗缺铁性贫血的首选方法。最常用的制剂为硫酸亚铁，每天 3 次，成人每次 0.2 ~ 0.3g。进餐时或饭后吞服可减少胃肠道刺激。硫酸亚铁控释片（福乃得，每片 0.5g，每天 1 次）不良反应较小。如仍有恶心、胃痛等则可将剂量减半，再逐渐加至正常剂量。忌茶，以防铁被鞣酸沉淀而影响铁吸收。琥珀酸亚铁及富马酸铁胃肠道刺激较小，也常选用。

口服铁剂有效者 5 ~ 10 天内网织红细胞升高，2 周后血红蛋白开始上升，一般 2 个月可恢复正常。贫血纠正后仍需继续治疗 3 ~ 6 个月以补充体内应有的贮存铁。如治疗 3 周无反应，应考虑诊断是否准确，是否按医嘱服药，有无活动性出血，有无铁吸收障碍等因素。

2. 注射铁剂　　肌注铁剂常引起疼痛，且价格昂贵，毒性反应较多，故应严格掌握适应证：口服铁剂后有严重消化道反应而不能耐受者；口服铁剂不能奏效者，如脂肪泻、萎缩性胃炎等有胃肠道铁吸收障碍；需要迅速纠正缺铁者，如妊娠后期贫血严重；严重消化道疾患，如消化性溃疡、溃疡性结肠炎等，口服铁剂可加剧原发病者；不易控制的慢性出血，失铁量超过肠道所能吸收的铁量。

常用的注射铁剂有右旋糖酐铁和山梨醇枸橼酸铁。这两种制剂各含铁 50mg/ml。患者所需铁的总剂量应准确计算，不应超量以免引起急性铁中毒。计算方法：

所需补充铁的总剂量（mg）＝［150 － 患者 Hb（g/L）］×体重（kg）×0.33

首次给药剂量为 50mg，如无不良反应，以后每天或隔天肌注 100mg。给药途径是臀部深位肌注。可静脉滴注右旋糖酐铁，但反应多而且严重。不可静脉注射山梨醇枸橼酸铁。注射铁剂后可发生局部疼痛、淋巴结炎等。5% 的患者有全身反应，如头痛、面部潮红、关节肌肉痛、发热、低血压等，偶尔可出现过敏性休克。

【预防】

防治寄生虫病，特别是钩虫病。重视妇幼保健工作。孕妇、哺乳期妇女要额外补给适量的铁。婴儿尤其早产儿、孪生儿，需及时补给富含铁的副食品。及早根治各种慢性出血性疾病。对胃切除术后、妊娠期、早产儿及孪生儿等可给以预防性铁剂口服。

第三节　再生障碍性贫血

再生障碍性贫血（aplastic anemia）简称再障，是由多种病因引起的骨髓造血功能衰竭，临床呈全血细胞减少的一组综合征，患者常表现较重的贫血、感染和出血。据统计，我国年发病率为 0.74/10 万，以青壮年居多，男性多于女性。

【病因和发病机制】

一、病因

约半数以上的再障患者原因不明，称为原发性再障；能查明原因者称为继发性再障，其发病与下列因素有关。

1. 药物及化学物质 药物及化学物质是继发性再障的首位病因。最常见的药物是氯霉素、抗肿瘤药和保泰松等解热镇痛药，其次是磺胺、有机砷及抗癫痫药（三甲双酮），偶有抗甲状腺药（甲巯米唑）、西咪替丁、肼屈嗪、氯丙嗪等。非药物性化学物质引起再障以苯及其衍生物为多见。有报道杀虫剂、农药、染发剂等也可引起再障。

2. 电离辐射 各种电离辐射如X线、放射性核素等，达到一定的剂量均可抑制骨髓造血功能。

3. 感染 再障可以发生于病毒性肝炎之后，且病情较重。可能因病毒直接抑制骨髓造血，或通过免疫机制所致。所谓原发性再障病例中不少起病前有病毒性呼吸道感染病史，如腮腺炎、麻疹、流行性感冒等。各种严重感染也可能影响骨髓造血。

二、发病机制

关于再障的发生机制现在尚不完全清楚，目前有以下几种学说。

1. 造血干细胞减少或有缺陷 此为再障的主要发病机制。患者骨髓祖细胞的体外培养显示粒–巨噬细胞系祖细胞（CFU–GM及CFU–C）、红细胞系祖细胞（BFU–E及CFU–E）均显著减少。再障患者的造血干细胞在正常骨髓基质中增殖能力显著降低。

2. 骨髓造血微环境的缺陷 骨髓微环境包括微环境基质以及造血的调节因素，与骨髓造血活动关系密切。实验证明再障患者基质细胞分泌造血因子的功能缺陷。少数患者骨髓移植后供体细胞不能很好的增殖，但改用骨髓基质细胞做移植即能恢复其造血功能。

3. 免疫机制异常 部分再障患者的T淋巴细胞产生造血负调控因子，对正常造血祖细胞有抑制作用；免疫抑制剂对某些再障患者有效，说明免疫调节机制异常与再障发病有关。

4. 遗传倾向 再障不是遗传性疾病，但具有某些HLA–Ⅱ类抗原患者对免疫抑制治疗的反应较好，某些患者对氯霉素及病毒具有易感性，均提示再障的发病可能与遗传因素有关。

【临床表现】

主要临床表现为进行性贫血、出血及感染。按病程经过可分为急性与慢性两型。

1. 急性型再障 起病急，进展迅速，常以出血、感染和发热为主要首发表现。发病初期贫血常不明显，但进行性加重。几乎每例都有出血倾向，皮肤黏膜出血广泛而严重，皮肤瘀血、瘀斑、鼻出血、牙龈出血、消化道出血、血尿、妇女月经过多均常见，颅内出血发生率高，可致死亡。感染发热多为高热，常见皮肤、肺部和口腔感染等，可因败血症而死亡。此型再障病程短促，患者常在数月至1年内死亡。

2. 慢性型再障　起病和进展缓慢，主要表现为乏力、心悸、头晕、面色苍白等贫血症状。出血较轻，内脏出血少见。感染发热一般为轻度，出现较晚，且容易控制。病程较长，患者可以生存多年，若治疗恰当，可能长期缓解以至痊愈，但少数病例可转变为急性过程。

【实验室检查】

1. 周围血象　呈全血细胞减少，但发病早期可先有一个或两个血细胞系列减少。为正常细胞正常色素性贫血。网织红细胞显著减少，少数慢性型网织红细胞百分数可轻度升高，但绝对值几乎都减少。中性粒细胞和单核细胞也均减少，急性型减少显著，淋巴细胞的百分数增高（绝对值不增高）。血小板计数减少，急性型常 $< 10.0 \times 10^9/L$。

2. 骨髓检查　急性型的骨髓穿刺物中骨髓小粒很少，脂肪滴显著增多。骨髓有核细胞量少，幼红细胞、粒系细胞及巨核细胞均明显减少或无。淋巴细胞、浆细胞、组织嗜碱细胞等非造血细胞相对增多。

慢性型者在骨髓再生不良部位，其骨髓象与急性型相似或稍轻，但如抽取灶性增生部位的骨髓，则细胞数量的减少不一定很明显，甚至幼红细胞可增多，但巨核细胞大多仍难找到。

【诊断与鉴别诊断】

一、诊断

1987 年全国再障学术会议修订了再障的诊断标准：①全血细胞减少，网织红细胞绝对值减少；②一般无脾肿大；③骨髓至少有一部位增生减低或重度减低（如增生活跃，须有巨核细胞明显减少），骨髓小粒成分中应见非造血细胞增多（有条件者应作骨髓活检）；④能除外引起全血细胞减少的其他疾病；⑤一般抗贫血药物治疗无效。

不典型再障的诊断必须慎重，要进行动态观察，多次和多处骨髓穿刺，结合骨髓活检及核素扫描等全面考虑。

重型再障的血象诊断标准是：①网织红细胞 < 0.01，绝对值 $< 15 \times 10^9/L$；②中性粒细胞绝对值 $< 0.5 \times 10^9/L$；③血小板 $< 20 \times 10^9/L$。

急性再障称重型再障 I 型，慢性再障发生恶化者称重型再障 II 型。

二、鉴别诊断

再障须与下列疾病相鉴别。

1. 阵发性睡眠性血红蛋白尿（PNH）　PNH 虽亦常伴有全血细胞减少，但为溶血性贫血，网织红细胞计数常高于正常，骨髓多数为幼红细胞增生象。酸化血清溶血试验阳性。尿沉渣中含铁血黄素阳性。如有发作性血红蛋白尿则诊断更明确。

2. 骨髓增生异常综合征（MDS）　血象一项或两项血细胞减少，也可发生全血细胞减少，但骨髓则呈增生象，至少有两个系列病态造血，需与不典型再障鉴别。

3. 低增生性急性白血病　本病多见于老年人，外周血常呈全血细胞减少，鉴别主要靠骨髓检查。本病骨髓象虽增生减低，但原始细胞的百分数已达急性白血病的诊断标准。

4. 其他原因引起的血小板减少或粒细胞减少 如血小板减少性紫癜、粒细胞缺乏症、脾功能亢进、恶性组织细胞病等，经骨髓检查一般不难鉴别。

【治疗】

一、去除病因

防止患者与任何对骨髓造血有毒性作用的物质接触。禁用对骨髓有抑制作用的药物。

二、支持疗法

积极防治感染。出血者可适当应用糖皮质激素，严重出血尤其内脏出血，可输入浓集血小板。严重贫血患者可输入浓集红细胞，尽量少用全血，避免滥用或多次输血。

三、刺激骨髓造血

1. 雄激素 为治疗慢性再障的首选药物。其机制是：①增加 EPO 的产生，并加强造血干细胞对 EPO 的敏感性。②促进多能干细胞增殖和分化。常用制剂有丙酸睾丸素、司坦唑（康力龙）及达那唑、十一酸睾酮（安雄）等。丙酸睾酮每天 50～100mg，肌注。司坦唑每天 6～12mg，分 3 次口服。疗程至少 3 个月以上，如治疗半年以上无网织红细胞或血红蛋白上升趋势，才定为无效。药物不良反应有：雄性化，以丙酸睾酮最明显；肝脏毒性反应，以司坦唑等较明显。

2. 其他药物 一叶秋碱治疗慢性再障有效，剂量为每天肌注 8～24mg，疗程 6 个月以上。其机制是通过兴奋自主神经系统改善骨髓微循环。莨菪碱也有相似作用，据报道用以治疗慢性再障有效。

四、免疫抑制剂

抗胸腺球蛋白（ATG）或抗淋巴细胞球蛋白（ALG）是目前治疗急（重）型再障的主要药物，临床也常联合应用环孢素（cyclosporin）、大剂量甲泼尼龙、丙种球蛋白治疗重型再障。环孢素亦用于治疗慢性再障，剂量为 3～6mg/（kg·d），1～2 个月见效，维持量酌减，维持约 2 年。不良反应主要是肝、肾毒性。

五、造血干细胞移植

造血干细胞移植已被用来治疗病死率很高的急性型和重型再障。患者年龄不应超过 40 岁，最好在未输血之前尽早应用。

六、造血细胞生长因子

主要用于重型再障，可促进血象恢复，是必不可少的支持治疗。常用粒系集落刺激因子（G-CSF）、粒-单系集落刺激因子（GM-CSF）及红细胞生成素（EPO）等。

【预防】

对造血系统有损害的药物应严格掌握使用指征，防止滥用，使用过程中应定期观察血象。接触损害造血系统毒物的人员要加强防护措施，定期体格检查和进行环境毒物测定。

第三十二章

白 血 病

第一节 概 述

白血病（leukemia）是一种造血干细胞的恶性克隆性疾病。白细胞某一系列在造血组织中呈肿瘤性增殖，并浸润其他组织器官，正常造血受抑制。临床常表现为感染、出血、贫血及浸润征象。

白血病在我国的年发病率约为 2.76/10 万，明显低于欧美国家。据国内各年龄组肿瘤的死亡率统计，白血病占第 6 位（男性）和第 8 位（女性），在 35 岁以下的人群中占第一位。

【病因和发病机制】

尚未阐明，现认为人类白血病的发生与物理、化学和生物等因素有关。

1. 病毒 已证实鸡、小鼠、猫、牛和长臂猿等动物的自发性白血病组织中可分离出白血病病毒，为一种 C 型 RNA 逆转录病毒，可通过逆转录酶的作用将肿瘤信息转录并整合到宿主细胞的 DNA 内，并进行复制。现已从人类 T 细胞白血病细胞中分离出一种逆转录病毒，称人类 T 细胞白血病病毒（HTLV）。但对其致白血病的机制尚未阐明。

2. 电离辐射 已证实电离辐射可引起白血病，其作用与放射剂量大小及放射部位有关，1945 年日本广岛和长崎原子弹爆炸后，幸存者中白血病的发病率比未遭受辐射地区高数十倍。强直性脊椎炎患者放射治疗后，这些患者中白血病患病率明显增高。而小剂量放射接触能否致白血病尚不肯定。

3. 化学物质 许多能引起骨髓毒性的化学物质及药物都有致白血病的可能，已发现的有苯、氯霉素、磺胺、保泰松、乙双吗啉、抗癌药（尤其是烷化剂）以及其他细胞毒药物。

4. 遗传因素 家族性白血病约占白血病的 7‰。某些遗传性疾病和免疫缺陷性疾病患者易发生白血病，如先天性全血细胞减少症、先天性血管扩张红斑症等患者白血病发病率也都较高。现认为染色体异常、癌基因突变、活化和抑癌基因失活等是白血病发病的重要机制。

白血病发病比较复杂，很可能是多种致病因素的作用引起某些基因的突变，致使白血病细胞株形成，通过不断增殖最终发病。免疫功能缺陷与白血病的发生有一定关系。

【分类】

一、按病程缓急和细胞分化程度分类

1. 急性白血病（简称 AL） 病程急，自然病程一般仅几个月。骨髓及周围血中以异常原始及早期幼稚细胞为主。

2. 慢性白血病（简称 CL） 病程较缓慢，自然病程一般为数年。骨髓及周围血中以异常的成熟细胞及晚期幼稚细胞为主。

二、按白血病细胞的形态和生化特征分类

1. 急性白血病 1976 年 FAB（法、美、英）协作组将 AL 分成急性淋巴组胞白血病（简称急淋，ALL）和急性非淋巴细胞白血病（简称急非淋，ANLL；也称急性髓系白血病，AML）两类，后经多次修订完善，现已成为国际的统一分型方法。

ALL 按原始淋巴细胞的形态学分成 L_1（第一型）、L_2（第二型）和 L_3（第三型）3 个亚型。ANLL 可分为 8 个亚型：M_0（急性髓细胞白血病微分化型）、M_1（急性粒细胞白血病未分化型）、M_2（急性粒细胞白血病部分分化型）、M_3（急性早幼粒细胞白血病）、M_4（急性粒 - 单核细胞白血病）、M_5（急性单核细胞白血病）、M_6（急性红白血病）、M_7（急性巨核细胞白血病）。

2. 慢性白血病 分为慢性淋巴细胞白血病（CLL）、慢性粒细胞白血病（CML）和慢性单核细胞白血病（CMOL）。

3. 特殊类型白血病 如浆细胞白血病、毛细胞白血病、组织细胞肉瘤白血病（即非霍奇金淋巴瘤白血病期）、嗜碱粒细胞白血病、嗜酸粒细胞白血病等。

三、MIC 分型

因形态学观察对细胞识别能力有限，部分病例难以准确分型。随着单克隆抗体及高分辨染色体技术的应用，近年来白血病分型采用了形态学（morphology）、免疫学（immunology）、细胞遗传学（cytogenetics）相结合的方法，即 MIC 分型。

第二节 急性白血病

在我国，急性白血病（acute leukemia）比慢性白血病多见（约 7：1）。成人患者中急性粒细胞白血病最多见，在儿童患者中急性淋巴细胞白血病比急性粒细胞白血病更多见。

【临床表现】

急性白血病患者骨髓中白血病细胞大量增殖并浸润各组织、器官，正常造血受抑制。各型急性白血病的临床表现大致相同。

一、起病

可急骤或较缓慢。急骤者常有高热、贫血、出血倾向等。

二、发热和感染

约半数以上患者以发热起病。发热程度不同，多因感染引起。感染以咽峡炎、口腔炎最多见，肺部感染、肛周炎及皮肤感染也较常见。严重感染可致菌血症或败血症，是急性白血病最常见的死亡原因之一。较常见的致病菌有肺炎克雷白菌、绿脓杆菌、大肠杆菌、金黄色葡萄球菌等。一些平时不易致病的细菌和霉菌在急性白血病患者中也可引起严重感染，尤其易发生在经大量抗生素、化疗及糖皮质激素治疗之后。常见的霉菌感染以念珠菌及曲霉菌多见。病毒感染也较多见，并且较重。

三、出血

牙龈出血、鼻出血、皮肤瘀斑均为常见症状。结膜或眼底出血可影响视力。晚期可出现颅内出血，引起头痛、昏迷或突然死亡。消化道及泌尿道等内脏出血亦多见。出血的原因大多与血小板减少有关，少数可因弥散性血管内凝血（DIC）而发生，后者多见于急性早幼粒细胞性白血病。

四、贫血

贫血随病情发展而进行性加重，常与出血程度不成比例。引起贫血的主要机制是幼红细胞发育被异常增生的白血病细胞所干扰。

五、各组织器官浸润的表现

1. 淋巴结和肝脾肿大　ALL 较 ANLL 显著。多为全身浅表淋巴结肿大，质地中等，无压痛。肝脾肿大一般为轻至中度。

2. 骨骼及关节　胸骨中下段压痛，这一体征有助于诊断。四肢关节痛或骨痛在儿童特别多见，往往误诊为风湿性关节炎。偶尔骨膜上出现无痛性肿块，多发生于眼眶周围，也可出现于颅骨、胸骨、肋骨或四肢骨，称为绿色瘤。

3. 神经系统　中枢神经系统白血病（CNL）以脑膜浸润最多见。症状多出现于缓解期，也发生于活动期。CNL 以儿童急性淋巴细胞白血病最多见。主要临床表现为头痛、恶心、呕吐、视力模糊、颈项强直等。

4. 其他　齿龈肿胀多见于急性单核细胞白血病；皮肤浸润表现为皮疹或皮下结节；睾丸浸润多见于急性淋巴细胞白血病；心肺、消化道等处也可有相应浸润症状。

【实验室检查】

1. 血象　贫血及血小板减少极常见。白细胞计数多数增高，部分患者在正常或低于正常范围，称为白细胞不增多性白血病。白细胞增多性白血病患者血片中易找到原始和早期幼稚细胞，数量不等，最高可达95%以上。

2. 骨髓象　骨髓象是确诊白血病的依据。多数病例骨髓增生明显活跃或极度活跃，原始细胞等于或大于全部骨髓有核细胞的30%。正常造血细胞严重受抑制，正常幼红细胞及巨核细胞减少。白血病性原始细胞形态有异常改变。Auer 小体常见于 ANLL。

3. 细胞化学染色　各类型急性白血病的幼稚细胞，在形态学上有时易于混淆，细胞化学染色有助于急性白血病的分类鉴别（表32－1）。

表32－1　　　　　　　　　　　3 种急性白血病的常用细胞化学染色

细胞化学染色	急性淋巴细胞白血病	急性粒细胞白血病	急性单核细胞白血病
过氧化酶 （POX）	（－）	分化差的原始细胞（－）～（＋） 分化好的原始细胞（＋）～（＋＋＋）	（－）～（＋）
糖原 （PAS 反应）	（＋）～（＋＋）	（－）～（＋）	（－）～（＋）
中性粒细胞碱性 磷酸酶（NAP）	正常或增高	明显减低	正常或增加
非特异性脂酶 （NSE）	（－）	（－）～（＋）	（＋）能被 NaF 抑制

4. 免疫学检查　利用单克隆抗体检测白血病细胞的细胞膜和细胞浆抗原，分析其表型，以了解被测白血病细胞所属细胞系列及其分化程度。常用急性白血病免疫分型的基本标准见表32－2。

表32－2　　　　　　　　　　　急性白血病免疫分型

	HLA－DR	CD3	CD7	CD10	CD13	CD19	CD22	CD33	TdT	MPO
B－ALL	＋	－		＋	－	＋/－	＋/－	－	－/＋	－
T－ALL	－	＋/－	＋/－	－	－	－	－	－	＋	－
ANLL	＋/－	－	－		＋/－	－		＋/－	－	＋

5. 细胞遗传学检查　不同类型白血病常伴有特异的染色体和基因改变。如 M_3t（15；17）（q22；q21）系 15 号染色本上的早幼粒白血病基因（PML）与 17 号染色本上维 A 酸受体基因（RARa）形成 PML／RARa 融合基因。细胞遗传学检查有助于白血病的诊断分型及治疗监测。

【诊断与鉴别诊断】

1. 诊断　急性白血病的诊断一般不困难。临床有发热（感染）、出血、贫血等症状，体检有淋巴结、肝脾肿大及胸骨压痛，外周血片有原始细胞，骨髓细胞形态学及细胞化学染色显示其某一系列原始细胞≥30%即可诊断。诊断成立后应进一步分型。

2. 中枢神经系统白血病的诊断依据　①发现中枢神经系统症状，无其他原因可解释；②脑脊液压力增高＞200mmH₂O；③脑脊液中白细胞数增高，找到白血病细胞；④脑 CT 检查。

3. 鉴别诊断

（1）再生障碍性贫血　易与白细胞不增多性白血病相混淆。骨髓检查可做出正确诊断。

（2）原发性或药物性血小板减少性紫癜　这种疾病的贫血与出血程度成比例，血液中没有原始细胞，骨髓检查可明确诊断。

（3）类白血病反应　本病有原发病史，如感染、组织损伤等；一般无明显贫血及出血；骨髓各系细胞形态及比例无明显异常；白细胞碱性磷酸酶活力显著增高。

（4）传染性单核细胞增多症　血中可出现异常淋巴细胞，易误诊为急性淋巴细胞白血病。但本病无明显贫血及出血，血清嗜异性凝集效价逐渐上升可帮助诊断。

【治疗】

急性白血病可望治愈的可能性正逐步实现，尤其是儿童 ALL，约半数以上可长期生存或治愈。成人急性白血病完全缓解率（CR）已达 60% ~ 80%。治疗措施包括几个方面：①化学治疗是当前主要的治疗措施，可使白血病缓解，延长患者生存时间；②支持治疗以保证化疗顺利进行，防止并发症；③造血干细胞移植是当前将白血病完全治愈最有希望的措施。

一、化学治疗

急性白血病的化疗可分诱导缓解和缓解后治疗两个阶段。诱导缓解的目的是要迅速消灭尽量多的白血病细胞，使骨髓的造血功能恢复正常，达到完全缓解的标准。所谓完全缓解即白血病的症状、体征完全消失，血象和骨髓象基本恢复正常（骨髓中原始细胞≤5%）。急性白血病未治疗时体内白血病细胞数量约为 10^{10} ~ 10^{12} 以上，经治疗而达到缓解标准时体内仍有相当数量的白血病细胞，估计在 10^8 ~ 10^9。因此，缓解后仍需继续巩固和强化治疗，以便进一步消灭残存的白血病细胞，防止复发，延长缓解和生存时间，争取治愈。白血病复发大多在骨髓，但也可在髓外，如中枢神经系统、睾丸等，故也应重视髓外白血病的防治。

抗白血病药物与一般抗肿瘤药物相似，分为烷化剂、抗代谢类、蒽环类抗生素以及生物碱类等。临床多选作用不同的化疗药物联合应用，以增强药物的协同作用，减少毒性及不良反应。有关化疗的具体措施，要根据不同个体注意下列几个问题：①抗白血病药物和化疗方案的选择；②用药剂量；③药物的毒性作用；④用药和停药时间。治疗急性白血病的几种常用化疗药物见表 32 - 3。常用的化疗方案见表 32 - 4。

维 A 酸可使急性早幼粒细胞白血病（M_3）诱导缓解，其缓解率可达 85%，联合其他化疗可提高 CR 率。缓解后单用维 A 酸巩固强化治疗易复发，故宜与其他化疗联合治疗或交替维持治疗。此外，据报道砷制剂对 M_3 型诱导完全缓解率可达 65% ~ 98%。

老年患者对化疗耐受差，常规化疗方案中剂量应减少。过度虚弱患者，无法接受联合化疗，宜用小剂量阿糖胞苷静脉滴注治疗，直至缓解。小剂量阿糖胞苷（12.5 ~ 25mg 静脉滴注或肌注每天 1 次）也可用于治疗低增生性白血病及继发性白血病。对难治及复发病例可采用中剂量阿糖胞苷加用其他药物。

缓解后继续治疗目前尚无统一方法，一般认为可采用原诱导缓解方案、大剂量阿糖胞苷或其他方案轮换做巩固强化治疗，急性淋巴细胞性白血病常加用口服 6MP、MTX 等。治疗时间也不一致，急性淋巴细胞性白血病维持治疗至少 3 年。

髓外白血病的防治以 CNL 的防治最重要，尤其 ALL 发生 CNL 较多见，可发生在白血病的活动期或完全缓解期。由于绝大多数化疗药物不能透过血脑屏障，使中枢神经系统成为白血病细胞的庇护所。儿童急性淋巴细胞性白血病长期缓解者其中一半以上因 CNL 而复发，所以对 CNL 的防治是急性淋巴细胞性白血病缓解期的常规疗法。可采用颅脑照射，并用 MTX 加地塞米松鞘内注射。

表32-3 治疗急性白血病常用的化疗药物

药物名称	药物类别和作用	细胞毒效果		主要副作用
		急淋	急非淋	
泼尼松 (Pred)	糖皮质激素，破坏淋巴细胞	+	0	类库欣综合征，溃疡病、高血压、高血糖
长春新碱 (VCR)	生物碱，抑制 RNA 合成，抑制有丝分裂	+	±	末梢神经炎、脱发、恶心呕吐
巯嘌呤 (6-MP)	抗嘌呤代谢，阻碍 DNA 合成	+	+	骨髓抑制，肝脏损害
硫鸟嘌呤 (6-TG)	同上	+	+	同上
甲氨蝶呤 (MTX)	抗叶酸代谢，干扰叶酸还原	+	±	口腔及胃肠道黏膜溃疡、恶心呕吐、骨髓抑制
阿糖胞苷 (Ara-C)	抗嘧啶代谢，阻碍 DNA 合成	+	+	口腔溃疡、恶心呕吐、骨髓抑制
门冬酰胺酶 (L-ASP)	夺取细胞内门冬酰氨酸	+	0	肝脏及胰腺损害、发热等过敏反应
柔红霉素 (DNR)	抗生素，抑制 DNA 及 RNA 合成	+	+	骨髓抑制、口腔溃疡、心脏损害、脱发
阿霉素 (ADM)	同上	+	+	同上
高三尖杉酯碱 (HH)	生物碱	0	+	骨髓抑制、心脏损害、胃肠道反应
环磷酰胺 (CTX)	烷化剂	±	+	骨髓抑制、脱发、出血性膀胱炎
依托泊苷 (VP-16)	鬼臼脂半合成衍生物	−	+	骨髓抑制、消化道反应
维 A 酸（全反式） (ATRA)	其他类	−	+	皮肤干燥、肝脏损害

二、支持疗法

1. 感染的防治 严重感染是急性白血病主要的死亡原因。病区中应设置"无菌"病室以隔离中性粒细胞极低或正在进行化疗的患者。要注意口腔、鼻腔、皮肤的清洁和消毒。食物和食具也要先灭菌。如已有感染或发热，应速做有关培养、药敏试验和胸部 X 线等检查，以查明感染所在部位和性质，并给以适当的抗生素治疗。在致病菌查明之前或有持续发热＞38.5℃者，应给以足量的广谱抗生素，常用氨基糖苷类（庆大霉素、妥布霉素等）、广谱青霉素（氨苄西林、羧苄西林等）和头孢菌素类，从中任选两类联合用药。粒细胞减少者，应给予 G – CSF 或 GM – CSF。

2. 出血的防治　如果因血小板计数过低而引起出血，输注浓集的血小板悬液是最有效的止血措施。如果出血系 DIC 引起，则需进行适当的抗凝治疗。

表32 – 4　　　　　　　　　　急性白血病诱导缓解的常用联合化疗方案

方案简称	药物	剂量（mg）	用法	备注
急性淋巴细胞白血病				
VP	VCR	1 ~ 2	第 1 天，每周 1 次，静脉注射	CR50%，至少 2 ~ 3 周，如病情未改善，改用下列方案：小儿 CR92%，成人 CR77.8%
	Pred	40 ~ 60	每天分次口服	
VLDP	VCR	1 ~ 2	第 1 天，每 2 周 3 次，静脉注射	
	DNR	45	第 1 ~ 3 天，每周 3 次，静脉注射	
	L – ASP	5000 ~ 10000 (U)	第 16 天开始，每天 1 次，静脉注射	
	Pred	40 ~ 60	每天分次口服，共 35 天	
急性非淋巴细胞白血病				
DA	DNR 或 ADM	40	第 1 ~ 3 天，每天 1 次，静脉注射	每一疗程为 7 天，间歇 1 ~ 2 周，CR 为 35% ~ 85%
	Ara – C	150	第 1 ~ 7 天，每天 1 次，静脉滴注	
HOAP	HH	2 ~ 5	第 1 ~ 5 天或 7 天，静脉滴注	每一疗程 5 ~ 7 天，间歇 1 ~ 2 周，国内报告 CR 为 60%
	VCR	2	第 1 天，静脉注射	
	Ara – C	150	第 1 ~ 5 天或 7 天，静脉滴注	
	Pred	40 ~ 60	每天分次口服	

注：上述各项药物简称的全名参阅表32 – 3。

3. 贫血的治疗　如贫血较严重，最好输注浓集红细胞，如同时有出血，亦可给以新鲜全血。

4. 尿酸肾病的防治　患者白血病细胞多，破坏也多，血清及尿中的尿酸浓度均高，化疗时尤甚，可形成尿酸肾结石；如果阻塞肾小管，可致尿酸肾病，出现少尿或无尿，甚至急性肾衰竭。故应注意尿量，检验尿沉渣和测定血尿酸浓度，服用别嘌呤醇以降低血尿酸，详见第四十章。

三、造血干细胞移植

造血干细胞移植是急性白血病治疗的一大进展，如移植成功患者可望获得长期生存或治愈。治疗方法是选用全身放射和强烈化疗尽量杀灭患者体内所有的白血病细胞，同时充分抑制患者的免疫功能，接着移植入正常人的造血干细胞，可以采用遗传上完全相同的同卵孪生子（同基因移植），但这种机会极少，通常是采用 HLA 相合的同胞造血干细胞移植（异基因移植）。患者年龄最好在 35 岁以下，最大不超过 50 岁。进行移植的时间应在第一次完全缓解时。移植失败的原因有严重感染或出血、移植物被排斥、移植物抗宿主病（GVHD）。自体骨髓移植及自体外周血干细胞移植，能使患者的缓解和生存明显延长，但复发率较高。

【预后】

未经治疗者平均生存期仅 3 个月左右，但经现代联合化疗与支持疗法，很多患者可获得完全缓解，生存期明显延长，甚至长期生存或治愈。一般说来儿童 ALL 疗效最好。影响疗效的因素有年龄、细胞类型、染色体异常、伴有全身疾病等。

第三节 慢性粒细胞白血病

慢性白血病国内以慢性粒细胞白血病（chronic granulocytic leukemia，简称慢粒）最多见。患者年龄以 30 ~ 40 岁居多，20 岁以下者罕见。本病发展较缓慢，多数患者因急性变而死亡。

【临床表现】

慢粒起病缓慢，自发病到就诊时间多在半年至 1 年。早期多无任何症状，有一些患者常因其他原因就医或体检时无意中发现。临床可有低热、出汗及消瘦等代谢亢进表现。脾脏肿大是本病的主要体征。在慢粒早期多数可触及脾脏，晚期几乎都有脾肿大，甚至有巨脾。患者常伴有左上腹坠痛或食后饱胀感。脾栓塞、脾出血及脾周围炎等并发症较其他类型白血病多见。约半数患者有肝大。部分患者有胸骨中下段压痛。发热、贫血及出血均不多见。慢粒慢性期一般约 1 ~ 4 年，以后逐渐进入加速期及急变期。

【实验室检查】

1. 血象 白细胞计数明显增多为慢粒特征，可高达（100.0 ~ 800.0）×10^9/L。白细胞分类可见到各发育阶段的粒系细胞。原粒和早幼粒细胞很少，主要是中幼粒以下各阶段细胞。嗜酸及嗜碱粒细胞均增高。血象的多样化为慢粒特点。在早期，血小板多正常，部分患者增多。晚期血小板逐渐减少，并可出现贫血。

2. 骨髓象 骨髓中有核细胞显著增多，而以粒系为主。其中主要为中、晚幼粒细胞及杆状核细胞，原粒细胞不超过 10%。嗜酸和嗜碱细胞也增多。红系细胞少，粒、红比例增高。巨核细胞增多或正常，晚期减少。

3. 中性粒细胞碱性磷酸酶（NAP）测定 多数慢粒患者 NAP 缺如或降低，完全缓解时可恢复正常，复发时又下降。本试验有助于区别类白血病反应及其他骨髓增生性疾病，也可作为估计预后的指标。

4. 细胞遗传学检查 90% 以上患者的血细胞中有一种异常的染色体，称为 Ph 染色体，t（9；22）（q34；q11），9 号染色体长臂上 C - abl 原癌基因易位至 22 号染色体长臂的断裂点集中区（bcr），形成 bcr/abl 融合基因。

【慢粒分期】

1. 慢性期　　即稳定期。此期对化疗有效，部分患者可稳定达 10 年以上，如无有效治疗，则常死于并发症，如白细胞淤滞、脾梗死或破裂、血栓或出血现象等。

2. 加速期　　对通常化疗抗药；不明原因发热、贫血、出血加重；脾脏进行性肿大；血小板进行性降低或增高；外周血嗜碱粒细胞明显增多；原始细胞在血中或骨髓中 >0.10；出现 Ph 以外的染色体异常。加速期可维持数月至数年。

3. 急变期　　此期临床表现同急性白血病，具备下列之一者即可诊断：原粒细胞或原淋加幼淋，或原单加幼单在外周血或骨髓中 ≥0.30；骨髓中原始粒细胞加早幼粒细胞 ≥0.50；有髓外原始细胞浸润。慢粒急变通常为急粒变，少数可急淋变或急单核变。慢粒急性变预后差，常在数月内死亡。

【诊断与鉴别诊断】

一、诊断

一般病例根据脾肿大及典型血象与骨髓象等不难做出诊断。对早期诊断困难或不典型慢粒患者，应进行 Ph 染色体检查。

二、鉴别诊断

1. 其他原因引起的脾肿大　　如肝硬化、晚期血吸虫病、黑热病及淋巴瘤等均可有脾肿大。根据病史、血象及骨髓象不难鉴别。

2. 类白血病反应　　类白血病反应多有原发病（如感染、恶性肿瘤等）的临床表现。白细胞计数大多在（50.0~100.0）×10^9/L 以下。中性粒细胞常有中毒颗粒和空泡。主要鉴别要点是类白血病反应的 NAP 反应强阳性，而慢粒常为阴性。

3. 骨髓纤维化　　慢粒（尤其是晚期）与骨髓纤维化的早期容易混淆。但骨髓纤维化的白细胞计数比慢粒低，大多不超过 $30.0 \times 10^9/L$，血液中幼稚粒细胞百分数较低，NAP 反应大多增高，红细胞异形较明显，泪滴形红细胞多见；骨髓活检示纤维组织增生较明显；Ph 染色体阴性。这些特点有助于鉴别。

【治疗】

一、慢性期治疗

（一）化学治疗

1. 羟基脲（hydroxycarbamide）　　为周期特异性抑制 DNA 合成药物，起效快，持续时间较短，于用药后 2~3 天白细胞即下降，但停药后很快回升。常用剂量为 3g/d，分 2 次口服，以后根据白细胞数逐渐减量。此药不良反应较少，急变率较低，为当前首选的化疗药物。

2. 白消安（busulfan，马利兰） 是一种烷化剂，属细胞周期非特异性药物，能选择性抑制骨髓较成熟的幼稚粒细胞。始用剂量为每天 6～8mg，口服。一般服药后 2～3 周白细胞开始下降，以后根据白细胞总数逐渐减量。毒性作用主要是骨髓抑制，特别是血小板减少。长期服用可引起肺纤维化、皮肤色素沉着、类似慢性肾上腺皮质功能减退的症状，可能促使急性变。

3. 靛玉红 为中药青黛提取物。每天用量200mg 左右，分 3 次口服。用药后 1 个月左右白细胞下降，约 2 个月后降至正常。不良反应有腹痛、腹泻等。

4. 小剂量阿糖胞苷 每天 15～30mg 静脉滴注，可控制病情发展，且可使 Ph 染色体阳性细胞减少。

5. 干扰素 α（IFN-α） 起效慢。每天 300～900 万 IU 皮下注射或肌注，每周 3～7 次，用药数月至数年不等。

6. 伊马替尼 抑制 bcr-abl 阳性细胞增殖，对慢粒各期疗效均优于传统治疗。

（二）造血干细胞移植

异基因造血干细胞移植应在慢粒缓解后及早进行，年龄在 45 岁以下为宜。其 3～5 年无病生存率为 60%。自体骨髓移植或外周血干细胞移植复发率较高。

二、急变期治疗

可用急性白血病的化疗药物及方案治疗，但疗效较差，缓解率也低，急变期做骨髓移植的成功率也较低。

【病程与预后】

慢粒的病程可分为 3 个阶段：第一阶段为诊断前期，无临床症状，历时约 3～8 年；第二阶段为慢性期，此期临床和血液学变化明显，对化疗有良好效果，历时约 1～4 年，但亦有长至 15 年以上者；第三阶段为终末期，主要表现为急性变，病情发展快，治疗效果差，历时约 1～6 个月，约70%的患者最终发生急性变，慢粒急变是死亡的主要原因。

第三十三章

淋巴瘤

淋巴瘤（lymphoma）是一组原发于淋巴结或淋巴组织的恶性肿瘤，在肿瘤组织中有大量淋巴细胞或组织细胞增生。淋巴瘤可分为霍奇金病（Hodgkin disease，HD）和非霍奇金淋巴瘤（non - Hodgkin lymphoma，NHL）两大类。临床典型表现为无痛性淋巴结肿大，肝脾也常肿大。晚期出现贫血、发热和恶病质。据统计我国发病率男性为 1.39/10 万，女性为 0.84/10 万。

【病因和发病机制】

淋巴瘤的病因和发病机制尚未完全明确，可能与下列因素有关。

1. 病毒学说　病毒病因学说目前最受重视，已在好发于非洲儿童的 Burkitt 淋巴瘤组织培养中发现了一种 DNA 疱疹病毒（EB 病毒）。注射 EB 病毒可在白色棕毛狨中引起淋巴瘤。HD 患者血清中，也可发现高价抗 EB 病毒抗体。1980 年 Gallo 从一株 T 细胞淋巴瘤组织中分离出一种独特 C 型逆转录 RNA 病毒，命名为人 T 细胞白血病/淋巴瘤病毒。

2. 免疫学说　近年认为淋巴瘤发病诱因与机体免疫缺陷有关。器官移植后长期应用免疫抑制剂者易患肿瘤，其中 1/3 为淋巴瘤。免疫功能低下者，如无丙种球蛋白血症、干燥综合征患者，淋巴瘤发病率较常人为高。

【病理和分型】

淋巴瘤的典型淋巴结病理学特征有：正常滤泡性结构为大量异常淋巴细胞或组织细胞所破坏；被膜周围组织同样有上述细胞浸润，被膜及被膜下窦也被破坏。

一、霍奇金病（HD）

目前认为是一种独立的类型，以肿瘤组织中找到具有诊断价值的多核巨细胞里 - 斯（Reed - Sternberg，R - S）细胞为其特征。1965 年 Rye 会议根据形态和机体免疫状态，将其分为 4 个亚型：淋巴细胞为主型，结节硬化型，混合细胞型，淋巴细胞耗竭型。其中结节硬化型和混合细胞型最多见。各型之间可相互转化。

二、非霍奇金淋巴瘤（NHL）

NHL 是一组组织学类型及临床表现有显著差异的淋巴细胞肿瘤性疾病，其病理类型是决定治疗和预后的主要因素，但长期以来，NHL 的命名和分类极不一致。现将 1982 年美国国立癌症研究所制定的国际工作分型（IWF）方法介绍如表 33 - 1。

表 33-1	非霍奇金淋巴瘤国际工作分型（IWF，1982 年）
低度恶性	A. 小淋巴细胞型（可伴浆细胞样改变）
	B. 滤泡性小裂细胞型
	C. 滤泡性小裂细胞与大细胞混合型
中度恶性	D. 滤泡性大细胞型
	E. 弥漫性小裂细胞型
	F. 弥漫性小细胞与大细胞混合型
	G. 弥漫性大细胞型
高度恶性	H. 免疫母细胞型
	I. 淋巴母细胞型（曲折核或非曲折核）
	J. 小无裂细胞型（Burkitt 或非 Burkitt 淋巴瘤）
其他	毛细胞型、皮肤 T 细胞型、组织细胞型、髓外浆细胞瘤、不能分型及其他

2000 年 WHO 提出淋巴组织肿瘤新分型方案，并将淋巴细胞白血病也包括在内。

【临床表现】

由于病变部位和范围不同，临床表现很不一致。原发部位可在淋巴结，也可在结外淋巴组织，如扁桃体、鼻咽部、胃肠道、脾、骨骼或皮肤等。结外淋巴组织原发病变多见于 NHL。

1. 霍奇金病 多见于青年。首发症状常是无痛性颈部或锁骨上淋巴结肿大（占 60% ~ 80%），其次为腋下淋巴结肿大，少数患者仅有深部淋巴结肿大，如纵隔、腹膜后淋巴结肿大，可压迫邻近器官，引起相应症状。

部分 HD 患者以原因不明的持续或周期性发热为首发症状，常伴有盗汗、乏力及消瘦等。另外可出现全身皮肤瘙痒、饮酒后淋巴结疼痛等。HD 尚可侵犯各器官系统，如肝、脾、肺、脊椎等，引起相应症状。

2. 非霍奇金淋巴瘤 见于各年龄组，但随年龄增长而发病增多，男性多于女性。NHL 也可以无痛性淋巴结肿大为首发症状，但较 HD 为少，常以高热及各系统症状发病。咽淋巴环病变通常占 10% ~ 15%。胸部以肺门及纵隔受累最多。NHL 一般发展迅速，较 HD 更易发生远处播散及结外侵犯倾向。结外累及以胃肠道、骨髓及中枢神经系统多见。肾及皮肤损害也常见。

【实验室及其他检查】

一、血象

淋巴瘤的血象变化多为非特异性，各种类型及各病例之间的差异很大。

1. HD 血象变化较早，常有轻或中度贫血。白细胞多数正常，少数轻度或明显增多，伴中性粒细胞增加。约 1/5 病例有嗜酸粒细胞增多，晚期淋巴细胞减少。

2. NHL 白细胞数多正常，伴有相对或绝对淋巴细胞增多，形态正常。疾病发展期淋巴细胞减少。少数患者晚期可转化至白血病期，此时血象酷似 ALL。

二、骨髓象

多无特殊改变。如能找到里-斯细胞有助于诊断 HD，骨髓活检法可提高阳性率。当 NHL 转化为白血病期，骨髓象呈现典型白血病表现。

三、影像学检查

B 超、CT 可显示浅表及纵隔、腹腔等淋巴结肿大程度。必要时可考虑淋巴造影。

四、病理学检查

淋巴结病理学检查包括组织形态学、免疫表型及染色体等，是淋巴瘤诊断及分型的主要依据。

【诊断与鉴别诊断】

1. 诊断 由于临床表现比较复杂，一般不易诊断。凡慢性、进行性、无痛性淋巴结肿大者要考虑本病的可能，应做淋巴结穿刺物涂片、淋巴结印片和病理切片检查。当皮肤有损害时可做皮肤活检。如有血细胞减少、血清碱性磷酸酶增高或骨骼病变时，可做骨髓涂片及活检。淋巴结病理学检查是确诊的主要依据。

2. 鉴别诊断 淋巴瘤伴有浅表淋巴结肿大者，需与淋巴结结核、慢性白血病、淋巴结癌肿转移等相鉴别。以发热为主要表现的淋巴瘤需与结核病、败血症、风湿热、感染性心内膜炎、布氏杆菌病、系统性红斑狼疮、恶性组织细胞病相鉴别。

3. 淋巴瘤分期 根据病变范围，将淋巴瘤划分病期，有助于选择治疗方法及判断预后。1971 年文献推荐 Ann Arbor 分期法，主要适用于 HD，NHL 也可参考应用，现介绍如下。

Ⅰ期：病变仅限于一个淋巴结区（Ⅰ），或单一淋巴外器官或部位（I_E）。

Ⅱ期：病变仅累及横膈同一侧两个或更多的淋巴结区（Ⅱ）；或局限性累及一个淋巴结外器官或部位并同时伴有一或更多个淋巴结区病变（II_E）。

Ⅲ期：横膈上下都已有淋巴结病变（Ⅲ），可以同时伴有脾累及（III_S），或同时伴有淋巴结外器官或部位累及（III_E），或两者均存在（III_{SE}）。

Ⅳ期：弥漫性或播散性累及一个或更多淋巴器官或组织。如肝或骨髓受累，即使局限性也属Ⅳ期。

所有各期还可根据有无全身症状，分为 A、B 两组，A 组无全身症状，B 组有全身症状，如发热、盗汗及 6 个月内体重减轻 10% 或以上。

为了做好病期划分，应详细询问病史和体格检查，尚须做胸部 X 线摄片以除外纵隔、肺门淋巴结及肺病变。对膈上Ⅰ或Ⅱ期患者而疑有腹膜后或盆腔淋巴结累及可做下肢淋巴造影，或进行 CT 及 B 型超声波检查。有骨骼疼痛时宜做 X 线摄片。国外对 HDⅠ及Ⅱ_A 期患者主张诊断性剖腹探查，切脾及活检以便放疗进行定位。

【治疗】

以化疗为主的化、放疗结合的综合治疗是淋巴瘤的基本治疗策略。

一、放射治疗及化学治疗

（一）霍奇金病

^{60}钴治疗机或直线加速器均有效。HD 的 I_A 及 II_A 用扩大淋巴结照射法。剂量为 30～40Gy，3～4 周为一疗程。HD 有 B 组症状，分期 III～IV 者，均应以化疗为主，必要时加局部放疗。化疗采用 MOPP 方案（表 33－2），至少 6 个疗程，或直至完全缓解，再巩固 2 个疗程。对 MOPP 方案耐药者，可采用 ABVD 方案（表 33－2）。由于联合化疗对 HD 的疗效不逊于放疗，故目前治疗 HD 的策略是化疗为主的放化疗综合治疗。

表 33－2　　常用淋巴瘤联合化疗方案

方案简称	药物	一般剂量用法	说明
霍奇金病			
MOPP	（M）氮芥	4mg/m²，静脉注射第 1 天及第 8 天	如氮芥改用环磷酰胺 600 mg/m²
	（O）长春新碱	1～2mg，静脉注射第 1 天及第 8 天	静脉注射，即为
	（P）丙卡巴肼（甲基苄肼）	70mg/（m²·d），口服第 1～14 天	COPP 方案
	（P）泼尼松	40 mg/d，口服第 1～14 天	
	两疗程间可间歇 1 周		
ABVD	（A）阿霉素	25 mg/m²	每 4 周重复 1 次
	（B）博莱霉素	10 mg/m²，均在第 1 及第 15 天	
	（V）长春碱（长春花碱）	6 mg/m²　静脉用药 1 次	
	（D）甲氮咪胺	375mg/m²	
非霍奇金淋巴瘤			
COP	（C）环磷酰胺	400mg/m²，每天口服，第 1～5 天	每 3 周为 1 周期
	（O）长春新碱	1.4 mg/m²，静脉注射，第 1 天	
	（P）泼尼松	100 mg/m²，每天口服，第 1～5 天	
CHOP	（C）环磷酰胺	750 mg/m²，静脉注射，第 1 天	每 3 周为 1 周期
	（H）阿霉素	50 mg/m²，静脉注射，第 1 天	
	（O）长春新碱	1.4 mg/m²，静脉注射，第 1 天	
	（P）泼尼松	100 mg/m²，每天口服，第 1～5 天	
m－BACOB	（B）博莱霉素	4 mg/m²，静脉注射，第 1 天	每 3 周为 1 周期
	（A）阿霉素	45mg/m²，静脉注射，第 1 天	
	（C）环磷酰胺	600mg/m²，静脉注射，第 1 天	
	（O）长春新碱	1mg/m²，静脉注射，第 1 天	
	（B）地塞米松	6 mg/m²，每天口服，第 1～5 天	
	（M）甲氨蝶呤	200mg/m²，静脉注射，第 8 及第 15 天	
	亚叶酸钙	10 mg/m²，口服，每 6 小时 1 次，共 6	
	（四氢叶酸）	次，在甲氨蝶呤注射后 24 小时开始	

注：上述方案中药物剂量摘自文献，仅供参考，实际应用请按具体情况酌情增减。

（二）非霍奇金淋巴瘤

主要决定于病理类型，临床分期的重要性不如 HD。

1. 低度恶性　该组Ⅰ及Ⅱ期对化疗敏感。存活可达 10 年。Ⅲ及Ⅳ期如有全身症状，可单独给以苯丁酸氮芥或环磷酰胺，如病情进展可用 COP 或 CHOP 方案治疗（表 33 – 2）。

2. 中、高度恶性　该组各期均应以化疗为主，仅在必要时补充局部照射。标准治疗方案为 CHOP 方案，每月一疗程，共 6 ~ 9 个月，完全缓解率为70%。新一代化疗方案尚有 m – BACOB（表 33 – 2），疗效更佳。

二、造血干细胞移植

对 60 岁以下患者，属中、高度恶性或难治、易复发的淋巴瘤可考虑全身淋巴结放疗及大剂量联合化疗，结合异基因或自身造血干细胞移植，以取得较长缓解期和无病生存期。目前国内外研究自身造血干细胞移植对弥漫性、进展性淋巴瘤有较好的疗效，近 1/4 病例被治愈，还可能给 NHL 复发者以再次治愈的希望。

三、手术治疗

由于局部放疗较手术切除有较高缓解率，故手术仅限于活组织检查，淋巴瘤合并脾功能亢进者则有切脾指征，脾切除可改善患者全身症状和血象，为以后化疗创造有利条件。

四、生物治疗

单克隆抗体如 CD20 单抗、干扰素等用于治疗淋巴瘤，已取得一定疗效。

【病程和预后】

HD 预后与组织类型及临床分期密切相关。5 年生存率，Ⅰ期和Ⅱ期在 90% 以上，Ⅳ期为 31.9%。儿童及老年较中青年差。有全身症状者预后更差。目前 10 年生存率已超过 50%，其中绝大多数可能已被治愈。

低度恶性 NHL 病变相对缓和，但缺乏有效根治方法，常呈慢性过程伴多次复发，或因转化为其他类型，对化疗产生耐药而致死。若能早期发现、合理治疗，可取得 5 ~ 10 年甚或更长的存活期。

现代治疗对中度及高度恶性 NHL 已取得较显著疗效，部分类型晚期病例存活期也已自数月延长至 2 年以上。

第三十四章

白细胞减少症和粒细胞缺乏症

白细胞减少症（leukopenia）和粒细胞缺乏症（agranulocytosis）是由多种原因引起的一组综合征。周围血白细胞持续低于 $4.0 \times 10^9/L$，称为白细胞减少症；周围血白细胞低于 $2.0 \times 10^9/L$，粒细胞显著减少，低于 $0.5 \times 10^9/L$ 或消失，称为粒细胞缺乏症。近年来白细胞减少症发病增多，已受到临床重视。粒细胞缺乏症虽不多见，但常伴严重感染，预后凶险。

【病因和发病机制】

骨髓中生长的粒细胞系，来自粒-巨噬细胞系干细胞。原粒、早幼粒及中幼粒细胞均具有分裂能力，属骨髓分裂池，晚幼粒细胞不再分裂，发育成熟至分叶核，积聚于骨髓中等待释放，属骨髓贮备池。释放入血液的粒细胞半数随循环血液流动称为循环池，另一半滞留于小血管壁称为边缘池，两者可互相转换，保持动态平衡。粒细胞在血液中存留 $6 \sim 12$ 小时后进入组织，行使其吞噬细菌及异物等功能。

根据细胞动力学原理，粒细胞减少可有三方面机制。

一、粒细胞生成减少、成熟障碍

各种放射线物质（X 线、放射性核素等）、化学毒物（苯）、抗肿瘤药及其他化学药物（表 34-1），某些细菌及病毒（肝炎）等均可导致幼粒细胞 DNA 或 RNA 合成障碍，直接抑制粒细胞增殖；白血病及恶性肿瘤骨髓转移，营养不良等可影响粒细胞的生成和成熟；良性家族性粒细胞减少症、周期性粒细胞减少症也属生成减少类型。

幼粒细胞成熟障碍可见于抗代谢药甲氨蝶呤所致粒细胞减少及叶酸或维生素 B_{12} 缺乏引起的粒细胞减少等。常同时伴有生成减少。

二、粒细胞破坏过多

粒细胞破坏超过骨髓代偿能力发生粒细胞减少，见于严重败血症、慢性炎症、脾功能亢进、与免疫相关疾病（如结缔组织疾病）和药物所致免疫性粒细胞减少。引起免疫性粒细胞减少的药物，常见的是氨基比林。药物作为一种半抗原，在敏感者体内与粒细胞蛋白质结合形成完全抗原，导致自身白细胞抗体产生，当再次给药后，大量粒细胞被凝集破坏。药物引起免疫性粒细胞减少与用药剂量无关，多见于重复用药之后。

三、粒细胞分布紊乱

血管壁上（边缘池）大量粒细胞暂时或长期滞留，以至血循环中（循环池）的粒细胞减少，称为假性粒细胞减少症，见于疟疾、异体蛋白反应及内毒素血症。

表 34 – 1　　　　　　　　　　　引起白细胞减少的常用药

类　　别	药　　物
抗肿瘤药	氮芥、白消安、环磷酰胺、巯嘌呤、顺铂、氟尿嘧啶、塞替派、柔红霉素、阿霉素
解热镇痛药	氨基比林、保泰松、安乃近、阿司匹林、吲哚美辛、布洛芬、吡罗昔康
安定催眠药	苯巴比妥钠、氯丙嗪、安定类、氯氮平
抗甲状腺药	硫氧嘧啶类、甲巯咪唑、卡比马唑
抗癫痫药	苯妥英钠、三甲双酮
磺胺药	磺胺噻唑、磺胺嘧啶、磺胺异噁唑
抗生素	青霉素、氯霉素、头孢菌素类、氨苄西林
抗结核药	异烟肼、对氨基水杨酸、氨硫脲、利福平
抗疟药	奎宁、伯氨喹
组胺药	苯海拉明、西咪替丁、氯苯那敏
降血糖药	甲苯磺丁胺（D860）
心血管病药	普鲁卡因胺、普萘洛尔、甲基多巴、利血平、奎尼丁
利尿药	醋唑磺胺、依他尼酸、氢氯噻嗪
其他药物	青霉胺、左旋咪唑、α – 干扰素

上述 3 种情况，临床上可混合存在，应注意分析。

【临床表现】

一、白细胞减少症

多为慢性过程，少数患者可无症状而是在检查血象时被发现患病；多数可有头晕、乏力、食欲减退、低热、失眠、多梦、腰痛等非特异性表现。对感染的易感性差异很大。如伴有单核细胞增多者，可无明显感染。患者可有口腔炎、中耳炎、支气管炎、肺炎、肾盂肾炎等继发感染。

二、粒细胞缺乏症

除抗肿瘤化疗药物所致外，大多数为其他药物或化学物品所引起。患者起病急骤，突然畏寒、高热、头痛及全身疲倦。由于继发感染，可在咽部、齿龈及颊部等黏膜出现溃疡。严重病例皮肤、鼻腔、阴道、肛门、直肠等处发生坏死性溃疡。相应部位淋巴结明显肿痛。甚至迅速发展为败血症或脓毒血症，病情凶险，预后严重，病死率较高。

【实验室检查】

一、白细胞减少症

1. 血象　白细胞数一般为（2.0 ~ 4.0）$\times 10^9$/L，中性粒细胞百分比正常或轻度减低，淋巴细胞相对增多；粒细胞可有核左移或右移，胞浆有毒性颗粒、空泡等变性。红细胞及血小板大致正常。

2. 骨髓象 可呈代偿性增生，或增生低下，或粒细胞成熟障碍等。

二、粒细胞缺乏症

1. 血象 中性粒细胞绝对值低于 $0.5 \times 10^9/L$，甚至完全消失。粒细胞呈显著毒性变性，淋巴细胞比值相对增多。红细胞和血小板一般正常。

2. 骨髓象 成熟或比较成熟的中性粒细胞明显减少或消失，而原粒、早幼粒和中幼粒细胞仍有相当数量，呈粒细胞成熟受阻。更严重者可出现粒细胞再生障碍的骨髓象。淋巴细胞、浆细胞和组织细胞可能增多。幼红细胞和巨核细胞系大致正常。

【诊断与鉴别诊断】

一、白细胞减少症

白细胞数的生理变异较大，必须反复定期检查，以确定是否白细胞持续低于 $4.0 \times 10^9/L$。确定后应尽力寻找原因，需要有详细的病史、全面体格检查和实验资料，必要时动态观察。骨髓检查可观察粒细胞增生程度，也可除外其他血液病。

二、粒细胞缺乏症

多数起病急骤，病情严重，血象中粒细胞极度减少（$<0.5 \times 10^9/L$），骨髓象显示粒细胞成熟受阻或再生障碍，一般诊断不难。常有肯定病因，多为药物所致，故应详细询问病史。有时需与下列疾病鉴别。

1. 白细胞不增多性白血病 除急性起病、发热外，常有明显出血和贫血，肝、脾、淋巴结肿大和胸骨压痛，血象和骨髓象可发现白血病细胞。

2. 急性再生障碍性贫血 可由于并发感染而发热，但常有贫血和出血，全血细胞减少，网织红细胞减少，骨髓检查可以确诊。

【治疗】

一、去除病因

理化因素引起者须立即停止接触；由感染引起者，须积极控制感染；继发其他疾病者，须积极治疗原发病等。

二、一般治疗

1. 白细胞减少症 应注意劳逸结合，适当锻炼身体，增强体质。有反复感染史者须做好预防措施。对慢性原因不明的轻型患者，白细胞降低不严重、症状不明显、骨髓检查基本正常者，不需过多药物治疗，可随访观察，做好解释工作，减少其顾虑，多数可呈良性经过。

2. 粒细胞缺乏症 需住院治疗，单人房间隔离，医务人员穿隔离衣和戴口罩，室内定期用紫外线消毒。注意皮肤、肛门、口腔卫生。若患者极度虚弱或有严重感染，可输新鲜全血和大剂量丙种球蛋白。

三、控制感染

如有感染，特别是粒细胞缺乏症，应尽早使用抗菌药物，并争取在用药前，根据临床表现做咽拭子、口腔溃疡分泌物、痰、血、大小便培养和药敏试验，以便指导治疗。若致病菌尚不明确，可根据病史、病情、感染来源选用抗菌药物，一般以广谱抗生素为宜。应多采用抗菌效力不依赖粒细胞数的抗生素（如羧苄西林）与氨基糖苷类（如阿米卡星、妥布霉素）或氧氟沙星联合使用。严重感染者应选用第三代头孢菌素（头孢他定、头孢哌酮钠等）。治疗中应重复细菌培养，调整用药，并注意控制厌氧菌及霉菌感染。

四、糖皮质激素

糖皮质激素可使粒细胞的释放增加，但抑制免疫反应，掩盖感染征象。对免疫性粒细胞缺乏症有一定疗效。由于不良反应，仅对全身衰竭或中毒性休克患者短期应用。使用时须同时并用足量广谱抗生素，防止感染扩散。常用氢化可的松 $200 \sim 300$mg 静脉滴注，待白细胞回升，体温下降后，逐渐减量至停药。

五、促进粒细胞生成药物

此类药物虽多，但疗效多不肯定，可适用于白细胞减少症，常用的有维生素 B_4、核苷酸、鲨肝醇、利血生等。碳酸锂有刺激骨髓生成粒细胞作用，临床效果较肯定，$0.6 \sim 0.9$g/d，分 $2 \sim 3$ 次口服；显效后减量为每天 0.4g，维持 $2 \sim 4$ 周为一疗程，有肾脏病者慎用。以上药物一般可选用 $1 \sim 2$ 种，观察 $3 \sim 4$ 周，如无效，可换用另一组药物，部分患者近期疗效尚好，但停药后多数复发。

重组人 G－CSF $2 \sim 5 \mu$g/（kg·d）或 GM－CSF $3 \sim 10 \mu$g/（kg·d）皮下注射用于粒细胞缺乏症，疗效良好。

【预防】

避免各种可能引起粒细胞减少的药物，如必须使用，应定期观察血象，若白细胞有下降的趋势，应停药并密切观察。

对密切接触放射线或苯等有害理化因素者，应加强劳动保护，定期做预防性体检及血象检查。

第三十五章
特发性血小板减少性紫癜

特发性血小板减少性紫癜（idiopathic thrombocytopenic purpura，ITP）或称免疫性血小板减少性紫癜（immune thrombocytopenic purura），是因免疫机制使血小板数量减少的常见出血性疾病。主要表现为皮肤黏膜出血。临床上分急、慢性两类，前者多见于儿童，常为自限性；后者以青年女性常见，很少自发性缓解。

【病因和发病机制】

1. 免疫因素 免疫因素是 ITP 发病的主要原因。80% 以上 ITP 患者可测到血小板相关抗体（PAIg），多为 IgG。PAIg 与血小板结合，使血小板破坏增多。同时此种抗体也有抗巨核细胞的作用，致使巨核细胞成熟障碍，血小板生成减少。

2. 感染 细菌或病毒感染与 ITP 发病密切相关。80% 的急性 ITP 患者在发病前 2 周左右有上呼吸道感染史；血中抗病毒抗体或免疫复合物浓度与血小板计数及寿命呈负相关；慢性 ITP 患者，常因感染而加重。

3. 脾、肝的作用 脾是 ITP 产生 PA Ig 的主要场所。与 PA Ig 结合的血小板其表面性状发生改变，在通过脾窦时易被滞留，进而被单核 - 巨噬细胞系统吞噬。肝脏也是血小板被破坏的部位之一。

4. 其他因素 慢性 ITP 多见于育龄妇女，现已发现雌激素可能有抑制血小板生成，促进血小板破坏的作用。另外毛细血管通透性增加可能与 ITP 患者的出血倾向有关。

【临床表现】

1. 急性型 以儿童为多，男女发病率相近。通常在发病前 1~2 周有上呼吸道感染史。起病急骤，可有发热、畏寒。可有广泛、严重的皮肤黏膜出血，甚至大片瘀斑或血肿。皮肤瘀点一般先出现于四肢，尤以下肢为多，分布不匀。黏膜出血多见于鼻、齿龈、口腔及舌。胃肠道与泌尿道出血并不少见。偶因视网膜出血而失明。颅内出血是本病致死的主要原因。急性型往往呈自限性；或经积极治疗，常在数周内逐渐恢复或痊愈。少数患者可迁延半年以上，亦有演变为慢性者。

2. 慢性型 较为常见，多见于青年女性，起病缓慢，出血症状亦轻。多数患者有皮肤瘀点和瘀斑，也可出现鼻出血、齿龈、口腔黏膜出血等。女性患者可能以月经过多为主要表现。持续发作者，血小板往往多年持续减少；反复发作者，每次发作常持续数周或数月。患者脾脏可有轻度肿大。出血量多或持续时间较长常引起贫血。该型患者自发缓解较少。

【实验室检查】

1. 血象　发作期血小板计数减少，偶见形态异常，如血小板体积增大、颗粒减少、染色过深。贫血程度与出血有关。白细胞计数正常或稍高。

2. 出凝血检查　出血时间延长；毛细血管脆性试验阳性；血块退缩不良；凝血时间正常；血小板寿命明显缩短。

3. 骨髓象　骨髓巨核细胞数增多或正常，急性型幼稚型巨核细胞比例增加，慢性型颗粒型巨核细胞比例增加，但两型均呈现血小板形成型巨核细胞减少。

4. 免疫学检测　80% 以上 ITP 患者可检出血小板相关抗体（PAIgG、IgM）及相关补体（PAC_3）。

【诊断与鉴别诊断】

一、诊断

①广泛出血累及皮肤、黏膜及内脏；②多次检查血小板计数减少；③脾脏不肿大或轻度肿大；④骨髓巨核细胞数增多或正常，有成熟障碍；⑤具备下列 5 项中任何 1 项者：泼尼松治疗有效；切脾治疗有效；PAIg 阳性；PAC_3 阳性；血小板寿命测定缩短。并需排除继发性血小板减少症。

急性型与慢性型 ITP 的鉴别见表 35-1。

表 35-1　　　　　　　　　　　急性型与慢性型 ITP 的鉴别

项目	急性型	慢性型
年龄	儿童，2~6 岁多见	成人，20~40 岁多见
性别	无区别	男:女约为 1:3
感染史	1~2 周前多有	不明显
起病	急骤	缓慢
出血症状	严重	较轻
血小板计数	$< 20.0 \times 10^9/L$	$(30.0 \sim 80.0) \times 10^9/L$
血小板寿命	约 1~6 小时	约 1~3 日
骨髓巨核细胞	幼稚型比例增加	颗粒型比例增加
病程	一般 2~6 周，多数自发缓解	数年或更长

二、鉴别诊断

1. 过敏性紫癜　过敏性紫癜为一种毛细血管变态反应性疾病。临床特点除紫癜外，常有过敏性皮疹及血管神经性水肿、关节痛、腹痛及血尿等症状。本病血小板计数、出血时间、凝血时间均正常，毛细血管脆性试验阳性。血象和骨髓象巨核细胞一般正常，可有嗜酸粒细胞增多。

2. 继发性血小板减少性紫癜　由于血小板减少的病因甚多，如再生障碍性贫血、急性白血病、血栓性血小板减少性紫癜、自身免疫溶血性贫血并发血小板减少（Evans 综合征）、脾功能亢进等，均需结合临床表现、实验室检查和骨髓象变化，仔细分析鉴别。

【治疗】

出血症状严重者，应卧床休息，防止创伤，避免使用可能引起血小板减少的药物。

1. 糖皮质激素　为本病首选药物，近期有效率约为80%，适用于急性型和慢性型发作期。其机制：①抑制抗原抗体反应；②抑制单核－巨噬细胞系统，特别是脾脏的巨噬细胞对血小板的吞噬破坏；③降低毛细血管通透性；④刺激骨髓造血及血小板向外周血释放。本病对各种糖皮质激素制剂的疗效相近似，病情严重的可用甲泼尼龙、氢化可的松或地塞米松短期静脉滴注。一般可用泼尼松30~60mg分次或顿服。严重出血者可适当增加剂量。病情改善血小板回升后再经2~3周可逐渐减量。急性型4~8周为一疗程，大剂量疗法不宜超过2周；慢性型常需小剂量维持4~6个月。该药对复发患者仍然有效。

2. 脾脏切除　脾脏切除是慢性型患者治疗的一种重要方法，其机制在于减少血小板抗体的产生，消除血小板的破坏场所。脾切除的缓解率可达75%~90%，但其中约30%~50%病例复发，故不作为首选方法。

脾切除的适应证：①经糖皮质激素治疗3~6个月无效；②对糖皮质激素疗效较差，或减少剂量即易复发；③对糖皮质激素有禁忌者；④放射性核素标记血小板输入体内后，脾区的放射指数较高者。手术中切除副脾者疗效可能更好。一般认为脾切除后血小板数持续正常达半年以上者为治愈。

3. 免疫抑制剂　对糖皮质激素疗效不佳并不愿切脾者或切脾后疗效不佳者，可单一应用免疫抑制剂治疗，也可与小剂量糖皮质激素合用。常用长春新碱每周1~2mg静脉注射；环磷酰胺每天100~150mg静脉注射或分次口服；硫唑嘌呤每天100~150mg，分次口服；环孢素每天250~500mg口服。免疫抑制剂疗程4~6周。病情缓解后即逐渐减量，一般维持3~6个月。免疫抑制剂治疗本病，近期疗效尚好，但停药后仍易复发，且有抑制造血功能的不良反应。

4. 其他治疗　达那唑（Danazol）是一类合成的无男性化不良反应的雄性激素，可能是通过免疫调节与抗雌激素的作用，使抗体产生减少，提高血小板数，剂量为每天300~600mg，可与糖皮质激素合用。输新鲜血液有较好的止血作用，也可输血小板悬液。由于反复输注，容易产生同种抗体，破坏血小板更迅速，因此，血小板悬液的输注，仅适用于危重出血患者的抢救及脾切除术前准备或术中应用。大剂量γ球蛋白（0.4g/kg×5天）输入可抑制自身抗体的产生，适用于急性严重出血难治病例。血浆置换适用于急性型，目的在于短期内大量减少血小板抗体。

第三十六章
弥散性血管内凝血

弥散性血管内凝血（disseminated intravascular coagulation，DIC）是许多疾病发展过程中出现的一种严重病理状态和并发症，是一种获得性出血性综合征。其特点是致病因素激活凝血及纤溶系统，形成广泛的微血栓，消耗大量凝血因子和血小板，继发性纤维蛋白溶解亢进，从而引起微循环障碍、血栓、溶血和出血等临床表现。

【病因和发病机制】

一、病因

病因甚多，其中以感染性疾病最多见，其次是恶性肿瘤、病理产科、手术、创伤及全身各系统疾病如肺心病、急性呼吸窘迫综合征（ARDS）、急性胰腺炎、肝衰竭等。

二、发病机制

1. 血管内皮损伤，激活内源性凝血系统　严重感染、自身免疫反应、缺氧、高热或严寒、酸中毒、持续休克等，均可损伤血管内皮细胞，致血管胶原纤维暴露，促使血小板凝集和激活凝血因子XII，诱发血管内内源性凝血过程。

2. 组织损伤，激活外源性凝血系统　可见于产科意外、严重创伤、烧伤、早幼粒细胞白血病、恶性肿瘤、毒蛇咬伤等。由于病变细胞及坏死组织中的组织因子，大量进入血液循环，激活外源性凝血过程，导致血管内凝血。

3. 红细胞或血小板大量破坏　可见于血管内免疫性溶血、体外循环、血栓性血小板减少性紫癜等，红细胞、血小板的过度破坏，会释放大量磷脂类物质，如红细胞素、血小板第3因子等，可激活内源或外源性凝血过程而发生 DIC。

4. 促凝物质进入血循环　某些内源性或外源性物质，具有促凝作用，进入血液后引起微血栓形成。如急性胰腺炎时胰蛋白酶、某些蛇毒及虫毒释入血循环后，起到类似凝血酶或凝血活酶的作用，使纤维蛋白原变为纤维蛋白；细菌内毒素可激活凝血因子XII；高脂血症和脂肪栓塞时，饱和脂肪酸具有激活凝血因子XII、XI的作用。

上述多种因素，通过不同的病理途径，最后均产生大量的凝血酶，又促使血小板凝聚及黏性变形，释放一系列促凝因子，使血液呈现高凝状态。在广泛形成微血栓的同时，大量地消耗了血小板和凝血因子，使血液处于消耗性低凝状态，导致出血和休克。另外，血管内皮损伤暴露胶原，凝血因子XII被激活，使激肽释放酶原转变为激肽释放酶，进而引起缓激肽释放，最终导致继发性纤溶亢进，大量纤维蛋白降解产物（FDP）具有较强大的抗凝作用，从而加重低凝性出血。

【临床表现】

DIC 临床表现程度不一，按发病急缓可分为 3 型。

急性型：在数小时至 1～2 天内发病，病势凶险，进展迅速，出血严重，多并发血压下降或休克，休克又进一步加重 DIC，形成恶性循环，往往危及生命。

亚急性型：症状多在数天至数周内出现，进展稍缓，一般无休克，但栓塞症状较显著。

慢性型：较少见，起病甚缓慢，病程可长达数月，高凝血期较明显，可仅有瘀点或瘀斑。

1. 出血　出血是最常见的早期表现之一。多突然发生，仅少数为隐匿性，出血程度不一。急性型往往有广泛的自发性出血，常见于皮肤黏膜多处的大片瘀斑或局部血肿，伤口及注射部位渗血不止。严重者可有内脏出血，如呕血、咯血、阴道流血、血尿，甚至颅内出血。通常急性型高凝阶段少见出血，而急性型和亚急性型 DIC 的低凝状态均可有明显出血，在继发性纤溶期，出血更严重。慢性型出血常为反复发作的瘀斑或血肿。

2. 微血管栓塞　DIC 的初期表现为受损部位及受累器官的微血管栓塞，持续时间过久，可导致受损器官缺氧、代谢紊乱、组织坏死，甚至功能衰竭。内脏栓塞以肺及肾最为常见，也可累及脑、心及胃肠等。肺栓塞时，表现为胸痛、呼吸困难和紫绀，甚至呼吸衰竭；脑栓塞者可头痛、抽搐、昏迷等，瞳孔异常变化；肾微血管栓塞引起肾小管坏死出现腰痛、血尿、少尿或无尿，严重者可发生急性肾衰竭；胃肠黏膜缺血坏死，可引起消化道出血；皮肤栓塞可引起干性坏死，出现手指、足趾、鼻、颊部和耳廓紫绀。轻型患者也可无栓塞症状。

3. 微循环障碍　低血压或休克多见于急性型患者，可突然出现血压下降甚至休克，尿少或尿闭，呼吸及循环衰竭等症状。产生原因：原发病的影响，如败血症；周围小血管栓塞或血栓形成，使回心血量减少；激肽系统被激活而产生缓激肽，致使毛细血管通透性增加，血管扩张；出血及血管通透性增加致血浆外渗，均使有效血容量减少。一旦 DIC 发生休克，又会加重 DIC，形成恶性循环。

4. 微血管性溶血　溶血一般较轻，早期不易察觉。临床可表现为进行性贫血，贫血程度与出血不成比例。

【实验室检查】

有关检查主要是消耗性凝血功能障碍和继发性纤维蛋白溶解亢进两大类。检查项目须做动态观察，对诊断、治疗和预后都有一定的意义。各种检查一般应在输血或在给予影响凝血功能的药物之前进行才较可靠。

临床上常将 DIC 实验室检查项目分为下列 3 组。

1. 消耗性凝血障碍检查　血小板计数减少，凝血酶原时间（PT）延长及部分激活的凝血活酶时间（APTT）延长，纤维蛋白原减少。以上 3 项初筛试验可以作为 DIC 消耗性低凝期的实验室指标。此外，如出血时间延长、凝血时间延长、血块退缩不良，对诊断也有参考价值。

2. 纤溶亢进检查　凝血酶时间延长，纤维蛋白（原）降解产物（FDP）增高，D－二聚体升高，血浆鱼精蛋白副凝试验（3P 试验）阳性，优球蛋白溶解时间缩短，全血凝块溶解时间缩短。

3. 红细胞形态检查　周围血片中可发现畸形红细胞，如呈盔形、多角形、三角形和碎片等。

【诊断】

DIC 的诊断要依据病史、临床表现和实验室检查全面分析，其基本标准如下。

1. 存在易引起 DIC 的基础疾病。

2. 有下列两项以上临床表现　多发性出血倾向；不易解释的休克；多发性微血管栓塞症状和体征；抗凝治疗有效。

3. 实验室检查有 3 项以上异常　①血小板明显减少或呈进行性减少；②纤维蛋白原低于 1.5g/L 或进行性下降；③3P 试验阳性或血清 FDP > 20mg/L，或 D – 二聚体升高；④凝血酶原时间比正常对照延长 3s 以上或呈动态性变化；⑤纤溶酶原含量及活性降低；⑥AT – Ⅲ含量及活性降低；⑦血浆因子Ⅷ：C 活性 < 50%。

根据上述标准可基本诊断 DIC，但需排除重症肝病并发凝血功能异常和原发性纤维蛋白溶解症。

【治疗】

一、病因治疗

消除病因和诱因是终止 DIC 的重要措施之一。如积极有效地控制感染，及时清理病理性子宫内容物。消除对 DIC 不利的发病因素。

二、肝素治疗

抗凝治疗是阻断 DIC 病理过程极为重要的措施，临床上常用的抗凝剂是肝素。肝素的药理作用在于抑制凝血活酶和凝血酶的生成及其活性，抑制纤维蛋白单体不溶性纤维蛋白的形成。由于肝素对已形成的血栓无效，且在酸中毒时往往不能发挥作用，故要争取尽早使用。肝素的禁忌证主要是：DIC 后期，病理变化以继发纤溶亢进为主；新鲜手术创口未愈合；近期有严重出血病史，包括咯血、呕血或颅内出血者。

肝素的用法和剂量：原则是早期应用足够剂量。肝素钠：急性型 10000 ~ 30000IU/d，一般 15000IU/d 左右，每 6 小时用量不超过 5000IU 静脉滴注，连续使用 3 ~ 5 天。低分子肝素与肝素钠相比，较少引起血小板减少和出血并发症，而且半衰期较长，近年来已广泛应用，常用剂量为 75 ~ 150IUAXa（抗活化 X 因子国际单位）／（kg·d），皮下注射，连用 3 ~ 5 天。

肝素治疗的有效指征：出血症状停止或逐渐减轻；休克改善或已纠正；尿量恢复正常或呈多尿；血小板计数和纤维蛋白原含量停止下降或逐渐回升；DIC 实验室指标改善或恢复正常。如果疗效明显，通常可继续治疗 5 ~ 7 天，临床症状明显改善，病情稳定后，可考虑停药。肝素监护最常用者为 APTT，正常值为（40±5）秒，肝素治疗使其延长 60%～100% 为最佳剂量。如用凝血时间（CT），不应超过 30 分钟。肝素过量可用鱼精蛋白中和，鱼精蛋白 1mg 可中和肝素 100IU。

三、其他治疗

1. 抗血小板聚集药物　可选用双嘧达莫、阿司匹林、噻氯匹定、右旋糖酐 40、复方丹参注射液。

2. 补充凝血因子和血小板　适合于已进行抗凝治疗，血小板、凝血因子明显减少时，根据病情需要选用新鲜全血、血浆、血小板悬液、纤维蛋白原浓缩剂和 FⅧ及凝血酶原复合物。

3. 抗纤溶药物　适于 DIC 晚期有继发性纤溶症时，如氨基己酸、氨甲苯酸、止血环酸或抑肽酶，但应慎重，以免因抑制继发性纤溶的代偿加重病情。

DIC 的治疗效果，与能否及时控制原发病和消除诱因密切相关。本症死亡原因大致为：原发病与诱因未能消除，未及时诊断，贻误病情；肝素使用太晚，剂量过小，抗纤溶药物使用不当；其他严重并发症等。

第六篇 内分泌及代谢疾病

概　述

【内分泌系统疾病】

内分泌疾病按病变部位可分为原发性和继发性两大类。原发性是指内分泌靶腺或组织本身的病变所致，继发性指继发于垂体或下丘脑的各种病变。

常见内分泌疾病的临床分类如下：

1. 下丘脑病　功能性和器质性。

2. 垂体病

（1）腺垂体病　①功能亢进：巨人症、肢端肥大症等；②功能减退：垂体性侏儒症、成人腺垂体功能减退症等；③垂体瘤。

（2）神经垂体病　尿崩症。

3. 甲状腺病　①甲状腺功能亢进症；②甲状腺功能减退症；③甲状腺炎；④甲状腺结节和肿瘤。

4. 甲状旁腺病　①甲状旁腺功能亢进症；②甲状旁腺功能减退症。

5. 肾上腺病

（1）皮质疾病　①肾上腺皮质功能亢进症，如皮质醇增多症（Cushing 综合征）、原发性醛固酮增多症等；②肾上腺皮质功能减退症，如急性肾上腺危象和 Addison 病。

（2）髓质疾病　嗜铬细胞瘤。

6. 胰岛病　①糖尿病；②胰岛素瘤；③胰升血糖素瘤。

此外尚有卵巢病、睾丸病、胃肠内分泌疾病、肾脏内分泌疾病、异位激素内分泌综合征等。

内分泌疾病诊断包括三方面：①功能诊断（亢进、减退和正常）；②病理诊断；③病因诊断。治疗以病因治疗最为理想。对病因未明者应以纠正功能紊乱为主。亢进者常采用下列方法：①手术切除肿瘤或增生组织；②放射治疗；③药物治疗：抑制激素的合成和释放或拮抗其功能。如用硫脲类药物抑制甲状腺激素合成治疗甲亢等。功能减退者一般采用替代或补充治疗，将血中激素水平维持在正常范围。

免疫、神经和内分泌系统组成网络，相互调节。在生理情况下，下丘脑产生释放激素，促使垂体产生的促激素增多，刺激周围靶腺激素的合成和分泌，此过程称为正反馈，反之为负反馈，使内分泌激素水平和功能活动始终处于相对平衡的状态。下丘脑－垂体－甲状腺轴、下丘脑－垂体－肾上腺轴等均存在这种典型反馈调节机制。

【代谢和营养性疾病】

新陈代谢是人体生命活动的基础，体内合成或分解代谢过程中出现障碍，则引起代谢性疾病。如糖尿病为代谢病，但也可归入内分泌疾病。导致代谢病的主要原因为先天代谢缺陷和环境因素。

常见代谢病的分类如下：

1. 蛋白质代谢障碍　如严重肝病引起的低蛋白血症、白化病等。

2. 糖代谢障碍　如糖尿病、糖调节受损、低血糖等。

3. 脂代谢异常　主要为血脂异常。

4. 水、电解质异常　如获得性、先天性肾上腺皮质增生等。

5. 无机元素代谢异常　如肝豆状核变性、含铁血黄素沉着症等。

6. 其他代谢异常　如痛风、血卟啉病、骨质疏松症。

另有营养病是指营养物质的不足或过多而引起的疾病，例如肥胖症、消瘦、维生素过多或缺乏症等。

第三十七章
甲状腺功能亢进症

甲状腺功能亢进症（hyperthyroidism）简称甲亢，是由多种病因导致甲状腺激素（TH）分泌过多，引起以神经、循环、消化等系统兴奋性增高和代谢亢进为主要表现的一种临床综合征。

甲亢的病因较复杂，其分类如表 37 - 1。

表 37 - 1　　　　　　　　　　甲状腺功能亢进症的病因分类

一、甲状腺性甲亢
1. 弥漫性毒性甲状腺肿（Graves 病）
2. 多结节性毒性甲状腺肿
3. 毒性甲状腺腺瘤
4. 滤泡性甲状腺癌
5. 新生儿甲亢
6. 碘甲亢
二、垂体性甲亢（垂体促甲状腺激素瘤致甲亢等）
三、恶性肿瘤（肺、胃、肠、胰、绒毛膜等）伴甲亢（分泌 TSH 或 TSH 类似物）
四、HCG 相关性甲亢（绒毛膜癌、葡萄胎、多胎妊娠等）
五、卵巢甲状腺肿伴甲亢
六、医源性甲亢
七、暂时性甲亢
1. 亚急性甲状腺炎
2. 慢性淋巴细胞性甲状腺炎（桥本甲状腺炎）

本章主要介绍其中最常见的 Graves 病（GD），GD 约占全部甲亢的 80% ~ 85%，人群中的患病率约 1%。

Graves 病又称弥漫性甲状腺肿伴甲亢、弥漫性毒性甲状腺肿、突眼性甲状腺肿等。临床表现为高代谢症群、弥漫性甲状腺肿大及突眼，是一种伴甲状腺激素分泌增多的器官特异性自身免疫病。

【病因和发病机制】

本病系自身免疫性疾病，有显著的遗传倾向，与 HLA 类型有关，在感染、精神创伤等因素作用下，诱发体内免疫功能的紊乱，对自身甲状腺成分产生抗体。自身抗体的产生主要与存在基因缺陷的抑制性 T 淋巴细胞（Ts）的功能降低有关。Ts 功能缺陷导致辅助性 T 淋巴细胞（T_H）的功能相对亢进，并在白介素 - 1（IL - I）和白介素 - 2（IL - 2）等的参与下，使 B 淋巴细胞产生促甲状腺激素（TSH）受体抗体（TRAb）。TRAb 主要包括 TSAb（刺激性抗体和 TSBAb（刺激阻断性抗体）。TSAb 与 TSH 受体结合后，主要通过 cAMP 等途径产生与 TSH 类似的生物学效应，即甲状腺细胞增生、甲状腺激素合成和分泌增加。而 TSBAb 与 TSH 受体结合则阻断 TSH 与受体结合，抑制甲状腺组织增生和甲状腺激素产生。GD 患者还可同时存在甲状腺球蛋白抗体（TGAb）、甲状腺微粒体抗体（TMAb）、甲状腺过氧化物酶抗体（TPOAb）等多种自身抗体。

GD 浸润性突眼主要与细胞免疫有关。血液中的特异性 T 细胞识别球后成纤维细胞或眼外肌细胞上的抗原，浸润眶部，释放出淋巴因子如干扰素 - γ（IFN - γ）、白介素 - 2（IL - 2）、肿瘤坏死因子 - α（TNF - α）等，刺激眼部这两种细胞表达免疫调节蛋白而增强其自身免疫反应，导致成纤维细胞增殖，分泌大量糖胺聚糖（GAG）聚积于球后，继之水肿。此外，TRAb 或其他自身抗体亦参与，最后导致结缔组织容量增加，眼外肌功能障碍等一系列 GD 眼病表现。

部分患者伴有其他自身免疫性甲状腺病（慢性淋巴细胞性甲状腺炎、特发性黏液性水肿等），还可伴有甲状腺以外的其他自身免疫病（重症肌无力、恶性贫血、1 型糖尿病等）。

【病理】

1. 甲状腺　　多呈不同程度弥漫性肿大。甲状腺内血管增生、充血。滤泡增生肥大，可呈柱状，腔内胶质减少或消失。细胞核位于底部，高尔基器肥大，内质网发育良好，有较多核糖体，线粒体常增多。滤泡间的淋巴组织增生。

2. 眼　　浸润性突眼者的球后结缔组织增生，黏多糖和 GAG 沉积与透明质酸增多，淋巴细胞及浆细胞浸润。眼肌纤维增粗、纹理模糊、透明变性、断裂破坏，肌细胞内黏多糖亦增多。

3. 胫前黏液性水肿　　光镜下可见黏蛋白样透明质酸沉积，伴多数带有颗粒的肥大细胞、吞噬细胞和含有增大的内质网的成纤维细胞浸润。

4. 其他　　骨骼肌、心肌也有类似眼肌的改变，但较轻。病久肝脂肪浸润、坏死，乃至肝硬化。少数病例骨质疏松。

【临床表现】

女性多见，男女之比为1:4~6，各年龄组均可发病，以20~40岁为多。多数起病缓慢，少数在精神创伤或感染等应激后急性起病。而高代谢症群（甲状腺毒症）、甲状腺肿及眼征三组典型临床表现可单独或先后出现，程度可不一致。

一、高代谢症群（甲状腺毒症）

1. 高代谢综合征　TH分泌过多和交感神经兴奋性增高，产热增加，散热增多。表现为怕热、多汗、皮肤暖湿、低热、体重锐减和疲乏无力。甲亢时促进肠道吸收糖，加速糖的氧化利用和肝糖原分解，可致糖耐量减低或加重糖尿病。TH促进脂肪、胆固醇代谢，常致血总胆固醇降低。蛋白质分解增强，负氮平衡，体重下降。

2. 精神、神经系统　神经过敏、多言好动、烦躁易怒、失眠不安、思想不集中、记忆力减退，甚至出现幻想、躁狂症或精神分裂症。偶尔表现为寡言抑郁、淡漠。多有手、眼睑和（或）舌震颤，腱反射亢进。

3. 心血管系统　常见心悸、胸闷、气短等。体征有：①心动过速，常为窦性，休息和睡眠时心率仍快。②心尖区第一心音亢进，常有Ⅱ级以下收缩期杂音。③心律失常，以心房颤动和房性早搏为最常见。偶见房室传导阻滞。④心脏肥大、扩大和心力衰竭。⑤收缩压上升，舒张压下降，脉压差增大，可见周围血管征。

4. 消化系统　常有食欲亢进。大便次数增多，伴不消化食物。重症可有肝大及ALT增高，偶有黄疸。

5. 肌肉骨骼系统　多数表现为肌无力和肌肉消瘦。部分患者可出现甲亢性肌病，呈进行性肌无力和肌肉萎缩，多见于肩胛与骨盆带肌群。周期性瘫痪多见于青年男性患者，发作时血钾降低，但尿钾不高，可能由于钾转移至肝及肌细胞内所至。少数可见指端粗厚、重症肌无力和骨质疏松。

6. 其他　女性有月经减少或闭经，男性有阳痿。外周血淋巴细胞增多等。小部分患者有典型的对称性黏液性水肿，局部皮肤增厚变粗，可伴继发感染和色素沉着。

二、甲状腺肿大

多呈弥漫、对称性肿大，质软、久病者韧，随吞咽而上下移动；无压痛；左右叶上下极可有震颤和血管杂音。少数不对称或无甲状腺肿大或甲状腺位于胸骨后纵隔内者，需用放射性核素扫描或X线检查确定。

三、眼征

约有25%~50%伴有眼征，部分可为单侧，按病变程度可分为单纯性（良性、非浸润性）和浸润性（恶性）突眼两类。

1. 单纯性突眼　主要与交感神经兴奋和TH的β肾上腺素能样作用致眼外肌和提上睑

肌张力增高有关。常无明显症状，仅有下列眼征：①眼球向前突出，突眼度一般不超过18mm（正常 <16mm）；②眼裂增宽，瞬目减少（Stellwag 征）；③上眼睑退缩，双眼向下看时上眼睑不能及时随眼球下落（von Graefe 征）；④向上看时前额皮肤不能皱起（Joffroy 征）；⑤两眼看近物时，眼球辐辏不良（Mobius 征）。

2. 浸润性突眼　多见于成人，预后较差。常因眶内软组织肿胀、增生和眼肌明显病变所致。常有明显症状，如眼内异物感、眼部胀痛、畏光、流泪、复视及视力减退等。眼征较单纯性更明显，突眼度可达 30mm，左右眼可不等（相差 >3mm），常伴眼睑肿胀肥厚，闭合不全，结膜充血水肿，角膜溃疡或全眼球炎，甚至失明。

【特殊临床表现及类型】

1. 甲状腺危象　是甲亢恶化时的严重表现。其发病原因有：①血 TH 迅速明显升高；②机体对 TH 的耐受性下降；③肾上腺素能神经兴奋性增高。主要诱因为感染、手术、放射性碘治疗等应激状态。临床见高热（>39℃）、心率快（140~240 次/分）、烦躁不安、大汗淋漓、厌食、恶心、呕吐、腹泻，继而出现虚脱、休克、嗜睡或谵妄，甚至昏迷。部分可伴有心力衰竭、肺水肿，偶有黄疸。白细胞总数及中性粒细胞常升高。血 T_3、T_4 升高，TSH 显著降低，但病情轻重与 TH 值不平行。

2. T_3 型和 T_4 型甲亢　T_3 型甲亢的特征为血清总 T_3（TT_3）与游离 T_3（FT_3）均增高，而血清总 T_4（TT_4）、游离 T_4（FT_4）正常；甲状腺摄 ^{131}I 率正常或偏高，但不受外源性 T_3 抑制；症状较轻。T_4 型甲亢以血 TT_4、FT_4 升高，TT_3、FT_3 正常或偏低为特征，可能与 T_4 转换为 T_3 减少有关。

3. 亚临床型甲亢　其特点是血 T_3、T_4 正常，TSH 降低。本症可能是本病早期或经药物、手术或放射碘治疗控制后的暂时性临床表现，但也可持续存在。少数可进展为典型甲亢。无症状，一般也不必治疗，但需随访。

4. 甲亢性心脏病　甲亢者约 10%~22% 表现为心脏扩大、心律失常或出现心力衰竭。甲亢控制后心脏可恢复正常。

5. 淡漠性甲亢　多见于老人。起病隐袭，高代谢症候群、眼征及甲状腺肿均不明显。主要表现为神志淡漠、乏力、嗜睡、反应迟钝、明显消瘦或仅有腹泻、厌食或房颤。部分可合并心绞痛、心肌梗死，更易与冠心病相混淆，易误诊而发生甲状腺危象。

6. 妊娠期甲亢　妊娠期因甲状腺结合球蛋白（TBG）增高，引起 TT_3 和 TT_4 增高，故诊断应依据 FT_3、FT_4 和 TSH。因妊娠期有其特殊性，应注意一过性妊娠呕吐甲亢、产后甲亢等。

【实验室及其他检查】

1. 血清甲状腺激素测定

（1）TT_3 和 TT_4　两者是反映甲状腺功能的良好指标，甲亢时升高，甲状腺功能减退（简称甲减）时降低。由于绝大部分 T_3 和 T_4 是与蛋白结合的，因此其浓度也受蛋白结合容量，尤其是甲状腺结合球蛋白（TBG）的影响而随之升降（妊娠、雌激素、病毒性肝炎时升高，雄激素、低蛋白血症等时降低）。TT_3 较 TT_4 更为灵敏，更能反映本病的程度与预后。成人正常值：放射免疫法（RIA）：TT_3 为 1.8 ~ 2.9nmol/L（115 ~ 190ng/dl），TT_4 为 65 ~ 156 nmol/L（5 ~ 12μg/dl）；免疫化学发光法（ICMA）：TT_3 为 0.7 ~ 2.1 nmol/L（44.5 ~ 136.1ng/dl），TT_4 为 58.1 ~ 154.8 nmol/L（4.5 ~ 11.9μg/dl）。

（2）FT_3 和 FT_4 两者是血中甲状腺激素的活性部分，能直接反映甲状腺功能状态，且不受血中 TBG 浓度和结合力的影响。甲亢时升高，甲减时降低。成人正常值：RIA 法：FT_3 为 30 ~ 90 pmol/L（0.19 ~ 0.58ng/dl），FT_4 为 90 ~ 250 pmol/L（0.7 ~ 1.9ng/dl）；ICMA 法：FT_3 为 2.1 ~ 5.4 pmol/L（0.14 ~ 0.35ng/dl），FT_4 为 9.0 ~ 23.9 pmol/L（0.7 ~ 1.8ng/dl）。

2. TSH 测定 它既是反映甲状腺功能状态，也是反映下丘脑 – 垂体 – 甲状腺轴功能的敏感指标。尤其对亚临床型甲亢和甲减的诊断具有更重要意义。也是区别原发性或继发性甲亢最敏感的指标，甲状腺性甲亢时降低，甲减时升高；垂体性甲亢时升高，甲减时降低。用免疫放射法（IRMA）测定 TSH（高敏 TSH，sTSH），正常值为 0.4 ~ 3.0 或 0.6 ~ 4.0 mU/L。用 ICMA 法测定 TSH 的灵敏度更高，正常值为 0.5 ~ 5.0mU/L。

3. 甲状腺自身抗体测定 未经治疗的患者血 TSAb 阳性检出率可达 80% ~ 100%，为早期诊断、判断复发及指导停药的重要指标。50% ~ 90% 的患者血中可检出 TGAb、TMAb 和（或）TPO – Ab，但滴度较低，如其长期持续阳性，且滴度较高则提示可能进展为自身免疫性甲减。

4. 促甲状腺释放激素（TRH）兴奋试验 GD 时 T_3、T_4 增高，反馈抑制 TSH，故 TSH 细胞不被 TRH 兴奋。如静脉注射 TRH 400μg 后 TSH 升高，可排除本病；如 TSH 不升高，则支持甲亢的诊断。

5. 甲状腺摄[131]I 率 甲亢时摄入率升高，且高峰前移，诊断符合率可达 90%。缺碘性甲状腺肿也可升高，但高峰不前移。亚急性甲状腺炎伴甲亢、碘甲亢和外源 TH 引起的甲亢则摄入率降低。本方法影响因素较多，碘和抗甲状腺药物等可使其降低；而长期服用女性避孕药则可升高。故测定前应禁碘并停用有关药物 1 ~ 2 个月以上。孕妇和哺乳期妇女禁用。正常值：3 小时 5% ~ 25%，24 小时 20% ~ 45%，高峰在 24 小时。

6. T_3 抑制试验 主要用于鉴别甲亢与单纯性甲状腺肿。方法：先测定摄[131]I 率，然后口服 T_3 20μg，每天 3 次，连续 6 天（或口服甲状腺片 60mg，每天 3 次，连续 8 天），再测摄[131]I 率，比较两次结果。正常人及单纯甲状腺肿者下降 50% 以上，甲亢患者下降不足 50%。有冠心病和甲亢性心脏病者禁用。

7. 其他检查 超声、放射性核素扫描、CT、MRI 等有助于甲状腺、异位甲状腺肿和球后病变性质的诊断。如鉴别困难时，可用细针穿刺活检鉴别。

【诊断与鉴别诊断】

一、诊断

典型者根据高代谢症群、甲状腺肿大及 T_3、T_4 增高可确诊为甲亢。甲亢患者如甲状腺肿大呈弥漫性，TSH 降低，GD 甲亢可成立，如伴浸润性突眼、TRAb 阳性、胫前黏液性水肿等可进一步支持诊断。详见图 37 - 1。

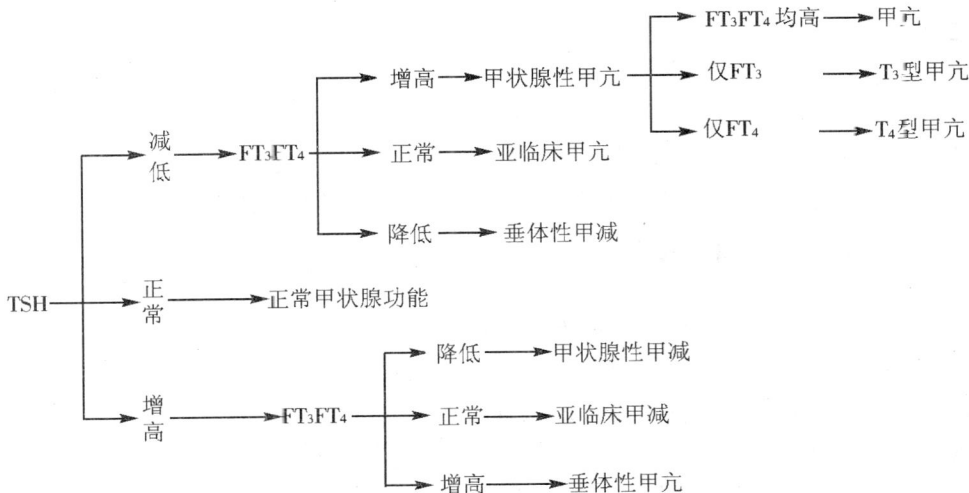

图 37 - 1　甲状腺功能诊断流程图

二、鉴别诊断

1. 与引起甲状腺功能亢进的其他疾病鉴别　其他引起甲状腺功能亢进常见的疾病除甲亢症状轻、常无突眼外，尚各有以下特点。

（1）慢性淋巴细胞性甲状腺炎　又称桥本（Hashimoto）甲状腺炎或自身免疫性甲状腺炎。多见于中年女性。甲状腺弥漫肿大，尤其是峡部肿大更为明显，质较坚实。TGAb、TPO - Ab 阳性，且滴度较高。B 超显示甲状腺内部不均匀低密度回声，核素扫描显示甲状腺功能减低，甲状腺细针穿刺可见成堆淋巴细胞。本病常可逐渐发展成甲减。

（2）毒性甲状腺腺瘤　多见于老年患者。甲状腺结节可单个或多个，质地较韧，多为 T_3 型甲亢。甲状腺摄[131]I 率可正常或轻度升高，且不被 T_3 抑制试验所抑制。甲状腺扫描为"热"结节，周围组织的摄碘功能受抑制。

（3）亚急性甲状腺炎　其发病与病毒感染有关，多有发热，短期内甲状腺肿大，触之坚硬而疼痛。血沉增高，白细胞正常或升高。摄碘率可降至 5% ~10% 以下，TGAb、TPO - Ab 正常或轻度升高。

（4）多结节性毒性甲状腺肿　多见于中老年患者。甲状腺肿大常不明显，但可扪及结节。TH 增高，TSH 低下，TRH 兴奋试验无反应。甲状腺扫描为浓聚和缺损。首选[131] I 治疗。

2. 单纯性甲状腺肿　甲状腺虽肿大，但无甲亢症状。摄碘率可增高，但高峰不前移，可被 T_3 抑制。T_3、T_4、TSH 均正常。

3. 神经症　可有心悸、出汗、急躁、失眠等类似甲亢的表现，但安静时心率不快，无甲状腺肿及突眼。甲状腺功能正常。

4. 其他　以消瘦、低热为主要表现者，应与结核、恶性肿瘤相鉴别；腹泻者应与慢性结肠炎、结肠癌相鉴别；心律失常应与风湿性心脏病、冠心病、病毒性心肌炎相鉴别；突眼应与眶内肿瘤、慢性肺心病等相鉴别。

【治疗】

一、一般治疗

适当休息、避免精神紧张及过度劳累。补充足够热量和营养，包括糖、蛋白质和维生素及钙、磷。避免高碘食品及药物。精神紧张和失眠患者可酌用镇静剂。

二、甲状腺功能亢进的治疗

包括抗甲状腺药物、放射性碘、手术治疗及其他药物治疗4种。

（一）抗甲状腺药物（ATD）治疗

通常分为硫脲类和咪唑类两类。硫脲类有丙硫氧嘧啶（propylthiouracil，PTU）；咪唑类有甲巯咪唑（methimazole，MMI，他巴唑）和卡比马唑（carbimazole，CMZ，甲亢平）。此两类药均能抑制甲状腺过氧化物酶活性，抑制碘化物形成活性碘，从而阻滞 TH 合成。其中PTU 还能阻抑 T_4 转换成 T_3，故严重病例或甲状腺危象时首选。

1. 适应证　①病情轻、甲状腺呈轻、中度肿大者；②年龄 <20 岁，或孕妇、年迈体弱或合并严重心、肝、肾等疾病而不宜手术者；③术前准备；④术后复发而不宜用^{131}I 治疗者；⑤辅助^{131}I 治疗。

2. 剂量与疗程　疗程有明显个体差异，通常在 1.5～2.5 年或以上，可分为初治、减量和维持期 3 个阶段。

（1）初治期　PTU 300～450mg/d，或 MMI、CMZ 30～45 mg/d，分2～3 次口服，至症状缓解，TH 恢复正常开始减量。此期约需 1～3 个月。

（2）减量期　每2～4 周减量 1 次，每次减 PTU 50～100mg，另两种 5～10mg，直至症状完全消除，体征明显好转后再减至最小维持量。此期约需 2～3 个月。

（3）维持期　PTU 50～100mg/d，后两种 5～10mg/d。定期随访，适当调整药量。停药前将维持量减半，以免复发。治疗中如症状缓解可加用左甲状腺素（L-T_4）25～50μg/d或甲状腺片 20～40mg/d 以控制甲状腺肿或突眼恶化。此期约需 1～1.5 年或更长。

3. 不良反应

（1）粒细胞减少　严重时出现粒细胞缺乏症，PTU 最少见，多发生在用药后 2～3 个月内，也可见于任何时期。故应定期检查白细胞，及时使用鲨肝醇、利血生等升白细胞药物。如白细胞低于 $3×10^9$/L 或中性粒细胞低于 $1.5×10^9$/L，应停药。

（2）药疹　较为常见，可加用抗组胺药物或糖皮质激素，重者应停药。

（3）肝损伤　少数见 ALT 升高，甚至肝坏死，应立即停药。

如药量过大，或未及时减量，可见怕冷、浮肿、TH 降低等甲减表现，应及时减量并加用甲状腺制剂。

4. 复发与停药　复发是指甲亢完全缓解，停药半年后又有反复者，多在停药后 1 年内发生，复发率约40%～60%。停药的指征：①经治疗后肿大的甲状腺明显缩小；②所需的药物维持量小；③血 T_3、T_4、TSH 长期测定在正常范围内；④T_3 抑制试验转为正常；⑤

TSAb 转阴。

（二）放射性^{131}I 治疗

甲状腺能高度摄取和浓集碘，^{131}I 释出的 β 射线（在组织内的射程约 2mm）可破坏甲状腺滤泡上皮而减少 TH 分泌，并可抑制甲状腺内淋巴细胞的抗体生成。

1. 适应证　①中度甲亢；②年龄 > 25 岁；③因抗甲状腺药的不良反应而停用者，或长期治疗无效或治疗后复发者；④不宜手术，或不愿手术者和术后复发者；⑤某些高功能性甲状腺瘤及结节。

2. 禁忌证　①年龄 < 25 岁；②妊娠、哺乳期妇女；③有严重的心、肝、肾疾患或功能衰竭，或活动性肺结核者；④活动性浸润性突眼；⑤甲状腺危象；⑥周围血白细胞总数 < 3 × 10^9/L，中性粒细胞总数 < 1.5 × 10^9/L 者。

3. 剂量与疗程　据估计的甲状腺重量及最高摄^{131}I 率推算剂量。治疗后 2～4 周症状减轻，3～4 个月后完全缓解者约 60%。若半年后仍未缓解者可再次治疗。

4. 并发症

（1）甲状腺功能减退　早期因腺体破坏，后期由于自身免疫反应所致，一旦发生均需用 TH 替代治疗。

（2）甲状腺危象　见于重症甲亢患者，故对其宜先用抗甲状腺药物控制症状，待病情改善后再用本疗法。

（三）手术治疗

甲状腺次全切除术的治愈率可 > 70%。

1. 适应证　①中、重度甲亢，长期服药无效，停药后复发，或不愿长期服药者；②甲状腺显著肿大，压迫邻近器官；③胸骨后甲状腺肿伴甲亢者；④结节性甲状腺肿伴甲亢者。

2. 禁忌证　①严重浸润性突眼者；②合并较重的心、肝、肾、肺疾病，不能耐受手术者；③妊娠早、晚期；④手术后复发者。

3. 术前准备　必须先用药物治疗至症状控制，心率 < 80 次/分，T_3、T_4 正常。于术前 7～10 天加服复方碘液，每次 3～5 滴，每天 3 次，以减少术中出血和避免术后危象。

4. 并发症　创口出血、呼吸道梗阻、感染、甲状腺危象、喉上与喉返神经损伤、甲状旁腺功能减退、甲状腺功能减退（约 10%～15%）及突眼征恶化等。

（四）其他药物治疗

1. β 受体阻滞剂　改善甲亢症状的机制：①阻滞 β 受体，减慢心率，近期疗效显著；②抑制 T_4 转换为 T_3。适用于各类甲亢，尤其是心室率增快者，也可用于甲状腺危象，^{131}I 治疗前后及手术前准备。常用药有普萘洛尔 10mg，每天 3 次。支气管哮喘或喘息型支气管炎患者禁用。

2. 复方碘液　能减少甲状腺充血，阻抑 TH 释放，抑制 TH 合成以及外周 T_4 向 T_3 转换，但作用暂时，2～3 周内症状减轻，继后甲亢症状反而加重，延长药物控制甲亢的时间，故仅适用于甲状腺危象及手术前准备。

三、浸润性突眼的治疗

严重突眼不宜行甲状腺次全切除术，慎用[131]I 治疗。主要治疗措施：

1. 保护眼睛　戴有色眼镜，睡眠时用抗生素眼膏或眼罩，预防结膜、角膜炎。用 0.5%甲基纤维素或 0.5%氢化可的松滴服。

2. 减轻局部水肿　高枕卧位，限制食盐，使用利尿剂。

3. 甲状腺制剂　用以调整下丘脑－垂体－甲状腺轴，口服甲状腺片 30~60mg/d，或 L－T_4 25~75 μg/d，剂量递减，维持 1~3 年。

4. 免疫抑制剂　泼尼松 10~20mg，每天 3 次，症状好转后减量。1 个月后减至 10~20mg，每天或隔天给最小维持量而后逐渐停药。严重病例可静脉滴注。其他如环磷酰胺、硫唑嘌呤、环孢素等也可试用。

另有生长抑素类似物如奥曲肽、球后或结膜下局部注射免疫抑制剂、手术或球后放射治疗等。

四、甲状腺危象的治疗

去除诱因（积极防治感染和做好术前准备），积极治疗甲亢是预防危象发生的关键。抢救措施：

1. 抑制 TH 合成　使用大量抗甲状腺药物，首选 PTU，首剂 600mg 口服或胃管注入，继后每 6~8 小时 200mg。症状缓解后减至一般剂量。

2. 抑制 TH 释放　服抗甲状腺药物后 1~2 小时再加用复方碘溶液，首剂 30~60 滴，以后每 6~8 小时 5~10 滴。或用碘化钠（sodiumiodide）0.5~1.0g，加入 5% 葡萄糖盐水中静脉滴注 12~24 小时，逐渐减量，一般使用 3~7 天。

3. 迅速阻滞儿茶酚胺释放，降低周围组织对甲状腺激素的反应　普萘洛尔 10~40mg，每 4~6 小时口服 1 次或静脉滴注利血平 0.5~1mg 等。

4. 肾上腺皮质激素　抑制 T_4 转换为 T_3，阻滞 TH 释放；降低周围组织对 TH 的反应；增强机体的应激能力。常用氢化可的松 100mg，加入 5% 葡萄糖盐水中静脉滴注，每 6~8 小时 1 次。

5. 对症治疗　降温、镇静、保护脏器功能，防治感染等。

6. 其他　减低血 TH 浓度可选用血液透析、腹膜透析或血浆置换等措施。

五、妊娠期甲亢的治疗

1. ATD 治疗可用于妊娠全程和哺乳期，因 PTU 通过胎盘和进入乳汁均少于 MMI，故应首选。

2. 必要时可在妊娠中期做甲状腺次全切除术。

3. 禁用放射性碘治疗。

4. 合用 L－T_4 不能预防胎儿甲减，因其通过胎盘量极少。

第三十八章

糖 尿 病

糖尿病（diabetes mellitus，DM）是由于多种病因引起以慢性高血糖为特征的内分泌代谢病。高血糖是由于胰岛素分泌缺陷和（或）其生物效应降低（胰岛素抵抗）所致。典型临床表现为多尿、多饮、多食及消瘦。高血糖长期持续将引起多系统损害：肾、眼、心血管、神经等损害、功能不全或衰竭。病情严重或应激时可发生急性代谢紊乱，例如酮症酸中毒、高渗性昏迷等，且易并发各种感染。

糖尿病是常见病、多发病，患病人数正随着人民生活水平的提高、人口老龄化、生活方式的改变以及诊断技术的进步而迅速增加。1980 年我国糖尿病患病率为 0.67%。1996 年全国 11 省市流行病学调查糖尿病患病率为 3.21%，糖耐量减退（IGT）患病率为 4.76%。2003 年 WHO 报告，全世界约有 1.94 亿糖尿病患者，预测至 2025 年将上升为 3 亿。糖尿病已成为发达国家中继心血管病和肿瘤之后的第三大非传染性疾病，是严重威胁人类健康的世界性公共卫生问题之一。

【糖尿病分类】

糖尿病的分类目前采用 1999 年 WHO 分类标准（表 38-1）。本章主要介绍 1 型糖尿病及 2 型糖尿病。

表 38-1 　　　　　　　糖尿病的分类（1999，WHO）

一、1 型糖尿病
（胰岛 β 细胞破坏，通常导致胰岛素绝对缺乏）
1. 自身免疫性：急性型、缓发型
2. 特发性
二、2 型糖尿病
（胰岛素抵抗为主伴胰岛素相对缺乏，或胰岛素分泌不足为主伴有胰岛素抵抗）
三、特殊类型糖尿病
1. 胰岛 β 细胞功能遗传缺陷
2. 胰岛素作用遗传缺陷
3. 胰腺外分泌疾病
4. 内分泌疾病
5. 药物或化学制剂所致糖尿病
6. 感染
7. 少见型免疫介导性糖尿病
8. 其他伴有糖尿病的遗传综合征
四、妊娠糖尿病（GDM）

1 型糖尿病可发生在任何年龄，但多见于儿童和青少年。临床特点为起病急，症状较明

显，易发生酮症酸中毒。起病初期血中胰岛细胞自身免疫标志性抗体阳性率高。胰岛素和 C 肽水平低于正常，糖刺激后分泌仍呈低平曲线。必须依赖胰岛素治疗。

2 型糖尿病可发生在任何年龄，多见于中、老年。大多数起病缓慢，临床症状较轻或缺如，无酮症酸中毒倾向，但在一定诱因作用下，也可发生酮症酸中毒或高渗性昏迷。胰岛细胞自身免疫标志性抗体阴性，空腹血浆胰岛素和 C 肽水平可正常、轻度降低或高于正常，糖刺激后呈延迟释放。通常以饮食控制、适量运动和口服降糖药治疗。当疗效欠佳或有并发症时亦需要用胰岛素控制高血糖。

【病因和发病机制】

糖尿病的病因和发病机制较为复杂，至今尚未完全明了。大部分病例为多基因遗传病。遗传易感性与环境因素共同参与其发病过程。

一、1 型糖尿病

其为遗传性自身免疫性疾病。遗传易感因素的存在是发病的基础。在环境因素，如病毒、毒物的直接作用或间接通过自身免疫反应，使 β 细胞受到损坏而导致胰岛素分泌绝对缺乏。1 型糖尿病在血清中可出现一组自身抗体：胰岛细胞抗体（ICA）、胰岛素自身抗体（IAA）、谷氨酸脱羧酶抗体（GAD – Ab）等。从人类染色体研究中已知 1 型糖尿病患者第六对染色体短臂上 HLA 某些位点出现频率增减，提示遗传属易感性倾向，且随种族而异。大量 HLA 研究总结认为 HLA – DR（3、4）抗原与 1 型糖尿病的关联最为重要。最近又发现 DQβ57 非天门冬氨酸和 DQα52 精氨酸可明显增强本病的易感性。

二、2 型糖尿病

其发病机制有两个基本环节：胰岛素抵抗和 β 细胞胰岛素分泌缺陷。不同患者该两环节出现的先后及程度各异。目前认为本病的发生发展可分为 4 个阶段。

1. 遗传易感性　2 型比 1 型糖尿病有更强的遗传易感性。属多基因遗传，其发病与环境因素有关。常见的环境因素有肥胖（尤其是腹部或内脏性肥胖）、少动、老龄、感染、精神应激等。

2. 高胰岛素血症和（或）胰岛素抵抗（IR）　IR 是指机体对一定量的胰岛素的生物学反应低于预计正常水平的一种现象。出现临床糖尿病前数年患者机体早已存在 IR。早期 β 细胞代偿性分泌更多的胰岛素，形成高胰岛素血症以维持正常血糖水平；此后 IR 加重，虽有高胰岛素血症仍代偿不足，从而出现高血糖（先餐后，后空腹）；最后 IR 仍然存在，β 细胞代偿功能衰竭，高胰岛素血症转为低胰岛素血症。胰岛素敏感的靶器官是肝脏、骨骼肌和脂肪等组织器官。当胰岛素受体的结合力以及受体有缺陷时，上述器官的胰岛素敏感性下降，使血糖升高。

正常人持续输入葡萄糖后胰岛素分泌呈双峰：①早期（开始 10 分钟）为第一相；②以后（约 90 分钟）为第二峰。胰岛素分泌异常时第一相缺失或减弱，第二峰延迟，表现为餐后低血糖，随病情进展血糖可逐渐升高，持续高血糖加重 IR。

3. 糖耐量减低（IGT）和空腹血糖受损（IFG）　　IGT 和 IFG 均是指介于正常血糖与糖尿病之间的中间代谢状态。IGT 是指餐后血糖增高，IFG 是指空腹血糖增高，但其增高的血糖值均低于糖尿病的诊断值（表 38－2）。现普遍将其视为糖尿病前期状态。目前公认，大部分 2 型糖尿病患者均经过 IGT 阶段，每年约有 1%～5% 发展成为 2 型糖尿病，甚至可达 12%。IGT 者患高血压、冠心病的危险性也较葡萄糖耐量正常者高。

4. 临床糖尿病期　　血糖升高并达到糖尿病的诊断标准。

【病理解剖】

胰岛 β 细胞数量减少，细胞核深染，胞浆颗粒减少。胰岛内毛细血管旁有纤维组织增生。此病理改变以 1 型糖尿病较明显，2 型较轻。部分 1 型病例，胰岛及其周围可见淋巴细胞及粒细胞浸润，称为胰岛炎。

多数糖尿病患者出现全身小血管和微血管病变，称为糖尿病性微血管病变，常见于视网膜、肾、神经等。病变特征为毛细血管基底膜增厚，常伴有微循环异常。糖尿病患者的六、中血管病变主要是动脉粥样硬化，称为糖尿病性大血管病变。

糖尿病性神经病变以周围神经最为常见，神经纤维呈轴突变性，继以节段性或弥漫性脱髓鞘改变。病变有时累及神经根、椎旁交感神经节和脑神经。脊髓和脑实质病变罕见。

【病理生理】

糖尿病的基本病理生理改变为胰岛素的绝对或相对不足及胰岛素作用减低，即胰岛素靶组织对胰岛素的抵抗，由此而引起机体一系列的代谢紊乱。

糖代谢紊乱是由于胰岛素不足，故葡萄糖的利用减少，肝糖原合成减弱而分解加强，糖异生作用加强，使血糖升高。调节血糖平衡的激素除胰岛素（降糖）外，尚有胰高血糖素、皮质醇、生长激素及肾上腺素等，但这些激素均能拮抗胰岛素，是为升糖激素。患糖尿病时体内这些激素，特别是胰高血糖素常增高，亦促发高血糖症。脂肪代谢方面，由于胰岛素不足，脂肪组织摄取葡萄糖及从血浆移除甘油三酯减少，脂肪合成减少。脂蛋白酯酶活性低下，血游离脂肪酸、甘油三酯浓度升高。高胆固醇血症、LDL、VLDL 增高为糖尿病患者并发动脉粥样硬化的重要物质基础。在胰岛素极度缺乏时，脂肪组织大量动员分解，产生大量酮体。蛋白质代谢方面，合成减弱，分解加速，导致负氮平衡。持久高血糖可使蛋白发生过度非酶糖化，引起组织缺氧，纤维蛋白原和血小板以及组织胶原蛋白糖化增高，可导致血黏度增加、血流瘀滞、抗凝机制异常和自由基增加等，凡此均与糖尿病大小血管慢性并发症的发生密切相关。

【临床表现】

糖尿病系慢性进行性疾病，除 1 型起病较急外，2 型一般起病徐缓，轻症早期常无症状，至症状出现或确诊后常历时数年至数十年不等。有时可始终无症状，直至严重并发症而在临终前才被发现患有糖尿病。

1. 典型症状"三多一少"　　即多尿、多饮、多食及体重减轻。血糖升高，因渗透性利尿引起多尿，继而因口渴而多饮。为补偿损失的体内糖分以维持机体活动，常出现易饥多食。体内葡萄糖不能利用，蛋白质和脂肪消耗增多，引起乏力、体重减轻。可有皮肤瘙痒，尤其是外阴瘙痒。高血糖可使眼房水、晶体渗透压改变而至视力模糊。此外，常见女性月经失调、男性阳痿等。

2. 反应性低血糖　部分早期 2 型糖尿病患者进食后胰岛素分泌高峰延迟，餐后 3～5 小时血浆胰岛素明显升高，引起反应性低血糖。

【并发症】

糖尿病并发症分为急性、慢性并发症和感染 3 类。

一、急性并发症

酮症酸中毒、糖尿病高渗性非酮症昏迷、乳酸性酸中毒等（详见后文）。

二、慢性并发症

糖尿病的慢性并发症遍及全身各组织器官，并与遗传易感性有关。其发生与糖尿病发病年龄、病程长短、代谢紊乱和病情控制程度有关。这些并发症可单独或以不同组合同时或先后出现。英国糖尿病前瞻性研究（UKPDS）发现约一半新诊断的 2 型糖尿病已有不同类型、不同程度的慢性并发症。

1. 糖尿病肾病　毛细血管间肾小球硬化症是主要的糖尿病微血管病变之一，也是 1 型糖尿病患者的主要死因。按病情发展，临床上可分为 5 期。Ⅰ期：高灌注期，肾增大，肾小球滤过率增加，若有良好治疗，可恢复正常。Ⅱ期：发生毛细血管基底膜增厚，尿微量蛋白排泄呈间歇性增高。Ⅲ期：早期糖尿病肾病期，出现持续微量白蛋白尿，即尿白蛋白排泄率（UAER）介于 20～200μg/min（正常人 <10μg/min）。Ⅳ期：临床糖尿病肾病期，尿蛋白逐渐增多，UAER >200μg/min，尿蛋白 >0.5g/24h，可伴有浮肿和高血压，渐呈肾病综合征表现，肾功能逐渐减退。Ⅴ期：肾小球滤过率下降，肾功能不全，最终发生肾衰竭。

2. 糖尿病视网膜病变　此为糖尿病微血管病变的又一重要表现。病程超过 10 年者，大部分合并程度不等的视网膜病变。按眼底改变可分为两大类：①非增殖型（又称背景性或单纯性）：病变局限于视网膜内。可见微血管瘤、出血、渗出。②增殖型：病变至少有部分向内伸延超过内界膜，可见玻璃体出血、机化物增生及视网膜脱离，是糖尿病失明的主要原因。

3. 糖尿病性心脏病变　糖尿病患者所并发或伴发的心脏病，是在糖、脂肪等代谢紊乱的基础上所发生的心脏大血管、微血管及神经病变。2 型糖尿病死于心血管并发症者占 70% 以上。

（1）糖尿病合并冠心病　糖尿病患者合并冠心病者较非糖尿病患者高 4 倍，病死率高 6 倍左右，且发病年龄早、病情发展快，易发生心肌梗死。约有 1/3 的心肌梗死患者可为无痛性心肌梗死，易误诊而增加死亡率。

（2）糖尿病性心肌病　由于心肌微血管病变所致心肌广泛性缺血、坏死、纤维化等，称为糖尿病性心肌病。其表现为心脏扩大、心功能不全、心律失常和猝死。

（3）糖尿病心脏自主神经病变 常表现为静息性心动过速、心率固定、直立性低血压等心血管自主神经功能失调。

4. 糖尿病性脑血管病变 糖尿病人群中动脉粥样硬化的发病率高、发病早、病情进展快，主要侵犯主动脉、冠状动脉、脑动脉和肢体外周动脉。其中脑血管病变多见脑梗死，尤其是腔隙性脑梗死、脑血栓形成，其次为脑出血。如反复发生脑梗死或小灶性出血，可导致脑萎缩、脑软化而致老年性痴呆。

5. 糖尿病性神经病变 神经病变常可累及神经系统的任何一部分，其中以周围神经和自主神经的损害最为常见。其发病率占糖尿病患者的60%以上。

（1）周围神经病变 常损害四肢的末梢部位，曾称为末梢神经炎。其特点为多发性、对称性、下肢比上肢严重。早期患者有肢端感觉异常，如麻木、灼热感、痛觉过敏或自发疼痛，呈袜套、手套样分布。肌电图上可表现为神经传导速度减慢。后期神经损害加重，肌力、肌张力减弱，肌肉萎缩，腱反射可减弱或消失。也可见单神经受损，如面神经、动眼神经麻痹等。

（2）自主神经病变 近年来发现自主神经损害发生较早，且发生率较高。常表现为饭后腹胀、胃轻瘫、顽固性腹泻、便秘或两者交替出现等胃肠动力障碍；尿失禁、尿潴留、阳痿等泌尿和性功能减退；出汗异常也很常见。

6. 其他眼病 白内障是糖尿病患者双目失明的主要原因之一。此外，糖尿病还常伴青光眼和黄斑病等。

7. 糖尿病足 糖尿病足为糖尿病较为特征性的病变。常因下肢末梢神经病变及细菌感染，即使轻微损伤也长期不愈合或易形成慢性溃疡。部分因下肢动脉逐渐狭窄，管壁增厚，供血减少，出现下肢疼痛和间歇性跛行，体检时足背动脉搏动减弱或消失，严重者可导致下肢肢端坏死，常需截肢。

三、感染

糖尿病患者免疫功能降低，易合并各种感染。感染又可加重糖尿病病情。常见的感染有：

1. 化脓性细菌感染 多见于皮肤化脓性感染如疖、痈，其他如牙周炎、齿槽脓肿、上呼吸道感染、肺部感染、尿路感染、胆道感染等。慢性感染常顽固、难治、反复发作；急性感染易扩散引起败血症、脓毒血症等。

2. 肺结核 糖尿病合并肺结核者比非糖尿病患者高4~5倍。病灶易扩散、易形成空洞，且疗效差，需胰岛素和抗痨药物联合治疗。

3. 真菌感染 常见的真菌感染如体癣、甲癣等。真菌性肠炎、泌尿道及呼吸道真菌感染常为重症患者的死因。女性常见真菌性阴道炎。

糖尿病常合并高血压，1998年UKPDS报告在5000余例2型糖尿病中伴发高血压者达38%。美国统计60%~65%的糖尿病者有高血压。合并高血压可加重心脑血管病，也可加重糖尿病肾病。

【实验室及其他检查】

1. 尿糖 尿糖阳性是诊断糖尿病的重要线索，但非诊断依据。通常尿糖可供调整降糖药物剂量的参考。然而并发肾小球硬化症时，血糖虽升高，而尿糖可呈假阴性。反之，肾糖阈降低时（如妊娠），血糖虽正常，尿糖可呈阳性。

2. 血葡萄糖（血糖）测定 常用葡萄糖氧化酶法。可用血浆、血清或全血。诊断时主张用静脉血浆测定空腹血糖（FPG）、餐后 2 小时血糖（2hPG），是诊断糖尿病的主要依据。FPG 正常范围为 $3.9 \sim 5.6 mmol/L$。血糖测定也是长期监控病情和判断疗效的主要指标，常采用微量血糖计进行家庭血糖自我监控。

3. 口服葡萄糖耐量试验（OGTT） 当血糖高于正常范围而又未达到糖尿病诊断标准（表 38 - 2）者，须做 OGTT。OGTT 应在清晨进行，禁食至少 8 小时以上。WHO 推荐成人口服葡萄糖 75g，溶于 $250 \sim 300ml$ 水中，5 分钟内饮完，抽取空腹及餐后 2 小时静脉血，测血浆葡萄糖，用以诊断糖尿病或糖调节受损。儿童按每千克体重 1.75g 计算，总量不超过 75g。为了更全面了解糖代谢功能，临床上常抽取 5 次（空腹、服糖后 0.5 小时、1 小时、2 小时及 3 小时）静脉血，测定其血浆葡萄糖。

4. 糖化血红蛋白 A_1（$GHbA_1$）测定 糖化血红蛋白是血红蛋白与葡萄糖的非酶糖基化的产物，其生成量与血糖浓度呈正相关。$GHbA_1$ 有 a、b、c 三种，以 $GHbA_1c$ 为主，正常值约为 $4.8\% \sim 6\%$。由于红细胞的寿命为 120 天，因此本测定可反映取血前 $8 \sim 12$ 周的平均血糖状况，可弥补血糖测定只反映瞬时血糖值的不足，是监测糖尿病病情的重要指标。

5. 血浆胰岛素、C 肽测定 正常人空腹血浆胰岛素浓度为 $5 \sim 15 \mu U/ml$。1 型糖尿病者明显降低，2 型糖尿病可呈现高、正常及低的变化。在 OGTT 测血糖的同时测血浆胰岛素，称胰岛素释放试验，可观察胰岛 β 细胞对葡萄糖刺激的反应能力，即 β 细胞的贮备功能。正常人服葡萄糖后 $30 \sim 60$ 分钟达高峰，峰值比基础值（空腹值）高 $5 \sim 10$ 倍，$3 \sim 4$ 小时恢复到基础水平。1 型糖尿病呈无峰值的低平曲线。

C 肽是从胰岛素原裂解后的肽链，和胰岛素等分子分泌，故能反映胰岛素的水平，且不受外源性胰岛素及其抗体的影响，也能较好地反映胰岛 β 细胞的功能情况。在做 OGTT 时同时测定血清 C 肽称为 C 肽释放试验。正常人餐后 $30 \sim 60$ 分钟 C 肽升高 $5 \sim 6$ 倍。

6. 自身免疫反应的标志性抗体 ICA、IAA 和 GAD - Ab，$85\% \sim 90\%$ 的 1 型糖尿病在发现高血糖时，其中一种或几种自身抗体可阳性。

7. 其他检查 糖尿病患者应进行血脂及心、肝、肾等有关检查。眼底血管荧光造影可发现早期视网膜病变。肌电图及运动神经传导速度可发现糖尿病周围神经病变。尿白蛋白排泄率测定有助于糖尿病肾病的早期诊断。疑有酮症酸中毒、非酮症高渗性昏迷者应进行尿酮体、血气分析、CO_2 结合力、血电解质、血浆渗透压等检测。

【诊断与鉴别诊断】

一、诊断

我国目前采用 1999 年 WHO 标准，见表 38 - 2。

表 38－2　　　　　　　DM、IFG 和 IGT 的诊断标准（1999 年，WHO）

[mmol/L（mg/dl）]

糖尿病（DM）
FPG≥7.0（≥126），或者
OGTT 2hPG 或随机血糖＊≥11.1（≥200）
空腹血糖减损（IFG）＊＊
FPG≥6.1（≥110）且＜7.0（＜126）
2hPG＜7.8（＜140）
糖耐量减低（IGT）＊＊
FPG＜7.0（＜126）
OGTT 2hPG≥7.8（≥140）且＜11.1（＜200）

注：＊随机指餐后任何时间。

　　＊＊注意随机血糖不能用于诊断 IFG 和 IGT。

对无症状的患者而言，必须有两次血糖异常才能做出诊断。

二、鉴别诊断

主要与其他原因引起的尿糖阳性、血糖增高和特殊类型糖尿病相鉴别。

1. 肾性糖尿　　因肾糖阈降低所致，虽尿糖阳性，但血糖及 OGTT 正常。

2. 继发性糖尿病　　肢端肥大症（或巨人症）、库欣综合征、嗜铬细胞瘤可分别因生长激素、皮质醇、儿茶酚胺分泌过多，对抗胰岛素而引起继发性糖尿病或糖耐量异常。

3. 药物引起高血糖　　糖皮质激素、噻嗪类利尿剂、呋塞米、水杨酸制剂、磺胺药、利血平、β 受体阻滞剂、口服避孕药等都可抑制胰岛素释放或对抗胰岛素的作用，引起糖耐量减低，血糖升高，尿糖阳性。

4. 其他　　甲状腺功能亢进症、胃空肠吻合术后，因碳水化合物在肠道吸收快；弥漫性肝病患者，葡萄糖转化为肝糖原功能减弱，肝糖原贮存减少，均在进食后 1/2～1 小时血糖高于正常，出现糖尿，但空腹、餐后 2 小时血糖正常。急性应激状态时，出现一过性血糖升高，尿糖阳性。

【治疗】

目前糖尿病尚不能根治，但可控制，需终生治疗。应早期发现，早期治疗。后者的目标是使血糖、血脂、血压降至正常或接近正常，纠正代谢紊乱，消除糖尿病症状，防止或延缓并发症，提高生活质量，延长生命。表 38－3 可作为糖尿病病情控制良好与否的参考标准。

表 38－3　　　　　　血糖控制目标（2002 年亚太地区糖尿病政策组）

			理想	尚可	差
血浆葡萄糖	（mmol/L）	FPG	4.4～6.1	≤7.0	＞7.0
		2h PG	4.4～8.0	≤10.0	＞10.0
GHbA$_1$c	（%）		＜6.5	≤6.5～7.5	＞7.5

一、糖尿病的教育

教育对提高糖尿病患者的信心和自我保健能力以及自我护理是十分重要的。尽量为每一个患者制定一份教育计划，患者应知道：糖尿病的性质、症状；并发症及其危害性；基本治疗措施的有机结合；治疗目标；了解抗糖尿病药物的作用；血糖和尿糖自我监测的意义和技巧；如何应付低血糖反应；危重情况的警告信号；树立正确的抗病态度和信心等。

二、饮食治疗

饮食治疗是各型糖尿病的基础治疗。部分轻症患者只需饮食治疗即可达到理想或良好控制。其关键是控制每天摄入的总热量、合理搭配营养成分，定量定时进餐，以控制血糖、血脂和体重。

（一）据标准体重和工作性质确定每天所需的总热量

1. 标准体重 先按下列公式计算，切不可按患者的实际体重计算。

标准体重（kg）= 身高（cm）－105

2. 总热量 计算出标准体重后，参考患者的工作性质和具体情况计算每天所需的总热量，休息者每天每千克标准体重给热量为 105～125.5KJ（25～30kcal）；脑力劳动或轻体力劳动者给 125.5～146kJ（30～35kcal）；中等体力劳动者给 146～167kJ（35～40kcal）；重体力劳动者给 167kJ（40kcal）以上。计算热量时还应注意，肥胖者应适当减少，消瘦、有慢性消耗性疾病、营养不良者，儿童，孕妇，哺乳期妇女应酌情增加，同时在治疗中需根据病情作适当调整。

（二）营养成分的分配

1. 蛋白质 成人每天每千克标准体重 0.8～1.2g，占总热量的 12%～15%。孕妇、乳母、营养不良及有消耗性疾病者可增加至 1.5g 左右，小儿应每天每千克标准体重 2g 以上。为保证必需氨基酸的供给，动物蛋白质至少占 1/3。肾功能不全者减少蛋白含量。

2. 脂肪 糖尿病患者饮食应低脂、低胆固醇，每天每千克标准体重 0.6～1.0g，占总热量的 30% 以下。饱和脂肪、多价不饱和脂肪与单价不饱和脂肪的比例应为 1:1:1，每天胆固醇摄入量应低于 300mg。

3. 碳水化合物 可占总热量的 55%～60%，粗算碳水化合物每天 200～350g，细算可按以下公式：［每克碳水化合物、蛋白质均产热 16.7kJ（4kcal），每克脂肪产热 37.7kJ（9kcal）］

$$碳水化合物（g）= \frac{总热量（kcal）- 蛋白质（g）\times 4 - 脂肪（g）\times 9}{4}$$

提倡食用粗、杂粮，忌食用葡萄糖、蔗糖及其制品。

4. 其他 可多食富含维生素及可溶性纤维素的新鲜蔬菜、粗粮等。限制饮酒及食盐（每天 <10g）。

（三）三餐分配

根据个人的饮食习惯，可按 1/3、1/3、1/3 或 1/5、2/5、2/5 分配，也可按四餐或六餐分配。

三、运动治疗

长期坚持体育锻炼应作为糖尿病治疗的一项基本措施，适用于病情相对稳定者，尤其是适合于肥胖的 2 型糖尿病患者。运动可提高胰岛素的敏感性，并有降糖、降压、减肥等作用。运动量需在医生指导下确定。

四、口服降糖药物治疗

目前我国市场上的口服降糖药物：胰岛素促分泌剂（磺脲类和非磺脲类）、双胍类、α-葡萄糖苷酶抑制剂、噻唑烷二酮类等。其中部分可联合应用。

（一）胰岛素促分泌剂

1. 磺脲类（sulfonylureas，SU）　主要有甲苯磺丁脲（tolbutamide，D860）、格列本脲（glibenclamide，优降糖）、格列吡嗪（glipizide）、格列齐特（gliclazide）、格列喹酮（gliquidone）、格列美脲（glimepiride，亚莫利）等。

（1）作用机制　主要是刺激胰岛 β 细胞分泌胰岛素，还有加强胰岛素与受体结合的作用，增加靶组织对胰岛素的敏感性。SU 与位于胰岛 β 细胞膜上的相应受体结合后，关闭 ATP 敏感钾离子通道，细胞内的钾离子外流减少，细胞膜去极化，开放钙离子通道，细胞内钙离子增加，促进胰岛素释放。

（2）适应证　①经饮食与运动治疗未能良好控制的 2 型糖尿病患者，尤其是以胰岛素分泌不足为主者；②胰岛素治疗每天用量在 20U 以下者。本品对 1 型糖尿病无效，也不适用于 2 型糖尿病患者合并严重感染、酮症酸中毒、高渗性昏迷、大手术，伴有肝肾功能不全以及合并妊娠者。

（3）不良反应　以低血糖反应为主。常见于用量过大、使用长效制剂，或饮食不当时，老年患者和肝肾功能不全者尤易发生。部分患者可出现消化道反应、肝肾功能损害、贫血、白细胞减少、血小板减少、皮肤过敏、高胰岛素血症和体重增加。

（4）剂量　一般从小剂量开始，以后根据血糖水平调整，直至疗效满意为止。本类中格列本脲降糖作用最强，易发生低血糖。格列喹酮主要经肝脏代谢，适用于轻、中度肾功能不良者。本类药物需在餐前半小时服用。磺脲类降糖药治疗开始有效，以后无效者称为继发失效，多系胰岛 β 细胞功能衰竭所致，常需换用胰岛素治疗。

常用磺脲类药物剂量和作用时间的比较见表 38 - 4。

第三代磺脲类药格列美脲（glimepiride）也已用于临床。对心血管作用及低血糖反应较少。自小剂量开始，每日 1～4mg，顿服或分 2 次服。

表38-4 　　　　　　　　　　　磺脲类药物剂量和作用时间的比较

	化学名	商品名	剂量范围（mg/d）	每日服药次数	作用时间（h）			代谢
					开始	最强	持续	
第一代	甲苯磺丁脲	D860	500~3000	2~3	0.5	4~6	6~12	肝、肾
第二代	格列本脲	优降糖	2.5~15	1~2	0.5	2~6	16~24	肝、肾
	格列吡嗪	美吡哒	2.5~30	2~3	0.5~1	1~2	>6	肝、肾
	格列齐特	达美康	80~240	2	0.5	2~6	>12	肝、肾
	格列喹酮	糖适平	30~180	2~3	0.5	2~3	12	胆、肠95%，肾5%

2. 非磺脲类 此类药物也作用于胰岛素 β 细胞膜上的 ATP 敏感型钾离子通道，但结合位点与 SU 不同，降糖作用快而短，主要控制餐后高血糖。此类药有瑞格列奈（Repagilnide，诺和龙）和那格列奈（Netiglinide，唐力），剂量分别为每次 0.5~2mg、每次 120mg，每餐前 15 分钟内服用。轻中度肾功能不全者不必调整剂量。

（二）双胍类（biguanides，BG）

目前主要有二甲双胍（metformin），苯乙双胍（phenfomin，降糖灵）已基本被淘汰。

1. 作用机制 ①抑制肝糖异生及肝糖输出；②增加外周组织（肌肉等）对胰岛素的敏感性，促进葡萄糖摄取和利用；③抑制或延缓葡萄糖在胃肠道的吸收。

本类药能改善糖代谢、降低体重，但不增加血清胰岛素水平，对血糖在正常范围者无降血糖作用，与磺脲类联合使用可增强降血糖效果。

2. 适应证 ①主要适用于肥胖或超重的 2 型糖尿病患者；②1 型糖尿病患者在胰岛素治疗过程中如血糖波动大，加用本类药物可助血糖稳定，并能减轻体重。

3. 不良反应 ①胃肠道反应如恶心、呕吐、腹泻等，饭后服用或减少剂量可减轻；②少数可有过敏反应，表现为皮肤红斑、荨麻疹等；③因其能促进无氧糖酵解，乳酸产生增多，在肝、肾功能不全，低血容量休克或心力衰竭等缺氧情况时，可诱发乳酸性酸中毒。老年患者应慎用。孕妇和哺乳妇女不宜使用。

4. 用法及用量 二甲双胍每次 250mg，每天 2~3 次。如疗效不理想可适当增加剂量至 1.5~2.0g/d。餐后半小时服用。

（三）α-葡萄糖苷酶抑制剂（α-GDI）

主要有阿卡波糖（acarbose）及伏格列波糖（voglibose，倍欣）。

1. 作用机制 抑制小肠黏膜上皮细胞表面的 α-葡萄糖苷酶的活性，延缓碳水化合物的吸收而降低餐后高血糖。

2. 适应证 适用于 2 型糖尿病或 IGT，尤其是餐后高血糖为主者。1 型糖尿病用胰岛素时加用本药，可增加疗效，减少胰岛素剂量，避免发生餐前低血糖。

3. 不良反应 常见肠胀气、肛门排气增多及腹泻等。肝功能异常者慎用，胃肠功能障碍者忌用。儿童、孕妇、哺乳妇女不宜使用。

4. 剂量和用法 一般每次阿卡波糖 50mg 或伏格列波糖 0.2mg，每天 3 次，在进餐时与第一口饭一起嚼服。从小剂量开始可减少不良反应。

（四）噻唑烷二酮（thiazolidinedione，TZD）

TZD 也称格列酮类药物。有罗格列酮（rosiglitazone，RSG，文迪雅）和吡格列酮（pioglitazone，PIO，艾汀）。

1. 作用机制 主要通过结合和活化过氧化物酶体增殖物激活受体 γ（PPARγ）起作用，增强靶组织对胰岛素的敏感性，减轻 IR，故被视为胰岛素增敏剂。

2. 适应证 主要应用于 2 型糖尿病特别是有 IR 的患者。可单独使用，也可与磺脲类或胰岛素等联合应用。

3. 不良反应 偶见水肿和血液稀释性贫血。活动性肝病和心功能Ⅲ级或以上者不宜使用。

4. 剂量和用法 罗格列酮 4～8mg/d，每天一次或分次服用。吡格列酮每天服一次15～30mg。

五、胰岛素

（一）适应证

主要有：①1 型糖尿病；②2 型糖尿病患者经饮食控制，运动和口服降糖药治疗未获得良好控制；③糖尿病酮症酸中毒、高渗性昏迷和乳酸性酸中毒伴高血糖时；④合并重症感染、急性心肌梗死、脑血管意外等应激状态；⑤肝肾功能不全；⑥需外科治疗的围手术期；⑦妊娠和分娩的糖尿病患者；⑧胰腺切除等引起的继发性糖尿病。目前有些学者主张 2 型糖尿病患者早期使用胰岛素，以保护 β 细胞功能。

（二）常用制剂

根据胰岛素的来源分为猪、牛动物胰腺中提取的胰岛素以及 DNA 重组技术生产的人胰岛素。

根据胰岛素的作用时间，主要分为速（短）效、中效和长（慢）效三种，目前另有超短效、超长效胰岛素类似物及预混人胰岛素，其制剂和作用时间见表 38-5。

短效胰岛素主要用于病情较急、初次应用胰岛素及病情不稳定者。对于病情比较稳定、需长期注射胰岛素者可选择中效、长效、中效加短效或长效加短效等治疗。短效胰岛素既可皮下注射，又可静脉注射；中、长效胰岛素只能皮下不能静脉注射。短效胰岛素主要控制当餐后高血糖；中效胰岛素主要控制第 1、2 餐后高血糖，以后者为主；长效胰岛素无明显作用高峰，主要提供基础胰岛素。

超短效胰岛素（如门冬胰岛素、诺和锐）是快速吸收的人胰岛素类似物，可于进餐时注射，持续约 4 小时，低血糖发生率低。

某些患者需要混合使用短、中效人胰岛素，市场上有一定比例的预混制剂，可按具体情况选用。此外，胰岛素"笔"型注射器是预先装满胰岛素的笔芯，故不必抽吸和混合胰岛素，剂量准确，使用方便且便于携带。

表 38－5   各种胰岛素制剂的特点

作用类别	注射途径	作用时间（小时）			注射时间
		开始	最强	持续	
超短效					
门冬（赖脯）胰岛素	皮下	0.25~0.5	1~3	3~5	进餐前 0~10分钟
速（短）效					
普通胰岛素	静脉	即刻	0.5	2	酌情
	皮下	0.5	2~4	6~8	餐前半小时
诺和灵 R 或优泌林 R	皮下	0.5	1~3	6~8	
中效					
NPH	皮下	2~4	8~12	18~24	餐前1小时
诺和灵 N 或优泌林 N	皮下	1.5	4~12	18~24	
长效					
特慢胰岛素锌悬液	皮下	5~7	16~18	30~36	餐前1小时
PZI	皮下	3~4	14~20	24~36	
特慢					
甘精胰岛素或 Detemir	皮下	1~2	无峰值	24	睡前
预混					
诺和灵 30R 或优泌林 70/30	皮下	0.5	2~8	24	餐前半小时
诺和灵 50R	皮下	同上			

（三）使用原则

①胰岛素治疗应在一般治疗和饮食治疗的基础上进行；②因每个患者的病情及对胰岛素的敏感性不同，故胰岛素的用量、用法必须个体化；③为避免低血糖反应可先从小剂量开始；④需及时稳步调整剂量；⑤可与部分口服降糖药合用，减少胰岛素用量，减轻不良反应。

（四）使用方案

1.1 型糖尿病患者多需要胰岛素强化治疗。有下列几种方案供选择：①早、午、晚餐前注射速效胰岛素，夜宵前注射中效胰岛素；②早餐前注射中效和速效胰岛素，晚餐前注射速效胰岛素，夜宵前注射中效胰岛素；③早、午、晚餐前注射速效胰岛素，早餐前同时注射长效胰岛素或早、晚餐前均注射长效胰岛素。

2.2 型糖尿病患者使用口服降糖药后，血糖控制不佳，可加用胰岛素治疗，称为补充疗法；停用口服降糖药改用胰岛素治疗称为替代疗法。常用的补充疗法：①空腹血糖高，可在睡前加用中效胰岛素；②日间血糖高，可在早餐前用中效胰岛素；③早餐后血糖高，在早餐前加用速效胰岛素。开始剂量为 4~8U，根据血糖和尿糖测定结果每隔数天调整胰岛素剂量 2~4U。常用的替代疗法：可每天注射胰岛素两次，早、晚餐前用量分别为全天用量的 2/3 和 1/3。如用上述方法后血糖仍控制不佳者，可按 1 型糖尿病的强化治疗方案进行。

强化治疗后，空腹血糖仍较高的可能原因有：①夜间胰岛素不足；②"黎明现象"，即夜间血糖控制良好，也无低血糖发生，可能因黎明时皮质醇、生长激素等对抗激素分泌增多所致；③Somogyi 现象，因夜间低血糖后，清晨反应性高血糖所致。

（五）不良反应

①低血糖反应：最为多见，多由剂量过大或与饮食、运动配合不当引起，常见于 1 型糖尿病患者。如及时发现尽早进食含糖较高的食物可迅速恢复，如已出现低血糖昏迷则应静脉注射 50% 葡萄糖注射液。②过敏反应：少数有皮肤瘙痒、荨麻疹，过敏性休克极罕见；③局部反应：注射局部红肿，皮下小结，改变注射部位可消失，少数可见皮下脂肪萎缩；④胰岛素水肿：血糖控制后数日或数周可见水肿。

高纯度胰岛素和人胰岛素制剂较少发生过敏反应。

现有胰岛素自动注射泵，应用电子计算机控制皮下输注速效或超短效胰岛素，模拟胰岛素持续基础分泌和进食时的脉冲式释放，使血糖治疗更接近生理水平。此泵更适用于 1 型糖尿病。目前胰岛素泵也常用于 2 型糖尿病血糖控制不佳者。

六、并发症治疗

1993 年 DCCT（糖尿病控制与合并症试验）和 1998 年 UKPDS 分别对 1 型和 2 型糖尿病进行了多中心前瞻性的临床研究，结果表明强化血糖控制能延缓并发症的发生和发展。但糖尿病为全身代谢紊乱疾病，尚需进行降压、调脂及治疗并发症等多种处理。如糖尿病肾病可使用 ACEI 制剂以及血管紧张素 Ⅱ 受体拮抗剂；糖尿病周围神经病变可使用甲钴胺（弥可保）；糖尿病视网膜病可使用羟基苯磺酸钙（导升明）等（详见有关章节）。

七、胰岛移植

治疗对象多为 1 型糖尿病患者。胰腺移植由于其外分泌处理上的复杂性和手术并发症的严重性及长期免疫抑制剂治疗的不良反应，故只限于在经验丰富的医疗机构进行。胰岛细胞移植技术在胰岛细胞分离、纯化、低温保存、生物相容性免疫保护微囊技术等取得一些进展，但胰岛细胞来源以及技术的普及仍有待进一步发展。1 型糖尿病患者合并肾功能不全是进行胰肾联合移植的适应证。

【预防】

随着经济发展和生活方式改变，糖尿病患者的寿命延长，糖尿病及其并发症已成为日益严重危害人民健康的重大问题。为了引起人们的重视，WHO 确定每年 11 月 14 日为世界糖尿病日，要求动员各方面力量，积极开展防治糖尿病。糖尿病分级预防极为重要，通常分为三级：一级预防是预防糖尿病的发生，应加强对高危人群生活方式的指导，防止多食肥胖，增强锻炼；二级预防是对糖尿病患者预防糖尿病并发症，主要是慢性并发症；三级预防是减少糖尿病的致残率和致死率，改善生活质量。预防工作应由卫生部门、医院、社区及患者密切结合，才能真正收到预期的效果。

附1：糖尿病酮症酸中毒

糖尿病酮症酸中毒（diabetic ketoacidosis，DKA）是糖尿病严重的急性并发症之一，伴有意识障碍者称糖尿病酮症酸中毒昏迷。

一、病因

本症多发生在1型糖尿病，在一定诱因下2型糖尿病也可发生。常见的诱因有：感染、停用或减用胰岛素、饮食失调、外伤、手术、麻醉、急性脑血管病、精神因素、妊娠与分娩等。

二、病理生理

由于胰岛素严重不足，糖代谢紊乱迅速加剧，脂肪分解加速，产生大量酮体（乙酰乙酸、β–羟丁酸和丙酮），血酮体升高（>2mmol/L）时称为酮血症，尿酮体排出增多称为酮尿，统称酮症。酮体为酸性物质，大量消耗体内储备碱，导致代谢性酸中毒，并可引起水、电解质严重紊乱，导致休克、意识障碍、心律失常，甚至死亡。

三、临床表现

酮症早期仅有多饮、多尿、疲倦等症状的加重。酸中毒时则出现食欲减退、恶心、呕吐、极度口渴、尿量增多、呼吸深快、呼气有烂苹果味。后期尿少、失水、血压下降，常有不同程度意识障碍，甚至昏迷。

四、实验室检查

尿糖及尿酮呈强阳性。血糖多为16.7~33.3mmol/L，甚至更高；血酮体增高，常>5mmol/L；CO_2结合力<13.35mmol/L；血pH常<7.35；BE负值增大；血钠、血氯降低；初期血钾可正常或升高，治疗后钾可迅速下降。白细胞计数增高，常以中性粒细胞增多为主。

五、诊断与鉴别诊断

1. 诊断　糖尿病症状加重，有恶心、厌食、昏迷、脱水、休克者均应考虑本症的可能，如血糖升高、尿糖强阳性、尿酮体阳性即可确诊糖尿病酮症。如兼有血pH、CO_2–CP下降及BE负值增大者即可诊断为DKA。

2. 鉴别诊断　主要和其他原因所致的昏迷鉴别，如脑血管意外、低血糖昏迷、糖尿病高渗性非酮症昏迷及乳酸性酸中毒等。糖尿病引起的昏迷鉴别见表38-6。

六、治疗

有酮症而酸中毒不明显，全身一般情况较好者，可给足量胰岛素皮下注射、补充液体、定期查尿酮体。对酸中毒症状明显，全身情况较差者则应立即采取如下措施抢救。

1. 补液　恢复血容量为首要的治疗措施，必须立即进行。在治疗开始应快速补充生理盐水，具体用量及速度因人而异，如无心功能不全，在前 2 小时内输入 1000~2000ml 液体，以后根据血压、心率、尿量及末梢循环情况，决定补液速度，一般每 4~6 小时补液 1000ml。第 1 个 24 小时补液 4000~5000ml，如严重脱水者应达 6000~8000ml，但高龄、心功能不全者，则应减慢补液速度或在中心静脉压监护下调整滴速。

2. 胰岛素治疗　在补液的同时或 1~2 小时后（休克者）进行，采用小剂量胰岛素疗法，0.1U/（kg·h），加于生理盐水。常用的治疗方案为：生理盐水 500ml 内加速效胰岛素 24U，静脉滴注，4 小时滴完。每 2 小时查血糖 1 次，当血糖降至 13.9mmol/L 左右，改用 5% 葡萄糖液 500ml 内加速效胰岛素静脉滴注，维持至尿酮体转阴后改为皮下注射。如血糖过高（> 33.3mmol/L），可考虑给首次冲击量，静脉推注速效胰岛素 12U，然后静脉滴注。滴注过程中，大多数患者血糖可平稳下降，如血糖无明显下降或反而升高，则可加大胰岛素用量。

3. 纠正酸碱平衡失调及电解质紊乱　中等度以下的酸中毒不必补碱，因使用胰岛素后，抑制酮体产生，酸中毒即可逐渐纠正。严重的酸中毒可抑制呼吸中枢，降低胰岛素的敏感性，应适当补碱。当血 pH <7.1，给予 5% 碳酸氢钠 50~100ml。但补碱过多、速度过快可使脑脊液 pH 值反常降低（二氧化碳透过血脑屏障快于碳酸氢根）和血 pH 骤升而加重组织缺氧，诱发脑水肿，加重低血钾，应予注意。

4. 补钾　本症患者均有不同程度缺钾（因呕吐、多尿等）。但治疗前因血液浓缩、酸中毒时，钾从细胞内转移至细胞外，故血钾可正常，甚至明显增高。治疗后因补充血容量、注射胰岛素、纠正酸中毒，血钾可迅速下降。如不注意及时补钾，可引起心律失常，甚至心跳骤停。因此，必须定时监测血钾、心电图和尿量，及时调整补钾量和速度。

5. 去除诱因和处理并发症　如感染、休克、心功能不全、肾功能不全、脑水肿等应积极处理，严密观察病情变化。

表 38－6　　　　　　　　　　　　　　糖尿病并发昏迷的鉴别

		酮症酸中毒	低血糖昏迷	高渗性昏迷	乳酸性酸中毒
病　史		多有 DM 史，多发于青少年，常有感染、胰岛素治疗中断等	多有 DM，注射胰岛素、口服降糖药、进食过少、体力活动过多等病史	多发生于老年，常无 DM 史，常有感染、呕吐、腹泻等病史	常有肝、肾功能不全、心衰、服双胍类降糖药等病史
起病		慢（2~4d）	急（以小时计）	急（以小时计）	较急
症状及体征		有厌食、恶心、呕吐、口渴、多尿、昏睡、呼吸深快等	有饥饿感、多汗、心悸、手抖等	有嗜睡、幻觉、震颤、抽搐等	有厌食、恶心、昏睡呼吸深快及伴发病症状
实验室检查	血　糖	显著增高	<2.8mmol/L	显著增高	正常或增高
	pH	降低	正常	基本正常	降低
	CO_2 结合力	降低	正常	基本正常	降低
	BE 负值	增大	正常	基本正常	增大
	其　他	血酮显著升高尿酮阳性	正常	血钠正常或显著升高，血浆渗透压显著升高，常 > 350mOsm/L	乳酸显著升高

＊有效血浆渗透压可直接测定或按下列公式计算：

有效血浆渗透压 ［mOsm／（kg·H$_2$O）］ ＝ 2（血钠＋血钾）＋血糖值＋尿素氮（单位均为 mmol／L）。

正常范围为 280～310mOsm／（kg·H$_2$O）。

附 2：糖尿病高渗性非酮症昏迷

糖尿病高渗性非酮症昏迷（hyperosmolar nonketotic diabetic coma，简称高渗性昏迷）是糖尿病急性代谢紊乱的另一种严重临床类型，较酮症酸中毒少见，但死亡率可达 40%。多见于老年患者，部分患者病前可无糖尿病史或症状较轻。诱因常为感染、脱水、脑血管意外、心血管疾病、严重肾脏疾病、使用利尿剂等。主要病理生理改变是血糖明显升高（＞33.3mmol／L），大量失水，血钠升高（＞145mmol／L），使血浆渗透压明显升高（常＞350mOsm／L），引起组织细胞内脱水。临床上突出表现为精神、神经症状，如嗜睡、幻觉、定向障碍、偏盲、癫痫样抽搐、颈强直、偏瘫等，甚至昏迷。

本症为非酮症的原因可能是：①高血糖、高渗透压可能抑制酮体生成；②患者体内尚有一定量胰岛素，不必大量分解脂肪。

治疗大致与酮症酸中毒相似（补液、小剂量胰岛素静滴、补钾等）。与其不同点：①常伴高血钠，可输注 0.45% 氯化钠低渗溶液，但休克或脑水肿患者除外；②多无酮症酸中毒，一般不必补碱。

附 3：代谢综合征

代谢综合征（MS）是心血管病的多种代谢危险因素在个体内集结的状态。代谢综合征的主要组成成分是中心性肥胖病、血脂紊乱（以高甘油三酯血症及低高密度脂蛋白胆固醇血症为特点）、高血压、糖尿病或糖调节受损。上述四项均构成了心血管病的独立危险因素，它们的组合更增加了心血管病的发病率和死亡率。曾被命名为"X 综合征"、"死亡四重奏"等。此后 Reaven 等发现胰岛素抵抗（IR）是此种状态的发病基础，称为 IR 综合征。目前 WHO 和中华医学会糖尿病学分会均建议将这种状态命名为代谢综合征。此外高尿酸血症、微量白蛋白尿、脂肪肝及血液凝滞异常等也均与代谢综合征相关。

【代谢综合征与肥胖】

肥胖病是指体内的脂肪总含量及（或）局部脂肪含量过多，其程度已达到危害健康及（或）寿命。大多数肥胖病是遗传因素及环境因素共同参与、相互作用引起。随着经济发展，生活方式变化，尤其是膳食结构的改变，出现了肥胖与膳食相关的慢性病的急剧上升。近 20 年来，无论在发达国家或发展中国家，肥胖的患病率迅速上升，我国也不例外。根据肥胖程度分为肥胖和超重，目前反映全身性超重和肥胖的测定及评估方法是体重指数

（BMI）。BMI＝体重（kg）／身高（m）^{2}。中国成人 BMI≥24kg/m^2 为超重，BMI≥28kg/m^2 为肥胖。中心性肥胖是指脂肪主要分布在腹腔和腰部的肥胖，可以通过腰围直接来评估，中心性肥胖对健康危害更大。2005 年国际糖尿病联盟（IDF）将中心性肥胖定为代谢综合征的必备条件。

【代谢综合征的定义】

2005 年国际糖尿病联盟（IDF）代谢综合征的新定义。

代谢综合征的诊断必须符合以下条件：

1. 中心性肥胖（不同种族腰围有各自的参考值：中国男性≥90cm，女性≥80cm；欧洲男性≥94cm，女性≥80cm；美国男性≥102cm、女性≥88cm）。

2. 合并以下四项指标中任二项：

（1）甘油三酯（TG）水平升高　＞1.7mmol/l（150mg/dl），或已接受相应治疗。

（2）高密度脂蛋白－胆固醇（HDL－C）水平降低　男性＜0.9mmol/l（40mg/dl），女性＜1.1mmol/l（50mg/dl），或已接受相应治疗。

（3）血压升高　收缩压≥130 或舒张压≥85mmHg，或已接受相应治疗或此前已诊断高血压。

（4）空腹血糖（FPG）升高　≥5.6mmol/L（100mg/dl），或此前已诊断 2 型糖尿病或已接受相应治疗。如果 FPG≥5.6mmol/L（100mg/dl），强烈推荐进行 OGTT，但是 OGTT 在诊断代谢综合征时并非必要。

【代谢综合征的防治】

应以多危险因素综合防治为目标，调整生活方式（饮食及运动），使用针对各种因素（肥胖病、血脂紊乱、高血压、糖尿病或糖调节受损）的药物。此外，尚应针对代谢综合征发病的中心环节——胰岛素拮抗进行防治，目前有学者主张用胰岛素增敏剂（如罗格列酮）治疗代谢综合征。

第三十九章

血脂异常

高脂血症（hyperlipidemia）是指血浆中一种或几种脂质高于正常，可表现为高胆固醇血症（hypercholesterolemia）、高甘油三酯血症（hypertriglyceridemia），或两者兼有的混合型高脂血症。由于血浆中高密度脂蛋白降低也是一种血脂紊乱，故统称血脂异常（dyslipidemia）。通常脂质不溶或微溶于水，必须与蛋白质结合成脂蛋白方可在血中转运。因此，高脂血症常表现为高脂蛋白血症（hyperlipoproteinemia）。

【脂蛋白的构成与代谢】

血脂是血浆中的中性脂肪（甘油三酯和胆固醇）和类脂（磷脂、糖脂、固醇、类固醇）的总称。脂蛋白是由蛋白质、胆固醇、甘油三酯和磷脂所组成的球形大分子复合体。脂蛋白的蛋白部分与脂质结合担负运载血浆脂类的功能，故称为载脂蛋白（apoprotein），它能介导脂蛋白与细胞膜上的脂蛋白受体结合并被摄入细胞，在多种脂酶作用下代谢。按其组成分为ApoA、B、C、D、E。脂蛋白有两种分类法：①超速离心法：根据脂蛋白颗粒大小、密度分为乳糜微粒（CM）、极低密度脂蛋白（VLDL）、低密度脂蛋白（LDL）和高密度脂蛋白（HDL）等4种。其密度依次增加，而颗粒则依次变小。此外还有脂蛋白（a）[Lp（a）]，其密度及颗粒均较LDL大。②电泳法：按血浆蛋白质的迁移率不同而分为乳糜微粒、前-β、β和α等4种，分别对应于离心法的CM、VLDL、LDL和HDL。4种脂蛋白的物理性质和化学组成各不相同（表39-1）。多数脂蛋白在肝和小肠组织中合成，并主要在肝脏进行分解代谢。

表39-1　　　　　　　　　　　正常人血浆脂蛋白的理化特性

脂蛋白	电泳	密度	分子大小（nm）	化学组成%			
				蛋白质	胆固醇	甘油三酯	磷脂
乳糜微粒（CM）	原位	<0.96	80～500	1	4	95	5
极低密度脂蛋白（VLDL）	前-β	0.96～1.006	25～80	10	15	60	15
低密度脂蛋白（LDL）	β	1.006～1.063	20～25	20	50	5	25
高密度脂蛋白（HDL）	α	1.063～1.21	6.5～9.5	45	25	5	25

1. 乳糜微粒（chylomicron，CM）　　食物中的脂肪在肠道中水解后被小肠黏膜吸收，在细胞内酯化合成甘油三酯、胆固醇酯、及ApoA、B，组装成CM后释放入淋巴液。CM颗粒最大，含丰富的甘油三酯。CM及其残体的进一步代谢参与了LDL和HDL的形成。CM的作用是将外源性甘油三酯运送到脂肪组织和肝脏。由于CM颗粒大，不易进入动脉壁内，一般认为与动脉粥样硬化关系不大，但易诱发胰腺炎。

2. 极低密度脂蛋白（verylowdensity lipoprotein，VLDL） 极低密度脂蛋白大部分由肝脏合成，小部分由小肠合成，主要成分也是甘油三酯。其功能是：①将内源性甘油三酯转运到肝外组织；②形成 LDL，为 LDL 的主要前体物质。极低密度脂蛋白具有较强的致动脉粥样硬化作用。

3. 低密度脂蛋白（lowdensity lipoprotein，LDL） 低密度脂蛋白是 VLDL 的降解产物，较 VLDL 颗粒小，密度高，主要含胆固醇和 ApoB。其功能是将胆固醇由肝脏转运到肝外组织。血浆中 LDL 水平升高常与动脉硬化、冠心病的患病率和病死率密切相关，其中小而密的 LDL 更容易进入动脉壁、沉积于动脉内膜，潴留于动脉壁细胞外基质，且易被氧化，因而在动脉粥样硬化中起重要作用。

4. 高密度脂蛋白（highdensity lipoprotein，HDL） 其由肝和小肠合成，富含磷脂、ApoA、ApoC，在外周组织中不断吸收胆固醇，将其酯化，经肝脏代谢，转变为胆汁酸排出。故 HDL 的代谢过程是胆固醇的逆转运过程，具有抗动脉粥样硬化作用。

5. 脂蛋白（a）[Lp（a）] 其脂质成分与 LDL 相似，蛋白质部分由 $ApoB_{100}$ 和特异性抗原 ApoA 组成。研究表明它是直接由肝脏产生的一类独立的脂蛋白，不能转化为其他种类脂蛋白。血浆 Lp（a）浓度升高与动脉粥样硬化的发生相关，并可能是独立的危险因素。

【血脂及其代谢】

1. 胆固醇（TC） 食物中的胆固醇主要在小肠腔内与磷脂、胆酸结合，吸收后在小肠黏膜内合成胆固醇酯。内源性胆固醇由肝、小肠合成。碳水化合物、氨基酸、脂肪酸代谢产生的乙酰辅酶 A 是合成胆固醇的原料，合成过程受羟甲基戊二酸单酰辅酶 A（HMG-CoA）还原酶催化。血清总胆固醇与冠心病发病有关，水平越高发病越早。

2. 甘油三酯（TG） 外源性 TG 来自食物，消化、吸收后成为 CM 的主要成分。内源性 TG 主要由小肠和肝合成，构成脂蛋白后（主要是 VLDL）进入血浆，成为机体供能的来源，任何 TG 来源过多或分解代谢障碍，均可引起高甘油三酯血症。TG > 2mmol/L 或伴 LDL 胆固醇（LDL-C）升高或 HDL 胆固醇（HDL-C）降低，发生冠心病的危险性增加。

3. 磷脂 主要由肝及小肠黏膜合成。食物（蛋黄、瘦肉）也含有磷脂，是生物膜的重要组成成分，对脂肪的吸收、运转、储存起重要作用，也是维持 CM 结构稳定的因素。

4. 游离脂肪酸（free fatty acids，FFA） 由长链脂肪酸与白蛋白结合而成，是机体的主要能源，其代谢途径：①供肌肉细胞利用；②被肝摄取，再合成为甘油三酯，组成 VLDL 或氧化成为 Co-A。血浆 FFA 上升表示脂肪动员加强，见于糖尿病患者，尤其是患酮血症时更明显。

【血脂异常的分类】

一、临床分类

1. 高胆固醇血症 血清 TC 水平增高。

2. 高甘油三酯血症 血清 TG 水平增高。

3. 混合性高脂血症　血清 TC 与 TG 水平均增高。

4. 低高密度脂蛋白血症　血清 HDL – C 水平减低。

二、病因分类

1. 原发性高脂血症　部分由先天性基因缺陷所致，部分病因未明。

2. 继发性高脂血症　常由多种疾病所致，如糖尿病、甲状腺功能减退症、肾病综合征、某些药物（利尿剂、β 受体阻滞剂、糖皮质激素）等。

【诊断】

一、病史与体格检查

详询饮食习惯、有无引起继发性高脂血症的因素（疾病与药物）和家族史，尤其是早发冠心病病史等。体检有无黄瘤、幼年角膜环等体征。

二、血脂检查对象

影响血脂水平的因素有：性别、年龄、体重、家族史、吸烟、饮酒、饮食结构、生活方式、疾病、药物等多种因素。为了早期诊断，于 1997 年我国《血脂异常防治建议》（简称《建议》）中提出血脂检查对象为：①已有冠心病、脑血管病或周围动脉粥样硬化者；②有高血压、糖尿病、肥胖、吸烟者；③有冠心病或动脉粥样硬化病家族史者，尤其是直系亲属中有早发病或早病死者；④有黄瘤或黄疣者；⑤有家族性高脂血症者；⑥40 岁以上男性或绝经后女性。

三、实验室检查

主要测定血清中血脂（TC 和 TG）及脂蛋白（HDL – C 和 LDL – C）水平。目前认为中国人血清中，血脂和脂蛋白的合适范围为：

1. TC < 5.20mmol/L（200mg/dl），> 5.72mmol/L（220mg/dl）为升高。

2. TG < 1.70mmol/L（150mg/dl），> 1.70mmol/L（150mg/dl）为升高。

3. HDL – C > 1.04mmol/L（40mg/dl），< 0.91mmol/L（35mg/dl）为降低。

4. LDL – C < 3.12mmol/L（120mg/dl），> 3.64mmol/L（140mg/dl）为升高。

【治疗】

脂代谢紊乱与冠心病及其他动脉粥样硬化的患病率和病死率密切相关，应坚持长期综合治疗。以饮食控制、运动锻炼为基础，根据病情、危险因素、血脂水平决定药物治疗方案。对继发性高脂血症应积极防治原发病。

一、防治目标

1997 年全国血脂异常防治对策研究组提出《建议》，制定如下防治目标（见表 39 – 2）。

表 39 - 2　　　　　　　　药物降脂治疗的开始标准值及治疗目标 mmol/L（mg/dl）

对象分类		治疗开始标准		治疗目标	
动脉粥样硬化病	危险因素	TC	LDL - C	TC	LDL - C
无	无	>6.24（240）	>4.16（160）	<5.72（220）	<3.64（140）
无	有	>5.72（220）	>3.64（140）	<5.20（200）	<3.12（120）
有 *		>5.20（200）	>3.12（120）	<4.68（180）	<2.60（100）

注：饮食治疗开始最低值即为治疗目标值。

　　* 属二级预防，其他两类属一级预防。

二、饮食治疗

　　饮食治疗是各种血脂异常首要的基本治疗措施，其目的是调整血脂异常，减轻肥胖及超重者的体重。应控制总热量，脂肪入量 <30% 总热量，饱和脂肪酸占 8%～10%，每天胆固醇入量 <300mg。对高甘油三酯血症者，应限制总热量和糖类入量。

三、运动治疗

　　超重患者，积极的运动锻炼极为重要，体重减轻后可降低 LDL - C 和 TG，并可升高 HDL - C。

四、药物治疗

　　1. 羟甲基戊二酸单酰辅酶 A（HMG - CoA）还原酶抑制剂（他汀类）　　本品通过对 HMG - CoA 还原酶特异的竞争性抑制作用，从而阻断胆固醇的合成，降低血胆固醇水平。一般他汀类能降低 TC、LDL - C，轻度升高 HDL - C、轻度降低 TG。目前常用的有：洛伐他汀（lovastatin，美降脂）10～80mg；辛伐他汀（simvastatin，舒降之）5～40mg；普伐他汀（pravastatin，普拉固）10～40mg；氟伐他汀（fluvastatin，来适可）10～40mg 等，均为每晚一次口服。不良反应主要为胃肠道功能紊乱、皮疹、肌肉触痛。少数可造成肝源性转氨酶及肌酸激酶升高，甚至横纹肌溶解症，停药后可恢复正常，故活动性肝病者禁用，用药期间应定期检测肝功能。不宜用于儿童、孕妇、哺乳期妇女。

　　2. 氯贝丁酯类（clofibrate）　　又称贝特类或纤维酸类，可增强脂蛋白酯酶活性，促进 TG 的分解，并可通过激活过氧化物酶体增殖物激活受体 α（PPARα），抑制腺苷酸环化酶（cAMP），使肝脏 VLDL 合成及分泌减少，加速 VLDL 和 TG 的分解，因此可降低 TG，升高 HDL - C，并轻度或中度降低 TC 和 LDL - C。常用药物：非诺贝特（fenofibrate）100mg，每天 3 次；或微粒型（力平脂）200mg，每天 1 次；吉非罗齐（gemifibrozil，诺衡）600mg，每天 2 次；苯扎贝特（benzafibrate）200mg，每天 3 次；或缓释片 400mg，每晚 1 次。其不良反应为恶心、腹胀等胃肠道反应，一过性血清转氨酶升高。肝肾功能不全者、孕妇、哺乳期妇女忌用。

　　3. 胆酸螯合剂　　本类通过阻止肠道吸收胆酸或胆固醇，使其随粪便排出，故可降低 TC 和 LDL - C。对高 TG 无效。主要制剂有考来烯胺（cholestyramine，消胆胺），考来替泊

（colestipol，降胆宁），从小剂量开始到每次 4～5g，每天 3 次。不良反应主要为消化道症状。服药期应定时复查血常规、肝功能。

4. 烟酸类 烟酸（nicotinic acid）属 B 族维生素，大剂量时有降脂作用，通过抑制 cAMP 的形成，降低甘油三酯酶活性，减少肝脏 VLDL 合成及减少 LDL，并抑制肝细胞利用 CoA 合成 TC，故可降低 TC、TG、LDL－C。并可升高 HDL－C。也应从小剂量开始，即从 0.1g 逐渐增加至 1.0～2.0g，每天 3 次。主要不良反应有面部潮红、瘙痒、胃肠道症状，严重时可见消化道溃疡恶化，偶见肝损害。阿西莫司（acipimox，乐脂平）为其衍生物，每次 0.25g，每天 3 次，餐后服用。

5. 其他 苯丁酚类，如普鲁布考（probucol）可降低 TC、LDL。潘特生、海鱼油制剂（ω－3脂肪酸），如多烯康丸，可降低 TG 和 TC，升高 HDL－C。此外红曲制剂，如脂必妥、血脂康均有他汀类作用。

调脂药物的选择：以 TC、LDL－C 增高为主者首选他汀类；以 TG 增高为主者首选贝特类。他汀类联合贝特类或烟酸类时，常增加其不良反应（肝功能损害和横纹肌溶解症），因此，即使是混合性高脂血症也应谨慎联合用药，避免严重不良反应。

【预防】

通过广泛、反复的健康宣教，增强对本病的认识，提倡科学膳食、规律的体育锻炼、戒烟、戒酒，防止肥胖，控制血脂，定期健康检查，有助于早诊断、早治疗。预防冠心病、动脉粥样硬化，从而提高人们的生活质量与延长寿命。

第四十章

痛风及高尿酸血症

痛风（gout）是由多种原因引起的嘌呤代谢障碍所致血尿酸增高的一组慢性疾病。临床表现为高尿酸血症（hyperuricemia）、急性和慢性痛风性关节炎、痛风石、痛风性肾病、尿酸性尿路结石等，严重者呈关节畸形和（或）肾衰竭。通常血尿酸大于正常值为高尿酸血症，其中仅 10% ~20% 发展为痛风。本病可分为原发性和继发性两类，其中以原发性痛风占绝大多数。随着经济发展、生活方式改变，本病的发病率显著上升。

【尿酸代谢】

正常人每天尿酸量的产生与排泄处于动态平衡，如生产过多或排出减少，则可引起高尿酸血症。

一、尿酸盐生成过多

约占高尿酸血症的 10%。人体尿酸来源为：

1. 外源性占 20%，由食物中核苷酸分解而来。

2. 内源性占 80%，由体内的氨基酸、磷酸核糖等化合物合成或核酸分解而来。尿酸为嘌呤代谢的最终产物，尿酸代谢的嘌呤核苷酸有 3 种：次黄嘌呤核苷酸、腺嘌呤核苷酸、鸟嘌呤核苷酸。在嘌呤代谢过程中，各环节都有相关的酶参与调控。当酶的调控异常，即可发生血尿酸增多或减少。腺嘌呤磷酸核糖转移酶（APRT）缺乏症和次黄嘌呤 - 鸟嘌呤磷酸核糖转移酶（HGPRT）缺乏症均是较为多见的家族遗传性疾病，皆可引起血尿酸增高。因细胞增殖（白血病淋巴瘤、骨髓瘤等）或因细胞过量破坏（溶血、烧伤、外伤、放疗、化疗等），也均加速嘌呤核苷酸降解，增加尿酸形成。

二、尿酸盐排出减少

约占高尿酸血症的 90%。尿酸在肾脏的代谢排泄过程见图 40 - 1。

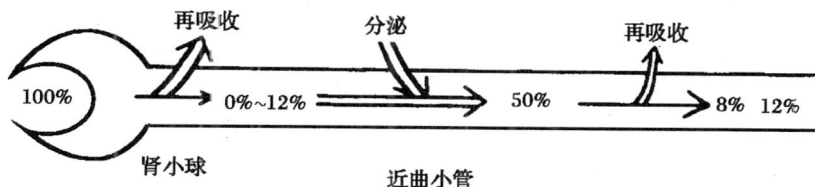

图 40 - 1　肾脏对尿酸盐代谢的影响

当肾小球的滤过减少，肾小管对尿酸盐的再吸收增加、分泌减少，均可降低尿酸盐的排泄，导致高尿酸血症。慢性肾功能不全、酮症酸中毒、药物中毒等因素以及细胞外液减少时（脱水、使用利尿剂等），使肾小管的分泌后再吸收增加，也均可降低尿酸盐的排出。氢氯噻嗪、呋塞米、乙胺丁醇、吡嗪酰胺和烟酸等可抑制尿酸排泄，使血尿酸升高。事实上尿酸的排出减少常与生成增多同时存在。

【病因及分类】

本病分原发性和继发性两大类。前者多属遗传性，但遗传方式未明，仅1%～2%因酶缺陷引起。后者主要因肾脏病、血液病、高嘌呤食物或药物等引起。近年来发现原发性痛风与肥胖、原发性高血压、血脂异常、糖尿病、胰岛素抵抗等密切相关。常见于代谢综合征患者。

【痛风的发生机制】

痛风是指尿酸盐结晶沉积所致的反应性关节炎和（或）痛风石疾病。仅有高尿酸血症，即使合并尿酸性结石也不称为痛风。痛风的发生是尿酸在体液中处于过饱和状态。痛风的形成与尿酸的溶解度有关。影响溶解度的因素除浓度外，还与雌激素、温度、H^+浓度等有关。

【临床表现】

原发性痛风常有家族遗传史，发病年龄多在40岁以上，肥胖者、经济优裕者发病率高，发病率随年龄渐增，男女之比为20:1。女性发病多在绝经后。

1. 急性关节炎　急性关节炎常是痛风的首发症状。起病急骤，多于半夜因剧痛而惊醒。半数以上首发于足拇趾的跖趾关节，其他易受累部位依次为踝、跟、膝、腕、指、肘等关节。初发时多为单个关节，反复发作时受累关节增多。常有多种诱因：如饱餐、饮酒、劳累、受冷、感染等。发作可数小时、数天或数周，常自然缓解。缓解期可数月甚至终生。

2. 痛风石及慢性关节炎　急性关节炎反复发作成为慢性关节炎，表现为多关节受累。发作较频繁，症状加重。痛风石为本期的特征性表现，因尿酸盐产生速度超过沉积的速度，而形成结晶，多在关节附近及耳轮中沉积，形成黄白色、大小不一的赘生物，初起质软，渐硬如石，常使表皮菲薄而破溃成瘘管，并可使关节僵硬畸形或侵蚀骨质乃至骨折。

3. 痛风性肾病　痛风性肾病是指尿酸盐结晶沉积于肾组织而引起的间质性肾炎。表现为轻度腰酸痛、蛋白尿、血尿，进而发生高血压、肾功能不全等。但由于痛风患者常伴有高血压、动脉硬化、肾结石等疾患，所以痛风性肾病可能是综合因素所致。本病患者约17%～25%死于肾衰竭。

4. 尿酸性尿路结石　发病率约占原发性痛风的20%～25%，继发性高尿酸血症者则更高。细小泥沙样结石可随尿液排出而无症状，较大者常引起肾绞痛、血尿、尿路感染。纯尿酸结石X线不显影，而超声显像可显影。

【实验室及其他检查】

1. 血尿酸测定　男性>420μmol/L，女性>360μmol/L，为高尿酸血症。但血尿酸波动性大，受进水、利尿及药物的影响，故须反复监测。

2. 尿尿酸测定　本病患者半数以上尿尿酸正常，故诊断意义不大。但对选择治疗方案及判断结石性质具有参考价值。如限制嘌呤饮食 5 天后，每天尿酸排出量超过 3.57mmol，提示尿酸生成增多。

3. X 线检查　急性关节炎可见非特异性软组织肿胀。慢性期可见软骨分离破坏，关节面不规则，关节间隙狭窄，软骨面、骨内、腔内可见痛风石沉积，骨质凿孔样缺损。尿酸性和混合性尿路结石可分别通过静脉肾盂造影及尿路平片确诊。

4. 其他检查　急性关节炎期行关节腔穿刺，抽取滑囊液，在旋光显微镜下见细胞内有尿酸盐结晶。尿酸性、混合性尿路结石均在超声检查时显影。双能 X 线骨密度检查，可早期发现受损关节骨密度下降。关节镜检查也有助于痛风性关节炎的诊断。

【诊断与鉴别诊断】

一、诊断

1. 高尿酸血症　血尿酸大于正常值，而无痛风症状及体征者。

2. 痛风　中年以上男性或绝经后女性，突发跖趾、踝、膝等单关节红肿疼痛，查血尿酸增高，即考虑痛风可能。如有慢性关节炎及痛风石、尿酸性尿路结石及肾功能不全，诊断较易，并可通过有关辅助检查确诊。如在滑囊液及痛风石的穿刺和活检中找到尿酸盐结晶即可确诊。

3. 病因诊断　如因肾脏病、血液病等疾病或药物、高嘌呤食物等引起者，可诊断为继发性痛风。其中以肾脏病引起的高尿酸血症最为多见：多种肾脏疾病发展至肾功能不全，血尿酸可升高，且与血肌酐、尿素氮升高程度相一致，常有肾脏疾病史及临床表现，而无急、慢性关节炎及痛风石。如有明确家族史或原因未明者，则诊断为原发性痛风。

二、鉴别诊断

由于本病表现多样，有时症状不典型。尚须考虑与以下多种关节炎及其他尿路结石相鉴别。

1. 类风湿性关节炎　以青、中年女性多见；关节肿痛，好发于手指小关节和腕、踝、膝关节，伴明显晨僵，关节畸形、僵硬；血尿酸正常，但有高滴度的类风湿因子；X 线示关节面粗糙，间隙狭窄，甚至关节面融合。

2. 风湿性关节炎　多见于年轻女性。大关节游走性、对称性红肿热痛，无关节畸形，可伴其他风湿活动的表现（全心炎、环形红斑等）。血尿酸正常。有风湿活动的实验检查表现（血沉增快、抗 O 增高）。X 线检查无关节畸形。

3. 创伤性关节炎及化脓性关节炎　前者有外伤史，后者伴发热、白细胞增高等全身感染中毒症状。血、尿尿酸均正常。

4. 非尿酸性尿路结石　需与其他成分的结石鉴别。如含钙结石（草酸钙、磷酸钙、碳酸钙结石），X 线显影易与痛风混合型尿路结石混淆。但后者有高尿酸血症及相应痛风表现。此外胱氨酸结石 X 线也不显影，但血尿酸不高。

【防治】

原发性痛风目前尚无根治方法。防治目标：纠正高尿酸血症；迅速终止急性关节炎发作，防止复发；防治尿酸结石和肾功能损害。

一、饮食治疗

本病患者常伴肥胖，故需合理控制总热量，忌高脂、高糖饮食。蛋白质摄入量应限于 0.8～1.0g／（kg·d）。可食用奶制品、蛋类、卷心菜、芹菜、刀豆、黄瓜、西红柿、西葫芦、花生、核桃等低嘌呤食物。忌高嘌呤食物（虾蟹、贝类、沙丁鱼等海产品，动物内脏、肉类、啤酒等），急性发作期后有限度地选用中等嘌呤食物（鱼类、干豆、蘑菇、笋、菠菜等）。戒酒、多饮水。保持尿量 2000ml／d 以上，尿液呈碱性，以增加尿酸的溶解度，防止结石形成。

二、终止急性关节炎发作

应卧床休息并以药物控制。

1. 秋水仙碱（colchicine） 秋水仙碱能减少或终止因白细胞或滑膜内皮细胞吞噬尿酸盐后所分泌的趋化因子，故有抗炎止痛特效，见效快。①口服法：0.5mg／h 或 1mg／2h，总量 4～8mg／d，持续 1～2 天。②静脉法：1～2mg 溶于生理盐水 20ml，4～5 小时重复，总量 <4mg。该药毒性大，不良反应有恶心、呕吐、腹泻、肝损、骨髓抑制及脱发。禁用于骨髓抑制、肝肾功能不全和白细胞减少者。无效者应改用非甾体抗炎药。

2. 非甾体抗炎药（NSALD） 作用较温和，常用吲哚美辛（indomethacin，消炎痛）50mg，每天 3 次。症状缓解后可减量，5～7 天后停用。另有双氯芬酸（双氯灭痛）、布洛芬、美洛喜康（mobic，莫比可）等。

3. ACTH 或糖皮质激素 上述治疗无效或严重不良反应者可短程使用 ACTH 或糖皮质激素。ACTH 25U 静滴或 40～80U 肌注。琥珀酸氢化可的松 200mg 静滴，每日 1 次。泼尼松 30mg／d，曲安西龙（triamcinolone acetonide，去炎松）5～20mg 关节腔注射，24～36 小时缓解。但长期使用易使血压、血糖升高。

三、间歇期和慢性期的治疗

旨在控制血尿酸至正常水平，保护肾功能。

1. 尿酸排泄促进剂 尿酸排泄减少是原发性痛风的主要原因。本类药物主要是抑制肾小管的再吸收而致排尿酸作用。对每天尿酸排出 >3.57mmol／L，有尿路结石及内生肌酐清除率 <30ml／min 者，不宜使用。常用药有：

①苯溴马龙（kenzbromarone，立加利仙）：开始每次 25mg，可增至 100mg，每日 1 次服用，控制后改为维持量。皮疹、发热少见，但可有胃肠道反应，肾绞痛及激发急性关节炎发作。血肌酐 >250μmol／L 者禁用。在排尿酸药物治疗时须多饮水，保持每日尿量在 2000ml

以上，以利尿酸排出。可口服碳酸氢钠每日 3~6g，保持尿液碱性，防止结石形成。

②羧苯磺胺（probcnecid，丙磺舒）：0.25g 每天 2 次，可增至 0.5g 每天 3 次。约 5% 服药者可发生皮疹、发热、胃肠刺激、肾绞痛等不良反应。

③苯磺唑酮（sulfinpyrazone，磺吡酮）：作用强，50mg 每天 2 次，渐增至 100mg 每天 3 次。对胃黏膜有刺激作用，溃化性溃疡患者慎用。

2. 尿酸合成抑制剂 目前仅有别嘌呤醇（allopurinol）能抑制黄嘌呤氧化酶阻断黄嘌呤转化为尿酸。适用于尿酸生成过多者，每次 0.1g，渐增至 0.2g，每天 1~3 次。血尿酸降至 360μmol/L 后，逐渐减量。因其代谢产物半衰期长，故也可每天 1 次。不良反应为消化道反应、皮疹、发热、肝损、白细胞降低等，偶见剥脱性皮炎。肾功能不全者应减量使用。

3. 其他 高血压、冠心病、肥胖症、肾衰竭等，须对症治疗。关节活动困难者应予以理疗和锻炼。痛风石破溃或有瘘管者应手术刮除。

4. 无症状高尿酸血症的治疗 对此意见尚不一致。一般认为血尿酸 <480μmol/L 者，不需用药物治疗，但应积极控制饮食（特别是高嘌呤饮食）、避免酗酒、过劳等，以免促发急性关节炎。血尿酸过高者应服用别嘌呤醇、苯溴马龙等药物治疗。

5. 继发性痛风的治疗 除上述治疗外，还需积极治疗原发病。

6. 急性肾衰竭的治疗 乙酰唑胺（acelagomide）先用 0.5g，以后 0.25g，每天 3 次，并静脉滴注碳酸氢钠同时静脉注射呋塞米，以起碎石利尿作用。必要时可透析治疗。

第七篇 结缔组织病

结缔组织病（connective tissue disease），又称弥漫性结缔组织病（diffuse connective tissue disease），属于风湿性疾病范畴。风湿性疾病（rheumatic diseases）是指以骨、关节及其周围软组织慢性疼痛为主要症状的一组疾病，涉及病种甚为广泛。美国风湿病学会曾于1993年将风湿性疾病分为十大类，分别是：弥漫性结缔组织病、与脊柱炎相关的关节炎、退行性骨关节炎、感染所致风湿病、伴有风湿病表现的代谢或内分泌疾病、肿瘤、神经血管疾病、退行性骨及软骨疾病、非关节性风湿病、其他伴关节炎表现的疾病。

结缔组织病包括类风湿关节炎、系统性红斑狼疮、干燥综合征、系统性硬化病、皮肌炎/多发性肌炎、结节性多动脉炎、结节性脂膜炎、嗜酸性筋膜炎、白塞病等多种自身免疫性疾病。他们除具有风湿病的骨、关节及其周围软组织慢性疼痛外，还具有以下特点：①属于自身免疫病，由免疫系统对自身组织产生异常免疫反应，分泌大量自身抗体及致炎性细胞因子，造成组织损伤。②以血管炎和结缔组织慢性炎症为基本病理改变。③多系统损害。④在患同一种疾病的患者之间，临床表现差异大。⑤糖皮质激素和免疫抑制剂治疗，有一定疗效。

第四十一章
类 风 湿 关 节 炎

类风湿关节炎（rheumatoid arthritis，RA）是一种以周围关节骨质损害为特征的全身性自身免疫性疾病。除关节损害外，心、肺、神经系统等器官或组织也可受累。本病在世界各地均有发病，全世界患病率平均约为1.4%。我国患病率约为0.32%~0.36%。本病是造成社会劳动力丧失的主要疾病之一。

【病因和发病机制】

一、病因

本病的确切病因尚未完全阐明。有证据表明可能与遗传、感染及神经内分泌因素有关，在多种因素综合作用下诱发疾病。

1. 遗传因素 ①流行病学调查显示，RA患者家族患病率远远高于一般人群，说明本病有一定遗传倾向；②分子生物学检测发现，RA患者中的HLA-DR4阳性率明显高于正常人群，且其表达量与病情严重程度成正比；③其他一些基因如T细胞受体基因、TNF基因、性别基因等也与 RA 的发病有关。

2. 感染因素 一些病毒、细菌、支原体可能影响 RA 的发病，但目前尚无其直接致病的证据。

3. 神经内分泌因素 ①女性患者月经前雌激素水平增高时，症状加重，月经后症状减轻。口服避孕药也可缓解病情。②RA 患者在不良精神因素刺激后，容易导致症状复发或病情加重。

二、发病机制

RA 的始动机制至今仍不清楚。目前主要有以下几种假说。

1. 分子模拟学说 感染的外来抗原与人体骨、关节组织的某种自身成分在分子结构上相似。机体对外来抗原产生免疫反应后，也与自身成分发生交叉反应，而导致 RA。

2. HLA－DR4 分子异常表达学说 HLA－DR4 分子属 MHC Ⅱ 类抗原，在活化 T 淋巴细胞过程中起关键作用。RA 患者的滑膜细胞有高度 HLA－DR4 分子表达，且所有 RA 患者的 HLA－DR4 分子在 β 链第三高变区都有一段相同的氨基酸序列，称为类风湿关节炎易感序列，故推测 HLA－DR4 分子的异常表达与 RA 免疫发病机制有关。

3. IgG 糖基化缺陷学说 在类风湿关节炎患者体内，由于 β－半乳糖转化酶的活性降低，造成 IgG－FC 段的唾液酸半乳糖低聚糖减少。而 FC 段与 IgG 的抗原性有关，故推测 IgG 糖基化缺陷可能引起 IgG 的抗原性改变，使之成为自身抗原，诱发自身免疫反应。

当自身免疫反应建立之后，可通过 IgG－RF 免疫复合物在滑膜沉积，激活单核巨噬细胞（包括 A 型滑膜细胞），再活化 CD4$^+$T 淋巴细胞；也可由抗原直接致敏 CD4$^+$T 淋巴细胞。两类细胞通过分泌 TNF、IL－1 促使成纤维细胞（包括 B 型滑膜细胞）、软骨细胞及单核巨噬细胞本身分泌前列腺素和金属蛋白酶类（含胶原酶和蛋白多糖酶等），增强炎症反应，降解软骨胶原和蛋白多糖，是造成关节骨质破坏的重要原因。

【病理】

RA 的基本病理改变为关节滑膜炎。活动期滑膜充血、水肿。可见局灶性坏死性血管炎，病变中心为纤维素样坏死，周围有大量单核巨噬细胞和淋巴细胞浸润。免疫荧光法证明坏死灶由 IgG－RF 免疫复合物沉积所致。周围浸润细胞中也可检测出免疫复合物存在。血管内可见血栓形成。坏死性血管炎接近滑膜表面者，常引起局部组织脱落。关节腔内有较多渗出液和纤维素样沉积物。随着炎症持续进展，滑膜由正常时 1～3 层细胞，增厚达 5～10 层。滑膜与软骨连接处，滑膜细胞增生显著，新生血管尤为丰富，形成许多绒毛突入关节腔内，覆盖于软骨表面，称为血管翳。它可阻断软骨从关节腔滑液中吸取营养，并释放金属蛋白酶类，是造成关节骨质破坏的病理学基础。

关节以外结缔组织可见坏死性血管炎，以及在此基础上形成的肉芽肿结节。RA 肉芽肿结节可出现在内脏器官中。

【临床表现】

任何年龄均可发病，但好发于 35～50 岁，女性多见，约 3 倍于男性。多以缓慢、隐袭方式发病，初发病时可能一、二个小关节受累，以后逐步发展为对称性多关节炎。受累关节以腕关节、掌指关节和近端指间关节最常见，其次为足、膝、踝、肘、肩、颈、颞颌及髋关节。少数患者可因感染、创伤、过度劳累等刺激，于数日内急性发病。除关节表现外，常伴有发热、全身不适，以及肺、心、神经系统和骨髓等内脏受累表现。

一、关节表现

1. 晨僵 此症见于 95% 以上患者，经夜间休息后，晨起时受累关节出现较长时间的僵硬、胶着样感觉，一般持续 1 小时以上。其持续时间长短反映滑膜炎症的严重程度。

2. 疼痛 疼痛是出现最早的症状。疼痛关节常伴有压痛。

3. 肿胀 多因滑膜急性炎症充血、水肿、关节腔渗液，或慢性炎症滑膜增厚所致。

4. 关节畸形 多见于较晚期患者，可为关节骨质破坏造成的纤维性强直或骨性强直，也可为关节周围肌腱、韧带受损，肌肉痉挛或萎缩，致使关节不能保持正常位置，而出现的关节脱位或半脱位。常见的有手指关节的尺侧偏斜、鹅颈样畸形；跖趾关节爪样畸形，足外翻畸形等。

5. 关节功能障碍 美国风湿病学会将其分为 4 级：①Ⅰ级：能照常进行日常生活和工作；②Ⅱ级：能生活自理，并参加一定工作，但活动受限；③Ⅲ级：仅能生活自理，不能参加工作和其他活动；④Ⅳ级：生活不能自理。

二、关节外表现

1. 类风湿结节 约 15%～30% 患者在关节的隆突部位及皮肤的受压部位，如上肢的鹰嘴突、腕部及下肢的踝部出现皮下小结，坚硬如橡皮，称为类风湿结节。常提示疾病处于活动阶段。

2. 类风湿血管炎 部分患者可见出血性皮疹，或指（趾）端、指（趾）甲下的点片状出血。

3. 肺 约 30% 患者可表现为肺间质病变、胸膜炎及肺结节样改变。多伴有咳嗽、气短症状，并有 X 线片异常改变。

4. 心脏 可伴发心包炎、心肌炎和心内膜炎。通过超声心动图检查可发现约 30% 患者有心包积液，但多无临床症状。极少数患者出现心包填塞。

5. 神经系统 除因类风湿血管炎和类风湿结节造成脑脊髓实质及周围神经病变外，还可因颈椎脱位造成脊髓、脊神经根以及椎动脉受压，引发相应的临床症状、体征，故神经系统表现复杂多样。

6. 其他 可伴有贫血，以及口干、眼干等干燥综合征表现。

【实验室及其他检查】

一、血象

有轻度至中度贫血。活动期血小板可增高，白细胞总数及分类大多正常。部分患者可见全血细胞减少。

二、血沉和 C 反应蛋白

有助于判断类风湿关节炎活动程度。活动期血沉增快，C 反应蛋白升高；经治疗缓解后下降。

三、类风湿因子 (RF)

RF 是一种自身抗体，可分为 IgM 型、IgG 型、IgA 型、IgE 型。临床上常规检测的 RF 为 IgM 型，阳性率约 70% ~ 80%，且其滴度与疾病的活动性和严重性成正比。但 RF 也可见于系统性红斑狼疮、系统性硬化病、混合结缔组织病等其他结缔组织病。甚至 1% ~ 5% 的正常人也可出现低滴度 RF。

四、抗角蛋白抗体谱

抗角蛋白抗体 (AKA)、抗核周因子 (APF) 和抗环瓜氨酸肽抗体 (CCP) 等自身抗体，对 RF 的诊断有较高的诊断特异性，有助于 RA 的早期诊断。但敏感性不如 RF。

五、关节影像学检查

1. X 线摄片　X 线摄片对疾病的诊断、关节病变分期均很重要。临床常规首选双手指及腕关节或再加双足摄片检查。美国风湿病学会将骨损害的 X 线表现分为 4 期：①Ⅰ期：可见关节周围软组织肿胀或关节端骨质疏松；②Ⅱ期：可见关节间隙狭窄；③Ⅲ期：可见关节面出现虫蚀样破坏；④Ⅳ期：可见关节脱位或半脱位或关节强直（纤维性强直或骨性强直）。

2. CT 和磁共振成像 (MRI)　　CT 有助于发现早期骨侵蚀和关节脱位等改变，常用于颈椎寰枢关节检查。MRI 有助于发现关节内透明软骨、滑膜、肌腱、韧带和脊髓病变。

六、关节滑液

正常人关节腔内滑液不超过 3.5ml，类风湿关节炎时滑液增多，微混浊，黏稠度降低，含糖量低于血糖。滑液中白细胞升高，一般为 $(5 ~ 50) \times 10^9/L$，中性粒细胞 >50%。

七、类风湿结节和滑膜活检

典型病理改变有助于对疑难病例的确定诊断。

【诊断和鉴别诊断】

一、诊断

按美国风湿病学会 1987 年修订的分类标准，共 7 项：①晨僵持续至少 1 小时（≥6 周）；②3 个或 3 个以上关节肿（≥6 周）；③腕关节或掌指关节或近端指间关节肿（≥6 周）；④对称性关节肿（≥6 周）；⑤类风湿皮下结节；⑥手 X 线片改变（至少有关节端骨质疏松和关节间隙狭窄）；⑦类风湿因子阳性（滴度 >1∶32）。

上述 7 项中，符合 4 项即可诊断为类风湿关节炎。

二、鉴别诊断

1. 风湿热 本病有以下特点：①多见于青少年；②一般起病急，有咽痛，发热，白细胞增高；③四肢大关节游走性红肿疼痛，很少出现关节畸形；④常伴发心脏炎；⑤血清抗 "O" 阳性，而 RF 阴性。

2. 骨关节炎 本病特点：①发病年龄多在 50 岁以上；②主要累及膝、髋等负重关节和手指远端指间关节；③关节活动后疼痛加重，经休息后明显减轻；④血沉正常，RF 阴性；⑤X 线显示关节边缘呈唇样骨质增生或骨疣形成。

3. 强直性脊柱炎 主要侵犯脊柱，但周围关节也可受累。本病特点：①男性多见；②主要侵犯骶髂关节及脊柱，并有典型 X 线改变；③90% ~95% 患者 HLA – B27 阳性；④RF 为阴性。

4. 系统性红斑狼疮 早期出现手部关节炎时，须与 RA 相鉴别。本病特点：①X 线检查无关节骨质改变；②多为女性；③常伴有面部红斑等皮肤损害；④多数有肾损害或多脏器损害；⑤血清抗核抗体和抗双链 DNA 抗体显著增高。

5. 痛风 本病特点：①患者多为男性；②关节炎的好发部位为第一跖趾关节；③高尿酸血症；④关节附近或皮下可见痛风结节；⑤关节腔穿刺或结节活检，可见针状尿酸结晶。

【治疗】

本病治疗的目的是：①缓解关节症状，减轻患者痛苦；②控制疾病进展，阻止关节损害进一步加重；③改善关节功能，提高患者生活质量。

目前，类风湿关节炎的治疗包括一般治疗、药物治疗、外科治疗等。

一、一般治疗

包括营养支持，适度休息，急性期关节制动，恢复期关节功能锻炼，调节不良情绪，配合适当物理治疗等。

二、药物治疗

治疗类风湿关节炎的常用药物分为五大类，即非甾体抗炎药（NSAIDs）、改善病情的抗风湿药（DMARDs）、糖皮质激素、中草药制剂和生物制剂。

1. 非甾体抗炎药（NSAIDs）　此类药物起效较快，品种较多，其作用机制主要是抑制环氧化酶（COX），减少前列腺素的生成而起消炎、止痛作用，但不能控制病情。由于同时抑制胃黏膜合成生理性前列腺素，所以常有胃肠道不良反应如腹痛，严重者可致出血、穿孔，故临床使用时宜合用保护胃黏膜药物。常用 NSAIDs 类药物有：①布洛芬：0.3～0.6g，3～4 次/日；②萘普生：0.25～0.5g，2 次/日；③扶他林：25mg，3 次/日；④双氯芬酸：75mg，1～2 次/日。近年的研究发现环氧化酶有两种异构体，即 COX-1 和 COX-2。选择性 COX-2 抑制剂与传统 NSAIDs 类药物相比，胃肠道不良反应明显减少，但可能增加心血管事件的发生率。常用药物：①塞来昔布：100mg，1～2 次/日；②罗非昔布：12.5～25mg，1 次/日。

NSAIDs 类药物不宜联合应用，一种药物服用两周以上，疗效仍不明显者，可改用另外一种 NSAIDs 类药物。

2. 改善病情的抗风湿药（DMARDs）　本类药物起效较 NSAIDs 类药物慢，一般需 1～6 个月才能改善临床症状，故又称慢作用药。因为能改善临床症状和延缓病情发展，故患者一旦确诊为类风湿关节炎，应尽早使用。本类药物不良反应主要表现为胃肠道反应，骨髓造血抑制，心、肝、肾等内脏损害。应密切观察，定期进行实验室检查。

①甲氨蝶呤（MTX）：常用剂量 7.5～20mg，每周 1 次，口服（一日内服完），或静脉注射，或肌注。疗程至少半年。因为该药疗效肯定，费用低，所以是目前治疗 RA 的首选药。主要不良反应为骨髓抑制，用药期间应定期作血常规检查。

②柳氮磺吡啶（SSZ）：常用剂量每日 1.5～3.0g，分 2 次服用。宜从小剂量每日 500mg 开始。不良反应有恶心、食欲下降、皮疹。对磺胺过敏者禁用。

③来氟米特（LEF）：常用剂量 10～20mg，1 次/日。不良反应有腹泻、肝酶增高、皮疹、白细胞下降等。服药期间应定期查血常规和肝功能。

④抗疟药（antimalarials）：氯喹 250mg，1 次/日；羟氯喹 200mg，1～2 次/日。长期服用可引起视网膜病变，严重者可致失明，服药半年左右应查眼底。

⑤青霉胺（DP）：开始剂量 125mg，2～3 次/日，如无不良反应，每 2～4 周剂量加倍，每天剂量可达 500～750mg。用药过程中如症状有改善，可改用小量维持，疗程约一年。该药毒副作用较多，大剂量时尤需密切观察。

⑥金制剂（gold salt）：口服制剂为金诺芬，每日剂量 6mg，分 2 次服，3 个月后起效，常见的不良反应有腹泻、瘙痒等。适用于早期或轻型患者。

本类药物还有环磷酰胺（CTX）、硫唑嘌呤（AZA）、环孢素（CsA）等。临床选用时，应注意药物的半衰期，并结合患者具体情况，如肝、肾功能是否正常，有无其他严重疾病等因素，综合考虑方能确定。用药方法应注意个体化。为取得较好的耐受性，一般宜从小剂量开始，逐步加量。

3. 糖皮质激素　对一般 RA 患者，不宜作为常规治疗。糖皮质激素不能阻止病情进展，长期使用易出现代谢紊乱，甚至严重感染等不良反应，对于初发关节炎症状明显，经 NSAIDs 类抗炎治疗效果不好，而慢作用抗风湿药尚未起效者，可加用泼尼松 10mg/d，症状缓解后逐步减量、撤药。当急性发作期伴发热及心、肺、脑等关节外组织器官损害症状时，可加用泼尼松 30mg～40mg/d，如连续治疗 2 日，症状无明显好转，可再加大剂量，症状缓解后逐步减量，至最小量维持。

4. 中草药制剂　①雷公藤多苷：对轻、中度患者疗效较好。每日剂量 30～60mg，分 3 次服。病情缓解后逐步减量。本药长期使用对性腺有一定毒性。对未婚未育患者慎用。

②青藤碱：常用剂量 20mg、3 次/日。常见不良反应有皮肤瘙痒、白细胞减少等。

5. 生物制剂　包括 Ⅱ 型胶原、转移因子、胸腺肽、抗肿瘤坏死因子抗体等。

三、外科治疗

急性期采用滑膜切除术，可使病情得到一定缓解，但容易复发，必须同时应用 DMARDs 药物治疗。晚期患者关节畸形、失去功能的，可采用关节成形术或关节置换术，改善关节功能，有利于提高患者生活质量。

【预后】

有少数 RA 患者可以自行缓解，大多数 RA 患者病程迁延。积极、正确的治疗可使 80% 以上的 RA 患者病情缓解，另外少数在 1～2 年出现关节和骨的明显破坏，仅少数患者最终致残。

第四十二章
系统性红斑狼疮

系统性红斑狼疮（systemic lupus erythematosus，SLE）是一种全身性自身免疫性结缔组织病。患者体内有多种自身抗体及其免疫复合物，广泛沉积于全身各种组织、器官，造成炎性病变，临床表现以多系统损害为特点。欧美地区的流行病学调查显示，SLE 的患病率为 14.6 ~ 122/10 万人；我国约为 30 ~ 70/10 万。患者 90% 为女性，发病年龄多在 20 ~ 40 岁。

【病因和发病机制】

一、病因

确切病因未明。证据显示，与遗传、内分泌及环境因素有关。

1. 遗传因素　①患者家族中本病患病率可高达 13%；②本病患病率在同一地区不同人种之间有明显差异；③同卵孪生发病率 5 ~ 10 倍于异卵孪生；④SLE 自身抗体易感基因在患者中的发生频率明显高于正常人。

2. 内分泌因素　①育龄期女性患者比同龄男性患者高 9 ~ 15 倍；②妊娠可诱发 SLE。

3. 环境因素　①紫外线照射可导致患者发病或病情加重；②某些化学药品可导致药物性狼疮，如普鲁卡因酰胺、磺胺嘧啶、肼苯哒嗪、异烟肼、巯甲丙脯酸、青霉胺等；③在 SLE 患者体内发现有多种抗病毒抗体，因而病毒感染可能是 SLE 的诱发因素。

二、发病机制

SLE 患者体内有多种自身抗体以及由其形成的循环免疫复合物。针对血液细胞的自身抗体如抗红细胞膜抗体、抗血小板膜抗体、抗淋巴细胞膜抗体，可直接造成相应靶细胞损伤，引起其血液中细胞数量减少。循环免疫复合物随着血流经肾小球滤过时可沉积于肾小球基底膜，造成狼疮性肾炎；它还可以在全身各种组织、器官小血管壁沉积，造成血管炎，引起局部炎性病理损害。

【病理】

SLE 的基本病理改变是坏死性血管炎，它是造成多系统损害的病理学基础。血管壁病变中心为纤维素样变性、坏死，可检测出免疫球蛋白、补体及 DNA 等自身抗原。病灶周围有单核细胞、中性粒细胞和淋巴细胞浸润。血管周围可见出血和纤维素样变性、坏死。上述病变可见于全身各种组织、器官，包括心、肺、肝、肾、神经系统、皮肤、肌肉等。

通过对肾组织的免疫荧光及电镜检查，几乎所有 SLE 患者都可发现肾脏损害，世界卫生组织（WHO）将狼疮肾炎病理分型为：Ⅰ型：正常或轻微病变型；Ⅱ型：系膜病变型；

Ⅲ型：局灶增殖型；Ⅳ型：弥漫增殖型；Ⅴ型：膜性病变型；Ⅵ型：肾小球硬化型。

脾脏中央动脉周围出现特殊纤维化，呈又厚又密的同心状胶原纤维化环，称为"洋葱脾"。

心内膜可因反复发生纤维素样变性坏死，继之以淋巴细胞浸润、成纤维细胞增生和纤维化，而形成疣状赘生物，称为 Libman – Sacks 心内膜炎。

【临床表现】

SLE 的临床表现复杂多样，早期表现不典型，容易误诊。大多数患者呈发作与缓解交替过程。

一、全身症状

活动期90%以上患者伴有发热，以长期低、中度热多见。合并感染时可见持续高热。同时多伴有疲乏、不适等症状。

二、皮肤、黏膜

约80%~85%患者有各种形式的皮肤损害，如蝶形红斑、盘状红斑、斑丘疹、丘疹、紫癜等。蝶形红斑是 SLE 特征性的改变。有时可有皮下小结、网状青斑、偶见指（趾）坏疽。约40%患者有光过敏现象，常促发上述皮肤损害。约40%患者有脱发。少数患者有雷诺现象和杵状指。约20%患者有口腔溃疡或鼻黏膜糜烂、出血。

三、骨关节肌肉

90%以上患者有关节疼痛，最常见于指、腕、膝，呈间隙性，有时伴关节肿胀，X 线片大多正常。5%~10%患者可发生无菌性缺血性骨坏死，以股骨头最常见，其次为肱骨头和胫骨头。目前不能明确是否因疾病本身或使用糖皮质激素造成。约40%患者有肌肉疼痛无力。

四、肾

几乎所有患者的肾组织均有病理改变，约75%患者有肾损害的临床表现。以慢性肾小球肾炎和肾病综合征较常见。也可表现为急性肾小球肾炎或急进性肾小球肾炎。早期多为无症状尿异常，可出现尿蛋白和红细胞。以后随病情发展而出现各种肾炎临床表现，如水肿、高血压和氮质血症，尿中出现大量蛋白、红细胞和各种管型。晚期常发生尿毒症，导致死亡。

五、心血管

约30%~50%患者有心脏症状，多表现为心前区疼痛或不适，部分患者有气短或心律失常。超声心动图检查异常约36%~88%。尸检异常约53%~83%，其中心包炎最常见，多为纤维素心包炎，也可为心包积液。赘疣性心内膜炎（Libman – Sacks 心内膜炎）常与心包炎并存，病变未累及瓣膜和乳头肌时症状不明显。心肌炎常见，可导致心律失常和心力衰竭，心电图和心肌酶谱检查有助于诊断。约10%患者有周围血管病变，如血栓性血管炎。

六、呼吸系统

约35%患者有干性胸膜炎或胸腔积液。少数患者可发生急性狼疮性肺炎，或慢性间质性肺炎，表现为发热、干咳、气促，偶见咯血。前者X线片可见双下肺片状浸润性阴影，后者可见肺纹理增粗呈索状或网状，可伴见斑点状阴影。应注意排除肺部感染。

七、神经系统

狼疮活动期常表现各种精神症状和神经症状。前者如幻觉、妄想、强迫观念、躁动、抑郁、定向力及计算力障碍等。后者以癫痫最常见，其次为脑血管病和脑脊髓炎临床表现，常伴有头痛及颅神经麻痹、肢体瘫痪等症状。周围神经病变少见。脑脊液检查颅内压增高、细胞数和蛋白增多、葡萄糖减少，氯化物正常，抗DNA抗体等自身抗体检查阳性。

八、消化系统

约40%患者有不同程度的食欲减退、恶心、呕吐、腹痛腹泻、便血等症状。血清转氨酶常升高，很少出现黄疸。少数患者有急腹症表现，原因为胃肠穿孔、急性胰腺炎、肠坏死、肠系膜血管炎等。

九、血液系统

活动期约半数患者有贫血，以及白细胞减少和（或）血小板减少，短期内出现重度贫血常是自身免疫性溶血所致。血小板减少常引起女性患者月经过多，低于$20 \times 10^9/L$时，易出现皮肤黏膜及内脏出血。约半数患者有局部或全身性淋巴结肿大，以颈部和腋下多见，一般无压痛，病理活检为非特异性炎症。约15%患者有脾肿大。

十、眼

眼部受累包括结膜炎、葡萄膜炎、眼底改变（如出血、视乳头水肿、视网膜渗出物）等，由血管炎所致。及时治疗，一般可逆。继发干燥综合征者常有干燥性角膜炎。
SLE可与皮肌炎、系统性硬化病、类风湿性关节炎、白塞病、干燥综合征、重症肌无力、桥本甲状腺炎等自身免疫性疾病重叠，表现相应症状。SLE患者妊娠会使病情加重或复发。抗磷脂抗体阳性者可出现异常妊娠如流产、早产等。

【实验室及其他检查】

一、一般检查

血常规检查可有贫血、白细胞减少和（或）血小板减少。尿常规检查可有蛋白、红细胞和各种管型。血沉增快。C-反应蛋白升高。

二、自身抗体

1. 抗核抗体（ANA） 约95%患者阳性，血清滴度≥1∶80有诊断意义。如多次检查为阴性，则基本可以排除SLE。目前本试验为SLE的最佳筛选试验，已代替狼疮细胞检查。由于其他多种结缔组织病和慢性炎症也可出现阳性，故特异性较差。不能作为SLE和其他结缔组织疾病的鉴别依据。

2. 抗双链DNA（dsDNA）抗体 为诊断SLE的标记抗体之一。活动期患者阳性率可达95%，特异性强，对确诊SLE和判断其活动性有较大参考价值。抗体滴度高，常提示有肾损害。

3. 抗Sm抗体 SLE的标记抗体之一。阳性率约25%，特异性强，阳性患者病情缓解后继续呈阳性，故可作为回顾性诊断的依据。

4. 抗磷脂抗体 阳性率约为30%~40%，阳性患者容易发生动、静脉血栓，习惯性流产，血小板减少，称为抗磷脂综合征。

5. 抗核糖体RNP（rRNP）抗体 阳性率约为15%，阳性患者常有神经系统损害。

6. 其他自身抗体 如抗SSA抗体、抗SSB抗体、抗U_1RNP抗体、抗组蛋白抗体、抗红细胞膜抗体、抗血小板膜抗体、抗淋巴细胞膜抗体、抗中性粒细胞胞浆抗体、抗神经元抗体等，也可被检测出。约20%~40%患者类风湿因子阳性。

三、补体

约75%~90%患者在活动期有补体C3、C4减少。C3、C4减少有助于SLE的诊断，并提示狼疮活跃。

四、狼疮带试验

取皮损部位或腕上方伸侧部位皮肤活检，用直接免疫荧光法检测，约70%~90%患者可见在真皮与表皮连接处有荧光带，为免疫球蛋白（主要为IgG，也有IgM和IgA）与补体沉积所致。

五、肾活检

对狼疮肾炎的分型诊断、治疗、估计预后均有一定价值。

六、其他检查

X线、CT、超声心动图、心电图、眼底检查、肝肾功能、心肌酶谱等有利于早期发现SLE对各系统的损害。

【诊断与鉴别诊断】

一、诊断

现采用美国风湿病学会（ACR）1997年推荐的SLE分类标准，共11项：

①颧部红斑；②盘状红斑；③光敏感：日晒后皮肤过敏；④口腔溃疡；⑤非侵蚀性关节炎，≥2 个外周关节；⑥肾脏病变：蛋白尿≥0.5g/d 或细胞管型尿；⑦浆膜炎：胸膜炎或心包炎；⑧神经系统病变：癫痫发作或精神症状；⑨血液系统异常；溶血性贫血或白细胞减少（<4×10⁹/L）或淋巴细胞减少（<1.5×10⁹/L）或血小板减少（<100×10⁹/L）；⑩抗 ds-DNA 抗体或抗 Sm 抗体阳性，或抗磷脂抗体阳性（包括抗心磷脂抗体、或狼疮抗凝物、或至少持续 6 个月梅毒血清试验假阳性三者中具备一项阳性）；⑪抗核抗体阳性。

上述 11 项中，符合 4 项或 4 项以上者，在除外感染、肿瘤和其他结缔组织病后，即可诊断为 SLE。其敏感性和特异性均可达 96%。上述标准中，免疫学异常和高滴度抗核抗体更具有诊断意义。明确诊断后，要对各种检测指标作动态观察，以便判断病情活动程度。指标恶化，表示疾病活动；指标好转，表示趋向缓解。

二、鉴别诊断

药物性狼疮由于长期应用某些药物所致，可引起类似 SLE 表现，其特点为：①发病年龄较大。②肺、胸膜、心包受累较多，皮肤、肾、神经系统受累少。③抗组蛋白抗体阳性率可达 95%。抗 dsDNA 或抗 Sm 抗体多为阴性。④血清补体大多正常。⑤相关药物停用后病情可自行缓解。

本病早期症状不典型，容易被诊断为原发性肾小球肾炎、特发性血小板减少性紫癜、各种皮炎，甚至癫痫、精神病。关键是要提高警惕，想到 SLE 的可能性，做抗核抗体和抗 ds-DNA 抗体检测，以便早期发现。有时 SLE 也容易与其他结缔组织病混淆，抗 dsDNA 或抗 Sm 抗体阳性是 SLE 的主要鉴别依据。

【治疗】

治疗的目的是：①尽快控制疾病活动性，阻止进一步损害；②力求减轻或消除已造成损害；③维持缓解、防止复发。

一、一般治疗

①急性活动期卧床休息，缓解期病情稳定患者可适当工作，但要避免过劳；②避免日晒或其他紫外线照射；③预防感染，及时发现和治疗感染；④注意避免可能诱发狼疮的药物或食物；⑤调节不良情绪。

二、药物治疗

1. 糖皮质激素（以下简称激素）　是治疗 SLE 的基础药物。根据病情轻重，以泼尼松每日 0.5~1/mg·kg 的剂量口服，通常晨起 1 次服用。病情好转，以每 1~2 周减 10% 的速度逐渐减量，以小剂量维持治疗。在减药过程中，加用免疫抑制剂联合治疗。如果出现对大剂量治疗无效，癫痫发作，或有明显精神症状，或严重溶血性贫血，或血小板减少而有出血倾向，或出现急性肾衰竭，或病情急剧恶化的病例，可采用甲基泼尼松龙冲击治疗，剂量500~1000mg 溶于 250ml 葡萄糖液中，静脉滴注，每天 1 次，连续 3 天（注意控制滴速，全部滴完不少于 1 小时，过快可导致突然心跳停止而死亡。感染及营养极差者不宜用此法），冲击后每日口服泼尼松 0.5~1mg/kg。激素的不良反应包括高血压、高血糖、高血脂、诱发感染、低钾血症、骨质疏松、无菌性股骨头坏死等。病情好转稳定 4 周后可逐步减量，直至维持量约 5~15mg/d。由于泼尼松需在肝脏内转变为泼尼松龙，才能发挥药效，所以患者有肝损害时，最好用泼尼松龙口服。

2. 免疫抑制剂 一般与激素联合应用。加用免疫抑制剂，有利于尽快控制病情活动性。

（1）环磷酰胺（CTX） ①静脉冲击治疗：主要用于狼疮性肾炎，能减轻肾组织纤维化，防止肾衰竭。每次剂量 10~16mg/kg，加入 200ml 生理盐水，静脉缓慢滴注。危重病例每 2 周 1 次，一般病例每月 1 次，蛋白尿转阴后，改为每 3 个月 1 次，至少再维持治疗 1 年。如冲击 9 次后，仍无明显疗效，则应停止使用。②口服治疗：100mg，每日 1 次，疗效不如冲击治疗。不良反应为白细胞减少、胃肠反应、脱发、肝损害及出血性膀胱炎等。

（2）硫唑嘌呤（AZA） 每日剂量 100mg，分 2 次服，病情稳定后改为 50mg/d。不良反应为骨髓抑制、胃肠反应、肝损害等。疗效不及环磷酰胺冲击出疗法。

（3）甲氨蝶呤（MTX） 剂量 7.5~20mg，每周 1 次。主要用于以关节炎、肌炎、浆膜炎和皮肤损害为主的 SLE。

（4）环孢素 对各型狼疮肾炎均有效。初始量每天 3~3.5mg/kg，分 2 次服，如疗效不明显，可每月增加 0.5mg/kg，直至 5mg/kg。见效后每月递减 1mg/kg，至每天 3mg/kg 维持。不良反应为肝、肾损害、高血压、高尿酸血症、高血钾等。

（5）霉酚酸酯（MMF） 能有效控制 IV 型狼疮肾炎活动。剂量每日 10~30mg/kg 口服。对白细胞、肝肾功能影响很小。

（6）抗疟药 可减轻皮疹和光敏感，常用氯喹 250mg，1 次/日；羟氯喹 200mg，1~2次/日。

（7）雷公藤多苷 为中药制剂，每日剂量 30~60mg，分 3 次服。病情缓解后逐步减量。本药长期使用对性腺有一定毒性，对未婚未育患者慎用。

3. 免疫球蛋白 大剂量静脉滴注每日 400mg/kg，连用 3~5 天为一疗程。为强有力辅助治疗措施，适用于上述药物治疗无效，病情严重而体质衰弱，合并全身严重感染，妊娠伴抗磷脂综合征等病例。

三、特殊病例处理

1. 妊娠 缓解期患者无心、肾、脑损害，泼尼松维持量 <10mg/d，病情稳定 1 年以上，可以妊娠。由于妊娠早期及产后 6 周容易复发，故妊娠期可适当增加激素剂量。有习惯性流产史或抗磷脂抗体阳性者，应加服低剂量阿司匹林 50mg/d。分娩时可按产前激素剂量加倍，加用甲基泼尼松龙静脉滴注。产后必要时可加用硫唑嘌呤。

2. 神经系统损害 冲击治疗无效患者，可鞘内注射，地塞米松 20mg 加甲氨蝶呤 10mg。有癫痫发作患者，可用卡马西平等抗癫痫药物。

3. 缺血性骨坏死 早期患者应尽量减少激素用量，避免关节负重，可试行骨髓减压术。晚期患者需做关节置换。

4. 其他 关节肌肉疼痛，可加用非甾体抗炎药。皮疹严重者，可加用氯喹或羟氯喹治疗。肾衰竭患者可行血液透析或腹膜透析改善氮质血症，有条件者可行肾移植。有心力衰竭表现者宜减轻前后负荷，可适当使用洋地黄制剂。

【预后】

随着早期诊断及治疗水平的提高，患者的预后较过去已明显改善。经过正规治疗，1 年存活率为96%，5 年存活率为85%，10 年存活率为75%。多脏器功能衰竭、感染是患者的主要死因。

第八篇 急性中毒

第四十三章 急性中毒总论

有毒化学物质进入人体，达到中毒量而产生损害的全身性疾病称中毒（poiscning）。短时间内进入大量毒物，迅速引起严重症状称急性中毒（acute poisoning）。急性中毒起病急剧，症状严重，变化迅速，常危及生命，因此需及时诊断和抢救。

【病因和发病机制】

一、中毒原因

1. 职业性中毒　如不遵守安全防护制度，在生产过程中，与有毒的原料、中间产物、成品等密切接触，可引起中毒；在保管、使用、运输方面，也可发生中毒。

2. 生活性中毒　主要是指意外接触、误食、用药过量、自杀、谋害等引起的中毒。

二、毒物的吸收、代谢和排出

有毒物质进入人体内的途径主要有呼吸道、消化道和皮肤黏膜等。职业性中毒时，毒物常以粉尘、烟雾、蒸汽、气体等形态，由呼吸道进入人体。生活性中毒时，除一氧化碳中毒外，大多数是经口食入。少数脂溶性毒物如苯胺、硝基苯、有机磷农药等，可通过完整的皮肤黏膜侵入。毒蛇咬伤时，毒液经伤口进入体内。

毒物被吸收后进入血液，分布于全身，主要在肝脏通过氧化、还原、水解、结合等作用进行代谢。大多数毒物经过肝脏解毒后毒性降低，但也有少数在代谢后毒性反而增加，如对硫磷可氧化为毒性更大的对氧磷。毒物吸收和在体内进行代谢的同时，也进行排泄。气体和易挥发的毒物吸收后，一部分经呼吸道排出，另一部分由肾脏排出。重金属如铅、汞、锰以及生物碱由消化道排出。少数毒物经皮肤、汗腺、泪腺和乳汁排出。

三、影响毒力的因素

1. 毒物的理化性质　化学物质的毒性与它们的化学结构有密切关系，如苯有抑制骨髓造血功能的作用，而甲苯则无此作用。空气中毒物的挥发性越强，颗粒越小，则吸入肺越多，毒性也愈大。

2. 毒物的量和接触时间　接触毒物的量越大，时间越长，毒性作用就越强。

3. 毒物进入机体的途径　各种毒物进入机体的途径不同，引起中毒的程度和结果亦不一样。如金属汞口服时，其毒性较小，但汞的蒸汽由呼吸道吸入时，其毒性作用就很大。

4. 个体敏感性　个体对毒性的敏感性不尽相同，有些人对某些毒物有耐受性，而有些人则具敏感性。这常与年龄、性别、营养、健康状况和生活习惯等因素有关。

四、中毒机制

1. 局部刺激和腐蚀作用　强酸、强碱可吸收组织水分，并与蛋白质或脂肪结合，使细胞变性或坏死，造成严重的局部组织破坏。

2. 缺氧　硫化氢、一氧化碳、氰化物等窒息性毒物可通过不同途径阻碍氧的吸收、运转和利用，从而引起机体脏器组织缺氧，尤以对缺氧敏感的脑和心肌更易发生损害。

3. 抑制酶的活力　氰化物抑制细胞色素氧化酶，有机磷农药抑制胆碱酯酶活力，重金属抑制含巯基的酶等，这些毒物是通过毒物本身或其他代谢产物抑制酶的活力而产生毒性作用。

4. 干扰细胞和细胞器的生理功能　四氯化碳在体内经酶催化而形成三氯甲烷自由基，自由基作用于肝细胞膜中不饱和脂肪酸，产生脂质过氧化，使线粒体、内质网变性，肝细胞坏死。二硝基酚、五氯酚、棉酚等可使线粒体内氧化磷酸化作用解偶联，妨碍三磷酸腺苷的形成和贮存。

5. 麻醉作用　有机溶剂和吸入性麻醉药有强亲脂性，脑组织和细胞膜脂类含量高，因此类化学物质易蓄积于脑细胞膜，并进入细胞内而抑制脑功能。

【临床表现】

一、皮肤黏膜

①皮肤及口腔黏膜灼伤：见于强酸、强碱、甲醛、苯酚、甲酚皂溶液等腐蚀性毒物中毒；②发绀：见于能引起血红蛋白氧合不足的毒物中毒，如麻醉药、有机溶剂抑制呼吸中枢，刺激性气体引起肺水肿等，都可引起紫绀；亚硝酸中毒能产生高铁血红蛋白血症出现发绀，因往往是由口服引起，故又称肠源性紫绀。③黄疸：见于四氯化碳、毒蕈、鱼胆等中毒。④其他：如皮肤潮红，皮肤黏膜呈樱桃红色，见于一氧化碳中毒。

二、眼部表现

①瞳孔扩大：见于阿托品、颠茄、乙醇、麻黄素、氰化物等中毒；②瞳孔缩小：见于有机磷农药、氨基甲酸酯类、安眠药、氯丙嗪、吗啡类、毒扁豆碱、匹罗卡品、哌嗪等中毒；③复视：见于乌头碱中毒；④视神经炎：见于甲醇中毒。

三、神经系统

①昏迷：见于多种毒物中毒，如麻醉剂、安眠药、乙醇、有机磷农药、阿片类、氰化物、亚硝酸盐、阿托品类、一氧化碳、二氧化碳、砷、苯、硫化氢等中毒；②抽搐：见于中枢兴奋剂（士的宁、樟脑）、氰化物、有机磷农药、有机氯农药、氯丙嗪、硫化氢等中毒；

③惊厥：见于有机氯杀虫剂、异烟肼等中毒；④肌纤维颤动：见于有机磷农药、氨基甲酸酯杀虫剂等中毒；⑤谵妄：见于阿托品、乙醇和抗组胺药中毒；⑥精神失常：见于二氧化碳、一氧化碳、有机溶剂、阿托品等中毒；⑦瘫痪：见于一氧化碳、肉毒毒素、河豚鱼、可溶性钡盐、蛇毒等中毒。

四、呼吸系统

①呼吸加快：见于甲醛、水杨酸、马钱子、樟脑等中毒；②呼吸减弱：见于安眠药、吗啡、白果等中毒；③肺水肿：见于刺激性气体、安妥、磷化锌、有机磷杀虫药、棉子等中毒；④呼吸异味：常见于有特殊气味的有机溶剂中毒，如氰化物中毒有苦杏仁味，有机磷杀虫药、黄磷、铊类等中毒有蒜味，苯酚和甲酚溶液中毒有苯酚味，乙醇中毒有酒精味。

五、循环系统

①心律失常：洋地黄、夹竹桃、乌头、蟾蜍等兴奋迷走神经，拟肾上腺素药、三环类抗抑郁药等兴奋交感神经，均可引起心率失常。②心脏骤停：见于河豚、夹竹桃、奎尼丁、锑剂、麻醉剂、有机磷农药等中毒。③休克：急性中毒时，很多因素可导致休克，这与剧烈吐泻、严重化学灼伤、血管舒缩中枢受抑制、心肌损害有关，常见于磷、强酸、强碱、水合氯醛、安眠药、氯丙嗪、奎尼丁、蛇毒、一氧化碳等中毒。

六、泌尿系统

升汞、四氯化碳、氨基糖苷类抗生素、毒蕈、蛇毒、鱼胆、斑蝥等中毒可发生急性肾衰竭，出现少尿以至无尿。砷化氢、磺胺等中毒可引起肾小管阻塞。

七、血液系统

砷化氢、苯胺、硝基苯等中毒可引起溶血，出现贫血和黄疸。阿司匹林、氯霉素、抗癌药等中毒可引起血小板质和量的异常。肝素、双香豆素、敌鼠、蛇毒等可引起血液凝固障碍。白细胞减少和再生障碍性贫血，见于氯霉素、抗肿瘤药、苯等中毒以及放射病。

八、消化系统

许多毒物都可以引起恶心呕吐、腹痛腹泻、流涎、腹部胀气等消化道症状，如酸、碱、砷、磷和卤素、尼古丁、洋地黄、白果等中毒可引起呕吐；毒蕈中毒可出现剧烈腹痛腹泻；乌头碱、毒蜘蛛、有机磷农药中毒可出现大量流涎；棉子中毒可出现腹胀、便秘。

【诊断】

急性中毒的诊断主要依据毒物接触史及临床表现，通过对周围环境的调查和实验室检查，可证实毒物的存在及对人体产生的影响。

1. 毒物接触史　对生活性中毒者，如果怀疑因服毒而中毒，要了解患者生活情况，精神状态，服药史，身边的药袋、药瓶、剩余药物等。对怀疑为食物中毒时，应询问共餐者中有无相同症状；对一氧化碳中毒要了解室内有无炉火、烟囱以及当时同室其他人员的情况。对职业性中毒，应询问患者的工种、工龄，接触毒物的种类、剂量和时间，环境条件和防护措施等。

2. 临床表现 对于原因不明而突然出现呕吐、紫绀、呼吸困难、惊厥、昏迷、休克者，应考虑中毒的可能。如果患者有明确的毒物接触史，要分析症状、体征的特点、出现时间顺序是否符合该毒物中毒的临床表现规律性，同时进行重点体格检查。

3. 实验室及其他检查 对急性中毒者，应常规留取剩余的毒物或含毒标本，如呕吐物、胃内容物、尿、粪、血标本等进行毒物鉴定分析。此外，X线、心电图、脑电图检查也可为诊断提供帮助。

【中毒处理】

一、立即中止毒物接触

毒物被吸入或经皮肤入侵时，应立即将患者转移到空气新鲜的地方，脱去被污染的衣物，清洗接触毒物的皮肤黏膜。

二、清除尚未吸收的毒物

1. 催吐 适用于神志清楚能配合者。让患者饮温水 300～500ml 后，用压舌板、手指等物刺激咽后壁或舌根部诱发呕吐，反复进行，直到胃内容物完全吐出为止。空腹服毒者要先饮水 500ml 后再施行催吐。昏迷、惊厥或腐蚀剂中毒者不宜催吐。马钱子中毒及孕妇也不宜选用催吐。

2. 洗胃 应尽早进行，一般在服毒后 6 小时内洗胃效果最好。安眠药、镇静剂等中毒，即使已超过 6 小时，洗胃也有必要。吞服强腐蚀性毒物中毒者，插胃管有可能引起消化道穿孔，一般不宜进行洗胃。食管静脉曲张者也不宜插管洗胃。昏迷、惊厥者，插管可能引起吸入性肺炎或诱发惊厥。洗液一般用温水，每次注入 200～300ml，然后尽量抽取，反复进行直至无色无味为止。一般总量可达 8000～10000ml，甚至更多。如果已知毒物的种类，可选用适当的洗胃液，加入适当解毒物质，如加入保护剂、吸附剂、中和剂、沉淀剂、溶剂、解毒剂等。

3. 导泻 洗胃后，灌入盐类泻药以清除进入肠道内的毒物。如硫酸钠或硫酸镁 15～30g 溶于水，口服或由胃管灌入。一般不用油类泻药，以免促进脂溶性毒物吸收。

4. 灌肠 除腐蚀性毒物中毒外，适用于口服其他毒物中毒、服药时间超过 6 小时以上者，方法是用 1% 温肥皂水 500ml 高位连续多次灌肠。

5. 清洗 皮肤中毒时，要尽快脱去污染的衣物，用清水、肥皂水清洗皮肤、毛发。经伤口入侵的毒物，常用生理盐水等冲洗。

三、促进已吸收的毒物排出

1. 利尿排毒及毒物离子化 大多数毒物由肾脏排泄，因此迅速利尿是加速毒物排泄的重要措施，但必须同时补液。在心肾功能尚好时积极补液，补液速度可每小时 200~400ml，日总量 5~6L。同时用袢利尿剂（呋塞米）、渗透性利尿剂（甘露醇）等加速毒物排出。有些毒物属脂溶性的非离子性状态，难于排出体外，但在尿呈酸性或碱性环境下可离子化，这时利于排出体外。如用碳酸氢钠碱化尿液，可使弱的有机酸（苯巴比妥、水杨酸盐）由尿排出；用氯化铵、维生素 C 酸化尿液，可促使有机碱（苯丙胺）由尿排出。

2. 输氧　高压氧是治疗一氧化碳中毒的特效方法，可促使碳氧血红蛋白解离，加速一氧化碳排出。

3. 透析疗法　常用腹膜或血液透析，在中毒 12 小时内进行效果好。对清除巴比妥、水杨酸碱、甲酚、苯胺、硝基苯中毒有效，但对短效巴比妥、有机磷农药等中毒效果不佳。

4. 血液灌流　适用于治疗脂溶性或与蛋白质结合的毒物。其方法是将患者的血液流经装有活性炭或树脂的灌流柱，毒物被清除后再将患者的血液输回至体内。

四、特殊解毒药的应用

1. 中枢神经抑制剂解毒药

①纳洛酮（naloxone）：是阿片受体拮抗剂，对麻醉镇痛药如地西泮、巴比妥、安眠酮引起的呼吸抑制有特异的拮抗作用，能拮抗 β-内啡肽对机体产生的不利影响，用于各种镇静、催眠药如地西泮等中毒；对阿片类药如吗啡、海洛因、哌替啶等中毒引起的昏迷、呼吸抑制、催睡有迅速逆转作用。对急性乙醇中毒有催醒作用。剂量 0.4~0.8mg，静脉注射，重症患者必要时可 1 小时后重复 1 次。3 小时后无好转者，应立即加用血液灌流疗法。②氟马西尼（flumazeni）：是苯二氮䓬类中毒的拮抗剂，能通过竞争抑制苯二氮䓬受体而阻断苯二氮䓬类药物的中枢神经系统作用。剂量 0.2mg 缓慢静脉注射，需要时重复注射，总量可达 2mg。

2. 有机磷农药中毒解毒药　阿托品、碘解磷定（PAM）等，详见第四十四章。

3. 金属中毒解毒药　此类药物多属螯合剂。依地酸钙钠（EDTA）：是最常用的氨羧螯合剂，可与多种金属形成稳定而可溶的金属螯合物排出体外。用于铅中毒。二巯丙醇（BAL）：此药含有活性巯基，能与某些金属形成无毒、难解离、可溶的螯合剂由尿排出。用于治疗砷、汞中毒。此外尚有二巯丙磺钠、二巯丁二钠等。

4. 铁血红蛋白血症解毒剂　亚甲蓝（美蓝）可使高铁血红蛋白还原为正常血红蛋白，用于治疗亚硝酸盐、苯胺、硝基苯等中毒的高铁血红蛋白血症。剂量 60~100mg 稀释后缓慢静注，如果效果不显著，可在 30~60 分钟后重复 1 次。

5. 氰化物中毒解毒药　一般采用亚硝酸盐-硫代硫酸钠疗法：中毒后立即给予亚硝酸盐，使血红蛋白氧化，产生高铁血红蛋白，后者与氰化物形成氰化高铁血红蛋白，与硫代硫酸钠作用，能变为低毒的硫氰酸盐排出体外。

6. 乌头碱类药物急性中毒选择抗胆碱药解毒　阿托品每次 0.5~2mg，每 10 分钟至 2 小时 1 次，直至恢复正常窦性心率；利多卡因疗效亦好。同时补液，补充维生素 B 族、维生素 C 及细胞活性药物。

五、对症治疗

针对病情采取相应有效的措施。关键是保护重要脏器，使其恢复功能。

第四十四章
有机磷杀虫药中毒

有机磷杀虫药（organophosphorous insecticides）属有机磷酸酯类化合物，是广谱杀虫剂，对人畜均有害，目前我国应用较普遍。大多呈油状液体或晶体，有大蒜样气味。

其毒性依据小白鼠经口半数致死量（LD_{50}）可分为以下四类：①剧毒类：$LD_{50} < 10$mg/kg，如甲拌磷（3911）、内吸磷（1059）、对硫磷（1605、一扫光）、毒鼠磷、苏他203（治螟蛉）；②高毒类：$LD_{50} 10 \sim 100$mg/kg，如甲基对硫磷、甲胺磷、敌敌畏、磷胺（大灭虫）等；③中毒类：$LD_{50} 100 \sim 1000$mg/kg，如乐果、敌百虫、久效磷（永伏虫）、杀螟松（速灭磷）、稻丰散（益而散）、大亚仙农等；④低毒类：$LD_{50} 1000 \sim 5000$mg/kg，如马拉硫磷（4049）、氯硫磷、矮形磷等。

【病因和发病机制】

一、病因

1. 职业性中毒　因生产过程中设备不严，化学物跑、冒、滴、漏，或防护不佳，有机磷杀虫药通过呼吸道、皮肤及黏膜吸收引起中毒。

2. 使用性中毒　在使用过程中，药物污染皮肤和浸湿衣物，由皮肤吸收引起中毒，也可因吸入空气中杀虫药所致。

3. 生活性中毒　主要是误服、自服或饮用被杀虫药污染的水源、食品或蔬菜瓜果等；也有因滥用有机磷杀虫药治疗支肤病而发生中毒。

二、发病机制

有机磷杀虫药能抑制多种酶的活性，对人畜的毒性主要是抑制胆碱酯酶。正常情况下胆碱酯酶主要存在于中枢神经系统灰质、交感神经节、运动终板以及红细胞中，可水解乙酰胆碱。当有机磷杀虫药进入人体后，与胆碱酯酶结合，形成磷酰化胆碱而失去分解乙酰胆碱的能力，导致乙酰胆碱在体内积聚，引起中枢神经和胆碱能神经先兴奋后抑制，出现一系列毒蕈样、烟碱样及中枢神经系统症状与体征，严重者可出现昏迷，甚至呼吸衰竭而死亡。

【临床表现】

急性中毒的临床表现和发病时间与毒物的种类、剂量、侵入途径、健康状况等有关。口服中毒症状5~30分钟内出现；经皮肤吸收中毒，潜伏期较长，多在2~4小时后出现症状。

1. 毒蕈碱样症状　主要是乙酰胆碱兴奋副交感神经末梢所致，类似毒蕈碱作用。此组症状出现较早，表现为平滑肌痉挛和腺体分泌增加。表现为恶心、呕吐、多汗、多泪、多涎、腹痛、腹泻、心率减慢、瞳孔缩小、尿失禁。

2. 烟碱样症状　此类症状是乙酰胆碱作用于横纹肌和交感神经节所致，其症状与烟碱中毒症状相似。乙酰胆碱蓄积和刺激神经肌肉接头处，引起肌纤维震颤，出现眼睑、面部、舌、四肢甚至全身肌肉痉挛，而后发生肌力减退和瘫痪；呼吸肌麻痹，可引起呼吸衰竭；交感神经兴奋，可使血压升高，肌纤维震颤，心率加快，心律不齐。后期表现为心率减慢、血压下降。

3. 中枢神经系统症状　中枢神经系统受乙酰胆碱刺激后出现头晕、头痛、疲乏、嗜睡、烦躁不安、共济失调、谵妄、抽搐和昏迷。

毒性大的甲胺磷、久效磷、敌敌畏等急性中毒，可在中毒后 1~4 天（个别 7 天）突然死亡，称中间综合征（在急性中毒胆碱的危象之后，迟发性周围神经病变之前）。表现为患者不能抬头，眼球活动受限，肢体有不同程度的软弱无力，严重者呼吸肌麻痹，呼吸衰竭而死亡。其发病机制与胆碱酯酶受到抑制，影响神经－肌肉接头处突触后的功能有关。

【实验室检查】

1. 全血胆碱酯酶活力测定　此酶活力测定是诊断有机磷杀虫药中毒特异性实验指标，对中毒程度轻重、治疗疗效判断和预后估计均极为重要。健康人胆碱酯酶活力值为 100%，急性有机磷杀虫药中毒时，此酶活力有不同程度的下降。

2. 尿中有机磷杀虫药分解产物测定　此项检查反映毒物吸收状况，有助于诊断。如敌百虫中毒时在尿中出现三氯乙酚；对硫磷和甲基对硫磷在体内分解后，由肾脏排出硝基酚。

【诊断】

根据确切的有机磷农药接触史，典型的中毒症状、体征，以及患者皮肤、衣物、呕吐物有特殊的大蒜样臭味等，不难诊断。如全血胆碱酯酶活力降低及毒物鉴定阳性更可确诊。按病情轻重可分为轻、中、重 3 级。

1. 轻度中毒　有头昏、头痛、无力、呕吐、流涎、多汗、视力模糊、瞳孔可略缩小，全血胆碱酯酶活力为正常值的 50%~70%。

2. 中度中毒　除上述症状加重外，有肌束颤动，瞳孔明显缩小，轻度呼吸困难，腹痛、腹泻，步态蹒跚，轻度意识障碍。全血胆碱酯酶活力为正常值的 30%~50%。

3. 重度中毒　除上述症状外，瞳孔小于针尖，呼吸极度困难，有紫绀、肺水肿、抽搐、昏迷、呼吸麻痹，少数患者可发生脑水肿，全血胆碱酯酶活力为正常值的 30% 以下。

【治疗】

1. 迅速清除毒物　迅速使患者脱离现场，除去被污染的衣物，用清水或肥皂水清洗被污染的皮肤、毛发和指甲。口服中毒，应用清水、1:5000 的高锰酸钾液（对硫磷中毒者禁用）或 2% 碳酸氢钠（敌百虫禁用）反复彻底洗胃，然后用硫酸镁导泻。眼部污染者，可用生理盐水或 2% 碳酸氢钠彻底冲洗。在迅速清除毒物的同时，应争取时间及早用解毒药治疗，以缓解中毒症状和挽救生命。

2. 阿托品　抗胆碱药阿托品能与乙酰胆碱争夺胆碱受体，起到阻断乙酰胆碱的作用；可抗拮乙酰胆碱对交感神经和中枢神经的作用，减轻毒蕈碱样症状及中枢抑制，但对烟碱样症状和胆碱酯酶活力恢复无效。治疗原则是早期、足量、反复使用。由静脉注射，以求速效。一般根据病情每 10～30 分钟或 1～2 小时给药一次，直到毒蕈碱样症状明显好转或出现"阿托品"化（即临床出现瞳孔较前扩大、口干、皮肤干燥和颜面潮红、肺部湿啰音消失、心率加快）。阿托品化后应减少阿托品的剂量，一般维持用药至症状消失 24 小时后才可停药。如果出现瞳孔扩大、意识模糊、幻觉、谵妄、抽搐、昏迷、心动过速和尿潴留等，提防阿托品中毒，应停用阿托品，必要时用毛果芸香碱解毒。

3. 胆碱酯酶复活剂　胆碱酯酶复活剂能使被抑制的胆碱酯酶恢复活性，对解除烟碱样症状作用明显，常用的有碘解磷定（PAM，解磷定）、氯磷定（PAM－CI）、双复磷（DMO₄）、双解磷（TMB₄）等，氯磷定和双复磷是首选药。此类药物的肟基可与磷原子结合，夺取磷酰化胆碱酶中的磷原子，使胆碱酯酶恢复活力。但对已老化的胆碱酯酶无复活作用，中毒 48 小时后使用疗效不佳，所以应尽早使用。胆碱酯酶复活剂对各种有机磷中毒的疗效不相同，解磷定对内吸磷、对硫磷、甲胺磷、甲拌磷等中毒疗效好，对敌百虫、敌敌畏等中毒疗效差；双复磷对敌敌畏及敌百虫中毒疗效好。对胆碱酯酶复活剂疗效不好的患者，应以阿托品治疗为主或两药合用。两种解毒药合用时，阿托品的剂量应减少，以免发生阿托品中毒。具体剂量、临床应用详见表 44－1。

表 44－1　　　　　　　　常用有机磷中毒解毒剂的剂量和用法

药名	用药阶段	轻度中毒	中度中毒	重复中毒
阿托品	开始	1～2mg，反下注射，每 1～2 小时 1 次	2～4mg，立即静脉注射；1～2mg，每半小时 1 次静脉注射	3～10mg，立即静脉注射；2～5mg，每 10～30 分钟 1 次静脉注射
	阿托品化后	0.5mg，皮下注射，每 4～6 小时 1 次	0.5～1mg，皮下注射，每 4～6 小时 1 次	0.5～1mg，皮下注射，每 2～6 小时 1 次
氯磷定	首剂	0.25～0.5g，稀释后缓慢静脉注射	0.5～0.75g，稀释后缓慢静脉注射	0.75～1g，稀释后缓慢静脉注射，半小时后可重复用药 1 次
	以后	需要时 2 小时后重复 1 次	0.5g，稀释后缓慢静脉注射，每 2 小时 1 次，共 3 次	0.5g，每小时静脉注射，6 小时后如病情显著好转可停药观察
碘解磷定	首剂	0.4g，稀释后缓慢静脉注射	0.8～1.2g，稀释后缓慢静脉注射	1.0～1.6g，稀释后缓慢静脉注射，半小时后可视情况重复 1 次（0.6～0.8g）
	以后	必要时 2 小时后重复 1 次	0.4～0.8g，稀释后缓慢静脉注射，每 2 小时 1 次，共 3 次	0.4g，每小时静脉注射，6 小时后如好转可停药观察
双复磷	首剂	0.125～0.25g，肌肉注射，必要时每 2～3 小时重复 1 次	0.5g，肌肉注射或稀释后静脉注射，2～3 小时后可重复 0.25g	0.5～0.75g，稀释后静脉注射，半小时后可重复 0.5g
	以后	0.25g，酌情用药 1～3 次	0.5g，酌情用药 1～3 次	0.25g，每 2～3 小时给药 1 次，共 2～3 次

4. 对症治疗　有机磷杀虫药中毒主要死因是肺水肿、呼吸肌麻痹，也可是休克、急性脑水肿、中毒性心肌炎、心脏骤停等。因此维持正常呼吸功能非常重要，要保持呼吸道通畅，吸氧，必要时应用人工呼吸机；脑水肿用脱水剂和糖皮质激素；休克用升压药，必要时输血；心律失常应用抗心律失常药物等。重症中毒者中毒症状缓解后，要注意反跳现象，应逐步减少解毒药量，直至症状消失后停药，一般至少观察 3~7 天。要注意保护肝、肾功能，加强护理。

【预防】

要普及防治中毒知识，蔬菜瓜果少喷洒或不喷洒农药，食用前要反复清洗。生产和使用农药时，要严格执行生产操作规程，做好个人防护。

第九篇 神经系统疾病

第四十五章

癫痫

癫痫（epilepsy）是以一组大脑神经元异常放电所引起的短暂性中枢神经系统功能失常为特征的慢性脑部疾病和综合征。具有突然发生、反复发作的特点，表现为运动、感觉、意识、行为和自主神经等不同障碍，或兼而有之。每次发作的短暂过程称为痫性发作。癫痫是常见病，我国患病率约 5‰。

【病因和发病机制】

一、病因分类

1. 特发性癫痫 指目前尚未发现发病的脑部原因，但有特征性临床及脑电图表现的癫痫及癫痫综合征，主要与遗传因素有关，多于幼儿和青少年时期发病。

2. 症状性癫痫 指由多种脑部疾病或引起脑组织代谢障碍的一些全身性疾病引发的癫痫及癫痫综合征，药物疗效较差。

3. 隐源性癫痫 可能为症状性癫痫，但目前病因未明。

二、病因

1. 遗传因素 癫痫有明显的家族聚集性，特发性癫痫近亲中患病率为 2%~6%，高于一般人群。近年研究发现多种特发性癫痫的基因定位在不同染色体上，已发现多个等位基因与痫性发作有关。

2. 脑部因素 ①先天性疾病：染色体异常、先天性脑积水、小头畸形、脑皮质发育不全等。②外伤：产伤、颅脑外伤等。③高热惊厥后遗症。④感染：各种细菌性、病毒性、真菌性或寄生虫性颅内感染。⑤脑血管疾病：出血或缺血性脑血管疾病。⑥颅内肿瘤：脑胶质瘤、脑膜瘤或脑转移癌肿。⑦变性疾病：结节硬化病、阿尔茨海默（Alzheimer）病、匹克（Pick）病。

3. 全身因素 ①中毒：铅、汞、一氧化碳、乙醇、异烟肼中毒，以及全身性疾病如妊娠高血压综合征、尿毒症等。②营养代谢性疾病：佝偻病、胰岛细胞瘤所致低血糖、甲状腺功能亢进、甲状旁腺功能减退和维生素 B_6 缺乏症等。③心血管疾病：Adams - Stokes 综合征、高血压脑病等。

4. 其他诱发因素 包括：①多种特发性癫痫的外显率和年龄密切相关，如婴儿痉挛多在 1 周岁内起病，儿童失神癫痫多在 6~7 岁时起病。②在女性患者中，任何类型的发作通常在经期或排卵期频发或加重。③全身性强直 - 阵挛发作（GTCS）常在晨醒后和睡前发作。④睡眠不足、疲劳、饥饿、便秘、饮酒、情感冲动以及各种一过性代谢紊乱和过敏反应，都能激发发作。

三、发病机制

癫痫发作的机制十分复杂，尚未完全阐明。神经元之间结构改变及功能减退；神经细胞膜电位改变；神经递质的异常如兴奋性递质谷氨酸、门冬氨酸增多及抑制性递质氨基丁酸（GABA）减少；电解质紊乱和遗传易感性等易于促成癫痫发作。

癫痫病灶中，一组病态神经元异常过度放电，并能导致其周围以及远处的许多神经元同步放电。痫性活动仅涉及大脑皮质某一区域而不扩散，此为单纯部分性发作；如在皮质突触环内长期运转，则造成持续性部分性癫痫。痫性活动时常由皮质通过下行投射纤维传播到丘脑和中脑网状结构，引起意识丧失，再经弥散性丘脑投射系统扩散至整个大脑皮层，产生继发全面性强直 - 阵挛发作。痫性放电源于中脑及丘脑网状结构，再经丘脑投射系统扩布至双侧大脑皮层，此为原发的全面性强直 - 阵挛发作。失神发作痫性放电传播至网状结构内即被抑制。

【癫痫分类】

1981 年国际抗癫痫联盟依据痫性发作的临床症状和脑电图制定了癫痫发作分类（见表 45 - 1），如脑电图和发作最初症状提示发作起于一侧、没有意识丧失称为部分性发作；起于双侧、伴有意识丧失称为全面性发作。近年来又提出了具有较明确诊断要点的癫痫或癫痫综合征分类。

表 45 - 1　　　　　　　　　　癫痫发作分类

1. 部分性发作（局灶性发作）
（1）单纯性：无意识障碍，可分为运动、体觉或特殊感觉、自主神经、精神性症状发作
（2）复杂性：有意识障碍，可分为先有单纯部分性发作，继有意识障碍；开始即有意识障碍： 　　a. 仅有意识障碍；b. 伴自动症
（3）部分性发作继发为全面性发作
2. 全面（泛化）性发作：全面性强直 - 阵挛、强直、阵挛、肌阵挛（抽搐性）、失张力（非抽搐性）发作、失神发作（典型与非典型）
3. 不能分类的癫痫发作

【临床表现】

一、癫痫发作的临床表现

痫性发作的症状是癫痫特征性的临床表现，虽有多种发作类型，但均具有短暂性、刻板性、间歇型、反复发作性的特点。常见发作类型如下：

（一）部分性发作（局灶性发作）

1. 单纯部分性发作 发作一般不超过 1 分钟，表现为简单的运动、感觉、自主神经或精神症状，发作时意识始终存在，发作后能复述发作的细节。可作为复杂部分性发作或全面性强直－阵挛发作的先兆。

（1）部分运动性发作 局部肢体抽动，多见于一侧口角、眼睑、手指或足趾，也可累及一侧肢体，有时表现为言语中断。发作自一处开始后沿大脑皮质运动区的分布扩散，如一侧拇指→上肢→面部→下肢，称为 Jackson 癫痫，发作后出现暂时性瘫痪称为 Todd 瘫痪。病灶多位于中央沟以前。发作时头眼突然向一侧偏转，也可伴躯干的旋转，称旋转性发作，常可发展成全面性强直－阵挛。

（2）体觉性发作或特殊感觉性发作 ①体觉性发作为发生在口角、舌、手指或足趾的发作性麻木感、针刺感、冷感、触电感等；②特殊感觉性发作，视觉性（如闪光、暗点、黑影）、听觉性（如嗡嗡声、滴嗒声）、嗅觉性（如焦味）、眩晕性（如眩晕感、飘浮感、下沉感）。

（3）自主神经性发作 发作性自主神经功能紊乱，表现为皮肤发红或苍白、血压升高、心悸、多汗、恶心、呕吐、腹痛、大便失禁、头痛、嗜睡等。这类发作多为伴随症状，易扩散出现意识障碍。

（4）精神性发作 ①各类型的遗忘症如似曾相识、似不相识、快速回顾往事、强迫思维等；②情感异常如无名恐惧、愤怒、忧郁和欣快等；③错觉如视物变大或变小，感觉本人肢体变化等。

2. 复杂部分性发作 发作时均有意识障碍，又称精神运动性发作，发作时患者对外界刺激无反应，发作后不能或部分不能复述发作的细节。病灶多在颞叶及边缘系统。其典型发作特征为发作起始（先兆）出现错觉、幻觉、似曾相识感、恐惧、胃气上升感、心悸等精神、特殊感觉症状和自主神经症状，随后出现意识障碍、自动症和遗忘症；有时发作开始即为意识障碍，表现为意识突然中断，两眼凝视，面色苍白，全身呈虚脱状，持续数分钟至数十分钟；有的仅有意识障碍。自动症患者往往先瞪视不动，然后做出协调无意识的活动，如刻板重复原来的动作，或出现吮吸、咀嚼、清喉、搓手、抚面、解扣、脱衣等动作，有的表现为精神运动性兴奋，如游走、奔跑、乘车上船；也可自动言语或叫喊、唱歌等。每次发作持续数分钟或偶见持续数天甚至数月。神志逐渐清醒，对发作情况完全不能回忆。

3. 部分性发作继发为全面性发作 可由单纯或复杂部分性发作发展而来，也可能起病即表现为全面性发作，但仔细观察患者可能会发现提示脑部局灶性损害的依据，如患者头转向一侧或双眼向一侧凝视，一侧肢体抽搐更剧烈，脑电图痫性放电双侧不对称等。

（二）全面性发作

1. 全面性强直－阵挛发作（generalized tonic－clonic seizure，GTCS） 通常称大发作，以意识丧失和全身对称性抽搐为特征。少数患者有上腹不适、眩晕、情绪不稳、感觉异常等先兆，发作可分 3 期。

（1）强直期 突然意识丧失，摔倒在地，全身骨骼肌持续性收缩；上睑抬起，眼球上窜，喉部痉挛，发出叫声；口先强张，而后突闭，可咬破舌；颈部和躯干先屈曲后反张，上肢先上举后旋再内收旋前，双手握拳，拇指内收，下肢自屈曲转为强烈伸直。强直期持续10～20秒后肢端出现微颤转入阵挛期。脑电图见10次/秒或以上的快活动波。

（2）阵挛期　震颤幅度增大并延及全身，发作呈对称性、节律性四肢抽动，先快后慢。不同肌群强直和松弛交替出现，阵挛频率渐慢，松弛期逐渐延长，本期持续1/2～1分钟；最后一次强烈阵挛后抽搐停止，所有肌肉松弛。在以上两期中可见心率增快，血压升高，汗液、唾液和支气管分泌物增多，瞳孔扩大等自主神经征象；呼吸暂时中断致皮肤紫绀，瞳孔散大，对光反射、深反射、浅反射消失，病理反射阳性。脑电图见弥漫性慢波及间歇性棘波。

（3）痉挛后期　阵挛期后尚有短暂的强直痉挛，造成牙关紧闭和大小便失禁。呼吸先恢复，口鼻喷出泡沫或血沫，心率、血压、瞳孔等恢复正常，肌张力松弛，意识逐渐恢复。自发作至意识恢复约5～10分钟。醒后感头昏、头痛、全身酸痛乏力，对抽搐全无记忆。发作间期脑电图可有棘慢波、多棘慢波或尖慢综合波。

2. 强直性发作　表现为肌肉强烈收缩，使身体固定于特殊体位，头眼偏斜、躯干呈角弓反张、呼吸暂停、瞳孔散大。发作期脑电图呈爆发性多棘波。

3. 阵挛性发作　婴儿肢体呈节律性反复抽动。脑电图呈快活动、慢波或不规则棘慢波。

4. 肌阵挛发作　表现为全身或某一肌群短暂闪电样肌肉收缩。发作期脑电图呈多棘－慢波或棘－慢、尖－慢综合波。

5. 失张力性发作　肌张力突然丧失，表现头部和肢体下垂，或跌倒。脑电图呈多棘－慢波或低电位活动。

6. 失神发作（absence seizures）　突然发生和突然终止的意识丧失是失神发作的特征。典型失神发作通常称小发作。多见于儿童或少年。患者突然有短暂的意识丧失，停止当时的活动，呼之不应，两眼瞪视不动，约5～30秒，无先兆和局部症状；可伴有简单的自动性动作，如擦鼻、咀嚼、吞咽等，手中持物可坠落，一般不会跌倒。事后对发作不能回忆，每天可发作数次至数百次。脑电图呈双侧同步对称3Hz棘－慢综合波。不典型失神发作起始缓慢，肌张力改变较明显。发作脑电图呈1.5～2.2Hz棘－慢波或尖－慢波，背景活动异常。

二、常见癫痫及癫痫综合征的临床表现

1. West综合征（婴儿痉挛症，Infantile spasms）　是婴儿期一种常见症状性或隐源性癫痫综合征，多在出生后一年内发病；表现为肌阵挛性发作，如快速点头状痉挛、双上肢屈曲上抬、下肢屈向腹部；易转为其他类型发作；常有智力和运动发育障碍；高峰节律失常脑电图（持续不对称、不同步的高波幅波以及尖波、棘波或多棘波）；预后多不良。

2. Lennox－Gastaut综合征　起病年龄1～7岁；常有弥漫性脑损害；可具多种全面性发作的形式，如强直性发作、失张力性发作、肌阵挛发作、非典型失神发作和全面性强直－阵挛发作；发作形式易转换；脑电图呈慢棘慢波；预后多不良。

三、癫痫持续状态（status epilepticus）

癫痫持续状态是指一次癫痫发作持续 30 分钟以上或连续多次发作，发作间歇期意识或神经功能未恢复至通常水平。任何类型癫痫均可出现癫痫持续状态，但通常是指全面性强直－阵挛发作持续状态。感染、中毒、代谢障碍、慢性脑部疾病、突然停抗癫痫药等可引起癫痫持续状态，导致不可逆的脑及其他系统损害，出现高热、脑水肿、酸中毒、水和电解质平衡紊乱，继而发生心、肝、肾、肺多脏器功能衰竭，是患者常见的死因。

【诊断与鉴别诊断】

一、诊断

癫痫诊断步骤和内容包括癫痫发作的诊断及分类、病因诊断，主要依据如下：

1. 病史 详细而又准确的病史是诊断的主要依据。除单纯部分性发作外，患者本人很难表述发作过程，还需向家属及目睹者了解整个发作过程，包括发作的环境、时程，发作时姿态、面色、声音，有无肢体抽搐及大致顺序，发作后表现，有无怪异行为和精神失常，既往的发作史，发作的年龄、诱因，发作频率，有无产伤、头颅外伤、脑膜炎、脑炎、寄生虫感染史以及家族史等。

2. 脑电图 脑电图是诊断癫痫最重要的辅助诊断依据。结合多种激发方法，特殊电极、长程或录像脑电图（video－EEG），阳性率在 80% 以上。即使在发作间歇期，50% 以上的癫痫患者仍有异常的脑电图，表现为棘波、尖波、棘－慢波或尖－慢复合波，或爆发节律等。脑电图对癫痫的发作类型及局限性癫痫的定位有重要意义。但 1%～3% 正常成人可有痫性放电，癫痫发作间歇期相当数量的患者脑电图正常，因此不能仅依据脑电图诊断或排除癫痫。

3. 影像学及实验室检查 通常脑部影像学检查如 CT、MRI、单光子发射计算机断层（SPECT）及各种化验如血常规、血糖、血钙、大便虫卵、脑脊液等检查有助于明确症状性癫痫的病因，有条件可进行基因分析和染色体检查。

二、鉴别诊断

1. 癔症性痉挛发作 癔症是缺乏相应器质性病变的精神障碍性疾病。癔症发作前多有明显情绪因素，通常有人在场时发作；抽搐形式多样，富有表演色彩，意识不完全丧失；发作时瞳孔反射存在，无摔伤、舌咬伤、尿失禁等，脑电图正常。

2. 晕厥 晕厥是由于脑部短暂缺血、缺氧引起的一过性意识丧失。因肌张力低而不能保持正常姿势，发作前常有头晕、胸闷、心慌、黑蒙、出汗等，发作时面色苍白而无紫绀，脉细缓，一般跌倒后无抽搐，平卧后大多能很快恢复，发作后亦无嗜睡。间歇期脑电图正常。

【治疗】

一、发作时的治疗

（一）一般处理

对全面性强直－阵挛发作患者，要注意防止跌伤和碰伤，解松衣领及裤带，保持呼吸道通畅。将毛巾、手帕或外裹纱布的压舌板塞入齿间，以防舌咬伤。抽搐时不可过分按压患者肢体，以免发生骨折或脱臼。阵挛后期，将头部转向一侧，让分泌物及呕吐物流出口腔，以防窒息。如抽搐时间偏长，或当日已有过发作，可给苯巴比妥钠 0.2g 肌肉注射。对精神症状发作者，应防止其自伤或伤人。

（二）癫痫持续状态的急救

1. 迅速控制发作　①安定类药物为首选药，起效快，作用时间短。成年患者用地西泮 10～20mg（儿童 0.3～0.5mg/kg）缓慢静脉注射，15 分钟后如复发可重复给药，或用 100～200mg 地西泮溶于 5% 葡萄糖氯化钠注射液中，于 12 小时内缓慢静脉滴注。氯硝西泮、劳拉西泮均可选用。②苯妥英钠起效慢，作用时间长。成人 15～18mg/kg（儿童 18mg/kg）溶于生理盐水中缓慢静脉注射。③异戊巴比妥钠起效快，0.5mg 溶于注射用水 10ml 缓慢静脉注射，至控制发作止，剩余未注完的药物可肌肉注射。④副醛抗痫作用较强，较安全。成人 8～10ml（儿童 0.3ml/kg）肌肉注射或用植物油稀释保留灌肠。⑤10% 水合氯醛为辅助抗癫痫药物，成人 10～20ml（儿童 0.5ml/kg）加等量植物油保留灌肠。以上药物均有呼吸抑制等不良反应，应用时注意观察。

2. 对症治疗　保持呼吸通畅，防止缺氧加重，必要时吸氧或人工呼吸。伴有脑水肿、感染、高热等应做相应处理。

3. 维持治疗　抽搐停止后，可给苯巴比妥钠 0.2g 肌肉注射，每 8～12 小时 1 次维持控制。同时鼻饲或口服卡马西平或苯妥英钠，待口服药物达到有效血浓度后（约 2～3 天）可逐渐停用苯巴比妥钠。

4. 其他　防护同 GTCS，并积极治疗病因。

二、发作间歇期的治疗

（一）治疗原则

1. 早期治疗　癫痫的诊断一经确立，均应及时服用抗癫痫药物，控制发作。但对首次发作、发作稀疏如一年或数年一次、症状轻、检查无异常者，应密切观察，暂不用药。

2. 选药与用药个体化　按癫痫的类型选用抗癫痫药物，优选单药治疗。从小剂量开始，逐渐增大剂量，使用最少的药物和最小的剂量，直至完全控制癫痫发作，无效时才联合用药。

3. 观察药物的疗效及毒副作用　及时定期检查血、尿常规、肝功能、药物浓度等，调整药量或逐渐更换抗癫痫药物。

4. 停药　失神发作应完全控制，至少1年后才能停药，减量过程不少于半年。其他类型癫痫应完全控制3年以上，才能逐渐停药，遇青春期继续用药，减量过程不短于1年。停药过程也可参考脑电图变化。

5. 病因治疗　症状性癫痫应积极进行病因治疗。

6. 其他　应取得患者及家属的充分合作，说明癫痫治疗的长期性、药物毒副作用及生活中注意事项，严禁无故停药，以免导致癫痫持续状态。

（二）常用抗癫痫药物的选择

1. 传统的抗癫痫药物　卡马西平是部分性发作的首选药，对部分性发作继发 GTCS 也有较好的疗效；苯妥英钠对 GTCS 和部分性发作有效。上述二药均有的不良反应为皮疹、血细胞减少、肝功能损害等，并可加重失神和肌阵挛发作。丙戊酸钠是广谱抗癫痫药，用于全面性和部分性发作，是 GTCS 合并典型失神发作的首选药，不良反应有骨髓抑制和肝损害等。苯巴比妥用于 GTCS、部分性发作和癫痫持续状态，不良反应主要是嗜睡、认知和行为异常。乙琥胺仅用于失神发作，有胃肠道、嗜睡等不良反应。

2. 新型抗癫痫药　拉莫三嗪和托吡酯（妥泰）是广谱抗癫痫药，可作为难治性癫痫如 Lennox-Gastaut 综合征等的辅助用药。近年国际抗癫痫联盟推荐的用药方案中以卡马西平和丙戊酸钠分别为部分性发作与全面性发作的一线药，拉莫三嗪和托吡酯可作为二线药（见表45－2）。

表45－2　　　　　　　　　　　**各类癫痫药物的选择**

发作类型	药物
①部分性发作、部分性发作继发大发作	卡马西平、苯妥英钠、苯巴比妥、丙戊酸钠、扑痫酮、氯硝西泮
②强直阵挛性发作	丙戊酸钠、卡马西平、苯妥英钠、苯巴比妥、扑痫酮、氯硝西泮
③失神发作	丙戊酸钠、乙琥胺、氯硝西泮
④婴儿痉挛症	促肾上腺皮质激素、强的松、氯硝西泮

（三）手术治疗

脑部有器质性病变的继发性癫痫、难治性癫痫、不在脑的主要功能区的致病灶，均可考虑手术治疗。

第四十六章

急性脑血管病

急性脑血管病是指因脑部血液循环障碍引起急性脑功能损伤的一组疾病。其临床特点为起病急骤，迅速出现神经功能缺失症状。按神经功能缺失症状持续的时间分为短暂性脑缺血发作（<24 小时）和脑卒中（>24 小时）。脑卒中（stroke）又称中风（apoplery），按病理性质又分为缺血性卒中和出血性卒中。前者又称为脑梗死，包括动脉血栓性脑梗死和脑栓塞；后者包括脑出血和蛛网膜下腔出血。本组疾病是具高发病率、高死亡率、高致残率和高复发率的严重疾病，是人类疾病的三大死亡原因之一。全球范围内，每年有数以百万的新患和复发病例，并有近 1/4 患者死亡。存活者不同程度地丧失劳动力，重度致残者可达 40%以上，脑卒中也是脑血管性痴呆的主要原因。我国是脑卒中的高发国家之一，发病率与日本相近，高于西方国家。

脑的供血动脉来自颈内动脉系统和椎基底动脉系统。颈内动脉起自颈总动脉，入颅后主要分支有左右两条大脑前动脉、大脑中动脉（为终末支）、后交通动脉、眼动脉及前脉络膜动脉等，因其供应大脑半球前 3/5 的血液，又称前循环。椎动脉由锁骨下动脉的根部上方发出，穿行第 6 颈椎至第 1 颈椎的横突孔经枕骨大孔入颅后，于延髓上缘汇合成基底动脉，基底动脉沿脑桥上行至中脑处又分成左右两条大脑后动脉，其余主要分支还有小脑后下动脉、小脑前下动脉和小脑上动脉等，因它们供应大脑半球后 2/5、丘脑、脑干和小脑的血液，故又称后循环。

两侧大脑前动脉通过前交通动脉互相沟通，大脑中动脉与大脑后动脉之间由后交通动脉连接。这种双侧大脑前动脉、颈内动脉、大脑后动脉和前后交通动脉在脑底形成的环状吻合，称为脑底动脉环（willis 环）。详见脑部分动脉分支示意图（图 46－1）。

脑底动脉环及三对大脑动脉还发出两类分支：①深穿支（中央支），主要发自脑底动脉环，供应脑内的灰质核团（间脑、纹状体、脑干、基底部和内囊等处）；②皮层支，主要供应大脑半球皮质及皮质下白质，脑干背外侧等。皮层支之间侧支循环丰富，而深穿支细小且吻合少，尤其是大脑中动脉的深穿支（又称豆纹动脉），因直角发出，血压与颈内动脉压几乎相等，易破裂出血，压迫内囊。此外，壳核、丘脑、内囊的深穿支及桥脑的深穿支均是高血压性脑出血和脑梗死的好发部位。

脑底动脉环使两侧大脑半球及前后部分有充分的侧支循环，但脑底动脉环可发生变异，其开放的程度因人而异。脑血管病产生的局部症状（神经缺失症状）与血管病损、出血、梗死部位的功能损害有关，但侧支循环的开放有效性决定于血管闭塞的速度，速度越慢，侧支循环代偿功能越完全，临床症状越轻。因此不能仅从临床症状来确定血管受损程度。

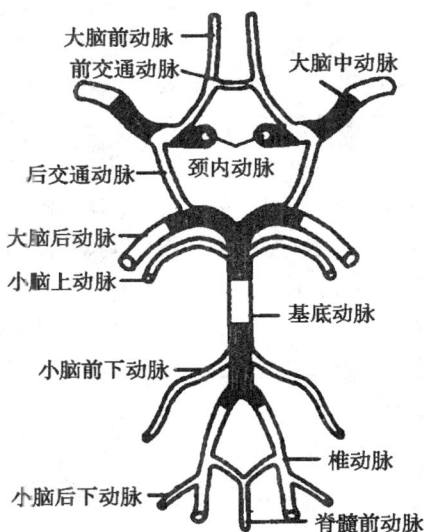

图 46 - 1　脑部各动脉分支示意图

第一节　短暂性脑缺血发作

短暂性脑缺血发作（transient ischemic attack，TIA）是指由颅内血管病变引起的一过性或短暂性、局灶性脑或视网膜功能障碍，临床症状一般持续 10 ~ 15 分钟，多在 1 小时内，不超过 24 小时。不遗留神经功能缺失症状和体征，CT 和 MRI 检查无责任病灶。TIA 是缺血性脑卒中最重要的危险因素，频繁发作的 TIA 易进展为脑梗死。据统计 25% ~ 40% 的 TIA 在 5 年内发展为完全性脑梗死。颈内动脉系统 TIA 和表现为一过性黑蒙的椎 - 基底动脉系统 TIA 最易发生脑梗死。心房颤动合并的 TIA 易发生栓塞性脑梗死。

【病因和发病机制】

TIA 的病因目前不完全清楚，可能由多种病因引起，如微栓塞、动脉粥样硬化和狭窄、血液高凝状态等。

颈部大动脉粥样斑块和心脏病的附壁血栓脱落形成微栓子，微栓子进入颅内小动脉造成缺血症状，当栓子破碎或溶解移向远端，血液供应恢复，症状消失。此外脑动脉硬化狭窄的病变可刺激脑血管发生痉挛。血压过低、心律失常、锁骨下动脉盗血综合征、颈椎病所致椎动脉受压也可造成一过性脑灌注不足，引起 TIA。

【临床表现】

TIA 好发于中老年人，男性多于女性。常有高血压、糖尿病、心脏病、高脂血症病史。

起病急骤，突然出现局限性脑或视网膜功能障碍的症状；持续时间短暂，一般 10～15 分钟，多在 1 小时内，最长不超过 24 小时；恢复快，不留后遗症。但可反复发作，每次发作症状相对恒定。根据病变部位的不同可分为颈内动脉系统和椎基底动脉系统的 TIA 表现。

颈内动脉系统常见症状为对侧单肢无力、轻偏瘫、麻木感觉和（或）对侧面部轻瘫。特征性体征有眼动脉交叉瘫（病侧一过性黑蒙或失明、视野模糊、对侧偏瘫及感觉障碍）和 Horner 征交叉瘫（病侧 Horneri 征、对侧偏瘫）；优势半球受累出现暂时性失语。

椎基底动脉系统常见症状有一过性眩晕、共济失调、耳鸣。特征性症状有转头或仰头时下肢突然失去张力而跌倒，称跌倒发作。短暂性全面性遗忘症，发作时出现短时间记忆丧失。双眼视力障碍发作，出现暂时性皮质盲。可有复视、吞咽困难、构音不清、脑干的交叉瘫、一侧视力障碍伴对侧局限性肢体无力等。

【辅助检查】

CT、MRI 检查大多正常，有助于排除与 TIA 类似表现的颅内病变。DSA（数字减影血管造影）、TCD（经颅多普勒）、MRA（磁共振血管造影）可见血管狭窄、动脉粥样硬化斑块。TCD 微栓子监测适合发作频繁的 TIA 患者。

【诊断与鉴别诊断】

一、诊断

TIA 发作为一过性，诊断主要依据病史。突然的局限性神经功能缺失，主要为偏盲、局限性瘫痪、局限性感觉障碍、失语、共济失调、构音困难等。诊断时应注意排除其他短暂发作性疾病。

二、鉴别诊断

1. 癫痫单纯部分性发作　局灶性症状为持续数秒至数分钟的肢体抽搐而非瘫痪，有视幻觉，无视力障碍。脑电图多有痫样放电。

2. 梅尼埃病（Meniese disease）　发作性眩晕、恶心和呕吐，时间多超过 24 小时，伴耳鸣与听力减退。除眼球震颤外，无其他神经系统定位体征。

3. 其他　心源性脑缺血发作（Adams Stokes 综合征）无神经缺失症状，心电图、超声心动图检查多有异常。与偏头痛鉴别，TIA 无闪光、暗点等偏头痛的典型先兆症状及典型枕颈部头痛及恶心、呕吐等头痛发作过程。还需除外其他一过性黑蒙的原因如青光眼、视网膜出血等。

【治疗】

治疗目的是消除病因，预防复发和保护脑功能。

一、病因治疗

积极治疗高血压、糖尿病、高脂血症。对颈动脉粥样硬化斑块狭窄或血栓形成 >90% 且反复发作有症状者，可选择颈动脉内膜剥离术、血栓内膜切除术、颅内外动脉吻合术或血管内介入治疗等。

二、预防性药物治疗

1. 抗血小板聚集药物　对 TIA 尤其是反复发生 TIA 的患者应首先考虑选用抗血小板药物：首选阿司匹林（Aspirin）治疗，推荐剂量为 50～150mg/d；也可选用阿司匹林 25mg 和潘生丁（dipyridamole）缓释剂 200mg 的复合制剂，2 次/日；或氯吡格雷（clopidogre）75mg/d；如使用噻氯匹定（ticlopidine）125～250mg，每日 1～2 次，进餐时服用，有出血倾向应停用，应定时检测血常规。频繁发作 TIA 时，可选用静脉滴注的抗血小板聚集药物。

2. 抗凝治疗　不作为 TIA 的常规治疗，但对房颤、频繁发作 TIA 患者可考虑选用抗凝治疗。但抗凝治疗法易引起内脏出血，确切疗效还待进一步评价（详见本章第二节）。

3. 降纤治疗　TIA 患者有时存在血液成分的改变，如纤维蛋白原含量明显增高，或频繁发作患者可考虑选用巴曲酶（Batroxbin）或降纤酶（Defibrase）治疗（详见本章第二节）。

4. 扩血管药物和神经保护剂　扩血管可酌情应用钙拮抗剂尼莫地平、氟桂嗪、烟酸等；神经保护剂常用胞二磷胆碱等。

第二节　脑梗死

脑梗死（cerebral infarction，CI），又称缺血性脑卒中（cerebral ischemic stroke，CIS），是指因脑血液供应障碍，缺血、缺氧引起的局限性脑组织的缺血性坏死或软化。常见临床类型包括动脉血栓性脑梗死、脑栓塞、腔隙性梗死。脑梗死约占全部脑卒中的 70%～80% 左右。

【病因和发病机制】

一、动脉血栓性脑梗死

动脉血栓性脑梗死是指脑动脉的主干或皮层支管腔狭窄或闭塞并形成血栓，导致其供血区脑组织血流中断，出现缺血、缺氧性坏死。最常见的病因是动脉粥样硬化，故又称为动脉粥样硬化脑梗死或脑血栓形成。少见病因有细菌、病毒感染和结缔组织病等引起的血管炎，使脑动脉内膜粗糙、血流缓慢、血管痉挛和出现高凝血症。脑动脉粥样硬化斑块以动脉分叉处多见，如大脑中动脉、前后动脉起始部、颈内动脉等。斑块破溃可穿通和破坏血管内膜，破溃处血小板聚集而形成血栓，加重管腔狭窄甚至闭塞，导致血管供血区的脑组织缺血、软化和坏死，产生脑局灶性症状。

近期研究显示，脑梗死的急性期梗死区核心部分在 3～6 小时已坏死，但其周围还有可逆性缺血损伤部分（缺血半暗带），如果在有效时间内恢复血液供应，则缺血半暗带（isohemic pennmbra）的代谢可以恢复，神经细胞可存活并恢复功能。但如果再灌注时间超过了有效时间窗（time windows），则脑损伤继续加剧，此现象称为再灌注损伤。再灌注损伤目前认为主要与自由基过度形成及"瀑布式"连锁反应、神经细胞内钙超载、兴奋性氨基酸的细胞毒作用、梗死区周围炎细胞浸润等有关，可使缺氧性脑损伤加剧。再灌注损伤导致的过度灌流，血管通透性增加，可加重细胞毒性脑水肿和血管源性脑水肿，并可引起梗死后出血。重症者可因缺血、水肿、颅高压等恶性循环，引发脑疝，危及生命。

二、脑栓塞

脑栓塞是指来自身体各部位的栓子随血流进入脑动脉引起脑动脉阻塞，导致相应动脉供血区脑组织缺血、坏死。最常见的病因是心源性脑栓塞，占脑栓塞的60%～75%。以风湿性心脏病二尖瓣狭窄伴房颤所形成的附壁血栓脱落及瓣膜病并发感染性心内膜炎的赘生物脱落多见。心肌病、左房黏液瘤、心脏手术、心导管检查、人工瓣膜术后形成的附壁血栓也可成为栓子来源。非心源性脑栓塞以脑部大动脉粥样硬化斑块、动脉炎引起的附壁血栓脱落为重要原因。此外骨折、手术时的脂肪、寄生虫卵、癌细胞、肾病综合征高凝状态均可引起栓塞。

脑栓塞多见于颈内动脉系统。因栓子突然堵塞及栓子可能带有细菌和易破碎，栓塞性脑梗死常为多发性，可伴脑炎、脑脓肿、细菌性动脉炎。因栓子刺激，可引起脑血管痉挛，常使缺血范围扩大。约1/3脑栓塞合并出血性脑梗死或梗死灶内出血，主要是因栓子破碎或栓溶而移向远端动脉，原梗死区损伤的血管壁再灌注时发生渗血性出血。尤其是大面积栓塞时易合并出血。

三、腔隙性梗死

发生于大脑深部及脑干的缺血性微梗死灶，经吞噬细胞清除后可形成腔隙，称为腔隙性梗死。最主要的病因是高血压性小动脉硬化，约占脑梗死的20%。舒张压增高是多发性腔隙性梗死的易患因素。大脑中动脉和基底动脉的深穿支动脉粥样硬化病变和微动脉瘤形成的小血栓引起血管阻塞或管壁破坏；其他还有血流动力学和血液成分异常，各种类型小栓子如红细胞、纤维蛋白、胆固醇、动脉粥样硬化斑块等阻塞和破坏小动脉；引起供血区形成小的梗死灶，其直径常＜1.5cm。反复发生多发性小梗死灶形成多个囊腔，称为腔隙状态，可导致认知功能全面衰退。

【临床表现】

一、一般表现

多数有高血压、心脏病、糖尿病、TIA或中风的病史。动脉血栓性脑梗死常在安静或睡眠中发病。起病较缓，症状在数小时或1～2天内发展达高峰，脑栓塞可在数秒钟达高峰，且局灶性神经缺失症状与栓塞动脉的供血区的功能对应，具明显的定位症状和体征，可在24小时至3天内逐渐加重。脑栓塞还有原发病的表现。脑梗死多数无头痛、呕吐、昏迷等全脑症状，少数起病即有昏迷、抽搐、类似脑出血，多为脑干梗死。腔隙性梗死往往不引起症状，或部分渐进性或亚急性起病，部分仅在影像学检查时发现腔隙病灶。其特点为症状较轻，体征单一，多无头痛、颅内压增高和意识障碍，预后良好。

二、常见脑动脉闭塞的表现

脑的局灶性症状根据受累血管而异，常见的各型脑动脉病变表现分述如下。

1. 颈内动脉闭塞综合征　主要出现大脑中动脉供血区的部分或全部症状。可有视力减退或失明、一过性黑蒙（特征性表现）、Horner 综合征；病变对侧偏瘫（面部、上肢重于下肢）、皮质感觉障碍；优势半球受累可出现失语、失读、失写和失认。

2. 大脑中动脉　主干闭塞出现典型的"三偏征"，即病变对侧偏瘫、偏身感觉障碍和同向偏盲，优势半球病变伴失语。主干闭塞易出现脑水肿，引起死亡。

3. 大脑前动脉　主要表现有病变对侧中枢性面、舌瘫；下肢重于上肢的偏瘫；对侧足、小腿运动和感觉障碍；排尿障碍；可有强握、吸吮反射、精神障碍。

4. 大脑后动脉　主要表现为对侧同向偏盲及丘脑综合征（对侧偏身感觉减退及异常、共济失调、不自主运动、手足徐动和震颤）。优势半球受累，有失读、失写、失用及失认。

5. 椎 – 基底动脉　主干闭塞引起广泛的桥脑梗死。可突发眩晕、呕吐、共济失调。并迅速出现昏迷、面瘫、四肢瘫痪、去脑强直、眼球固定、瞳孔缩小、高热。可因呼吸、循环衰竭而死亡。

6. 小脑后下动脉或椎动脉　表现为脑干或小脑水平的各种综合征。①延髓背外侧综合征是最常见类型。表现为突发头晕、呕吐、眼震；同侧面部痛、温觉丧失，吞咽困难，共济失调，Horner 征；对侧躯干痛温觉丧失；②中脑腹侧综合征：表现为病侧动眼神经麻痹、对侧偏瘫；③桥脑腹外侧综合征表现为病侧外展神经和面神经麻痹，对侧偏瘫；④闭锁综合征：表现为意识清楚，四肢瘫痪，不能说话和吞咽。

7. 小脑梗死　小脑上、小脑后下或前下动脉闭塞可出现急性小脑综合征：常有眩晕、恶心、呕吐、眼球震颤、共济失调，可有脑干受压及颅高压症状。

8. 腔隙综合征　常见于豆纹动脉、丘脑穿通动脉及基底动脉深穿支供血范围（基底节和内囊、中脑和丘脑、桥脑）的小梗死。因发生的部位不同，临床上有 20 余种综合征。较常见的有：①纯运动性轻偏瘫以同侧的面部、肩和腿完全或不完全的瘫痪为主，不伴有其他缺失体征，在脑卒中的任何时间无嗜睡；②纯感觉性卒中以偏侧感觉减退和（或）感觉异常为主要表现；③感觉运动性卒中出现偏身感觉障碍合并轻偏瘫；④共济失调性偏瘫可有同侧共济失调 – 脚轻瘫或构音障碍 – 手笨拙综合征。

三、临床分型

1. 完全性卒中　发病后神经功能缺失症状较重较完全，常有完全性瘫痪及昏迷，于数小时内（<6h）达到高峰。

2. 进展性卒中　发病后神经功能缺失症状在 48 小时内逐渐进展或呈阶梯式加重。

3. 可逆性缺血性神经功能缺失　发病后神经缺失症状较轻，持续 24 小时以上，但可于

3 周内恢复，不留后遗症。

【实验室及其他检查】

1. CT 急性脑梗死通常在起病 24～48 小时后可见与闭塞血管供血区一致的低密度病变区，并能发现周围水肿区，以及有无合并出血和脑疝。在 3～5 天内可见缺血性脑水肿高峰期，2～3 周后完全消退。临床疑诊大面积脑梗死（颈内动脉主干、大脑中动脉主干、皮质支完全性卒中），可复查 CT。腔隙性梗死特征常显示基底节区、丘脑或桥脑区卵圆形低密度病灶，边界清楚，直径 10～15mm。CT 仅显示直接梗死灶，不能显示闭塞或狭窄的血管。对直径<5mm 或脑干与小脑梗死，往往难以显示。

2. 磁共振（MRI） 可于早期发现大面积脑梗死，特别是脑干和小脑的病灶，以及腔隙梗死。近年开发的弥散和灌注磁共振成像可发现超早期病灶。

3. 脑脊液 通常应在 CT 或 MRI 检查后才考虑是否进行腰椎穿刺。有颅内压增高的患者应慎做腰椎穿刺。一般脑梗死，脑脊液检查大多正常，但出血性梗死可含血液。

4. 其他 数字减影血管造影（DSA）、经颅多普勒（TCD）、磁共振成像血管造影（MRA）对脑血管畸形、脑动脉瘤、脑血管狭窄和闭塞的部位有诊断意义。心电图、TCD 频谱图、超声心动图、胸部 X 线等检查有助于查明栓子来源。

【诊断与鉴别诊断】

一、诊断

脑梗死的诊断要点：①可有动脉硬化、高血压、糖尿病、心房颤动等病史。②常有 TIA 中风病史。③突然起病（脑栓塞几秒或几分钟，脑血栓几小时），出现局限性神经缺失症状，并持续 24 小时以上。神经症状和体征可用某一血管综合征解释（脑栓塞多为完全性卒中）。意识常清楚或轻度障碍，多无脑膜刺激征。起病 3～4 日后又恶化者以脑出血为更多见。④脑部 CT、MRI 检查可显示梗死部位和范围，并可排除脑出血、肿瘤和炎症性疾病。腔隙性梗死诊断需依据 CT 或 MRI 检查。

进一步要明确脑梗死的病因，对患者必须进行全面的心脏血管检查。年龄大、有高血压动脉硬化的症状和体征者，可考虑脑血栓。有栓子来源时，多考虑脑栓塞。腔隙综合征患者常有高血压史。

二、鉴别诊断

1. 与其他脑卒中鉴别。

2. 颅内占位病变 如慢性硬膜下血肿、颅内肿瘤、脑脓肿等占位病变病程长，有进行性颅高压和局限性神经体征，造影可有脑血管移位，CT、MRI 可发现占位病灶。

3. 中枢性面瘫与周围性面瘫的鉴别 脑卒中引起的面瘫为中枢性面瘫，表现病灶对侧眼裂以下面瘫，皱眉和闭眼动作正常，常伴舌瘫和偏瘫；周围性面瘫表现为同侧表情肌瘫痪、额纹减少或消失、眼睑闭合不全，无偏瘫。

【治疗】

一、一般治疗

目的是维持生命功能及处理并发症。应注意监护生命体征和神经系统体征，尤其对大面积脑梗死、小脑梗死、椎－基底动脉主干梗死等危重患者应重点监护；保持呼吸道通畅；控制血压，如血压≥220/120mmHg 者给予温和降压，如卡托普利含服等；血糖＞10mmol/L 给予胰岛素治疗；大面积脑梗死可选用 20% 甘露醇、呋塞米或白蛋白。并注意维持水、电解质平衡；预防各种类型的感染。

二、溶栓治疗

缺血半暗带和再灌注时间窗的理论为超早期溶栓治疗提供了依据，但颅内出血的危险性也大大增加。溶栓治疗目前尚不能成为常规治疗方法。常用的溶栓药物有重组组织型纤溶酶原激活剂（rt－PA）和尿激酶（UK）。发病 3 小时内应用 rt－PA 静脉溶栓，不仅显著减少了患者死亡及严重残疾的危险性，而且还大大改善了生存者的生活质量，溶栓效果优于UK，但症状性出血并不低于 UK。

主要的适应证为起病 3～6 小时之内的大脑中动脉主干及基底动脉闭塞，且 CT 排除颅内出血，低密度梗死灶尚未出现者。禁忌证参考第十六章。并发症主要有颅内出血、梗死区继发出血、再灌注损伤等。此外，局部动脉或静脉内使用 rt－PA、颅外颈动脉、椎动脉扩张及支架安装术正在临床试行，疗效有待进一步评价。

三、降纤治疗

脑梗死早期（特别是 12 小时以内）因血浆中纤维蛋白原和血液黏度常增高，故可选用降纤治疗，尤其适用于合并高纤维蛋白原血症患者。国内较多应用巴曲酶、降纤酶。巴曲酶可显著降低纤维蛋白原水平，症状改善快且较明显。首剂 10BU，以后隔日 5BU，静脉注射，共 3～4 次，安全性较好，但亦应注意出血倾向。国产降纤酶可有效地降低脑梗死患者血液中纤维蛋白原水平，改善神经功能，并减少卒中的复发率，发病 6 小时内效果更佳。使用以此类药物应定时测定纤维蛋白原，当纤维蛋白原降至 130mg/dl 以下时增加了出血倾向，应停用。其他降纤制剂如蚓激酶、蕲蛇酶等也已用于临床。

四、抗凝治疗

主要是防止脑梗死的早期复发、血栓的延长及防止阻塞远端的小血管继发血栓形成，促进侧支循环。对脑栓塞病患者，如无出血倾向，可考虑抗凝治疗。选用低分子肝素 4000IU，每天 1～2 次，皮下注射，可预防深部静脉血栓形成及预防肺栓塞。密切监测出凝血时间，相应调整剂量。一般急性脑梗死患者不推荐常规立即使用抗凝剂，也不主张在溶栓 24 小时内使用抗凝剂。

五、抗血小板聚集药物

无禁忌证溶栓患者应尽早（48 小时内）开始使用阿司匹林。溶栓 24 小时后使用阿司匹林等制剂（详见第一节）。阿司匹林首剂 300mg，次日后 75 ~ 150mg/d。

六、神经保护剂

神经保护剂可减少细胞损伤、加强溶栓效果，改善脑代谢，常用胞二磷胆碱等。

七、减轻脑的缺血性损伤

亚低温（32℃ ~ 35℃）对脑缺血有保护作用，而无深低温的心肺并发症。可采用物理或药物的方法降低过高的体温。细胞内钙超载既是酸中毒和氧自由基损伤的结果，又是氧自由基生成和各种酶过度激活的启动因素，可选用口服尼莫地平作为神经保护剂。脑血管扩张剂一般仅用于不完全性脑梗死，禁用于脑水肿和低血压者。

八、恢复期治疗

包括早期进行功能锻炼、预防复发、控制危险因素、针灸、理疗等方面。

【预后】

脑梗死急性期病死率约为 5% ~ 15%，合并大面积脑干梗死者死亡率高。死亡原因为严重脑水肿、脑疝、肺部感染等。存活者遗留程度不同的后遗症。脑栓塞患者复发率较高，应进行预防性治疗。腔隙性脑梗死也易复发，但预后较好。

第三节 脑 出 血

脑出血（cerebral hemorrhage）指原发性非外伤性脑实质内的自发性出血。最常见的病因是高血压伴发脑内小动脉硬化引起动脉破裂出血即高血压性脑出血。我国脑出血占脑卒中的 20% ~ 30%，是死亡率最高的脑卒中类型。

【病因和发病机制】

脑出血最主要的病因是高血压性动脉硬化。其他病因包括血液病、动脉瘤、脑血管畸形、脑动脉炎、脑肿瘤、抗凝或溶栓治疗等。

高血压性脑出血的发病机制目前尚不完全清楚。一般认为：

1. 微动脉瘤形成和破裂 长期高血压可引起脑内小动脉壁纤维素样坏死或脂质透明变性，易形成微动脉夹层动脉瘤，尤其深穿支动脉因解剖因素受高血压冲击易发生粟粒状微动脉瘤，当血压骤升时易破裂造成脑出血。在壳核和丘脑等处微动脉瘤密集，多个微动脉瘤同时或相继破裂可形成大的血肿。

2. 继发性脑水肿和脑缺血　脑出血血肿压迫周围组织和脑血液循环障碍、代谢紊乱、血管活性物质释放可引起脑血管痉挛，导致继发性脑水肿和脑缺血发生。

3. 颅内压增高、脑疝形成　脑出血后可因血肿量的不断增大、周围组织水肿及继发性脑水肿使颅内压不断升高，超过自身调节范围，大的血肿可使脑组织移位，发生脑疝而致死。幕上半球出血可因血肿向下挤压丘脑和脑干，出现小脑幕裂孔疝，若颅内压明显增高或小脑大量出血可发生枕骨大孔疝。

脑出血的好发部位是内囊和基底节区。出血局限于丘脑和内囊者称内侧型（或丘脑型）；局限于壳核、外囊和带状核者称外侧型（或壳核型）。出血范围大，延及内囊、外囊、丘脑、则称混合型或内囊出血。血液可破入脑室和（或）蛛网膜下腔。少数脑出血位于脑叶、脑干和小脑。急性期后血块溶解，吞噬细胞清除坏死组织，小出血灶形成胶质瘢痕，大出血灶形成中风囊。

【临床表现】

脑出血以 50 岁以上的高血压患者多见，通常在情绪激动和过度用力时急性起病。发病时血压明显升高，突然剧烈头痛、头晕、呕吐，意识障碍和神经缺失症状常在数分钟至数小时内达高峰。临床上根据出血部位不同可分为以下常见类型。

1. 壳核出血（内囊外侧型）　最为常见，多由外侧豆纹动脉破裂引起。内囊受血肿压迫可出现典型的"三偏"征，即对侧偏瘫、对侧偏身感觉障碍和对侧同向偏盲。部分病例双眼向病灶侧凝视，称为同向偏视。出血量大可有意识障碍，病灶位于优势半球可有失语。

2. 丘脑出血（内囊内侧型）　由后丘脑穿通动脉和丘脑膝状体动脉破裂引起。具有内囊出血"三偏"征，但三偏征以感觉障碍明显。上、下肢瘫痪程度基本均等；眼球上视障碍，可凝视鼻尖，瞳孔缩小，光反射消失。若出血累及下丘脑可引起中枢性高热、消化道出血、高血糖、肺水肿等并发症。

3. 桥脑出血　多由基底动脉桥脑支破裂引起。一侧桥脑少量出血，表现为交叉性瘫痪（病侧周围性面瘫，对侧肢体中枢性瘫痪），两眼向病灶侧凝视麻痹。但多数累及两侧桥脑，出血破入第四脑室，迅速出现深度昏迷，双侧瞳孔针尖样缩小，四肢瘫痪和中枢性高热（持续 39℃以上，躯干热而四肢不热）的特征性体征，并出现中枢性呼吸障碍和去脑强直，多于数天内死亡。

4. 小脑出血　由小脑齿状核动脉破裂引起。常有眩晕、频繁呕吐，后枕剧痛，步履不稳，构音障碍。体征有肢体共济失调和眼球震颤而无瘫痪。重症者因血肿压迫脑干或破入第四脑室，迅速出现昏迷、中枢性呼吸困难，常因急性枕骨大孔疝死亡。小脑出血的发病率很低，但致残率很高，应早期诊断，手术清除血肿。

5. 脑叶出血　为皮质下白质出血。老年人常因脑动脉硬化或淀粉样变引起，青壮年多由先天性脑血管畸形所致。表现为头痛、呕吐、脑膜刺激征及出血脑叶的定位症状。额叶可有对侧单肢瘫或偏身轻瘫、精神异常、摸索、强握；左颞叶可有感觉性失语、幻视、幻听；顶叶可有对侧单肢瘫或偏身感觉障碍、失用、空间构像障碍；枕叶为视野缺损。

【实验室及其他检查】

1. CT 头颅 CT 是脑出血首选的检查方法，确诊的主要依据。

发病后 CT 可显示血肿的部位和形态以及是否破入脑室。血肿灶为高密度影，边界清楚，CT 值为 75～80Hu；在血肿被吸收后显示为低密度影。对进展型脑出血病例进行动态观察，可显示血肿大小变化、血肿周围的低密度水肿带、脑组织移位和梗阻性脑积水，对脑出血的治疗有指导意义。出血量粗略估计如下：

出血量（ml）= 0.5 × 最大面积长轴（cm）× 最大面积短轴（cm）× 层数 × 层厚（cm）

2. MRI 也可明确部位、范围、脑水肿和脑室情况，除高磁场强度条件下，急性期脑出血不如 CT 敏感。但对脑干出血、脑血管畸形、脑肿瘤比 CT 敏感。

3. 其他 脑脊液检查压力增高，呈均匀血性，但血肿未破入脑室和蛛网膜下腔则不含血性。腰椎穿刺有诱发脑疝的危险，有 CT 条件则不宜列为常规检查，尤其疑诊小脑出血应列为禁忌。还可进行血、尿、粪常规，肝肾功能，血糖，凝血功能和心电图检查。CT 显示的血肿不在高血压性脑出血的好发部位，应进行脑血管造影（DSA、MRA），以除外动脉瘤、血管畸形。

【诊断与鉴别诊断】

一、诊断

脑出血的诊断要点：①多数为 50 岁以上高血压患者，在活动或情绪激动时突然发病；②突然出现头痛、呕吐、意识障碍和偏瘫、失语等局灶性神经缺失症状，病程发展迅速；③CT 检查可见脑内高密度区。

二、鉴别诊断

本病与脑梗死、原发性蛛网膜下腔出血的鉴别见表 46－1。昏迷患者缺乏脑局灶症状应与糖尿病、低血糖、药物中毒引起的昏迷鉴别。鉴别主要依据原发病病史，实验室检查及头颅 CT 检查。

【治疗】

一、内科治疗

1. 一般治疗 保持安静，避免不必要搬动。有条件送重症监护病房，观察生命体征，注意意识障碍、瞳孔改变和神经系统定位体征的变化。确保气道通畅，重症者予以辅助呼吸或气管内插管，对昏迷患者及时将口鼻咽分泌物吸出。建立静脉通道，保持营养和水、电解质平衡。避免输液过快、过多。注意纠正高血糖和高热。有昏迷禁食 2～3 天后应酌情鼻饲营养。加强护理，防止泌尿道感染、肺炎和褥疮等。

表 46 - 1　　　　　　　　　　　　　　　　常见脑卒中鉴别表

	动脉血栓性脑梗死	脑栓塞	脑出血	蛛网膜下腔出血
发病年龄	60 岁以上多见	青壮年多见	50 ~ 60 岁多见	不定
常见病因	动脉粥样硬化	心脏病、房颤	高血压及动脉粥样硬化	动脉瘤、血管畸形
起病状态	多于安静时、血压下降时	不定	活动、情绪激动、血压升高时	活动、激动时
起病速度	较缓（小时、天）	最急（秒、分）	急（分、小时）	急（分）
意识障碍	较少	少、短暂	常有，进行性加重	少、轻、谵妄
头痛、呕吐	少有	少有	常有	剧烈
偏瘫等	有	有	多有	多无
脑膜刺激征	无	无	偶有	明显
头颅 CT	脑内低密度灶	脑内低密度灶	脑内高密度灶	蛛网膜下腔高密度影
脑脊液	多正常	多正常	血性，压力高	均匀血性
DSA	可见阻塞的血管	同左	可见破裂的血管	可见动静脉畸形或动脉瘤

2. 减轻脑水肿、降低颅内压　脑出血患者大多在早期即有颅内压增高，起病第 1 周的死亡原因主要是脑疝。主要治疗措施有：①适当控制液体输入，抬高床头（20° ~ 30°），吸氧并控制躁动、疼痛；②气管插管、高流量给氧降低动脉血二氧化碳分压至 30 ~ 35mmHg；③依病情选择高渗脱水剂如 20% 甘露醇 125 ~ 250ml 静脉滴注，每隔 6 ~ 8 小时重复使用；呋塞米 20 ~ 40mg 静脉滴注；甘油果糖 250 ~ 500ml 静脉滴注，每天 1 ~ 2 次，或使用白蛋白。一般不主张常规使用激素。

3. 控制血压　多数患者在发病后因脑血管调节反应血压暂时性升高，当疼痛、躁动、呕吐及颅内压得到控制后，血压也会随之下降，因此通常不用强降压药，以避免脑干缺血或休克。收缩压 <165mmHg 或舒张压 <95mmHg，不需降血压治疗。当血压显著升高时（≥200/110mmHg），可能诱发再出血，加重脑水肿，在降颅压同时可慎重平稳降血压治疗。血压介于上述两种情况之间时，暂时可不使用降压药，先脱水降颅压，并严密观察血压情况，必要时再用降压药。血压降低幅度不宜过大，否则可能造成脑低灌注。可选用的降压药有尼卡地平、拉贝洛尔、卡托普利等。血压过低者应升压治疗，以保护脑灌注压。

4. 止血药物　一般不用，若有凝血功能障碍，可应用，时间不超过 1 周。

5. 亚低温治疗　亚低温治疗是辅助治疗脑出血的一种方法，而且越早用越好。

6. 并发症的处理　控制抽搐，首选静脉注射苯妥英钠 15 ~ 18mg/kg，或安定每次 5 ~ 10mg 静脉注射，可重复使用。同时用长效抗癫痫药物。及时处理上消化道出血，注意预防肺部、泌尿道及皮肤感染等。

7. 康复治疗　早期将患肢置于功能位，如病情允许，危险期过后，应及早进行肢体功能、言语障碍及心理的康复治疗。

二、外科治疗

脑出血后出现颅内高压和脑水肿并有明显占位效应者，外科清除血肿、制止出血是降低颅高压、挽救生命的重要手段。对死亡率高的小脑出血和大的外侧型血肿来说，尤其重要。

常用的手术方法有开颅血肿清除术、锥孔穿刺血肿抽吸、立体定向血肿引流术、脑室引流术等。注意在4小时内进行穿颅清除术易引起再出血，一般宜在6～24小时内进行。手术适应证：①血肿量在大脑半球30～50ml，丘脑15～30ml，小脑为10ml以上；②中线结构移位0.5～1cm；③嗜睡，双瞳孔等大，光反应存在。禁忌证：①深昏迷、双瞳孔散大、光反应消失、去脑强直；②心、肺、肾等脏器功能严重损害，或消化道出血。

【预后】

脑出血的主要致死原因为脑水肿、颅内压增高和脑疝形成。其预后与出血量、出血部位、病因及全身状况有关。脑干、丘脑和大量脑室出血预后差，一周后多死于并发症及再出血。

第四节　蛛网膜下腔出血

蛛网膜下腔出血（subarachnoid hemorrhage，SAH）可由多种原因引起。外伤引起的称外伤性SAH。无外伤等明显原因的称自发性SAH。自发性SAH可分为原发性和继发性两种：脑底部或脑表面血管破裂，血液直接流入蛛网膜下腔，称原发性SAH；脑内出血经脑实质破向脑表面或进入脑室而至蛛网膜下腔的，称继发性SAH。发病率约6～20/10万，女性多于男性，约占脑卒中的3%～10%。

【病因和发病机制】

最常见的病因是脑底囊性动脉瘤破裂。其他病因有非动脉瘤性中脑周围出血、动静脉畸形、动脉硬化性动脉瘤、结缔组织病、脑血管炎、血液病、肿瘤等。囊性动脉瘤破裂的发病机制目前尚不清楚，可能与遗传、先天发育不良有关，动脉瘤好发部位为脑底动脉环分叉部，其动脉壁中层发育异常，易受高血压、动脉硬化、吸烟、酗酒等各种因素影响。动脉瘤体积也是决定其是否破裂出血的危险因素。当动脉瘤破裂，血液涌入蛛网膜下腔，压迫脑组织，可迅速出现脑水肿和颅内压增高。血液阻塞脑脊液循环道路可发生梗阻性脑积水，外溢血液中含有多种血管活性物质，如5-羟色胺、儿茶酚胺、血红蛋白分解产物等刺激血管和脑膜可诱发脑血管痉挛，严重者发生脑梗死及继发性脑缺血。

【临床表现】

任何年龄均可发病，但脑底动脉瘤和动静脉畸形多数于青壮年起病，动脉硬化性动脉瘤老年人多见。约1/3的SAH起病前数天或数周有头痛、恶心症状。常在剧烈运动和活动中突然起病，剧烈头痛呈爆裂样发作，可放射至枕后或颈部，并伴喷射性呕吐。少数人有癫痫样发作和精神症状。体检脑膜刺激征明显。早期出现明显颈强直者，应警惕枕骨大孔疝的发生，此时切勿腰椎穿刺。部分患者有局灶性体征，一侧后交通动脉瘤破裂时，可有同侧动眼神经麻痹，短暂或持久的单瘫、偏瘫、失语等。少数大出血的病例，病情凶险，起病后迅速进入深昏迷，出现去脑强直，因呼吸停止而猝死。

SAH 的严重并发症有：①再出血，常在 2 周内发生，多在病情稳定后又再次出现剧烈头痛、呕吐、抽搐、昏迷；②迟发性脑血管痉挛，发生于出血后 4～15 天，7～10 天为高峰期，可继发脑梗死，出现意识障碍和神经定位体征。

【实验室及其他检查】

1. CT 检查　CT 检查是确诊 SAH 的首选诊断方法。CT 可显示脑基底部脑池，脑沟及外侧裂的高密度影。对梗阻性脑积水及脑血管痉挛引起的脑梗死也有诊断意义。

2. 脑脊液检查　腰穿脑脊液检查是诊断经影像学检查呈阴性患者的重要方法。脑脊液在起病 12 小时后呈特征性改变，为均匀血性，压力增高，离心后呈淡黄色。但腰穿有诱发脑疝危险，病情允许才能考虑。

3. 脑血管造影　脑血管造影正逐渐被 CT 血管造影（CTA）、磁共振成像血管造影（MRA）所取代，可明确动脉瘤、脑血管畸形的部位、大小，但急性期可能诱发再出血。数字减影血管造影（DSA）还可发现脑血管痉挛、动静脉畸形、血管性肿瘤等。

4. 其他　眼底检查可有视乳头水肿。玻璃体下片状出血可在 1 小时出现，具有诊断意义。经颅多普勒（TCD）对迟发性脑血管痉挛的动态监测有积极意义。血常规、凝血功能、肝功能及免疫学等检查等有助于寻找出血的其他原因。

【诊断与鉴别诊断】

诊断依据有：①突然剧烈头痛和脑膜刺激征阳性，眼底检查可见出血，尤其是玻璃体膜下出血；②CT 检查阳性，脑脊液均匀血性；③有条件可分别选择 DSA、MRA、CTA 等脑动脉造影，有助于明确病因。

本病与急性脑膜炎不难鉴别；与其他脑卒中的鉴别见表 46-1。

【治疗】

1. 一般处理　绝对卧床 4～6 周。避免用力；保持大便通畅；注意水、电解质平衡；预防再出血和迟发性脑梗死。可选用颅通定、安定及抗精神病药物氟奋乃静等镇痛、镇静、控制精神症状。不宜用影响呼吸的麻醉止痛药。

2. 降低颅压　对脑血管痉挛引起脑水肿和颅内高压症，可选用甘露醇、呋塞米、甘油果糖等。因颅内血肿而病情加重者可采用减压术或脑室引流术。

3. 止血剂　抗纤溶药物以延迟动脉瘤破裂后凝血块的溶解，有利于血管内皮的修复，降低再出血率。常用药物有：①氨基己酸 4～6g，溶于生理盐水或 5% 葡萄糖液 100ml 静脉滴注，30 分内滴完，以后每天 20g，持续 7～10 天后减量，并依病情需要决定停药时间，一般需用药 2～3 周；②氨甲苯酸 0.2～0.4g 加入生理盐水 500ml 静脉滴注，每天 2 次，维持 2～3 周。

4. 防治脑血管痉挛　钙离子拮抗剂尼莫地平 30～60mg，每 4 小时 1 次，口服。或尼莫同（nimotop）10mg/d，缓慢静脉滴注。

5. 手术治疗　主要目的在于去除病灶，防止再出血。应在起病早期 24～72 小时依病情选择手术或血管内介入治疗方法。动脉瘤可选择瘤颈夹闭术或弹簧线圈栓塞术，脑血管畸形可选择全切术等。

【预后】

颅内动脉瘤在发病最初 24 小时内死亡率约 25%。脑血管畸形和动脉硬化引起者预后较好。远期预后与再出血、迟发性脑梗死有关。

第四十七章
神 经 症

　　神经症（neurosis）是一组精神障碍的总称，为神经机能性疾病，包括焦虑症、强迫症、恐惧症、疑病症、神经衰弱和癔症等。其共同特征为：①起病常与心理社会因素有关；②病前多有一定的素质和人格基础；③有多方面的症状，但无器质性病变；④关心自己的疾病，有自知力，有求治要求；⑤社会功能相对完好，行为一般保持在社会规范允许的范围之内。我国 1990 年调查结果为：神经症总患病率为 1.5%，神经衰弱为 0.84%，癔病为 0.13%。本章主要讨论神经衰弱。

　　神经衰弱（neurasthenia）是以慢性疲劳、情绪不稳、自主神经功能紊乱、突出表现于精神易兴奋和易疲劳为特点，并伴有许多躯体不适症状和睡眠障碍。

【病因和发病机制】

　　神经衰弱大多缓慢起病，症状呈慢性波动性且表现繁多，几乎涉及所有的器官系统。症状的消长常与心理冲突有关。许多患者较他人遭受更多的生活事件，如人际关系、婚姻与性关系、经济、家庭、学习、工作等方面问题，致使其易患本病；另一方面，神经衰弱患者大都具有易感素质，是在遗传因素与后天环境影响下形成的个性特征，患者或个性古板、保守、孤僻，或多愁善感、焦虑、悲观、敏感。这样的个性特点使患者更易于对生活感到不满，对生活事件易感，易损害人际交往过程，导致生活中产生更多的冲突与应激。

【临床表现】

　　发病缓慢，病情时轻时重，症状复杂多样。

　　1. 易疲劳　表现为能量不足、精力下降，工作稍久就觉得疲惫不堪，注意力不能集中，记忆力差，工作效率低。疲劳常伴烦恼、紧张。疲劳常有心境性，从事有兴趣的活动时，疲劳会减轻。虽感疲劳，但欲望与动机不减，因而患者苦于力不从心。

　　2. 易兴奋　在日常生活中，事无巨细均可使患者浮想联翩或回忆增多，以致兴奋不已，久卧不安。注意力不集中，易被周围细微的变化所吸引，且感受阈值降低。对外界的声、光、味刺激特别敏感和反感；对平时不易察觉的内脏活动，如胃肠运动、心跳、呼吸运行等均能感知，且感觉不适。

　　3. 情绪障碍　情绪不稳，易发怒、易伤感、易烦恼、易委屈、易愤慨。稍遇不如意即易激惹，且难以克制，过后又常感后悔。

　　4. 睡眠障碍　常表现为入睡困难，睡眠浅或多梦易惊。因而患者在早晨起床时仍感疲劳，相反，到了晚上自觉症状减轻。

　　5. 躯体不适状态　患者常感头昏、头痛、头胀。还可出现心悸、早搏、血压偏高或低，多汗、肢端发冷、厌食、腹胀、便秘、尿频、遗精、早泄、阳痿或月经不调等自主神经功能紊乱症状。

【诊断与鉴别诊断】

一、诊断

目前缺乏客观体征和辅助检查作诊断依据，临床诊断主要根据以下几点：①起病常与心理因素有密切关系；②有易兴奋和易疲劳及伴自主神经功能紊乱的临床特征；③疲劳常有心境性；④病程有反复波动和迁延的倾向；⑤不存在相应的躯体疾病或其他精神疾病。

二、鉴别诊断

1. 躯体疾病引起的衰弱症状　肺结核、慢性肝炎、高血压、贫血、甲亢、脑外伤、脑肿瘤、副鼻窦炎、屈光不正、铅、汞慢性中毒等，均可出现头昏、乏力、失眠等症状，这些病有各自的病史特点，体检和实验室检查可见相应的变化。这些躯体疾病如发生在神经衰弱之前，就助长了神经衰弱的发生。

2. 焦虑症　焦虑症可有紧张性头痛和失眠，但突出的是焦虑体验，即一种缺乏明确对象和具体内容的忐忑不安。

3. 精神分裂症　早期有类神经衰弱的症状。但无自知力，不积极要求治疗。仔细检查可发现性格改变及情感、思维障碍。

【治疗】

一、心理治疗

1. 认知疗法　神经衰弱大多可找到一些心理冲突的原因，所以应首先向患者说明为何一个人的看法与态度会影响其心情及行为，接着帮助患者去检讨他们所持的对己、对人或周围环境的错误看法，促使患者的认知转变，调整对生活的期望，减轻现实生活中的精神压力。

2. 放松疗法　气功、太极拳、生物反馈训练等，均可使患者放松缓解紧张的情绪。

二、药物治疗

主要是对症治疗。

1. 抗焦虑药　地西泮每次 2.5~5mg，每天 3 次；硝西泮每次 5~10mg，每天 3 次；氯氮䓬每次 10~20mg，每天 3 次，可改善紧张情绪，减轻激惹水平。短期用效果较好，长期用易产生药物依赖。

2. 催眠药　失眠严重者，可用司可巴比妥钠 0.1~0.2g，或艾司唑仑 1~2mg 等，睡前服。

3. 强壮剂　疲劳症状明显者，服用五味子糖浆或刺五加片。小剂量短期选用兴奋药，如哌醋甲酯（利他林）10 mg，口服，每天早、中各 1 次。

第十篇 传染病

第四十八章
传染病学总论

传染病（communicable diseases）是由病原微生物（病毒、立克次体、细菌、螺旋体等）和寄生虫（原虫或蠕虫等）感染人体后产生的有传染性的疾病。传染病属于感染性疾病，但感染性疾病不一定有传染性。传染病学是研究传染病在人体内发生、发展与转归的规律及其诊断与治疗措施的学科。由于传染病能在人群中传播、流行，故研究传染病在人群中发生、发展与转归的规律及相应预防措施的学科称为流行病学。当前流行病学的研究范围已从单一传染病扩展到非传染病，成为一门研究人群中疾病和健康分布规律及其影响因素的学科。传染病学研究对象是个体，使用的是临床医学方法。流行病学研究对象是人群，使用流行病学调查分析、辅以实验室检查的方法。传染病学属临床医学范畴，流行病学属预防医学范畴。但两者防治结合，殊途同归，最终达到消灭传染病的目的。

随着社会发展、人口增长、科技进步，传染病在人群疾病谱的地位已由 20 世纪 40、50 年代的名列前茅让位于心脑血管疾病、肿瘤、意外伤亡、精神神经疾病。但在发展中国家（包括我国），许多传染病（如病毒性肝炎）的流行与危害仍很严重。应当着重指出，由于新的病原体不断被发现甚至广泛流行（如艾滋病），耐药微生物不断增加，以及世界上很多国家对传染病的防治工作不同程度的削弱，某些传染病又死灰复燃甚至造成大流行的局面，因此给传染病学带来了新的课题。

【传染过程】

一、传染过程的概念

病原体与人体相互作用、相互斗争的过程称为传染过程。传染过程的表现主要取决于病原体的致病力和机体的免疫功能。

二、传染过程的表现

病原体侵入后，人体主要有 5 种表现。

（一）病原体被清除

在人体强大防御体系作用下，通过非特异性或特异性免疫机制，病原体被清除。

（二）病原体携带状态

病原体侵入人体后，在体内生长繁殖，并不断排出体外，而人体却不出现任何疾病表现，称之为病原体携带状态。由于所携带的病原体不同，分别称为带菌者、带病毒者、带虫者等。多数传染病病原体都存在于携带状态，按宿主状态的不同，可分为：

1. 健康携带者　指外表"健康"，即主观上无症状、客观上无体征的携带者，实际上是目前医学水平尚不能检出的极轻型患者。

2. 恢复期携带者　是指在传染病恢复期，临床表现已中止，但仍有病原体繁殖并排出体外者。按携带时间长短可分为暂时携带者和慢性携带者。不言而喻，病原携带者在传染病的传播流行中具有重要意义。

（三）隐性感染

又称亚临床感染。指人体在病原体入侵后，机体的损害较为轻微，不出现显著的临床表现，但通过实验室检测可以证实已受感染。隐性感染后，多数人获得不同程度的特异性主动免疫，病原体被清除。少数人病原体持续存在于体内，称为健康携带者。

（四）潜在性感染

在某些传染病的传染过程中，人体和病原体处于相持状态时，往往不出现临床症状，一旦人体免疫功能下降，潜伏在体内的病原体乘机活跃，引起发病，上述的相持阶段称为潜在性感染，见于疟疾、结核病。

（五）显性感染

即在传染过程中，通过病原体的作用或机体的变态反应，导致组织损伤，人体出现相应的临床表现。

三、传染过程中病原体的作用

传染过程中，病原体也起着重要作用。

1. 病原体数量　显而易见，病原体侵入的数量愈大，出现显性感染的危险也愈大，病情也愈严重，不同的病原体有着不同的致病量。

2. 病原体致病力　病原体致病力包括毒力和侵袭力。毒力是指病原体产生各种毒素的能力；侵袭力是指病原体侵入机体并在体内扩散的能力。不同的病原体有不同的致病力，这取决于其毒力和侵袭力的有无及大小。

3. 病原体特异性定位　多数病原体在人体内生长繁殖都要求特定的部位，如伤寒杆菌在肠道淋巴系统，白喉杆菌在呼吸道。为能达到特异性定位，病原体都有一定的入侵途径，伤寒杆菌通过口腔，白喉杆菌通过鼻咽部，故病原体的特异性定位与其所致传染病的传播途径密切相关。

4. 病原体变异　病原体在人体和外环境影响下，在其本身遗传基因突变后可能发生变异。变异可使病原体的性质及致病力改变，从而使传染过程、传染病病情、传染病的流行出现变化。不同病原体的变异性不同，如流感病毒的变异性最强，而麻疹病毒的变异性较弱。

【传染病的流行过程】

传染病在人群中发生发展、传播和终止的过程称为传染病的流行过程。

一、流行过程3个环节

（一）传染源

指体内有病原体生长繁殖并不断排出体外的人和动物。

1. 患者、隐性感染者和病原携带者 很多传染病患者及隐性感染者是重要传染源。患者处于不同病情，其传染性大小可不尽相同。病原携带者也是很多传染病的主要传染源，如白喉、菌痢、病毒性肝炎、伤寒、艾滋病等。

2. 受感染的动物 以某些动物作为传染源的传染病，称为动物源性传染病，即人畜共患病。它在人类传染病病种中占有相当大的比重，如在我国法定传染病中，约1/3是人畜共患病。因此，受感染动物作为传染源的意义不容忽视。

（二）传播途径

指病原体从传染源排出后，再侵入其他易感人群时所经历的途径。

1. 空气传播 所有呼吸道传染病，如麻疹、白喉、百日咳等，主要通过空气传播。

2. 经水传播 多数肠道传染病都是因饮用水被污染而传播，如霍乱、伤寒、菌痢等。有些传染病是因接触含有病原体的疫水而传播，如血吸虫病、钩端螺旋体病等。

3. 饮食传播 所有肠道传染病及某些呼吸道传染病，人畜共患病等可通过饮食传播，如伤寒、菌痢、结核病、布氏杆菌病等。

4. 接触传播 包括直接接触和间接接触。前者是指不借任何外界因素而传播，如被狂犬病病兽所咬、不洁性交等；后者指通过日常生活接触，如手及各种用具等。

5. 虫媒传播 通过吸血昆虫叮咬传播，如蚊、蚤等；或通过机械携带而传播，如苍蝇、蟑螂等。

6. 体液传播 被污染的体液或血液可通过输血及血制品、注射或针刺等方式而传播。如乙型、丙型病毒性肝炎，艾滋病等。

7. 母婴传播 包括经胎盘、分娩、哺乳、喂养等方式所引起的感染，如乙型、丙型病毒性肝炎，艾滋病等。

8. 土壤传播 破伤风杆菌、炭疽杆菌的芽胞可长期生存在土壤中，破损皮肤一旦接触污染土壤则可受感染。寄生虫病中的蛔虫卵、钩虫卵也可通过土壤传播。

（三）易感人群

易感人群是指人群中对某些传染病缺乏免疫力而易受感染者。人群易感性大小系动态性变化，受人群的一般抵抗力、免疫力、人口流动、病原体的变异、人群预防接种推广等因素所影响。

二、影响流行过程的环境因素

1. 自然因素 指地理和气候因素。某些传染病和一些人畜共患病都有较为严格的地区性和季节性，如流行性乙型脑炎、疟疾、血吸虫病及肠道传染病等。气温与雨量的增长刺激昆虫大量孳生，有利于虫媒传染病流行；夏秋炎热季节多吃冷饮、瓜果，故易患肠道传染病；冬春严寒季节，呼吸道黏膜防御能力削弱加之居室通风不良，故易患呼吸道传染病。

2. 社会因素　传染病的流行过程就是一种特殊的社会现象，因而社会制度、生活水平、卫生条件、人口密度等因素对传染病的流行有着非常重要的作用。

【传染病的特征】

一、基本特征

（一）有病原体

每种传染病都有相应的病原体，这是传染病最基本的特征。

（二）有传染性

所有传染病都具有不同程度的传染性，病原体致病力大小及人体免疫力的强弱则是能否引起显性感染的决定因素。如果排除人工免疫的干预，有些病原体引发显性感染的概率极高，如麻疹；有些则主要表现为隐性感染，发病者占极少数，如甲型病毒性肝炎。

（三）有流行性、季节性、地方性

1. 流行性　若按流行的强度来分，可有：

（1）散发　指某传染病在当地常年发病。

（2）暴发　指短期内突然出现很多病例。

（3）流行　指某传染病当年发病数显著超过当地散发病数。

（4）大流行　指某传染病的流行范围遍及全国，甚至超过国界，在世界范围内传播。

2. 季节性　有些传染病发病数，每年出现季节性升高，这与气温、雨量、湿度的增加及媒介昆虫繁殖旺盛有关。

3. 地方性　有些传染病因其病原体要求特定的栖息地及气候地理条件不同、居民生活习惯差异等原因，常集中于某一地区发病。

（四）有免疫性

人体感染病原体后，无论是显性或隐性感染都能产生针对病原体及其产物的特异性免疫。其免疫力大小在不同传染病中差异很悬殊，有的几乎为终生免疫，如麻疹；有的免疫力很短暂，如菌痢、普通感冒等。蠕虫病感染后通常不产生保护性免疫，因而往往重复感染。

二、临床特征

（一）病程发展的阶段性

1. 潜伏期　指自病原体侵入人体起，到最初症状出现为止的这段时间。其长短不一，有的传染病潜伏期仅数小时到几天，如菌痢、细菌性食物中毒、霍乱、流行性感冒等；有的为数十天到数月，如病毒性肝炎；甚至有长达数年者，如狂犬病；多数传染病潜伏期界于数天至十余天之间。每种传染病的潜伏期是相对恒定的，因之可对确定传染病的诊断和检疫期提供依据。

2. 前驱期　　是在潜伏期后出血的头痛、发热、乏力、食欲差等非特异性症状。一般持续1~3天，有些传染病起病急，可无前驱期。

3. 症状明显期　　此期内传染病所特有的症状和体征大多出现，病情由轻变重而达到高潮，此期的临床表现是确诊传染病最有利的时期。

4. 恢复期　　临床症状及体征基本消失，称为恢复期。若此期原有症状再复出现，称为复发。见于伤寒、菌痢等。有些患者在恢复期，体温未降至正常而又上升称为再燃。

（二）相对特定的临床表现

1. 发热　　是几乎所有传染病共有的症状。某些传染病常出现某特定的热型，如伤寒可出现稽留热，败血症常出现弛张热，疟疾则表现为间歇热等。

2. 出疹　　据统计，常见传染病中约有半数在其病程中出疹，包括皮疹和黏膜疹。这在诊断上有重要意义。各种传染病的出疹日期、出疹顺序、部位分布及疹的形态均不相同，但每种传染病则是恒定的。如玫瑰疹见于伤寒，红斑疹见于猩红热，出血疹见于流行性脑脊髓膜炎等。水痘、风疹出疹在发病第一天，猩红热在第二天，麻疹在第四天，伤寒在第六天等。

3. 病原体引发的独有表现

（1）毒血症　　指病原体的毒素或其代谢产物进入血流引起的全身中毒症状。

（2）菌血症　　指病原体直接进入血流中引起的全身症状。

（3）败血症　　指病原体侵入血流后，并在血中生长繁殖，引起急性感染，出现严重临床表现。

（4）脓毒血症　　指病原体在各组织和器官中引起转移性、多发性脓肿。

（5）感染中毒性休克　　是病原体及其毒素引起人体微循环障碍和细胞损伤而表现为休克的危重急症。

【传染病的诊断】

传染病的诊断有其本身特疾的意义，即不仅是为了及时有效的治疗，更为重要的是及早诊断有利于及时控制传染病的蔓延、流行。诊断依据有以下几方面。

一、临床资料

对病史和体检材料综合分析，结合传染病的临床特点，如潜伏期、发病前固有的表现、皮疹、热型等，注意掌握特定传染病特有的症状、体征，如伤寒的玫瑰疹、病毒性肝炎的黄疸等。依据真实、完整的临床资料往往就能做出初步诊断。

二、流行病学资料

流行病学资料是诊断传染病必不可少的资料，主要包括既往传染病史、接触传染病史、预防接种史，也应注意搜集职业、居住及旅行史以及发病季节、当地传染病流行情况等资料。流行病学资料结合临床资料常可确定诊断。

三、实验室检查

（一）血液及尿、粪便常规检查

白细胞计数与分类对诊断某些传染病有参考价值。白细胞总数减少常见于伤寒、流行性感冒等，增多见于流行性脑脊髓膜炎、霍乱等。中性粒细胞增加多见于细菌性感染；嗜酸粒细胞减少见于伤寒，增多见于某些寄生虫病；淋巴细胞增加多见于百日咳、结核病及病毒性疾病。尿常规检查有助于病毒性肝炎、流行性出血热的诊断。粪便常规检查有助于菌痢及感染性腹泻的诊断。

（二）病原体检查

有些病原体可在光学显微镜下直接检出，如疟原虫、白喉杆菌、脑膜炎双球菌等，但多数病原体要采用分离培养，细菌可用培养基，但病毒、立克次体等需用动物、鸡胚、组织细胞培养。标本采自血、尿、粪或其他体液。

（三）免疫学检查

患传染病后体内先出现抗原物质，随后产生特异性抗体，可在血清及其他体液中检测出。

1. 血清学检查　多数传染病在其病程中可测出相应抗体，且其效价随病程而增高，若恢复期效价比发病初期增高 4 倍以上，则有诊断意义。血清学检测方法近年来有很大改进，可用已知抗原检测抗体，也可用已知抗体检测抗原。临床上除已用的凝集反应、补体结合反应、中和反应外，尚有免疫荧光法、放射免疫法、酶联免疫法等。近年来建立的聚合酶链反应（PCR）取材可以用血清或其他体液和组织，其特异性和灵敏度优于上述任何检测方法。

2. 皮肤试验　用于协助诊断某些传染病或寄生虫病。如结核菌素试验，血吸虫病、肺吸虫病的皮肤试验等。

（四）分子生物学检测

如利用分子杂交技术检测特异性病毒核酸，PCR 用于病原体核酸检查等。

（五）其他

包括各种内窥镜检查、肝肾功能检查、脑脊液检查、X 线检查、超声波检查、CT 检查、MRI 检查及活体组织检查等。

【传染病的治疗】

一、治疗原则

1. 早期治疗　早期治疗对及时控制传染源的蔓延有重要意义。

2. 防治结合　传染病的治疗除沿用内科学的方法外，要与隔离、消毒、免疫接种等预防措施同步进行。

二、治疗方法

1. 一般治疗 一般治疗是对各种传染病泛用的治疗方法,首先要做好消毒与隔离,患者应卧床休息,加强护理,安排合理饮食,保证皮肤、角膜、口腔清洁等。

2. 病原治疗 病原治疗是指对传染病的特效药物治疗,主要包括抗生素、化学制剂、血清制剂、微生态制剂等。抗生素的应用最为广泛,新品种仍不断涌现,抗生素应用要严格掌握指征,有利于防止病原体的耐药性变异,反对滥用。化学制剂中除磺胺药、呋喃类外,近些年来喹诺酮类药使用也有后来居上之势。病毒性疾病的化学制剂疗法目前仍无重大突破。血清制剂目前仅限于用在治疗白喉、破伤风、肉毒中毒等由外毒素致病的传染病。微生态制剂是治疗传染病的新手段,即从人或动物中分离出正常菌群,经过纯化、鉴定和繁殖制成各种制剂,用于治疗因菌群失调而引起的疾患,其代表是双歧杆菌制剂。

3. 对症疗法 包括退热剂、止痛剂、镇静剂的使用,也包括补充液体、补充电解质以维持酸碱平衡等。

【传染病的预防】

传染病的预防是一项复杂的社会系统工程,要针对构成传染病流行过程3个环节采取相应的措施。

一、管理传染源

传染病报告制度是管理传染源的主要内容。早发现、早诊断、早报告、早隔离、早治疗中,早报告是关键。依据修订后《中华人民共和国传染病防治法》的规定(本法自2004年12月1日起施行),需要管理报告的传染病分为甲类、乙类和丙类三类。

甲类传染病是指:鼠疫、霍乱。

乙类传染病是指:传染性非典型肺炎、艾滋病、病毒性肝炎、脊髓灰质炎、人感染高致病性禽流感、麻疹、流行性出血热、狂犬病、流行性乙型脑炎、登革热、炭疽、细菌性和阿米巴性痢疾、肺结核、伤寒和副伤寒、流行性脑脊髓膜炎、百日咳、白喉、新生儿破伤风、猩红热、布鲁菌病、淋病、梅毒、钩端螺旋体病、血吸虫病、疟疾。

丙类传染病是指:流行性感冒、流行性腮腺炎、风疹、急性出血性结膜炎、麻风病、流行性和地方性斑疹伤寒、黑热病、包虫病、丝虫病,除霍乱、细菌性和阿米巴性痢疾、伤寒和副伤寒以外的感染性腹泻病。

上述规定以外的其他传染病,根据其暴发、流行情况和危害程度,需要列入乙类、丙类传染病的,由国务院卫生行政部门决定并予以公布。其他乙类传染病和突发原因不明的传染病需要采取本法所称甲类传染病的预防、控制措施的,由国务院卫生行政部门及时报经国务院批准后予以公布、实施。

发现上述传染病患者及其疑似患者后,必须迅速向当地卫生防疫部门报告疫情。发现甲类传染病和乙类传染病中的艾滋病、肺炭疽病和人感染高致病性禽流感的病原携带者、疑似患者时,城镇须在6小时内上报,农村不超过12小时,乙类传染病城市须在12小时内上报，农村不超过 24 小时，丙类传染病为监测管理，发现后也应尽快上报。

对传染病的密切接触者，应进行检疫。对病原携带者应进行治疗并随访。

对动物传染源，如家禽、家畜应予隔离治疗，必要时宰杀，对其栖息地进行消毒。对有害动物应大力捕杀。

二、切断传播途径

对消化道传染病应搞好三管一灭（管好水源、管好饮食、管好粪便、消灭苍蝇）及个人卫生。对呼吸道传染病，应改善居住条件、保持室内空气流通，必要时空气消毒。对虫媒传染病应大力防虫、杀虫、驱虫。我国开展的爱国卫生运动，正是切断多种传染病传播途径行之有效的重大举措。消毒与杀虫也是有针对性的切断传播途径的专业措施。

三、保护易感人群

可分为一般性措施和特殊性措施两方面。一般性措施包括加强身体锻炼，养成良好生活习惯，安排合理营养等。特殊性措施是采用人工免疫法，包括人工主动免疫和人工被动免疫两类。前者系用病原体或其毒素制成的生物制品，进行接种后刺激人体主动产生相应抗体，活菌（疫）苗、死菌（疫）苗、类毒素等属于此类。后者有抗毒素、丙种球蛋白、特异高价免疫球蛋白等，进行接种后被动获得抗体，主要用于治疗某些外毒素致病的传染病或对密切接触者的应急预防措施。

第四十九章
传染性非典型肺炎

传染性非典型肺炎（infective atypical pneumonia）是由 SARS 冠状病毒（SARS – CoV）引起的一种具有明显传染性，可累及多个脏器系统的特殊肺炎。WHO 将其命名为严重急性呼吸综合征（severe acute respiratory syndrome，SARS）。临床上以发热、乏力、头痛、肌肉关节酸痛等全身症状和干咳、胸闷、呼吸困难等呼吸道症状为主要表现，重症病例表现为明显的呼吸困难，并可迅速发展成为急性呼吸窘迫综合征（acute respiratory distress syndrome，ARDS）。

【病原学】

SARS – CoV 为一种新的冠状病毒，属冠状病毒科冠状病毒属，为有包膜病毒，直径多为 60~120 nm，包膜上有放射状排列的花瓣样或纤毛状突起，长约 20 nm 或更长，基底窄，形似王冠。SARS – CoV 为单股三链 RNA 病毒，其基因变异速度直接影响本病的传染性。

病毒对温度敏感，随温度升高抵抗力下降，37℃可存活 4 天，56℃加热 90 分钟、75℃加热 30 分钟能够灭活病毒。紫外线照射 60 分钟可杀死病毒。病毒对有机溶剂敏感，乙醚 4℃条件下作用 24 小时可完全灭活病毒，75% 乙醇作用 5 分钟可使病毒失去活力，含氯的消毒剂作用 5 分钟可以灭活病毒。

【流行病学】

1. 传染源　SARS 患者是最主要传染源。传染性随病程而逐渐增强，在发病的第 2 周最具传播力。通常认为症状明显的患者传染性较强，特别是持续高热、频繁咳嗽、出现 ARDS 时传染性较强。退热后传染性迅速下降，尚未发现潜伏期患者以及治愈出院者有传染他人的证据。

2. 传播途径　近距离呼吸道飞沫传播，是 SARS 传播最重要的途径。气溶胶传播是经空气传播的另一种方式，被高度怀疑为严重流行疫区的医院和个别社区暴发的传播途径之一。通过手接触传播也是重要的传播途径。

3. 人群易感性　一般认为人群普遍易感，但儿童感染率较低，原因尚不清楚。SARS 症状期病人的密切接触者是 SARS 的高危险人群。医护人员、患者家属与亲友同患者近距离接触容易感染。

【发病机制】

发病机制未明。患者细胞免疫受损，周围淋巴细胞，尤其是 CD4$^+$ 细胞减少，导致弥漫性肺泡损伤，推测是 SARS 病毒通过其表面蛋白与肺泡上皮等细胞上的受体结合所致。

【病理】

病理改变主要显示弥漫性肺泡损伤和炎症细胞浸润，早期的特征是肺水肿、纤维素渗出、透明膜形成、脱屑性肺炎及灶性肺出血等变化；机化期可见到肺泡内含细胞性的纤维黏液样机化渗出物及肺泡间隔的成纤维细胞增生，仅部分病例出现明显的纤维增生，导致肺纤维化甚至硬化。

【临床表现】

一、潜伏期

SARS 的潜伏期通常限于 2 周之内，一般约 2～10 天。

二、临床症状

急性起病，自发病之日起，2～3 周内病情都可处于进展状态。主要有以下三类症状。

1. 发热及相关症状 常以发热为首发和主要症状，体温一般高于 38℃，常呈持续性高热，可伴有畏寒、肌肉酸痛、关节酸痛、头痛、乏力。在早期，使用退热药可有效；进入进展期，通常难以用退热药控制高热。使用糖皮质激素可对热型造成干扰。

2. 呼吸系统 可有咳嗽，多为干咳，少痰，少部分患者出现咽痛。可有胸闷，严重者逐渐出现呼吸加速、气促，甚至呼吸窘迫。常无上呼吸道卡他症状。呼吸困难和低氧血症多见于发病 6～12 天以后。

3. 其他 部分患者出现腹泻、恶心、呕吐等消化道症状。

三、体征

SARS 患者的肺部体征常不明显，部分患者可闻及少许湿啰音，或有肺实变体征。偶有少量胸腔积液的体征。

【实验室及其他检查】

1. 血象 白细胞计数一般正常或降低；常有淋巴细胞计数减少〔若淋巴细胞计数 $< 0.9 \times 10^9/L$，对诊断的提示意义较大；若淋巴细胞计数介于 $(0.9～1.2) \times 10^9/L$，对诊断的提示仅为可疑〕；部分患者血小板减少。

2. T 淋巴细胞亚群计数 常于发病早期即见 $CD4^+$、$CD8^+$ 细胞计数降低，二者比值正常或降低。

3. 胸部影像学检查 病变初期肺部出现不同程度的片状、斑片状磨玻璃密度影，少数为肺实变影。阴影常为多发和（或）双侧改变，并于发病过程中呈进展趋势，部分病例进展迅速，短期内融合成大片状阴影。当肺部病变处于早期阶段，阴影小或淡薄，或其位置与心影和（或）大血管影重合时，X 线胸片可能难以发现。故如果早期 X 线胸片阴性，尚需每 1～2 天动态复查。胸部 CT 检查有助于发现早期轻微病变或与心影和（或）大血管影重合的病变。

4. 特异性病原学检测 病原诊断早期可用鼻咽部冲洗或吸引物、血、尿、便等标本进行病毒分离和聚合酶链反应（PCR）。平行检测进展期和恢复期双份血清 SARS 病毒特异性 IgM、IgG 抗体，抗体阳转或出现 4 倍及 4 倍以上升高，有助于诊断和鉴别诊断，常用免疫荧光抗体法（IFA）和酶联免疫吸附法（ELISA）检测。

【诊断及鉴别诊断】

一、诊断

1. 临床诊断 有与 SARS 患者密切接触或传染给他人的病史，起病急、高热、有呼吸道和全身症状，血白细胞正常或降低，有胸部影像学变化，配合 SARS 病原学检测阳性，排除其他表现类似的疾病，可以作出 SARS 的诊断。

在临床诊断的基础上，若分泌物 SARS – CoV RNA 检测阳性，或血清 SARS – CoV 抗体阳转，或抗体滴度 4 倍及以上增高，则可作出确定诊断。

2. 疑似病例 对于缺乏明确流行病学依据，但具备其他 SARS 支持证据者，可以作为疑似病例，需进一步进行流行病学随访，并安排病原学检查以求印证。对于有流行病学依据，有临床症状，但尚无肺部 X 线影像学变化者，也应作为疑似病例。对此类病例，需动态复查 X 线胸片或胸部 CT，一旦肺部病变出现，在排除其他疾病的前提下，可以作出临床诊断。

3. 医学隔离观察病例 对于近 2 周内有与 SARS 患者或疑似 SARS 患者接触史，但无临床表现者，应自与前者脱离接触之日计，进行医学隔离观察 2 周。

二、鉴别诊断

SARS 的诊断目前主要为临床诊断，在相当程度上属于排除性诊断。在作出 SARS 诊断前，需要排除能够引起类似临床表现的其他疾病。如普通感冒、流行性感冒（流感）、人感染高致病性禽流感、一般细菌性肺炎、军团菌性肺炎、支原体肺炎、衣原体肺炎、真菌性肺炎、艾滋病和其他免疫抑制（器官移植术后等）患者合并肺部感染等。尤应注意与流感鉴别，根据当时、当地流感疫情及周围人群发病情况，无 SARS 流行病学依据，卡他症状较突出，外周血淋巴细胞常增加，发病早期予奥司他韦有助于减轻发病和症状，必要时辅以流感和 SARS 的病原学检查，可以帮助作出鉴别。

【治疗】

虽然 SARS 的致病原已经基本明确，但发病机制仍不清楚，目前尚缺少针对病因的治疗。

1. 一般治疗与病情监测 卧床休息，注意维持水、电解质平衡，避免用力和剧烈咳嗽。密切观察病情变化（不少患者在发病后的 2 ~ 3 周内都可能属于进展期）。一般早期给予持续鼻导管吸氧（吸氧浓度一般为 1 ~ 3 L/min）。

2. 对症治疗

（1）发热＞38.5℃，或全身酸痛明显者，可使用解热镇痛药。高热者给予冰敷、酒精擦浴、降温毯等物理降温措施。儿童禁用水杨酸类解热镇痛药。

（2）咳嗽、咯痰者可给予镇咳、祛痰药。

（3）有心、肝、肾等器官功能损害者，应采取相应治疗。

（4）腹泻患者应注意补液及纠正水、电解质失衡。

3. 糖皮质激素的使用　应用糖皮质激素的目的在于抑制异常的免疫病理反应，减轻全身炎症反应状态，从而改善机体的一般状况，减轻肺的渗出、损伤，防止或减轻后期的肺纤维化。应用指征：①有严重的中毒症状，持续高热不退，经对症治疗3天以上最高体温仍超过39℃；②X线胸片显示多发或大片阴影，进展迅速，48小时之内病灶面积增大＞50%且在正位胸片上占双肺总面积的1/4以上；③达到急性肺损伤或ARDS的诊断标准。具备以上指征之一即可应用。

成人推荐剂量相当于甲泼尼松龙80～320 mg/d，静脉给药具体剂量可根据病情及个体差异进行调整。当临床表现改善或胸片显示肺内阴影有所吸收时，逐渐减量停用。一般每3～5天减量1/3，通常静脉给药1～2周后可改为口服泼尼松或泼尼松龙。一般不超过4周，不宜剂量过大或疗程过长，应同时应用制酸剂和胃黏膜保护剂，还应警惕继发感染，包括细菌和（或）真菌感染，也要注意潜在的结核病灶感染扩散。

4. 机械通气　对出现低氧血症的患者，可使用无创机械通气，应持续使用至病情缓解，如效果不佳或出现ARDS，应及时进行有创机械通气治疗。

5. 抗病毒治疗　目前尚未发现针对SARS – CoV的特异性药物。利巴韦林等常用抗病毒药对SARS没有明显治疗效果。可试用蛋白酶抑制剂类药物咯匹那韦（lopinavir）及利托那韦（ritonavir）等。

6. 免疫治疗　胸腺肽、干扰素、静脉用丙种球蛋白等非特异性免疫增强剂对SARS的疗效尚未肯定，不推荐常规使用。SARS恢复期血清的临床疗效尚未被证实，对诊断明确的高危患者，可在严密观察下试用。

7. 抗菌药物的使用　抗菌药物的应用目的主要为两个，一是用于对疑似患者的试验治疗，以帮助鉴别诊断；二是用于治疗和控制继发细菌、真菌感染。

鉴于SARS常与社区获得性肺炎（CAP）相混淆，而后者常见致病原为肺炎链球菌、支原体、流感嗜血杆菌等，在诊断不清时可选用新喹诺酮类或β – 内酰胺类联合大环内酯类药物试验治疗。继发感染的致病原包括革兰阴性杆菌、耐药革兰阳性球菌、真菌及结核分枝杆菌，应有针对性地选用适当的抗菌药物。

8. 心理治疗　对疑似病例，应合理安排收住条件，减少患者担心院内交叉感染的压力；对确诊病例，应加强关心与解释，引导患者加深对本病的自限性和可治愈的认识。

【预防】

1. 严格执行中国卫生部颁布的对SARS的预防和控制的法规和措施，对SARS患者应隔离治疗，对可疑患者应适当检疫，对与患者有过密切接触而无症状者应加强医学观察。

2. 保持工作、生活环境通风换气（特别是高档装修和使用中央空调的单位要定时开窗通风），必要时可对室内环境进行消毒（使用 15% 过氧乙酸熏蒸，$7ml/m^3$，每天 1～2 小时）。

3. 医务人员应勤洗手，接触 SARS 患者时应穿隔离衣、戴手套和戴 N_{95} 口罩。

4. 尽量减少到人群集中的地方活动。

5. 缩短探视时间，接触病人须戴 16 层棉纱口罩，4 小时更换一次。最好隔窗探视。

6. 注意个人卫生，经常用肥皂和流动水洗手。

7. 注意增减衣物，加强户外锻炼，增强体质。

第五十章

病毒性肝炎

病毒性肝炎（viral hepatitis）是由多种肝炎病毒引起的，以肝脏炎症和坏死病变为主的一组常见传染病。临床上以乏力、食欲减退、肝区疼痛、肝肿大、肝功能异常为主要表现，部分病例出现黄疸和发热，常见无症状感染。主要通过粪－口、血液或体液而传播。按病原分类，病毒性肝炎分为甲、乙、丙、丁、戊型5种。最近发现的庚型肝炎病毒和输血传播病毒（TTV），是否引起肝炎未有定论。其中甲型和戊型主要表现为急性肝炎，乙、丙、丁型主要表现为慢性肝炎并可发展为肝硬化和肝细胞癌。此外，还有一些病毒如巨细胞病毒、EB病毒等也可引起肝炎，但不列入肝炎病毒范畴。

【病原学】

上述7种病毒中，除乙型肝炎病毒和输血传播病毒（TTV）属DNA病毒外，其余均属RNA病毒。

1. 甲型肝炎病毒（HAV） 呈球形，直径27nm，无包膜。衣壳蛋白具有HAV特异性抗原。内含单股正链RNA，由7478个核苷酸组成。

2. 乙型肝炎病毒（HBV） 完整的HBV颗粒又称Dane颗粒，直径42nm，分为包膜和核心两部分。包膜含有乙型肝炎病毒表面抗原（HBsAg）、糖蛋白与细胞膜脂肪。核心内含HBV的环状部分双股DNA、HBV DNA聚合酶（HBV DNAP）和核心抗原（HBcAg），是病毒复制的主体。HBV基因组又称HBV DNA，由3200个碱基对组成，分为长的负链（L）和短的正链（S）两股。L链携带编码HBV结构和功能蛋白的所有基因，可分为4个开放读码区（S、C、P、X）。S区编码HBsAg、前S$_2$蛋白和前S$_1$蛋白；C区编码核心抗原（HBcAg）和HBeAg；P区编码HBV DNAP，它具有逆转录酶活性；X区编码HBxAg，可能是一种转录调节蛋白。HBV DNA以随机的方式整合于肝细胞DNA，可能与肝细胞癌的发生密切相关。HBV复制中的逆转录过程致使HBV基因变异性明显高于其他DNA病毒。HBV基因突变对HBV的感染与免疫产生重大影响，与重型肝炎、慢性肝炎及肝细胞癌的发生密切相关。

3. 丙型肝炎病毒（HCV） 直径55nm，有一脂质包膜，内含9400个核苷酸的单股正链RNA基因组。

4. 丁型肝炎病毒（HDV） 为一种缺陷性病毒，必须依赖HBV或其他嗜肝DNA病毒的帮助才能复制；核心内为单股负链环状RNA（HDV RNA）和HDV抗原（HDAg），其外包以HBsAg；基因组由1780个核苷酸组成。

5. 戊型肝炎病毒（HEV） 无包膜，直径27～38nm，基因组为单股正链RNA，全长7.5kb。

6. 庚型肝炎病毒（HGV） 为单股正链RNA病毒，属黄病毒科，基因组全长为 9.2kb。

7. 输血传播病毒（TTV） 是一种无包膜的单股 DNA 病毒，基因组全长为 3.7kb。

加热 100℃ 5 分钟，紫外线照射 1 小时，1∶4000 甲醛 37℃ 72 小时，均可使 HAV 灭活。煮沸 10 分钟或高压蒸汽消毒可使 HBV 灭活。1∶1000 甲醛溶液在 37℃ 作用 96 小时，加热 100℃ 5 分钟或 60℃ 1 小时，皆可使 HCV 灭活。

【流行病学】

1. 传染源 甲型和戊型肝炎患者都仅从粪便中排出病原体。乙、丙、丁型肝炎患者则通过血和体液排出病原体。甲型肝炎的主要传染源是急性患者和隐性感染者。乙型肝炎的主要传染源是患者和病毒携带者，以慢性患者及病毒携带者最为重要。HBsAg 阳性的慢性患者和无症状携带者的传染性程度与 HBeAg、HBV DNA 及 DNAP 是否阳性有关。急、慢性丙型肝炎患者是丙型肝炎的传染源，以慢性患者较为重要。急、慢性丁型肝炎患者是丁型肝炎的传染源。戊型肝炎的传染源是急性感染者。

2. 传播途径 HAV、HEV 主要从肠道排出，通过饮食、饮水及日常生活姜触而经口传播，即粪 – 口途径。HBV 通过血液和其他体液（唾液、尿液、汗液、月经、精液等）排出体外，主要经输血、注射、手术、针刺、血液透析等方式传播。母婴垂直传播（包括经胎盘、分娩、哺乳、喂养）和性接触也是 HBV 的重要传播途径。HDV 的传播途径同 HBV。HCV 主要通过输血和注射传播，也可通过母婴传播。

3. 易感人群 甲型肝炎多发生于儿童及青少年，随年龄增长而递减。在乙型肝炎低发区，HBsAg 阳性的高峰年龄为 20～40 岁，高发区的高峰年龄为 4～8 岁，抗 HBs 则随年龄稳步上升，30 岁以后，我国近半数的人可检出抗 HBs。丙型肝炎以成人多见，约 80%～90% 的输血后肝炎为丙型肝炎。HDV 感染需同时或先有 HBV 感染基础。HEV 主要侵犯青壮年，男多于女。

各型肝炎之间无交叉免疫力。

【发病机制】

HAV 经粪 – 口途径侵入人体后，先在肠黏膜和局部淋巴结增殖，继而进入血流，最终侵入肝脏，在肝细胞内增殖。早期的临床表现是 HAV 本身的致病作用，而随后发生的病理改变则是一种免疫病理损害。

HBV 侵入人体后，未被单核 – 巨噬细胞系统清除的病毒到达肝脏或肝外组织。病毒包膜与肝细胞膜融合，导致病毒侵入。HBV 进入肝细胞后即开始其复制过程，HBV DNA 进入细胞后形成共价闭合环状 DNA（cccDNA），以 cccDNA 为模板合成前基因组 mRNA，前基因组 mRNA 进入胞浆作为模板合成负链 DNA，再以负链 DNA 为模板合成正链 DNA，两者形成完整的 HBV DNA。

肝细胞内 HBV 数量与细胞病变并无明显相关性，HBV 并不直接导致肝细胞病变，即使可直接损伤亦非重要。肝细胞病变主要由细胞免疫反应所致。一般认为：①免疫功能正常时，表现为隐性感染或急性肝炎，最终 HBV 被清除；②当机体免疫功能低下、不完全免疫耐受，自身免疫反应产生、HBV 基因突变逃避免疫清除等情况下，可导致慢性肝炎；③机体免疫应答过强，迅速引起大片受染肝细胞损伤，临床上表现为暴发性肝炎；④对 HBV 形成免疫耐受（尤其在婴幼儿），不能诱发免疫应答，HBV 持续存在，多成为无症状携带者。

乙型肝炎的肝外损伤主要由免疫复合物引起，免疫复合物的沉积可导致膜性肾小球肾炎、结节性多动脉炎等病。HBV 与肝细胞癌的关系密切，其发生机制认为首先由于 HBV 在肝细胞内的整合，这是癌变的启动因素，整合后的肝细胞易于受到系列的刺激而发生转化。

HCV 可能通过激活病毒特异性细胞毒性 T 细胞而引起肝损伤。也可能通过非特异性炎症细胞释放细胞因子而引起肝损伤。HDV 只能在 HBsAg 阳性的机体内生长，一般认为 HDV 对肝细胞有直接损害作用。HDV 感染常可导致 HBV 感染者的症状加重和病情恶化。戊型肝炎引起肝损害的原因可能主要由免疫应答介导。

【病理】

甲型、戊型肝炎以急性肝炎病变为主，也可引起重型肝炎及淤胆型肝炎；乙型、丙型、丁型肝炎则可引起各型肝炎。

急性肝炎可出现广泛肝细胞变性，变性以胞浆疏松化和气球样变最常见，肝小叶内有散在的点状坏死、炎性细胞浸润，亦可有肝细胞再生。轻度慢性肝炎时，肝细胞变性，点、灶状坏死；汇管区有或无炎症细胞浸润、扩大，可见轻度碎屑坏死；小叶结构完整。中度慢性肝炎时，汇管区炎症明显，伴中度碎屑坏死；小叶内炎症重，伴桥形坏死；纤维间隔形成，小叶结构大部分保存。重度慢性肝炎时，汇管区炎症重或伴重度碎屑坏死；桥形坏死范围广泛，累及多个小叶；多数纤维间隔，致小叶结构紊乱，或形成早期肝硬化。急性重型肝炎时，肝细胞呈大块性坏死（坏死面积 > 肝实质的 2/3）或亚大块性坏死，或大灶性坏死伴肝细胞的重度水肿。亚急性重型肝炎时，既有大片肝细胞坏死又有肝细胞结节状再生。慢性重型肝炎时，在慢性肝病的基础上有大块或亚大块坏死。淤胆型肝炎时，除有轻度急性肝炎变化外，还有毛细胆管内胆栓形成，肝细胞内胆色素滞留，出现小点状胆色素颗粒；汇管区水肿和小胆管扩张，中性粒细胞浸润。

【临床表现】

潜伏期：甲型肝炎为 5~45 天，平均 30 天；乙型肝炎为 30~180 天，平均 70 天；丙型肝炎为 15~180 天，平均 50 天；戊型肝炎为 14~70 天，平均 40 天。丁型肝炎的潜伏期尚未确定，可能相当于乙型肝炎的潜伏期。

临床按病程长短、病情轻重、有无黄疸，分为以下各型。

一、急性肝炎

（一）急性黄疸型肝炎

按病程经过分为 3 期，全病程约 2~4 个月。

1. 黄疸前期　多数起病急，有畏寒、发热，主要症状为乏力、食欲不振、厌油、恶心、腹胀、肝区痛、腹泻、尿色逐渐加深，至本期末呈浓茶状。少数病例有明显的上呼吸道症状。本期持续 1 ~ 21 天，平均 5 ~ 7 天。

2. 黄疸期　巩膜和皮肤出现黄染，约 2 周内达高峰。可有大便颜色变浅、皮肤瘙痒、心动过缓等梗阻性黄疸表现。肝肿大有充实感、压痛及叩击痛。约 10% 的患者有脾肿大。此期病程约 2 ~ 6 周。

3. 恢复期　黄疸逐渐消退，症状减轻以至消失，精神食欲明显好转，肝脾回缩，肝功能逐渐恢复正常。此期持续 2 ~ 16 周，平均 1 个月。

（二）急性无黄疸型肝炎

急性无黄疸型肝炎是一种轻型的肝炎，由于无黄疸而不易被发现，而发生率则远高于黄疸型，成为更重要的传染源。症状体征同急性黄疸型肝炎相似，部分病例并无明显症状，于体检时发现肝肿大、压痛、肝功能异常或 HBV 标志阳性而确诊。本型病程长短不一，大多于 3 ~ 6 个月内恢复健康，但部分病例病情迁延转为慢性。

二、慢性肝炎

急性肝炎病程超过半年，或原有乙型、丙型、丁型肝炎或 HBsAg 携带史而因同一病原再次出现肝炎症状、体征及肝功能异常者。

轻度：病情较轻，可反复出现乏力、头晕、食欲减退、厌油、尿黄、肝区不适、睡眠不佳、肝稍大有轻触痛，可有轻度脾大。

中度：症状、体征、实验室检查居于轻度和重度之间。

重度：有明显或持续的肝炎症状，如乏力、纳差、腹胀、尿黄、便溏等，伴肝病面容、肝掌、蜘蛛痣、脾大、ALT 和 AST 反复或持续升高，白蛋白（A）降低或 A/G 比值下降、丙种球蛋白明显升高。凡白蛋白 ≤32g/L，胆红素（Bil）>正常上限 5 倍，凝血酶原时间活动度（PTA）40% ~ 60%，胆碱酯酶（CHE）<2500U/L，四项中有一项者，可诊断为重度慢性肝炎。

三、重型肝炎

1. 急性重型肝炎　亦称暴发型肝炎，通常以急性黄疸型肝炎起病，病情在 10 天内迅速恶化，并出现下列症状：①黄疸迅速加深；②明显出血倾向；③肝脏迅速缩小，可有肝臭；④神经系统症状有烦躁、谵妄、定向力和计算力障碍，嗜睡以至昏迷，多数患者有脑水肿；⑤急性肾功能不全（肝肾综合征），尿少、尿闭及氮质血症等。肝功能损害严重，血清胆红素在 171μmol/L 以上，凝血酶原时间显著延长，血清胆碱酯酶、胆固醇及胆固醇酯降低等。患者常合并消化道出血、脑水肿、感染及急性肾衰竭而死亡。病程不超过 3 周。

2. 亚急性重型肝炎　临床症状与急性重症肝炎相似，但病程超过 10 天，主要症状有黄疸进行性加深、出血倾向、腹水、肝缩小、烦躁或嗜睡、高度乏力，以及明显的食欲减退和顽固的恶心呕吐等。本型亦可因发生肝昏迷、肝肾综合征而死亡，或发展成坏死后肝硬化。

3. 慢性重型肝炎　临床表现为在慢性肝病（慢性肝炎或肝硬化）的基础上，出现上述重型肝炎的症状，预后差，病死率高。

四、淤胆型肝炎

临床上以梗阻性黄疸为主要表现，如皮肤瘙痒、粪便颜色变浅、肝肿大、乏力，但消化道症状较轻。血胆红素明显升高，以结合胆红素为主，转氨酶中度增高。大多数患者可恢复，仅少数发展为胆汁性肝硬化。

五、特殊人群肝炎的表现

1. 小儿肝炎　小儿免疫反应较成人低，感染肝炎病毒后症状多不明显而成为隐性感染，在感染 HBV 后则容易成为无症状 HBsAg 携带者。有症状者一般表现较轻，以无黄疸型或轻度慢性肝炎为主。

2. 老年肝炎　老年人感染肝炎病毒后发病率较其他年龄组为低，但临床上却有下列特点：黄疸发生率高，黄疸程度较深，持续时间较长；淤胆型较多见，合并症较多；重型肝炎比例高，因而病死率也较高。

3. 妊娠期肝炎　妊娠期肝脏负担加重，感染肝炎病毒后症状较重，尤其以妊娠后期为严重，其特点为：消化道症状较明显，产后大出血多见。重型肝炎比例高，因而病死率也较高，可对胎儿有影响（早产、死胎、畸形）。妊娠合并戊型肝炎时病死率可高达 30% 以上。妊娠期合并乙型肝炎时，胎儿受传染的机会特别大。

【实验室及其他检查】

一、血常规

白细胞计数正常或稍低，淋巴细胞相对增多。重型肝炎患者的白细胞计数及中性粒细胞均可增高。部分慢性肝炎患者血小板计数可减少。

二、肝功能检查

1. 血清酶　血清丙氨酸氨基转移酶（ALT，又称谷丙转氨酶 GPT）为最常用。此酶在肝细胞浆内含量最丰富，肝细胞损伤时即释出细胞外，因此是非特异性肝损害指标。各型急性肝炎在黄疸出现前 3 周，ALT 即开始升高，直至黄疸消退后 2~4 周才恢复正常。慢性肝炎时 ALT 可持续或反复升高，有时成为肝损害的唯一表现。重型肝炎患者若黄疸迅速加深而 ALT 反而下降，则表明肝细胞大量坏死。

天门冬氨酸氨基转移酶（AST，又称谷草转氨酶 GOT）的意义与 ALT 相同，但特异性较低。

在其他血清酶当中，血清碱性磷酸酶（ALP）的显著升高有利于肝外梗阻性黄疸的诊断，从而有助于与肝细胞性黄疸的鉴别。此外，在慢性活动性肝炎时血清 γ-谷氨酰转肽酶（γ-GT）活动度往往显著升高，治疗后好转时此酶的活动度也逐渐降低。乳酸脱氢酶（LDH）的临床意义与 ALT 和 AST 大体一致。

2. 血清蛋白　肝损害时合成血清白蛋白的功能下降，导致血清白蛋白浓度下降。慢性肝病时由于来自门静脉的各种有抗原性物质通过滤过能力降低的肝脏进入体循环刺激免疫系统，后者产生大量免疫球蛋白而导致血清球蛋白浓度上升，且以 γ 球蛋白的升高为主。通过白、球蛋白的定量分析，如白/球（A/G）比值下降，甚至倒置，反映肝功能的显著下降。因此 A/G 比值的检测有助于慢性活动性肝炎和肝硬化的诊断。血清蛋白电泳分析则从另一角度来检测白、球蛋白各成分的相对比值，起到相同的诊断作用。

3. 血清和尿胆色素　急性肝炎早期尿中尿胆原增加，黄疸期尿胆红素及尿胆原均增加，淤胆型肝炎时尿胆红素强阳性而尿胆原可阴性。黄疸型肝炎时血清直接和间接反应胆红素均升高。血清胆红素升高常与肝细胞坏死程度相关。

4. 凝血酶原时间　凝血酶原主要由肝脏合成，肝病时凝血酶原时间长短与肝损害程度成正比。凝血酶原活动度 <40% 或凝血酶原时间比正常对照延长一倍以上时提示肝损害严重。

5. 血氨浓度　血氨浓度升高提示肝性脑病，但两者之间无必然联系。

三、肝炎病毒标记物检测

（一）甲型肝炎

1. 血清标记物　用 ELISA 法或放射免疫（RIA）法检测抗 HAV IgM 阳性，提示存在 HAV 现症感染。抗 HAV IgM 阴性而抗 HAV IgG 阳性时则提示过去感染 HAV 而产生的免疫。

2. 粪便标记物　用 RIA 法或免疫电镜（IEM）法可从粪便中检出 HAV 颗粒。用组织培养或动物接种法均可从粪便中分离 HAV。

（二）乙型肝炎

1. 血清免疫学标记物

（1）HBsAg 与抗 HBs　常用 ELISA 或 RIA 法检测。HBsAg 阳性表明存在现症 HBV 感染，但 HBsAg 阴性不能排除 HBV 感染，因为可能有 S 基因突变株存在。抗 HBs 阳性提示可能通过预防接种或过去感染产生对 HBV 的保护性免疫。抗 HBs 阴性说明对 HBV 易感，需要注射疫苗。

（2）HBeAg 与抗 HBe　HBeAg 持续阳性表明存在 HBV 活动性复制，提示传染性较大，容易转为慢性。抗 HBe 持续阳性提示 HBV 复制处于低水平，HBV DNA 可能已和宿主 DNA 整合，并长期潜伏下来。

（3）HBcAg 与抗 HBc　HBcAg 阳性意义同 HBeAg。抗 HBc 阳性提示为过去感染或现在的低水平感染；高滴度抗 HBc IgM 阳性则提示 HBV 有活动性复制。

2. 分子生物学标记　HBV DNA 检测常用斑点杂交法或 PCR 法检测。血清 HBV DNA 阳性表明 HBV 有活动性复制，血循环内存在 Dane 颗粒，传染性较大。

（三）丙型肝炎

抗 HCV 是有传染性的标记而不是保护性抗体。抗 HCV 于丙型肝炎恢复或治愈后仍持续存在。抗 HCV IgM 主要存在于急性期及慢性 HCV 感染病毒活动复制期。HCV RNA 的定量检测一般用于评价抗病毒药物疗效。

（四）丁型肝炎

急性 HDV 感染时 HDAg 仅在血中出现数天，随之出现抗 HDV IgM，持续时间也较短。慢性 HDV 感染时抗 HDV IgG 持续升高。

（五）戊型肝炎

血清中抗 HEV IgM 阳性或免疫电镜在粪便中找到 HEV 颗粒。

四、肝活体组织检查（肝活检）

肝活检病理组织学检查能准确判断慢性肝炎患者所处的病变阶段及判断预后，同时可进行免疫组化及分子免疫学检测。

五、超声检查

在诊断肝硬化（特别是静止期肝硬化）方面有重要价值；对监测重症肝炎病情发展、估计预后有重要意义。

【诊断与鉴别诊断】

一、诊断

一般急性黄疸型肝炎当出现黄疸后诊断较易，无黄疸者则应根据以下各方面资料综合分析做出诊断。

1. 流行病学资料　与病毒性肝炎患者有密切接触史，特别是出生于 HBeAg 阳性母亲的婴幼儿对乙型肝炎诊断有参考意义；或到过病毒性肝炎流行区；对有接受过血及血制品治疗，或有任何医疗性损伤，如消毒不严的注射、针灸、穿刺、手术等，考虑乙型、丙型肝炎的可能。

2. 临床表现　近期出现食欲减退、低热、恶心、厌油、乏力、肝区痛而无其他原因可解释者，体检有肝肿大伴触痛及叩击痛。

3. 实验室检查　ALT 等血清酶，血清蛋白质、胆红素，尿胆红素、尿胆原等肝功能检查异常。各型病毒性肝炎的确定可借助病原学检查确定。肝穿刺病理检查对肝炎的临床分型有较大价值。

二、鉴别诊断

1. 其他原因引起的黄疸

（1）溶血性黄疸　有药物或感染的诱因，常有红细胞本身缺陷，有贫血、血红蛋白尿、网织红细胞增多，血清间接反应胆红素升高，大、小便中尿胆原增多。

（2）肝外梗阻性黄疸　常见肝肿大、胆囊肿大，肝功能改变较轻，有原发病的症状、体征如胆绞痛、Murphy 征阳性、腹内肿块和化验检查特征如血清碱性磷酸酶和胆固醇显著上升、X 线及超声检查发现结石症、肝内胆管扩张等。

2. 其他原因引起的肝炎　可见于细菌、其他病毒（EB 病毒和巨细胞病毒）、立克次体、钩端螺旋体等感染的患者，除有肝肿大、黄疸及肝功能异常外，尚有原发病的临床表现以资区别。化学药物及毒物引起的肝炎有使用损害肝脏的药物及毒物史，肝损害程度常与药物剂量有关。酒精性肝病、血吸虫性肝病可根据个人史和血清学检查加以鉴别。

【治疗】

病毒性肝炎目前还缺乏可靠的特效治疗。治疗原则以适当休息、合理营养为主，辅以药物治疗，禁止饮酒，避免劳累和使用对肝脏有损害的药物。

一、急性肝炎

以一般及支持疗法为主。应强调早期卧床休息，至症状明显减退，可逐步增加活动。饮食宜清淡，热量足够，蛋白质摄入争取达到每天每千克体重 $1 \sim 1.5g$，适当补充维生素 B 族和维生素 C，进食量过少者可由静脉补充葡萄糖及维生素 C。不强调高糖和低脂肪饮食。

二、慢性肝炎

除一般及支持疗法以外，还需进行对症和抗病毒治疗。

（一）对症治疗

患者无需绝对卧床休息，宜用动静结合的疗养措施。对症治疗包括降低转氨酶制剂，如联苯双酯、垂盆草、齐墩果酸等，具有非特异性降低 ALT 的作用。护肝药物，主要包括维生素类（B 族、C、E、K 等）；促进解毒功能药物如葡醛内酯（肝泰乐）、还原型谷胱甘肽（TAD）、维丙胺等；促进能量代谢药三磷酸腺苷（ATP）；促进蛋白质合成药物（肝安等）以及改善微循环药物（丹参、低分子右旋糖酐等）可作为辅助治疗，但宜精简，避免使用过多药物。特异性免疫增强剂可试用特异性抗 HBV 和免疫 RNA。非特异性免疫增强剂可选用胸腺肽、胸腺素等。

（二）抗病毒治疗

1. 干扰素　慢性乙型肝炎时剂量应偏大（300 万 ~600 万 U/次，一般每周 2 ~3 次），疗程应偏长（0.5 ~1 年）。慢性丙型肝炎可加用利巴韦林每天 800 ~1000mg 口服。

2. 核苷类似物

（1）拉米夫定（lamivudine）　抗病毒的机制主要在于抑制 HBV DNA 逆转录酶的活性及共价闭合环 DNA 的合成。口服每次 100mg，每天 1 次，疗程 1 ~2 年。

（2）其他　如阿德福韦、恩替卡韦等对病毒复制也具有明显的抑制作用。

三、重型肝炎

（一）一般和支持疗法

患者应绝对卧床休息，密切观察病情。尽可能减少饮食中的蛋白质，以控制肠内氨的来源。进食不足者，可静脉滴注 10% ~25% 葡萄糖溶液，补充足量维生素 B、C 及 K。静脉输入人体白蛋白或新鲜血浆。注意维持水和电解质平衡。

（二）对症治疗

1. 出血的防治   使用足量止血药物，输入新鲜血浆、血液、血小板或凝血酶原复合物等。可用雷尼替丁防止消化道出血。

2. 肝性脑病的防治   详见第二十二章。

3. 继发感染的防治   继发胆系感染时应使用针对革兰阴性菌的抗生素，还应加用甲硝唑或替硝唑。

4. 急性肾功能不全的防治   避免引起血容量降低的各种因素。

5. 促进肝细胞再生的措施

（1）高血糖素-胰岛素疗法   高血糖素 1mg 与胰岛素 10U 加入 10% 葡萄糖液静脉滴注，每天 1 次，疗程 14 天。

（2）促肝细胞生长因子   静脉滴注，每天 160～200mg，疗程 1 个月。

（三）肝移植

对于晚期肝硬化及肝衰竭患者，可试用肝移植手术治疗。

【预防】

1. 控制传染源   各型急性肝炎患者的隔离期按各型病毒性肝炎的传染期而定。慢性乙型和丙型肝炎患者应分别按病毒携带者管理。对无症状 HBV 和 HCV 携带者应进一步检测各项传染性指标，包括 HBeAg、HBV DNA、抗 HCV 和 HCV RNA，阳性者应禁止献血和从事托幼工作。

2. 切断传播途径   甲型和戊型肝炎，重点在搞好卫生措施，如水源保护、饮水消毒、食品卫生、食具消毒，加强个人卫生、粪便管理等。乙、丙、丁型肝炎，重点在于防止通过血液和体液的传播。每个献血员和每个单元血液都要经过最敏感方法检测 HBsAg 和抗 HCV。严禁阳性者献血，禁用阳性血液。提倡使用一次性注射用具和针灸针，重复使用的器械必须经高压或煮沸消毒。不耐热的器械可用 2% 戊二醛浸泡 2 小时消毒。漱洗用具要专用。接触病人后用肥皂和流动水洗手。

3. 保护易感人群   在甲型肝炎流行期间，易感人群（婴幼儿、儿童和血清抗 HAV IgG 阴性者）都应注射甲型肝炎减毒活疫苗（甲肝活疫苗）；甲型肝炎患者的接触者可接种人血清或胎盘球蛋白以防止发病。凡新生儿（尤其是母亲 HBsAg 阳性者）出生后 24 小时内都应立即接种基因重组乙型肝炎疫苗，注射 3 次后保护率约为 85%。HBsAg 阳性孕妇在怀孕后 3 个月注射乙肝高价免疫球蛋白（HBIG），可能对母婴传播起预防作用。

第五十一章
流 行 性 出 血 热

流行性出血热（epidemic hemorrhagic fever，EHF）是肾综合征出血热的习惯名称，由汉坦病毒（Hantan virus）引起。故该病毒也称为肾综合征出血热病毒（hemorrhagic fever with renal syndrome virus，HFRSV）。在我国以鼠类为主要传染源。临床表现以发热、出血、低血压和急性肾衰竭为特征。另发现登革热病毒和其他病毒也可引起出血热。本章主要介绍由汉坦病毒引起的出血热。

【病原学】

汉坦病毒分类上属布尼亚病毒科的汉坦病毒属。为单负股 RNA 病毒，呈圆形或卵圆形，平均直径约 120nm。外有包膜，包膜上有刺突，含糖蛋白 G1、G2 成分，有中和抗原和血凝抗原决定簇。基因组 RNA 有 3 个片段（S、M、L），S 基因编码核蛋白；M 基因编码包膜糖蛋白；L 基因编码聚合酶。宿主感染后其核蛋白抗体出现最早，有利于早期诊断。包膜糖蛋白的中和抗原诱导宿主产生具有保护作用的中和抗体；但其血凝抗原有利于病毒颗粒黏附宿主细胞表面，对病毒脱衣壳进入胞浆起重要作用。根据血清学中和试验，可将汉坦病毒分为 23 型。我国流行的主要是 Ⅰ 型（姬鼠型或汉坦病毒）和 Ⅱ 型（家鼠型或汉城病毒），但最近已证实我国尚存在 Ⅲ 型病毒。

汉坦病毒不耐酸，不耐热。对脂溶剂和一般消毒方法都较敏感，如乙醇、乙醚、氯仿、去氧胆酸盐和 pH 5.0 以下酸性溶液均可使之灭活，加热 60℃ 1 小时或紫外线照射 30 分钟也可使之灭活。但在室温下，水与食物中的病毒 48 小时仍有传染性。

【流行病学】

一、传染源

鼠类为主要传染源。农村地区为黑线姬鼠和褐家鼠，林区为大林姬鼠，城市地区为褐家鼠。其他动物包括猫、狗、猪、兔等。EHF 患者早期的血和尿含病毒，有一定的传染性，但不是主要的传染源。

二、传播途径

1. **呼吸道传播**　感染鼠的排泄物如唾液、尿和粪便污染环境，人吸入带病毒尘埃引起感染。目前认为该途径是本病的主要传播途径。
2. **消化道传播**　食入被感染鼠排泄物污染的水或食物，经口腔和胃肠黏膜引起感染。
3. **接触传播**　感染鼠的排泄物或患者血标本污染破损皮肤而致感染。

4. 虫媒传播　寄生于鼠类身上的革螨或恙螨可通过叮咬吸血将病毒传入，有可能是本病的重要传播媒介。

5. 垂直传播　感染本病的孕妇可经胎盘传染胎儿。

三、人群易感性

人群对本病普遍易感，但多见于青壮年，儿童极少见。感染后可获较长时间免疫。隐性感染率低，约为 2.5% ~ 4.3%。

四、流行特征

主要与鼠类的分布和活动有关，有明显的地区性和季节性。本病主要流行于欧亚大陆，我国是流行最严重的国家之一，除青海和新疆外均有流行。本病多呈散发性，主要发生于河湖低洼地、林间湿草地和水网稻田等地区。黑线姬鼠源传播流行季节为 11 月至次年 1 月。家鼠源传播者，3 ~ 5 月为高峰，林区鼠源流行高峰为夏季。

【发病机制】

迄今仍未完全阐明。近年来的研究表明，汉坦病毒感染除可直接损害所侵袭组织器官外，主要通过激发机体强烈免疫反应，对全身组织器官造成广泛而严重的损害。

一、病毒直接损害

其主要依据是：①病人早期有病毒血症期，具有相应症状；②病毒分布数量多的组织器官病理损害较重，反之较轻；③不同血清型病毒所引起的临床症状及病情轻重不同；④抗病毒药物治疗有效。

二、免疫病理损害

其主要依据是：① 在全身小血管和毛细血管壁以及肾小球和肾小管基底膜，均有免疫复合物沉积，免疫组化检测抗原为汉坦病毒，提示有Ⅲ型超敏反应参与。②在血小板和红细胞表面也有免疫复合物沉积。在肾小管基底膜可见到线状 IgG 沉积，提示有Ⅱ型超敏反应参与。③本病早期血清 IgE 抗体水平明显升高，与肥大细胞、嗜碱性粒细胞脱颗粒阳性率呈正相关，提示有Ⅰ型超敏反应存在。④电镜观察发现淋巴细胞攻击肾小管上皮细胞，提示存在Ⅳ型超敏反应。⑤还观察到病人非特异性细胞免疫呈抑制状态，而特异性细胞免疫则明显增强，外周血 CD4/CD8T 细胞比例下降或倒置，抑制性 T 细胞功能低下，表明细胞免疫也参与发病，清除病毒的同时也损伤了大量的靶细胞。

三、细胞因子及介质作用

血浆中 IL - 1、TNF、前列腺素、内皮素等细胞免疫反应产生的细胞因子和炎症介质水平增高，提示细胞因子、炎症介质等大量释放，参与发病。由于全身小血管和毛细血管遭受免疫损害，通透性增加，大量血浆外渗，血液浓缩，有效循环血量下降，因而引起低血压或休克。免疫反应还造成红细胞聚集、小血管和毛细血管扩张，导致血液循环淤滞，DIC 形成而加重休克。患者因血管损害、血小板减少、DIC 消耗大量凝血因子以及继发性纤溶亢进等多种因素而致出血。由于肾小球和肾小管基底膜免疫复合物沉积，肾小球发生微血栓形成和缺血性坏死，造成大量蛋白和红细胞漏出，肾小管上皮细胞发生变性、坏死，肾小管管腔被坏死脱落的上皮细胞以及漏出的蛋白和红细胞阻塞，造成急性肾衰竭少尿或无尿。肾血流量下降，肾素、血管紧张素激活，以及肾间质水肿、出血，进一步降低肾小球滤过率、加重肾小管上皮细胞缺血、坏死，形成恶性循环，使尿素氮和大量酸性代谢产物无法排出，引起尿毒症和酸中毒。

【病理】

本病的基本病理改变是全身小血管和毛细血管变性、坏死。血管壁呈不现则收缩和扩张，内皮细胞肿胀、变性，管腔内可见微血栓形成。局部血管破裂出血，周围组织水肿。全身各组织器官都可有充血、出血、变性、坏死，以肾脏最为明显，其次是心、肺、脑垂体等。肾脏肿大，肾脂肪囊有水肿、出血，皮质苍白、髓质暗红，两者分界明显，后者为极度充血、水肿所致，可见出血灶及灰白色缺血坏死区。镜下肾小球毛细血管扩张，基底膜增厚，肾小球囊中有蛋白、红细胞漏出。肾小管上皮细胞肿胀、变性、坏死，管腔变窄或阻塞。髓质血管高度扩张，间质有出血、水肿及炎细胞浸润。

【临床表现】

潜伏期一般为 1~2 周。约 10%~20% 的患者有上呼吸道或胃肠道前驱症状。典型病程分为 5 期：发热期、低血压期、少尿期、多尿期和恢复期。重型病例前 3 期可有重叠。非典型及轻型病例症状不典型，5 期经过不明显。

一、发热期

起病急骤，突发寒战、高热，体温 39℃~40℃，以稽留热和弛张热多见，一般持续 3~7 日，也可达 10 日以上。多数患者出现"三痛"、"三红"症状，即头痛、腰痛、眼眶痛；颜面、颈、上胸部皮肤充血潮红，重者呈酒醉貌。同时伴有全身肌肉关节酸痛和皮肤内脏出血现象，如眼结膜和咽部充血、出血；腋下及胸背部皮肤出血呈条索状或抓痕样瘀点。少数患者有鼻出血、咯血、血尿或黑便。本病消化道症状突出，食欲减退、恶心、呕吐，重者腹痛、腹泻。多伴有肾损害，尿中出现蛋白和管型。球结膜和眼睑水肿明显。部分患者可出现失眠、嗜睡、烦躁、谵妄等精神症状。

二、低血压期

一般在病程的第 4~6 日出现，可于发热末期、热退同时或热退之后发生。持续时间短者数小时，长者 6 日以上，一般为 1~3 日。许多患者血压开始下降时四肢尚温暖，但随着低血压进行性加剧，则出现面色苍白、四肢厥冷、脉搏细弱、尿量减少等休克表现。休克持续时间过久，可引起 DIC、脑水肿、呼吸窘迫综合征和急性肾衰竭。轻型可无低血压。

三、少尿期

多出现于病程的第 5~8 日，与低血压期无明显界限，常在休克过程中出现少尿、无尿。部分患者可由发热期直接进入少尿期。持续时间一般为 2~5 日。患者因少尿、无尿，引起尿毒症、酸中毒和水、电解质紊乱，严重者出现高血容量综合征，引起心力衰竭甚至肺水肿。表现为严重水肿，顽固性呕吐，谵语，幻觉，抽搐，血压升高，脉压增大，心律失常，呼吸增快，重者呈库斯莫尔呼吸。此期皮肤内脏出血现象加重。

四、多尿期

多出现于病程的第 9~14 日。一般持续 7~14 日，长者可达数月。可分为 3 期。

1. 移行期 每日尿量由 500 ml 增至 2000ml。此期氮质血症反而加重，不少患者因并发症死亡，应特别注意观察。

2. 多尿早期 每日尿量超过 2000 ml。氮质血症无明显改善。

3. 多尿后期 每日尿量超过 3000ml，并逐日增加，一般为 4000~8000ml，少数可达 15000ml 以上。此期氮质血症逐步下降，精神食欲好转。因尿量多，易出现水和电解质紊乱，尤其是低钾血症，同时易激发细菌感染。

五、恢复期

经过多尿期，每日尿量恢复至 2000ml 以下即进入恢复期。但仍有乏力、多汗等症状。一般约需 1~3 个月，体力才能完全恢复正常。少数患者可遗留高血压、肾功能障碍、心肌劳损、垂体功能减退等症状。

【实验室检查】

一、血象

白细胞数增高达（15~30）×10^9/L，少数可达（50~100）×10^9/L。发病初期中性粒细胞增多，重者可见幼稚细胞，呈类白血病反应。病程第 4~5 天后淋巴细胞增多，有异型淋巴细胞出现。发热后期和低血压期血红蛋白和红细胞升高，分别可达 150g/L 和 5.0×10^{12}/L。血小板从病程第 2 日起有不同程度下降。

二、尿常规

病程第 2 日起即可出现尿蛋白、管型和红细胞。突然出现大量蛋白尿更有助于诊断。部分患者尿中出现膜状物，为大量蛋白和脱落上皮细胞的凝聚物。尿沉渣中可发现巨大融合细胞，是汉坦病毒的包膜糖蛋白在酸性条件下引起脱落上皮细胞的融合，其中能检出汉坦病毒抗原。

三、血液生化检查

血尿素氮和肌酐多在低血压期开始升高，少尿期和多尿早期达高峰，以后逐渐下降。血气分析在发热期及低血压早期以呼吸性碱中毒为主，低血压休克期和少尿期以代谢性酸中毒为主，多尿期以代谢性碱中毒为主。电解质钙、钠、氯在各期多为降低，少尿期可有高磷。血钾在发热期和低血压期降低，少尿期升高，多尿期又降低。

四、凝血功能检查

发热期开始血小板减少，出现 DIC 时多在 $50 \times 10^9/L$ 以下。高凝期凝血时间缩短（<3分钟）。消耗性低凝血期凝血酶原时间延长、纤维蛋白原下降。纤溶亢进期纤维蛋白（原）降解产物（FDP）增高。

五、免疫学检查

从患者血清、外周血中性粒细胞、单核细胞、淋巴细胞及尿沉渣细胞中均可检出汉坦病毒抗原。特异性 IgM 抗体≥1:20 阳性；IgG≥1:40 阳性或间隔 1 周后两次抗体效价有 4 倍以上升高，均有确诊价值。

【诊断与鉴别诊断】

一、诊断

1. 流行病学资料 在流行地区、流行季节，与鼠类有直接或间接接触史。

2. 临床表现 有本病特征性的症状、体征和临床经过。症状及体征主要为发热中毒症状、充血出血外渗体征和肾损害；临床经过包括发热期、低血压休克期、少尿期、多尿期和恢复期。患者发热消退后症状反而加重，有助于诊断。

3. 实验室检查 出现血液浓缩，白细胞计数增高，可见异型淋巴细胞，血小板减少。尿蛋白阳性。免疫学检查呈阳性结果等。反转录－聚合酶链反应（RT－PCR）检测病毒的RNA 有助于早期和非典型患者的诊断。

二、鉴别诊断

1. 钩端螺旋体病 好发季节为 7～9 月份。病前 3 周内有疫水接触史。有发热、全身酸痛、乏力、眼结膜充血、腓肠肌压痛、淋巴结肿大等表现。血、尿或脑脊液可检出钩端螺旋体，特异性 IgM 抗体阳性。青霉素治疗有特效。

2. 血小板减少性紫癜 除皮肤、黏膜有出血点或紫癜外，一般无发热、低血压和肾损害表现。骨髓检查可证实诊断。

3. 急性肾小球肾炎 除有水肿、尿异常外，常有高血压。无发热，无"三痛"、"三红"，无低血压休克及皮肤黏膜出血现象。

【治疗】

治疗原则是"三早一近"，即早发现、早休息、早治疗和就近治疗。治疗重点是控制病毒感染、减轻免疫损害，防治休克、出血和肾功能衰竭。

一、发热期

治疗原则：抗病毒、减轻外渗、改善中毒症状和预防 DIC。

1. 对症支持治疗 ①早期卧床休息；②高热量、多维生素、易消化半流质食物；③退热以物理降温为主，忌用强烈发汗药，以防血容量进一步减少；④补液以平衡盐液和葡萄糖盐水为主；⑤发热后期给予 20% 甘露醇 250ml 静滴以提高血浆渗透压，减轻外渗和组织水肿。

2. 控制病毒感染 ①利巴韦林（ribavirin）对本病毒有明显抑制作用。目前主张发病 3 日内应用。每日 1g 加入 10% 葡萄糖液中静脉滴注，连用 3～5 日。②α－干扰素：每日 1 次，每次 100 万 U 肌肉注射，连用 3 日。最近，抗流行性出血热单克隆抗体治疗流行性出血热正在临床试验中。

3. 免疫治疗 肾上腺皮质激素常用地塞米松 5～10mg 静脉滴注，每日 1 次。热退即停，或连用 3 日。

4. 预防 DIC ①丹参注射液和低分子右旋糖酐静脉滴注，以降低血液黏滞性；②出现高凝状态时如试管法凝血时间 3 分钟以内或部分凝血活酶时间（APTT）34 秒以内，应用小剂量肝素抗凝，用法 0.5～1mg/kg，每 6～12 小时 1 次缓慢静脉注射，疗程 1～3 日。每次注射前复查试管法凝血时间，大于 25 分钟时暂停 1 次。

二、低血压期

治疗原则：补充血容量，纠正酸中毒，必要时应用血管活性药物。

1. 补充血容量 原则是：①早期（收缩压 <100mmHg 即应扩容）；②快速（静脉滴速可达每分钟 100～150 滴左右，必要时可加用静脉推注）；③适量（收缩压回升至 100mmHg 左右，红细胞比积接近正常）；④晶体溶液与胶体溶液结合，前者以平衡盐液为主，后者常用低分子右旋糖酐、甘露醇、血浆、白蛋白。力争在 1～2 小时内使血压回升至正常，4 小时左右达到稳定。对休克较重者常用双渗平衡盐液（即每升各种电解质含量加一倍），能达到快速补充血容量的目的。

2. 纠正酸中毒 首选 5% 碳酸氢钠溶液，分次输入，每次 100ml。24 小时内用量不宜超过 800 ml，以维持二氧化碳结合力大于 18mmol/L 为宜。

3. 血管活性药物 如经上述处理后，血红蛋白、红细胞比积已恢复正常，但血压回升与保持稳定仍不满意者，可酌情选用多巴胺、间羟胺等血管收缩药（因出血热休克以小血管扩张为主）。

三、少尿期

治疗原则是"稳、利、导、透"。

1. 稳定内环境 ①少尿早期，如尿比重大于 1.20，尿钠 <40mmol/L，尿尿素氮与血尿素氮之比大于 10:1，应考虑为低血压休克所致的肾前性少尿。可输入盐水 500ml，观察尿量是否增加。如 3 小时尿量 <100ml，则为肾实质损害性少尿，此时需严格限制每日液体入量

为前一日出量加500ml；并根据血钾和心电图的结果决定是否需要适量补充。②补液成分除纠酸所需5%碳酸氢钠外，以高渗葡萄糖为主，每日糖量200～300g，以减少蛋白质分解，控制氮质血症，必要时可加用胰岛素。

2. 利尿 呋塞米每次20～200mg静脉注射，效果不明显可加量重复，亦可试用血管扩张剂酚妥拉明或山莨菪碱。

3. 导泻 在利尿剂无效时，为防止高血容量综合征和高血钾，可行导泻疗法。常用甘露醇25g，每日2～3次口服。效果不显时加50%硫酸镁40ml或大黄煎水同服。

4. 透析 出现明显氮质血症，或高血钾，或高血容量综合征、严重出血倾向时，可采用血液透析或腹膜透析。

四、多尿期

移行期和多尿早期治疗同少尿期。多尿后期治疗重点是：

1. 维持出入量及电解质平衡 补液以口服为主，补液量可为尿量的2/3。每日尿量超过3000ml时应补钾，鼓励患者食用含钾量较高的饮食。

2. 防治继发感染 本期易发生呼吸道和泌尿系感染，应注意口腔卫生和室内空气消毒。治疗避免使用肾毒性抗菌药物。

五、恢复期

应加强营养，继续注意休息，逐渐增加活动量。出院后休息1～3个月。定期体检复查。

六、大出血的处理

首先应查明病因。有DIC早期证据者，可用肝素静脉注射或静脉滴注；DIC消耗性低凝期宜补充凝血因子和新鲜血小板；DIC纤溶亢进期可用氨基己酸或氨甲苯酸静脉滴注；肝素增高者，可用鱼精蛋白或甲苯胺蓝静脉注射；消化道出血可用云南白药，或去甲肾上腺素，或凝血酶口服。尿毒症引起的出血应采用透析治疗。

七、其他治疗

抽搐时应镇静、降颅内压。心力衰竭时同一般心力衰竭治疗。呼吸窘迫综合征可应用大剂量肾上腺皮质激素静脉注射，以及呼吸机人工终末正压呼吸等抢救措施。最近报道应用体外膜氧合作用（ECMO）治疗ARDS可获得较好疗效。

【预防】

1. 疫情监测 平时应监测鼠带病毒率、易感人群和发病情况。

2. 灭鼠灭螨防螨 灭鼠时机应选择在本病流行高峰前进行。春季着重灭家鼠，秋季着重灭野鼠，死鼠须掩埋。对高发病地区，室内外可用1%～2%敌敌畏喷洒灭螨。保持室内干燥、通风。铲除室外杂草，不在草地上坐卧。

3. 加强食品卫生 防止鼠类排泄物污染食品和食具。剩饭必须加热后食用。

4. 注意个人防护　在疫区不用手接触鼠类及其排泄物，动物实验时防止咬伤。

5. 疫苗注射　我国已研制成功Ⅰ型病毒和Ⅱ型病毒的精制纯化灭活疫苗，保护率达88%～94%。

第五十二章
艾 滋 病

艾滋病（acquired immune‑deficiency syndrome，AIDS）即获得性免疫缺陷综合征，这是一种由人类免疫缺陷病毒（human immunodeficiency virus，HIV）所引起的慢性传染病。HIV 主要通过性接触、血液、母婴传播，使宿主免疫功能受损，临床上以淋巴结肿大、厌食、慢性腹泻、体重减轻、发热、乏力等全身症状起病，逐渐发展至各种机会性感染、继发肿瘤而死亡。

【病原学】

HIV 在分类学上属于逆（反）转录病毒科中的慢病毒亚科。

HIV 呈球形或卵形，直径为 100～140nm，系双层结构。病毒体的内部是由两条单股正链 RNA 及核心衣壳蛋白（P7、P9）、逆转录酶（RT）、核糖核酸酶 H 和整合酶（INT）组成的圆柱状核心。核心外为病毒衣壳，呈 20 面体立体对称，主要蛋白质为 P24/P25 及 P17/P18。病毒体的外层为脂蛋白组成的包膜，其中嵌有两种病毒特异性糖蛋白 gp120 和 gp41。前者构成包膜表面的刺突；后者为跨膜蛋白，起协助 HIV 进入宿主细胞的作用，见图52－1。

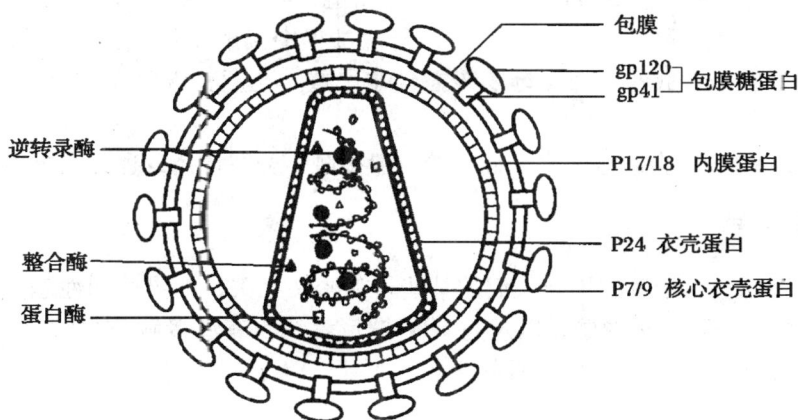

图 52 - 1　HIV 的结构模式图

按 HIV 核苷酸序列的差异而分型，目前主要发现 HIV－1 型和 HIV－2 型。世界上 AIDS 大多由前者引起。后者主要限于西非流行，毒力较弱，感染后潜伏期较长，进展为 AIDS 所需时间亦较久。

HIV 的抵抗力较弱，56℃30 分钟可被灭活。在室温中可存活 7 天。0.2% 次氯酸钠、

0.1%漂白粉、70%乙醇等均可在 5 分钟内灭活 HIV。但对 0.1%甲醛溶液、紫外线和 γ 射线不敏感。

【流行病学】

自 1981 年美国报道了首例 AIDS 患者后，全球 HIV 累计感染人数已达 7000 万人，已有 2400 万人死于艾滋病。HIV 感染波及近 210 个国家，以非洲、美洲和欧洲为主，亚洲呈增加趋势。据估计全球现在每天新发现 HIV 感染者约 1600 人，其中 90%以上分布在发展中国家，非洲最为严重。我国于 1985 年发现首例 AIDS 以来，到 2004 年 9 月已报告 HIV 感染者 89067 例和 AIDS 患者 20786 例，遍布 31 个省、直辖市和自治区，估计实际感染人数超过 100 万。

一、传染源

AIDS 患者与无症状的 HIV 感染者是本病的传染源，后者更为重要，病毒主要存在于体液和分泌液中。

二、传播途径

1. 性接触传播　此为 AIDS 传播的最常见方式，约占 75%。包括男性同性恋、异性恋的性接触均可传染。直肠黏膜是柱状上皮，易受创伤，故肛交是最危险的性接触传播途径。

2. 血液传播　输注污染的血液或血制品传播概率几乎达到 100%；静脉注射毒品者共用不洁的注射器也是重要的传播途径；器官移植、人工授精而感染 AIDS 已有报道；医务人员在医疗中被污染的针头刺伤或破损皮肤受污染有可能传染，但感染率低于 1%。

3. 母婴传播　HIV 可以通过宫内感染，分娩过程中接触感染或出生后母乳喂养感染。随育龄妇女 HIV 感染人数的增加，母婴传播日益严重。儿童艾滋病发病急、进程快、病死率极高。

一般认为，AIDS 不会通过家庭、社会的一般接触、交往传播，也无虫媒传播的证据。

三、高危人群

人对 HIV 易感，由于其感染与人们的某些行为密切相关，如男性同性恋者、性乱交者、静脉药瘾者、血友病和多次输血者以及与 HIV 携带者经常有性接触或血液接触机会的人都属高危人群。发病主要是 50 岁以下青壮年。

【发病机制】

本病的发病机制主要是 T 辅助细胞（T_H 细胞）在 HIV 的直接和间接作用下，大量破坏，其他免疫细胞也受其影响而有不同程度的损伤，导致机体免疫功能严重缺陷，从而促发各种机会性感染和肿瘤。

1. HIV 的非杀细胞性感染　HIV 侵入后，能选择性地侵犯表达 $CD4^+$ 分子的细胞，以 T_H 细胞为主。

宿主细胞膜上的 CD4$^+$ 分子是 HIVgp120 的受体，两者结合，HIV 的包膜与宿主细胞膜融合，病毒衣壳进入细胞浆内脱壳，释出核心 RNA 进行复制。HIV 的逆转录酶以其 RNA 模板逆转录出 DNA，此 DNA 部分存留于细胞浆内，部分在整合酶作用下，可与宿主细胞核染色体整合成为前病毒。受染细胞内的前病毒能被某些因素激活，通过转录和转译产生子代病毒 CD4$^+$RNA 和多种病毒蛋白，并在宿主细胞膜上装配成新 HIV，以芽生方式释放，再感染其他 CD4$^+$ 细胞。

2. HIV 感染与免疫缺陷　HIV 大量复制而直接损伤细胞，使其溶解或破裂。骨髓干细胞受染后，影响 CD4$^+$T 细胞的产生。患者主要表现为细胞免疫功能低下，淋巴细胞数量减少，因 CD4$^+$T 细胞减少而 CD8$^+$T 细胞相对增多，故 CD4$^+$/CD8$^+$ 比例倒置。受染细胞携带 HIV 协助其全身扩散，通过血脑屏障可致神经系统感染。

3. HIV 的慢性持续感染　受染者可产生抗 HIV 多种蛋白的抗体，如抗 gp120 中和抗体，然其量少，作用弱，不能消除 HIV。当血清中有抗体和 HIV 同时存在时，此血清仍有传染性，相应抗体可作为血清学诊断的依据。受染者也可产生特异性细胞免疫应答，相应的细胞毒性 T 细胞起重要的杀伤受染组胞和阻止 HIV 扩散作用，但也不能清除有 HIV 潜伏感染的细胞。因此，一旦感染 HIV，便终生携带。

4. HIV 感染与并发症　由于受染者的免疫功能严重缺陷，抗感染、抗肿瘤能力显著下降，一些对正常人无明显致病作用的微生物、寄生虫常可导致 AIDS 病人的致死性机会感染；也常并发卡波西（Kaposi）肉瘤和恶性淋巴瘤。

【临床表现】

本病潜伏期较长，可由数月至数年，一般为 2～10 年。少数感染者可不成为临床患者。HIV 感染临床经过可分为 4 期。

一、Ⅰ期（急性感染期）

感染后 2～6 周，部分患者可出现发热、咽喉痛、头痛、关节酸痛、淋巴结和肝脾肿大等类似血清病的症状，持续 2 周后消退。此时血流中可检出 HIV 及 p24 抗原，但 HIV 抗体阴性。

二、Ⅱ期（无症状感染期）

可从急性感染期发展而来，也可由感染后直接进入。临床上无明显症状，此期抗 HIV 抗体阳性，CD4$^+$T 细胞计数及 CD4/CD8 的比值正常，具有传染性。此期可持续 2～10 年或更长。

三、Ⅲ期（持续性全身性淋巴结肿大综合征，PGL）

此期除表现为非特异性全身性症状如持续发热、腹泻、体重减轻、乏力、盗汗等以外，最突出的是除腹股沟外全身有 2 处或更多的淋巴结肿大，直径 >1cm，质地柔韧，无压痛，持续超过 3 个月。此时 HIV 抗体阳性，血中可检出 HIV 及 p24 抗原，CD4$^+$T 细胞数下降，而 CD8$^+$T 细胞数相对增高。

四、艾滋病期（AIDS）

其主要特征是细胞免疫和体液免疫均严重破坏，出现各种病毒、细菌、真菌、寄生虫性机会性感染和继发性肿瘤。临床表现极为多样化，可分 5 类：

1. 全身症状 发热、乏力、不适、盗汗、厌食、体重下降、慢性腹泻等症状，全身淋巴结和肝脾肿大。

2. 神经系统症状 头痛、癫痫、进行性痴呆、下肢瘫痪等。

3. 多种机会性感染症状 包括卡氏肺孢子虫、弓形虫、隐孢子虫、隐球菌、念珠菌、结核杆菌、鸟分枝杆菌、巨细胞病毒、疱疹病毒、EB 病毒感染等的相应症状。

4. 继发肿瘤症状 卡波西肉瘤、非霍杰金病等症状。

5. 免疫缺陷并发的其他疾病 慢性淋巴性间质性肺炎等。

【分类与分级】

目前美国疾病控制中心（CDC）与 WHO 提出的 HIV 感染的临床分为三大类，每类根据 CD4$^+$T 淋巴细胞计数和淋巴细胞数可分为 3 级（见表 52 - 1）。

A 类：即临床表现中的 Ⅰ 期、Ⅱ 期和 Ⅲ 期。

B 类：即临床表现中的部分 AIDS 期，由 HIV 相关细胞免疫缺陷引起的，包括继发细菌性肺炎或脑膜炎、咽部或阴道念珠菌病、颈部肿瘤、口腔毛状白斑、复发性带状疱疹、肺结核、特发性血小板减少性紫癜等。

C 类：即为 AIDS 期的后几类临床表现，包括出现神经症状，各种机会性感染，因免疫缺陷而继发肿瘤及并发的其他疾病。

表 52 - 1　　　　　　　根据 CD4$^+$ 淋巴细胞和总淋巴细胞数的分级（单位 10^9/L）

	1 级	2 级	3 级
CD$_4$$^+$ 淋巴细胞	>0.5	0.2 ~ 0.5	<0.2
总淋巴细胞数	>2.0	1.0 ~ 2.0	<1.0

【实验室及其他检查】

1. 血、尿常规 有不同程度的贫血和白细胞计数降低，常发现尿蛋白。

2. 免疫学检查 T 细胞绝对计数下降，CD4$^+$T 细胞计数下降［正常（0.8 ~ 1.2）× 10^9/L］，CD4/CD8 <1.0（正常人 1.75 ~ 2.1）。免疫球蛋白、β$_2$ 微球蛋白和新蝶呤升高。

3. 血清学检查 HIV 抗体或抗原的检测。

（1）HIV 抗体：主要检查 p24 抗体和 gp120 抗体。ELISA 敏感性高，但特异性不高，故一般 ELISA 连续两次阳性，再以免疫印迹法（western blot，WB）确诊。

（2）目前采用基因扩增或信息扩散（bDNA）两大方法来判定血浆中 HIV 颗粒含量，反映病毒复制情况。

4. 病毒分离　从患者的淋巴细胞、血液、精液等体液中均可分离出病毒，反复多次阳性率高达 100%。

5. 各种机会性感染和继发性肿瘤的确诊　可通过活检、内镜、组织学、细胞学检查或相关病原体感染的指标和免疫反应的检查而进行诊断。

【诊断与鉴别诊断】

一、诊断

（一）诊断步骤

根据流行病学资料、临床表现及实验室检查诊断本病，可分以下步骤：①从流行病学角度确定患者是否为高危人群；②有无艾滋病各期的临床表现；③实验室检查确定是否已感染 HIV；④相关检查是否存在免疫缺陷；⑤对复杂多变的临床症状做多种病原学等检查以确定机会感染和肿瘤的存在；⑥排除其他引起免疫缺陷的原因（主要是特发性和继发性 $CD4^+T$ 细胞减少症）；⑦排除或确定艾滋病并区别属哪一期。

（二）分期诊断

急性感染期：根据高危因素及类似血清病的表现应考虑艾滋病急性感染期的可能。

慢性感染期：高危人群存在下列情况 2 项或以上者，应考虑艾滋病慢性感染期的可能。①近期体重下降 >10%；②慢性咳嗽或腹泻 >1 月；③间歇或持续发热 >1 月；④全身淋巴结肿大；⑤反复带状疱疹或慢性播散性单纯疱疹感染；⑥口咽念珠菌感染。

慢性感染期结合流行病学史、高危人群、伴严重机会性感染或机会性肿瘤及 CD4/CD8 比例倒置等，就考虑艾滋病可能。上述情况均应进一步检查以明确诊断。

二、鉴别诊断

1. 特发性 $CD4^+T$ 淋巴细胞减少症　少数 $CD4^+T$ 淋细胞明显减少并有严重机会性感染者，但 HIV-1 或 HIV-2 病原学检查阴性。

2. 继发性 $CD4^+T$ 淋巴细胞减少　主要见于肿瘤和自身免疫疾病，在放疗和化疗后。

【治疗】

目前仍缺乏特效药物，主张坚持综合治疗、及早治疗、持久治疗。同时进行心理治疗，消除恐惧、抑郁及对抗心理，使患者树立信心，积极配合治疗。

一、抗病毒治疗

目前认为当外周血 HIV 量多或 $CD4^+$ 低于 $0.5 \times 10^9/L$ 均应抗病毒治疗。目前抗 HIV 的药物可分为三大类。

1. 核苷类逆转录酶抑制剂（NRTI）　此类药物有齐多夫定（Azidothymidine，AZT）、双脱氧胞苷（dideoxycytidine，DDC）、双脱氧肌苷（dideoxyinosine，DDI）、拉米夫定（lamivudine，3TC）和司他夫定（stavudine，D4T）等能选择性与 HIV 逆转录酶结合，使 DNA 链合成中止，从而抑制其复制和转录，能延缓疾病的发展，降低病死率。

2. 非核苷类逆转录酶抑制剂（NNRTI） 如奈韦拉平（nevirapine）、苔拉韦定（dela-virdine）等，主要作用于 HIV 逆转录酶的某个位点，使其失去活性，从而抑制其复制，但常因耐药而降低疗效。

3. 蛋白酶抑制剂 如沙奎那韦（saquinavir）、茚地那韦（indinavir）等，通过抑制蛋白酶而抑制其复制。

鉴于仅用一种抗病毒药物易诱发 HIV 的突变，并产生耐药性，因而目前主张联合用药。可三类药物联用。沙奎那韦毒性小无交叉耐药，常作一线药。长期联合治疗价格贵，不良反应大，依顺性差，故又提出间歇疗法。间歇期用中药和免疫疗法。

二、免疫治疗

如 IL－2、胸腺素、香菇多糖（lentinan）等，能改善免疫功能。

三、机会性感染和肿瘤的治疗

免疫缺陷和机会性感染互为因果。积极治疗机会性感染可推迟免疫功能受损。①卡氏肺孢子虫肺炎可用戊烷脒、复方磺胺甲噁唑；②卡波西肉瘤用 AZT 与 α 干扰素联合治疗；③隐孢子虫感染用螺旋霉素；④弓形体病用螺旋霉素或克林霉素、乙胺嘧啶；⑤巨细胞病毒感染用更昔洛韦；⑥隐球菌脑膜炎用氟康唑等。

四、支持及对症治疗

患者常极度消瘦可用输血、营养支持疗法、补充维生素等。

五、预防性治疗

医务人员被污染针头刺伤或实验室意外者，在 2 小时内应使用 AZT 等治疗，疗程 4～6 周。

【预防】

艾滋病传播快，死亡率极高，预防极为重要。因 HIV 的抵抗力弱，传播途径明确，故有可能预防。

宣传教育是预防 AIDS 的关键，也是最有效的手段。教育的对象是全社会，尤其是高危人群、青少年、医务人员。向公众介绍 AIDS 的有关知识，了解其危害性，怎样传播，如何自我防护，如何正确对待 HIV 感染者及 AIDS 患者。

1. 控制传染源 应加强国境检疫以及对高危人群的筛查。发现感染者后应及时按甲类传染病要求上报，不得隐瞒或谎报。患者的血、排泄物和分泌物应严格消毒。

2. 切断传播途径 禁止性乱交，取缔娼妓；严格筛查献血、献精、献组织器官者；加强血制品的灭活病毒处理；推广一次性诊疗用具；严禁吸毒；加强对孕妇的筛查，孕期采取干预措施等。

3. 保护易感人群 加强公用医疗器械、生活用品的消毒。目前世界各国虽研制了多种 HIV 疫苗，但因 HIV 包膜糖蛋白的高度易变性及疫苗的安全性等因素故尚缺乏理想的疫苗，深信不久将能研制出新的疫苗以推广使用。

第五十三章

流行性脑脊髓膜炎

流行性脑脊髓膜炎（epidemic cerebrospinal meningitis）简称流脑，是由脑膜炎球菌引起经呼吸道传播的传染病。病菌经鼻咽部侵入血液循环形成败血症，最后局限于脑脊髓膜形成化脓性炎症。临床表现为突发高热，剧烈头痛，频繁呕吐，皮肤瘀点和瘀斑，脑膜刺激征阳性。脑脊液呈化脓性改变。流脑在各种化脓性脑膜炎中的发病率占首位，近年来发病率逐渐下降。

【病原学】

脑膜炎球菌属奈瑟菌属，为革兰阴性双球菌，仅存在于人体，可从带菌者的鼻咽部及患者的血液、脑脊液和皮肤瘀点中检出。本菌对寒、热、干燥及消毒剂极为敏感，在体外极易死亡。采集标本后须立即送检。

脑膜炎球菌按其荚膜多糖抗原的不同，至少可分为 13 个血清群。流行致病菌株主要为 A、B、C、Y 和 W_{135} 群。我国大流行均由 A 群引起，B、C 群为散发菌株。但近年 B 群有流行上升趋势。

【流行病学】

一、传染源

人为本病唯一传染源，包括带菌者和流脑患者，尤以前者更为重要。病原菌存于人鼻咽部，流行期间人群带菌率可高达 50%。

二、传播途径

病原菌主要通过飞沫传播。密切接触对 2 岁以下婴儿发病有意义。

三、人群易感性

人群普遍易感，感染后对本群病菌可获得持久免疫力，各群之间有交叉免疫，但不持久。带菌者中 60%~70% 无症状，约 30% 有上呼吸道感染症状，仅 1% 发展为典型流脑表现。6 个月以内的婴儿因从母体获得被动免疫很少发病；6 个月至 2 岁儿童发病率最高。偏僻山区一旦有传染源，常导致暴发流行。男女发病率大致相等。

四、流行特征

全年均可发生，但有明显季节性。多发生在 11 月至次年 5 月，3~4 月为高峰期。本病有周期性流行特点，平均每 3~5 年有一次小流行，每 7~10 年有一次大流行。积极进行普遍性预防接种，可打破其流行周期性。

【发病机制】

脑膜炎球菌进入鼻咽部，以菌毛黏附于黏膜上皮细胞表面寄生，一方面因受到局部 IgA 抗体的中和作用而减少病菌侵入；另一方面又分泌蛋白酶裂解 IgA 重链，削弱其作用。在病菌数量多、毒力较强、IgA 分泌相对不足时，病菌得以生存繁殖。部分侵入黏膜下层的病菌，遭受 IgM 抗体以及活化的巨噬细胞和补体的溶菌、吞噬、杀灭作用。由于免疫反应过程产生大量致炎因子，造成黏膜充血、水肿、分泌物增加，因此临床出现上呼吸道感染症状。如病菌数量过多，上述免疫功能不足，则病菌得以进入血液循环发展为败血症，并突破血脑屏障引起化脓性脑膜炎。

在败血症期，由于脑膜炎球菌大量繁殖，侵袭血管内皮细胞直接造成损伤，此外，由于机体的强烈免疫反应，产生大量抗体与之结合形成免疫复合物沉积于全身小血管，造成广泛的坏死性血管炎。因此，皮肤出现瘀点或瘀斑，内脏有不同程度的出血。严重时，大量内毒素诱发急性微循环障碍和内毒素休克，导致播散性血管内凝血和多器官功能衰竭，成为暴发型临床表现。

在化脓性脑膜炎期，由于脑膜和脊髓膜血管坏死、出血和通透性增加，引起颅内压升高以及惊厥、昏迷等症状。严重者脑实质也发生炎症、水肿、出血，引起脑疝，昏迷加深，呼吸衰竭，导致患者死亡。

除脑脊髓膜化脓性炎症外，还可发生化脓性关节炎、心内膜炎、心包炎等迁徙性化脓性病灶。

【病理】

败血症期主要病理改变为坏死性血管炎，血管壁有坏死性炎症，可以检出免疫球蛋白、补体和脑膜炎球菌抗原的沉积物。管腔内有血栓形成，血管周围出血。暴发型败血症皮肤、心、肺、胃肠和肾上腺均有广泛出血。心肌炎和肺水肿常见。

脑膜炎期主要病变部位在软脑膜和蛛网膜，早期为血管充血、浆液性渗出和局灶性出血，后期因大量纤维蛋白和中性粒细胞渗出，脑脊液混浊。病变累及颅底时，可因炎症、粘连，引起视神经、外展神经、动眼神经、面神经、听神经等颅神经损害。暴发型脑膜炎脑实质病变严重，可引起脑组织坏死、出血、充血、水肿和颅内压显著升高，常导致脑疝。部分患者可因脑室孔阻塞，脑脊液循环受阻而发生脑积水。

【临床表现】

可分为普通型、暴发型和轻型，潜伏期 1~7 日，一般为 2~3 日。

一、普通型

占全部患者的 90% 以上。

1. 前驱期（上呼吸道感染期）　约1~2日。大多无症状，部分患者有低热、咽痛、咳嗽、鼻炎等上呼吸道感染症状。

2. 败血症期　患者突发寒战、高热，伴头痛呕吐，体温可达39℃~40℃。此期重要体征是，70%以上患者有皮肤黏膜瘀点或瘀斑，小至1mm，大至1~2cm，病情严重者瘀斑迅速扩大，其中心皮肤呈大片紫黑色坏死。少数有口唇单纯疱疹、关节肿痛和脾肿大。多于1~2日内进入脑膜炎期。

3. 脑膜炎期　此期患者除高热及瘀点、瘀斑继续存在外，主要表现为中枢神经系统症状，如剧烈头痛，频繁呕吐，烦躁不安，脑膜刺激征阳性，严重者可出现谵妄、昏迷和惊厥。多于2~5日内进入恢复期。

4. 恢复期　经治疗后体温逐渐正常，皮肤瘀点、瘀斑消失，皮肤坏死部位结痂，神经系统检查恢复正常，一般在1~3周内痊愈。

二、暴发型

多见于儿童，起病急，病情凶险，若抢救不及时，可在24小时内死亡。按临床表现分以下3种类型。

1. 休克型　突发寒战高热、头痛、呕吐，中毒症状严重，精神极度萎靡，有不同程度意识障碍。全身皮肤广泛出现瘀点、瘀斑，并迅速融合成大片，伴中心皮肤坏死。循环衰竭是本型主要临床特点，表现为面色苍白、口唇紫绀、四肢厥冷、皮肤呈花斑状、脉搏细数、血压下降甚至不能测出、尿量减少甚至无尿。易并发DIC。脑膜刺激征大多阴性。脑脊液多澄清，仅细胞数轻度增加。血小板减少、白细胞总数在10×10^9/L以下者多提示预后不良。

2. 脑膜脑炎型　患者除有高热、瘀斑外，主要表现为脑实质损害，迅速进入昏迷状态，惊厥频繁，锥体束征阳性，可出现肢体瘫痪或肌张力增高。眼底视乳头水肿。血压持续升高。部分可发生脑疝压迫脑干，使昏迷加深，瞳孔缩小或散大，对光反射消失，对侧肢体瘫痪。延髓受压可迅速出现呼吸衰竭，表现为呼吸节律不规则、抽泣样呼吸或呼吸暂停。患者可因呼吸衰竭而死亡。

3. 混合型　同时或先后出现上述两型的临床表现。是最严重的类型，病死率高。

三、轻型

少见。可见于流脑流行后期，多为成年患者。病程常迁延数月之久。有间歇性畏寒、低热、轻微头痛及上呼吸道感染症状。发热期皮肤黏膜出现瘀点或红色斑丘疹。脑膜刺激征可阳性。脑脊液多无明显变化。关节疼痛较常见。发热期反复血培养或咽部培养可检出脑膜炎球菌。可发展为化脓性脑膜炎或心内膜炎而使病情急剧恶化。

婴幼儿流脑临床表现常不典型，可有呼吸道及消化道症状，烦躁不安、尖声哭叫、惊厥及前囟突出，脑膜刺激征不明显。

老年流脑暴发型发病率较高，临床症状重，预后差，病死率高，病情重者血白细胞正常或减少。

【实验室检查】

一、血象

白细胞总数多在 $20 \times 10^9/L$ 以上，甚至可达 $40 \times 10^9/L$ 或以上，中性粒细胞占 80% 以上。并发 DIC 时，血小板减少。

二、脑脊液检查

是确诊本病的重要依据。脑脊液外观混浊呈脓性，白细胞数可达 $10 \times 10^9/L$ 以上，以中性粒细胞为主。蛋白质含量显著增高。糖及氯化物明显减少，有时完全测不出。由于初发病 1~2 日内脑脊液检查可无明显改变，故对临床有脑膜炎症状及体征而早期脑脊液检查正常的患者，应于 12~24 小时后复查脑脊液，以免漏诊。但腰穿对颅内压明显升高的患者容易诱发脑疝，故应谨慎从事，可先静脉滴注甘露醇降低颅内压后进行。腰穿时立使脑脊液缓慢流出少量送检，不宜将针芯全部拔出，以防流速过快。术后患者应平卧 6~8 小时。

三、细菌学检查

1. 涂片 刺破皮肤瘀点，挤出少量血或组织液涂片染色，亦可取脑脊液离心后沉淀物涂片。细菌阳性率为 60%~80%。

2. 细菌培养 阳性率为 50%~70%。对轻型患者诊断有帮助。应在使用抗菌药物前采血或脑脊液培养，宜多次进行。标本采集后应及时送检，以免病原体自溶。

四、免疫学检查

为本病快速诊断方法。对已经使用过抗菌药物治疗，细菌学检查阴性的患者尤有诊断价值。脑脊液或血液中抗原检测有利于早期诊断，包括对流免疫电泳法、乳胶凝集试验、葡萄球菌 A 蛋白（SPA）协同凝集试验、ELISA 法及免疫荧光法等。对轻型或恢复期患者可检测脑膜炎球菌特异抗体，包括间接血凝法、杀菌抗体试验、ELISA 法、放射免疫测定法等。

五、PCR 检测

应用 PCR 检测 DNA 具有灵敏度高、特异性强、结果快速的优点，并可对细菌进行分型，但要注意避免假阳性。

【诊断与鉴别诊断】

一、诊断

在流行季节突发高热，头痛，呕吐；皮肤黏膜有瘀点、瘀斑；脑膜刺激征阳性；脑脊液检查颅内压升高及化脓性改变；白细胞总数及中性粒细胞增多；细菌学检查或免疫学检查阳性，即可确诊为普通型流脑。24 小时内出现循环衰竭和皮肤瘀点、瘀斑者，可诊断为暴发型流脑休克型。有脑实质损害和呼吸衰竭及明显意识障碍者,可诊断为暴发型流脑脑膜脑炎型。

二、鉴别诊断

1. 其他细菌引起的化脓性脑膜炎　常见的有:肺炎球菌脑膜炎、金黄色葡萄球菌脑膜炎、流感杆菌脑膜炎、铜绿假单胞菌脑膜炎等。上述化脓性脑膜炎多有原发病,如肺炎、中耳炎等;发病无明显季节性;无皮肤黏膜瘀点、瘀斑;细菌学检查检出各自不同的病原菌可确诊。

2. 结核性脑膜炎　多有结核病史或密切接触史。起病缓慢,病程长。有低热、盗汗、消瘦等症状。皮肤黏膜无瘀点、瘀斑。脑脊液较澄清,可有薄膜形成,细胞数多在 $0.5 \times 10^9/L$ 以下,以淋巴细胞为主。细菌学检查可检出结核杆菌。X 线胸片可发现结核病灶。

3. 流行性乙型脑炎　此病是由乙型脑炎病毒引起,经蚊虫叮咬传播,发病季节多在夏秋季,患者多为 10 岁以下儿童。在人乙型脑炎流行前 1 ~ 2 个月,常有猪病流行。本病临床表现以脑实质损害为主,昏迷、惊厥、肢体瘫痪多见。皮肤黏膜无瘀点、瘀斑。脑脊液较澄清,细胞数多在 $0.5 \times 10^9/L$ 以下,蛋白质可稍增高,糖及氯化物正常。脑脊液及血清中特异性 IgM 抗体阳性。恢复期血清中特异性 IgG 抗体比急性期有 4 倍以上升高。

4. 蛛网膜下腔出血　成人多见。起病突然,临床表现以剧烈头痛为主,严重者可致昏迷。脑膜刺激征明显,但皮肤黏膜无瘀点、瘀斑。无高热、中毒症状。脑脊液为血性。脑血管造影有动脉瘤、血管畸形等改变。

【治疗】

一、普通型

1. 一般治疗　确诊后,应立即隔离治疗,同时向上级卫生部门报告疫情。密切观察病情变化,加强护理,预防并发症,注意补充液体和电解质。

2. 抗菌治疗　抗菌药物选用原则是:早期选择易透过血脑屏障的杀菌剂;联合用药。

①青霉素:脑膜炎球菌对青霉素高度敏感,未出现明显耐药。虽存在血脑屏障,但加大药物剂量能在脑脊液中达到有效浓度,疗效良好。为本病首选的高效、低毒、价廉药物。成人每日 20 万 U/kg,儿童每日 20 万 ~ 40 万 U/kg,分次加入 5% 葡萄糖液中静脉滴注,疗程 5 ~ 7 日。

②氯霉素:适用于对青霉素过敏患者。易于透过血脑屏障,脑脊液浓度为血清浓度的 30% ~ 50%。儿童首剂 50mg/kg,以后每日 50 ~ 100mg/kg,成人每日 2 ~ 3g,最高可达 4g,分次加入葡萄糖液中静脉滴注。症状好转后可改肌肉注射或口服。疗程 5 ~ 7 日。应密切注意该药对骨髓的抑制作用。

③头孢菌素类:三代头孢易透过血脑屏障,对脑膜炎球菌抗菌活性强,疗效好,毒副作用小,但价格昂贵。适用于对青霉素和氯霉素有禁忌的患者。头孢噻肟成人每日 3 ~ 4g,儿童每日 150mg/kg,分 3 ~ 4 次静脉快速滴注。头孢曲松钠成人每日 2g,儿童每日 100mg/kg,每日 1 次静脉滴注。

④磺胺类：磺胺嘧啶易透过血脑屏障，适用于对其敏感的 A 群菌株。每日剂量 40 ~ 80mg/kg，分 4 次口服或静脉注入，应同时给予等量碳酸氢钠和足量水分，以免在酸性尿液中析出结晶，损伤肾小管。由于城市中耐药菌株增加，故已少用于首选。

3. 对症治疗 高热时可用物理降温及退热药物。颅内压升高，可用20%甘露醇脱水降压，成人每次1 ~ 2g/kg，儿童每次 0.25g/kg，每 4 ~ 6 小时 1 次，静脉快速滴注。头痛可酌情用可待因、阿司匹林、或高渗葡萄糖液静注。

二、暴发型

1. 休克型

（1）抗菌治疗 以青霉素为主，每日剂量 20 万 ~40 万 U/kg，用法同前。

（2）抗休克治疗 ①扩充血容量及纠正酸中毒。②血管活性药物：首选山莨菪碱（654 -2），每次剂量为 0.3 ~ 0.5mg/kg，重症患者可用至 1 ~ 2mg/kg。每 10 ~ 20 分钟静脉推注 1 次，直至面色转红，血压回升，尿量增多后，可延长给药时间或减少剂量而逐渐停用。③肾上腺皮质激素：短期大剂量应用有利于纠正休克，地塞米松每次 10mg，每日 3 ~ 4 次。氢化可的松成人每日 100 ~500mg. 静脉滴注。一般不超过 3 日。

（3）抗 DIC 治疗 如皮肤瘀点、瘀斑不断增加，融合成片，且伴血小板明显减少，应考虑 DIC 存在。如休克经综合治疗不见好转，即使皮肤瘀点、瘀斑未见增加，也应考虑 DIC 存在。以上情况不必等待实验室报告，即应及早开始肝素治疗，首剂 1mg/kg，加入 10% 葡萄糖液 100ml 静脉滴注。以后每 4 ~ 6 小时可重复 1 次，多数患者应用 1 ~ 2 次后即可见效停用。目前多采用低分子肝素，安全、方便、无需血凝监测。高凝状态纠正后，应输入新鲜血或血浆，应用维生素 K，以补充被消耗的凝血因子。

（4）保护重要脏器功能 注意心率及尿量。必要时使用西地兰、利尿剂、甘露醇等治疗心力衰竭、肾衰竭及脑水肿。

2. 脑膜脑炎型

（1）抗菌治疗 同休克型。

（2）脱水治疗 早期发现颅内压增高，及时脱水治疗，有利于防止脑疝，提高存活率。可用20%甘露醇、肾上腺皮质激素及速尿，用法同普通型流脑治疗，直至颅内高压症状好转。脱水治疗时应注意补充电解质。

（3）呼吸衰竭的处理 在加强脱水治疗的同时，予以吸氧、吸痰、头部降温，可用山梗菜碱（洛贝林）、二甲弗林（回苏灵）等呼吸中枢兴奋剂，疗程不宜超过 3 日。有高热和频繁惊厥者，必要时可用亚冬眠疗法，氯丙嗪和异丙嗪各 1 ~ 2mg/kg，静脉注射或肌肉注射，同时配合冰袋降温，4 ~ 6 小时后可重复肌肉注射 1 次，共 3 ~ 4 次。呼吸停止应行气管插管或气管切开，进行间歇正压呼吸。

三、轻型

以抗菌治疗为主（详见普通型流脑抗菌治疗）。

【预防】

1. 控制传染源 早期发现患者，就地隔离治疗。对疑似病例应予抗菌治疗 5 日。

2. 切断传播途径 搞好环境卫生，保持室内通风。不让儿童去患者家走动。尽量避免到公共场所。外出应戴口罩。

3. 提高人群免疫力

（1）菌苗接种预防应用脑膜炎球菌 A 群多糖疫苗接种，保护率可达 90% 以上。剂量为 0.5ml 皮下注射 1 次，无明显不良反应。现已可制备 A、C 双价多糖疫苗。

（2）药物预防对与患者密切接触者，可用磺胺嘧啶，成人每日 2g，儿童每日 100mg/kg，分 2 次与等量碳酸氢钠同服，连服 3 日；也可用利福平，成人每日 600mg，儿童每日 10mg/kg，分 2 次服，连服 3 日。

第五十四章
伤寒和副伤寒

伤寒（typhoid fever）与副伤寒（paratyphoid fever）是由伤寒沙门菌与副伤寒甲、乙、丙沙门菌引起的急性肠道传染病。病理特点为全身单核－吞噬细胞系统的增生性反应，尤以回肠下段的淋巴组织最显著。伤寒以持续高热、全身中毒症状与消化道症状、相对缓脉、肝脾肿大、玫瑰疹、白细胞和嗜酸粒细胞减少为临床特征，以肠出血、肠穿孔为主要并发症。副伤寒的临床表现与伤寒相似，一般较伤寒轻。

【病原学】

伤寒沙门菌与副伤寒甲、乙、丙沙门菌均属沙门菌属中的 D 群，有鞭毛，能运动，不形成芽胞，无荚膜，革兰染色阴性。伤寒沙门菌在普通培养基中能生长，在含胆汁的培养基中生长旺盛。不产生外毒素，菌体裂解时释放的内毒素是致病的主要因素。本菌含菌体"O"、鞭毛"H"和表面"Vi"抗原，在机体内能诱生相应的抗体。

伤寒沙门菌在自然环境中有较强的生活力，水中可存活 2～3 周，粪便中可维持 1～2 个月。耐低温，在冰冻环境中可生存数月，但对热、干燥及消毒剂的抵抗力较弱。加热至 60℃经 15 分钟或煮沸后即可杀灭。对一般化学消毒剂敏感，在 5% 石炭酸溶液中 5 分钟可被杀死，消毒饮水余氯达 0.2～0.4mg/L 时即迅速死亡。

【流行病学】

1. 传染源 传染源是伤寒患者与带菌者。患者从潜伏期开始即可由粪便排菌，从病程第一周末开始从尿排菌，故整个病程均有传染性，尤以病后 2～4 周排菌最多，传染性最大。恢复期或病愈后排菌减少。极少数可持续排菌 3 个月以上，称为慢性带菌者，为本病传播或流行的主要传染源。

2. 传播途径 主要为粪－口途径传播。病原菌随粪便排出体外，通过污染水、食物、日常生活接触、苍蝇与蟑螂等媒介经口感染。食物和水源污染可造成爆发或流行。散发病例一般以日常生活接触传播为多。

3. 人群易感性 普遍易感，病后可获得持久免疫力，第二次发病者较少见。伤寒与副伤寒之间无交叉免疫力。

4. 流行病学特征 世界各地均有发生，以热带、亚热带地区多见。1949 年以来，我国的发病率已大为减少。本病全年均可发生，但以夏秋季为多。青壮年及儿童多见，性别无明显差异。

【发病机制】

伤寒沙门菌进入消化道后，一般可被胃酸杀灭，若病原菌数量多、毒力强及人体免疫力降低，未能被胃酸杀灭，则进入小肠，并在肠腔内碱性环境等适宜条件下繁殖。伤寒沙门菌穿过小肠黏膜，经淋巴管侵入肠壁淋巴组织（特别是回肠下段的集合淋巴滤泡，孤立淋巴小结）及肠系膜淋巴结，继续繁殖，部分细菌循淋巴回流，经胸导管进入血液，引起第 1 次菌血症。血中的伤寒沙门菌很快被肝脾、骨髓、淋巴结的巨噬细胞吞噬、繁殖，此时属潜伏期，患者无症状。此后，在全身单核吞噬细胞系统内（肝脾、骨髓、淋巴结）大量繁殖的伤寒沙门菌再次进入血流引起第 2 次菌血症，并释放内毒素，患者出现全身中毒症状，此时相当于第 1 周（初期）。病程第 2~3 周，伤寒沙门菌继续随血流散布全身，在胆囊繁殖到一定程度后，经胆汁进入小肠，大多随粪便排出，部分穿过肠黏膜再次侵入肠道淋巴组织，使原已致敏的肠道淋巴组织产生严重的炎症反应，引起坏死、脱落和溃疡形成，可引起肠出血、肠穿孔，此期相当于临床的极期。病程第 4 周起，随着机体免疫力，尤其是细胞免疫力的增强，细胞内的伤寒沙门菌逐渐被消灭，中毒症状减轻、消失，病变随之愈合，患者逐渐恢复健康，此即临床上的缓解期和恢复期。少数患者在病愈后，由于胆囊长期保留病原菌而成为慢性带菌者。

【病理】

伤寒的病理特点是全身单核－巨噬细胞系统的增生性反应。主要病理表现为：最具特征性的是回肠下段的集合淋巴结与孤立淋巴滤泡的病变。第 1 周淋巴组织增生肿胀，第 2 周肿大的淋巴结从中央开始坏死，第 3 周坏死组织逐渐脱落，形成溃疡，溃疡侵及小动脉可引起肠出血，深达肌层及浆膜可致肠穿孔。第 4 周后溃疡愈合，不留瘢痕，不造成肠腔狭窄。回肠下段附近的肠系膜淋巴结常显著肿大、充血。脾脏肿大，可见充血及灶性坏死，吞噬细胞增生及伤寒肉芽肿形成。肝细胞局灶性坏死伴有单核细胞浸润。骨髓巨噬细胞弥漫性增生并摄取较多的细菌。心、肾可有混浊肿胀。

【临床表现】

潜伏期一般为 10~14 天。典型伤寒发病的自然病程为 4 周，可分为 4 期。

1. 初期　病程第一周。大多缓慢起病。发热是最早出现的症状，体温呈阶梯形上升，于 5~7 天内达 39℃ 以上；发热前可有畏寒，出汗不多。常伴有头痛、全身不适、乏力、肌肉酸痛、食欲减退、恶心、腹部不适、腹泻、腹痛、咽痛和咳嗽等。

2. 极期　病程第 2~3 周。常有下列伤寒典型临床表现：①高热：体温持续在 39℃~40℃，多为稽留热，少数可呈弛张热或不规则热型，一般持续 10~14 天。②消化系统表现：食欲不振更明显，腹部不适、腹胀、便秘或腹泻，舌苔厚腻，舌尖和舌缘无苔，舌质红。右下腹可有轻压痛。易发生肠出血或肠穿孔。③神经系统表现：神志恍惚，表情淡漠，反应迟钝，听力减退呈特殊中毒状态，重者可有谵妄、昏迷、病理反射等中毒性脑病表现。④循环系统表现：常有相对缓脉，有时出现重脉。如并发心肌炎则相对缓脉不明显，可有心悸、胸闷不适、心动过速、心律失常及心电图改变，严重者可致血压下降。⑤肝脾肿大，质软，可有压痛。重者出现黄疸、肝功能明显异常。⑥玫瑰疹：于病程的 7～13 天，在患者胸腹部分批出现的淡红色小斑丘疹，直径约 2～4mm，压之褪色，多在 10 个以下，常于 2～4 天内消退，但可再发。出汗较多者，可见水晶型汗疹（白㾦）。

3. 缓解期　病程第 3～4 周。病情开始好转，食欲渐好，腹胀逐渐消失，体温于数天内逐渐下降，脾脏开始回缩。本期患者虚弱，仍可发生肠出血或肠穿孔。

4. 恢复期　第 4 周后体温恢复正常，食欲好转，各种症状和体征随之消失，一般在 1 个月左右完全恢复健康。少数病人可转为带菌者。

少数患者退热 1～2 周后临床症状再度出现，血培养阳性，称为复发。复发的病情较初发轻，病程较短，并发症少。复发的原因是由于患者抗菌治疗不彻底，机体免疫力低，潜伏在病灶巨噬细胞内的伤寒沙门菌重新活跃繁殖，再次侵入血循环所致。

部分患者在病程第 2～3 周体温逐渐下降而未达正常时又再次升高，持续 5～7 天后才正常，血培养阳性，称为再燃。再燃时常无固定症状或症状加剧，可能与菌血症尚未完全控制有关。

副伤寒甲、乙的临床表现与伤寒相似，主要特点为：①潜伏期较短，一般为 8～10 天；②毒血症状轻，胃肠症状明显（副伤寒乙尤为多见）；③发热多为弛张热，很少呈稽留热；④玫瑰疹出现较早，较多，较大且颜色较深，分布较广；⑤肠出血、肠穿孔等并发症少见，病死率低；⑥病程较短，复发较多见（副伤寒甲尤明显）。

副伤寒丙临床表现复杂，特点为起病急，体温上升快，热型不规则，常伴寒战。热程一般为 2～3 周，较多表现为败血症型，其次为伤寒型或胃肠炎型。败血症型的并发症多而顽固。肠出血、肠穿孔少见。

【临床类型】

1. 普通型　具备上述典型临床经过者。

2. 轻型　发热 38℃左右，全身毒血症状较轻，病程较短，1～2 周即可恢复。此型多见于幼儿、早期已接受有效抗菌治疗或经菌苗预防接种者。本型患者易于误诊或漏诊。

3. 迁延型　初期表现与普通型相同，由于人体免疫功能低下，发热持续 5 周以上或数月之久，为弛张热或间歇热，肝脾肿大较显著。常见于合并慢性肝炎、慢性血吸虫病等的患者。

4. 逍遥型　毒血症状较轻，患者可照常生活工作，部分患者以肠出血或肠穿孔为首发症状。

5. 暴发型　起病急、毒血症状重，常有畏寒、高热、休克、中毒性脑病、中毒性肝炎、中毒性心肌炎、DIC 等并发症。应早期诊断、及时抢救治疗，争取治愈。

6. 老年伤寒　症状不典型，体温多不高，易出血虚脱。常并发支气管肺炎和心功能不全，常有胃肠功能紊乱和记忆力减退，病程迁延，恢复缓慢，病死率高。

【并发症】

1. 肠出血　多出现在病程的第 2～3 周。发生率为 2.4%～15%。腹泻、饮食不当常为诱因。少量出血可无症状或仅有头晕、脉快，大量出血时则体温突然下降，然后回升，并有失血性休克的表现，大便可呈暗红色血便。

2. 肠穿孔　多见于病程的第 2～3 周，为最严重的并发症，发生率约 1.4%～4%，好发于回肠末段。患者常先有腹胀、腹泻、肠出血等表现。肠穿孔时，患者突然腹痛，以右下腹为主，伴冷汗、心率加快，血压和体温下降。体检腹部有明显压痛、反跳痛、腹肌强直、腹胀等腹膜炎征象，肝浊音界缩小至消失，体温再度升高。血白细胞计数增高伴核左移，X 线腹部摄片可见膈下游离气体。

3. 中毒性肝炎　常见于病程第 1～2 周，为较多见的并发症。肝肿大压痛，少数患者轻度黄疸，血清丙氨酸氨基转移酶（ALT）升高。随伤寒病情好转，上述肝脏损害可在 2～3 周内恢复正常。

4. 中毒性心肌炎　见于病程第 2～3 周，发生率为 3.5%～5%。主要表现为心率增快，第一心音低钝、早搏、奔马律、血压下降等。心电图可有 PR 间期延长，ST－T 改变等。

5. 其他　可有支气管炎、支气管肺炎、中毒性脑病、溶血性尿毒症综合征、急性胆囊炎、血栓性静脉炎、脑膜炎、心内膜炎等。

【实验室检查】

1. 血常规　白细胞计数大多为（3.0～5.0）×10^9/L，伴中性粒细胞减少，嗜酸性粒细胞减少或消失，嗜酸性粒细胞可随病情好转而逐渐上升。若病程第二周嗜酸性粒细胞 >0.02，绝对计数 >0.04×10^9/L，则伤寒的可能性不大。

2. 尿常规　高热时可有轻度蛋白尿，偶有管型尿。

3. 大便隐血试验　肠出血时可呈阳性。

4. 细菌学检查

（1）血培养　血培养是确诊伤寒的常用方法。病程早期即可阳性，第 1～2 周阳性率最高，可达 90%，第 3 周阳性率为 30%～40%，第 4 周后常为阴性。

（2）骨髓培养　阳性率高于血培养，可达 95%，阳性持续时间较长，对已用抗生素或血培养阴性者尤为适用。

（3）大便培养　整个病程都可能出现阳性，但以第 3～4 周阳性率最高，可达 80% 左右。

（4）尿培养　早期常为阴性，第 3～4 周阳性率约 25%。

（5）十二指肠引流胆汁培养　可用于带菌者的诊断及疗效的评价。

5. 免疫学检查

（1）肥达（Widal）反应（伤寒血清凝集反应）　用已知的伤寒沙门菌 "O" 与 "H" 抗原及副伤寒甲、乙、丙的 "H" 抗原（"A"、"B"、"C"）检测患者血清中相应抗体，对伤寒与副伤寒有辅助诊断价值。因 "O" 抗原为伤寒杆菌及副伤寒杆菌所共有，其增高只提示伤寒类疾病，故需利用特异性较高的鞭毛抗原的抗体"H"进行鉴别。伤寒"O"凝集效价≥1/80，及伤寒"H"凝集效价≥1/160，副伤寒"H"凝集效价≥1/80可确定为阳性，有诊断价值，通常5~7天复查1次，效价逐渐升高者，诊断意义更大。

在评价肥达反应结果时，应注意以下几点：①若只有"O"抗体升高，可能是发病早期；②若只有"H"抗体升高，可能是不久前患过伤寒、接种伤寒疫苗或其他热性疾病所致的非特异性回忆反应；③早期应用抗生素、激素等，全身情况差，免疫功能低下时可出现假阴性；④机体免疫功能紊乱时，某些疾病（急性血吸虫病、败血症、风湿病、溃疡性结肠炎等）可出现假阳性；⑤沙门菌D群与A群有部分共同抗原，后者的感染可产生"O"与"H"抗体的交叉反应。

Vi抗体的检测主要用作伤寒慢性带菌者（≥1:10）的调查及其治疗效果的评价。如Vi抗体效价平稳下降，提示带菌状态消除。应注意有些进行伤寒沙门菌接种后可出现Vi抗体阳性，而一些带菌者却是阴性。

（2）其他免疫学检查　近年来采用ELISA法检测伤寒沙门菌抗原、检测IgM或IgG型抗体，有利于伤寒的早期诊断。此外还有被动血凝试验（PHA）、对流免疫电泳（CIE）、协同凝集试验（CoA）、免疫荧光试验（IFT）等技术，均有助于诊断。

6. 分子生物学诊断方法　近来还有应用分子生物学技术DNA探针或PCR技术检测伤寒沙门菌方法的报道。

【诊断与鉴别诊断】

一、诊断

主要依据有以下三方面。

1. 流行病学资料　流行季节及地区，患者生活习惯，既往病史，预防接种史，当地有无伤寒流行，与伤寒患者的接触史等。

2. 临床表现　不明原因的持续发热1周以上，特殊中毒面容、头痛、食欲不振、腹胀、便秘或腹泻，相对缓脉、玫瑰疹、脾肿大等。并发肠出血或肠穿孔则有助于本病诊断。

3. 实验室检查　血白细胞计数减少，淋巴细胞相对增多，嗜酸性粒细胞减少或消失，可临床诊断为伤寒。肥达反应阳性或其他方法检测到伤寒沙门菌的抗体或抗原和（或）从血、骨髓、粪、尿培养，检出伤寒沙门菌可确诊。

二、鉴别诊断

1. 血行播散型肺结核　长期不规则发热，常有盗汗、心率加快、呼吸急促、紫绀等中毒症状。血沉快，结核菌素试验阳性。痰涂片及培养有结核杆菌，X线胸片可有大小一致、分布均匀的粟粒样阴影。抗结核治疗有效。

2. 革兰阴性杆菌败血症　常见于老人、小儿或免疫功能不全者。起病急，有发热伴寒战、多汗等全身中毒症状，易发生休克、DIC。血白细胞数可正常或稍低，但中性粒细胞增高，常伴核左移。多有胆道、尿路或肠道等原发感染灶。血培养可获致病菌。

3. 病毒感染 常见于上呼吸道感染，患者发病较急，可有发热、鼻塞、流涕、咳嗽、咽痛、全身乏力等上呼吸道感染症状，但无相对缓脉、玫瑰疹、脾大等，肥达反应与血培养阴性。病程约 1～2 周。

4. 钩端螺旋体病 有疫水接触史，起病急，常有高热，全身酸痛，软弱无力，眼结膜充血，腓肠肌疼痛与压痛，淋巴结肿大等。严重者可有黄疸、出血、肾衰竭等。血白细胞增高与核左移。血清凝溶试验阳性，血尿可分离出钩体、培养阳性。

5. 疟疾 先有畏寒、寒战，继而高热，数小时后热退伴大汗，呈间歇热型，退热后一般情况良好。脾肿大明显，质稍硬。可有贫血表现。血与骨髓涂片可发现疟原虫。

6. 恶性组织细胞病 多见于青少年。有不规则发热、皮肤黏膜出血、进行性贫血、肝脾淋巴结肿大。全血细胞减少，血与骨髓涂片可发现恶性组织细胞。病情进展快、病程可达数月，病势凶险，预后极差。淋巴结活检有助于确诊。

7. 胆道感染 多见于 40～50 岁，发病与进食油腻食物有关。主要表现为右上腹剧烈疼痛、向右肩背放射，右上腹部压痛、肌紧张、墨菲征阳性。血白细胞计数及中性粒细胞明显升高。B 超、X 线胆囊造影、经纤维十二指肠逆行胰胆管造影（ERCP）、CT 等有助于诊断。

【治疗】

一、一般治疗

1. 隔离与休息 患者按肠道传染病隔离至症状消失后，每隔 5～7 天做 1 次粪便培养，连续 2 次阴性者可解除隔离。或体温正常后 15 天解除隔离。患者应严格卧床休息。排泄物应彻底消毒。

2. 护理与饮食 ①注意观察病情变化（T、R、P、BP 及腹部情况，大便性状等）；②保持口腔清洁及皮肤清洁，经常改变体位，预防褥疮和肺部感染；③发热期给予易消化、富有营养的流质或半流质无渣饮食，少量多餐，适当补充维生素 B、C。热退后至恢复期可逐渐恢复正常饮食，切忌饮食不节，以免诱发肠出血、肠穿孔。发热期应多饮水，每天约 2000～3000ml，必要时静脉输液以维持足够的热量与水电解质平衡。

二、对症治疗

①高热时采用物理降温方法（冰敷、乙醇拭浴），不宜用大量退热药以免虚脱；②烦躁不安者可用地西泮等镇静剂；③便秘时以生理盐水低压灌肠，或开塞露塞肛，禁用泻药，以免诱发肠出血、肠穿孔；④腹胀可用松节油热敷或肛管排气，禁用新斯的明。给予少糖低脂肪饮食；⑤毒血症状严重者，在足量、有效抗生素治疗的同时，应用糖皮质激素以减轻毒血症状，如地塞米松每天 3～5mg，或氢化可的松每天 50～100mg，静脉滴注，疗程 1～3 天。但显著腹胀者应慎用，以免肠出血及肠穿孔的发生。

三、抗菌治疗

1. 氟喹诺酮类 临床疗效好，可作为首选药物。①诺氟沙星（氟哌酸）口服，每次

0.4g，每天 3~4 次；②环丙沙星（环丙氟哌酸）每次 0.25g，每天 3~4 次口服 或每次 0.5g，每天 2 次，或每 8 小时 1 次口服，或每日 400~600mg 分次静滴；③氧氟沙星（氟嗪酸）口服，每次 0.3g，每天 2 次；或 0.2g 每 8~12 小时静滴 1 次；④左氧氟沙星 口服，每次 0.2g，每天 2 次或 0.2g 每日静滴 2 次。⑤依诺沙星口服每次 0.2g，每日 3 次。疗程为 14 天。不良反应可有胃肠反应、失眠等，但不影响治疗。孕妇及儿童不宜应用。使用时应注意密切观察血象变化。

2. 头孢菌素类 第二、三代头孢菌素在体外有强大的抗伤寒沙门菌作用，临床疗效较好。常用的有头孢噻肟，成人 1~2g，每 8~12 小时静滴 1 次，疗程 14 天。头孢曲松（头孢三嗪），成人 1~2g 每 12 小时静滴 1 次，疗程 14 天。头孢哌酮钠与头孢他啶，每次剂量 1~2g，每天 2 次静脉滴注，疗程 10~14 天。使用前需做皮试，阴性者方可使用。由于需要静脉给药，且价格昂贵，一般成人不作为首选药，但孕妇、儿童可以选用。

3. 氯霉素 由于本药的不良反应、耐药菌株的出现等原因，目前已不列为首选药物，但氯霉素仍为有效药物。一般服药后 1~2 天毒血症状改善，3~5 天左右体温可降至正常。剂量为每天 25mg/kg，分 2~4 次口服或静脉滴注，体温正常后减半，疗程约为 2 周。治疗期间，应密切观察血象变化，注意粒细胞减少症的发生，白细胞计数低于 2.5×10^9/L 时应停药。其他偶有血小板数减少、再生障碍性贫血及中毒性精神病等不良反应。新生儿、孕妇、肝功能明显损害者忌用。

4. 氨苄西林或阿莫西林 氨苄西林成人每天 2~6g，分 3~4 次口服或静滴。阿莫西林成人每天 2~4g，分 3~4 次口服，疗程 14 天。该药毒性反应小，价格便宜，可用于孕妇、婴幼儿、白细胞数过低及肝肾功能损害者。

5. 复方新诺明 成人每次 2 片口服，每日 2 次。疗程 14 天。

四、并发症治疗

1. 肠出血 应采取下列治疗措施：①绝对卧床休息，禁食或给少量流质；②严密观察血压、脉搏、神志及便血情况；③输液输血，维持血容量，并注意水、电解质平衡；④使用一般止血剂（维生素 K、安络血、抗血纤溶芳酸等），必要时输新鲜全血；⑤病人烦躁不安，可应用镇静剂（安定、苯巴比妥钠），禁用泻剂及灌肠；⑥大出血患者经内科积极治疗无效时，可考虑手术治疗。

2. 肠穿孔 应及早诊断及时给予下列处理：①禁食及胃肠减压；②静脉输液补充热量及维持水、电解质、酸碱平衡；③加强抗菌治疗，选用对肠道细菌有效的抗生素，控制腹膜炎；④手术治疗。

3. 中毒性心肌炎 应给予下列治疗：①足量、有效的抗生素治疗及糖皮质激素的应用；②应用促进心肌代谢、改善心肌营养的药物如 ATP、辅酶 A、肌苷、维生素 C 等；③有心力衰竭时，可用小剂量强心苷。

五、慢性带菌者的治疗

可采用下列治疗措施：①氨苄西林（或阿莫西林）：氨苄西林每天 4~6g 或 0.1g/

（kg·d）分 3～4 次口服并加丙磺舒每天 2g，每天 3～4 次口服，疗程 4～6 周；②复方新诺明：每次 2 片，每天 2 次口服，疗程 1～3 个月；③氧氟沙星：每次 300mg，每天 2 次口服，环丙沙星 500～750mg，每日 2 次口服，疗程 6 周；④合并胆道炎症、胆石症者，经内科治疗效果不佳时，可做胆囊摘除术。

【预防】

1. 控制传染源　早期诊断，及时隔离，彻底治疗，隔离治疗患者至体温正常后 15 天，或每隔 5 天作粪便培养 1 次，连续 2 次阴性。严格消毒处理患者的大小便、便器、食具、衣物及生活用品。对饮食行业人员及保育员等应定期做粪便培养及 "Vi" 抗体检测，及时发现带菌者，慢性带菌者不宜从事上述工作并应给予治疗、监督和管理。密切接触者应观察 23 天（副伤寒为 15 天）。可疑患者应及早隔离、治疗、观察。

2. 切断传播途径　为预防的重点。加强饮水、饮食卫生管理，保护水源，做好粪便、污水的处理。大力开展爱国卫生运动，消灭苍蝇。做好卫生宣教工作，养成良好的个人卫生习惯与饮食卫生习惯等。

3. 保护易感人群　易感人群可进行预防接种，提高免疫力。可接种伤寒、副伤寒甲、副伤寒乙三联疫苗。接种后 2～3 周产生免疫力，可维持 1 年。近年来应用口服减毒活菌苗 Ty21A 效果较好，对伤寒的保护率可高达 96%，有效期至少 3 年，不良反应也较低；此外，注射用的伤寒 Vi 多糖菌苗（表面包膜抗原 Vi）经试验亦证明有效，对伤寒的保护率为 70% 左右。

第五十五章
细菌性痢疾

细菌性痢疾（bacillary dysentery）简称菌痢，是由志贺菌属（genus shigellae，通称痢疾杆菌）引起的肠道传染病，又称志贺菌病（shigellosis）。以结肠化脓性炎症为主要病变。主要临床表现为发热、腹痛、腹泻、里急后重、排脓血样大便。菌痢目前仍为我国的多发病之一。

【病原学】

根据国际微生物学会的分类，致病性志贺菌属可分为4群（志贺、福氏、鲍氏、宋内痢疾杆菌）47型。我国以福氏痢疾杆菌多见，其次是宋内痢疾杆菌。各型之间无交叉免疫，但有交叉耐药性，且病后免疫力差，故菌痢可多次感染，多次发病。

志贺菌属归属于肠杆菌科，无动力，为革兰阴性细长杆菌，无荚膜，无芽胞，兼性厌氧，但最适宜于需氧生长。志贺菌存在于患者与带菌者的粪便中，在体外生存力较强，温度越低，志贺菌存活时间越长。如在56℃ 10分钟死亡；室温通常可存活10天；而在蔬菜、水果上可存活1~2周。人类进食10个以上志贺菌即可引起痢疾。人群进食被污染的食物后，可引起食物型暴发流行。志贺菌对各种消毒剂均很敏感，如氯化汞（千汞）、苯扎溴铵（新洁尔灭）、过氧乙酸、石灰乳等，0.1%的酚液30分钟内即可将其杀灭。

志贺菌的致病力与其侵袭性关系密切，侵入上皮细胞后在细胞内繁殖并可播散到邻近细胞，引起细胞死亡。志贺菌可产生内毒素和外毒素，内毒素是引起全身反应如发热、毒血症及休克的重要因素。外毒素可引起动物麻痹，故称志贺神经毒素。外毒素还可引起肠黏膜细胞、肝细胞变性坏死。也可出现肠毒素样反应，局部产生大量液体，蛋白质含量较高，电解质含量和霍乱肠毒素引起的肠液相似，但较后者迟出现渗出液。

【流行病学】

菌痢常年均有发病，但以夏秋季最多，这可能与夏秋季节痢疾杆菌和苍蝇易于繁殖，人们生吃瓜果、蔬菜较多等因素有关；各年龄组均可发病，但以儿童最常见，青壮年次之。

1. 传染源　为患者及带菌者。不典型患者、慢性患者及各种带菌者，因不易被发现，故意义更大。如果这些患者或带菌者从事饮食、保育或供水工作，则有可能引起食物型或水型暴发流行。

2. 传播途径　主要通过粪－口途径传播。苍蝇有粪、食兼食习性，易造成食物污染。

3. 易感人群　人群普遍易感，病后仅有短暂和不稳定的免疫力，再加上不同群、型之间多无交叉免疫，故可多次患菌痢。发病年龄有两个高峰，第一个高峰为学龄前儿童，第二个高峰为青壮年期（20~40岁）。

【发病机制】

当全身及局部抵抗力降低时，如某些慢性病、过劳、暴饮暴食及消化道疾病等，有利于痢疾杆菌侵入肠黏膜而致病。目前认为痢疾杆菌对肠黏膜上皮细胞的侵袭力是致病的先决因素，对其无侵袭力的菌株并不致病。痢疾杆菌黏附在肠黏膜上皮细胞上，然后穿入上皮细胞内繁殖，再通过基底膜侵入黏膜固有层并在该处进一步繁殖，迅速引起炎性反应。固有层毛细血管及小静脉充血，并有中性粒细胞、单核细胞及血浆的渗出与浸润。病菌还可引起固有层小血管循环障碍，导致上皮细胞缺血、变性、坏死，形成浅表溃疡，从而产生腹痛、腹泻及脓血便。

中毒性菌痢主要见于儿童，发病机制尚不十分清楚，可能和机体产生强烈的过敏反应有关。志贺菌内毒素从肠壁吸收入血后，引起发热、毒血症及急性微循环障碍。内毒素作用于肾上腺髓质及兴奋交感神经系统释放肾上腺素、去甲肾上腺素等，使小动脉和小静脉发生痉挛性收缩。内毒素直接作用或通过刺激网状内皮系统，使组氨酸脱羧酶活性增加，或通过溶酶体释放，导致大量血管扩张物质释放，使血浆外渗，血液浓缩；还可使血小板聚集，释放血小板因子3，促进血管内凝血，加重微循环障碍。中毒性菌痢的上述病变在脑组织中最为显著，可发生脑水肿甚至脑疝，出现昏迷、抽搐及呼吸衰竭，是中毒性菌痢死亡的主要原因。

【病理】

菌痢的病变部位以乙状结肠及直肠为主，严重病例整个结肠、回盲部及回肠末端均可累及。急性期的基本病变为弥漫性纤维蛋白渗出性炎症，渗出物与坏死的肠黏膜上皮细胞融合成灰白色伪膜，伪膜脱落后形成深浅不一的溃疡。此种病变常止于黏膜固有层，很少进入黏膜下层，故绝少穿孔和大出血。慢性菌痢时，肠黏膜水肿、增厚，常有溃疡，亦可形成囊肿及息肉，偶可因肠壁瘢痕组织收缩而引起肠腔狭窄。中毒性菌痢的结肠病变很轻，突出病变为全身小血管内皮细胞肿胀、血浆渗出，周围组织水肿，脑部特别是脑干部有神经细胞变性及点状出血，肾上腺皮质萎缩和出血，肾小管上皮细胞变性和坏死。

【临床表现】

潜伏期为数小时至7天，多数为1~2天。

一、急性菌痢

1. 普通型（典型）　起病急，常有发冷、发热、全身不适、恶心、呕吐、腹痛和腹泻。初为稀便，1~2天内即转为典型脓血便，每次量很少，常只有脓血而无粪质，血为鲜红色。每天排便达10次以上，常伴里急后重（腹痛欲便而不爽，便时肛管有沉重下坠感）。肠鸣音亢进，全腹均可压痛，以左下腹为著。病程持续10~14天后自愈，亦可转为慢性。

2. 轻型　多无全身中毒症状，体温正常或低热。主要表现为腹泻，大便多为黏液稀便，常无脓血，每天排便次数不超过10次，腹痛及里急后重均较轻。病程3~6天，常可自愈。

3. 中毒型　多见于 2～7 岁儿童，成人少见。起病急骤，突然高热、反复惊厥、嗜睡、昏迷，迅速发生循环衰竭和（或）呼吸衰竭。肠道症状很轻或缺如，常需经灌肠或肛拭取粪便检查才能发现异常。根据表现又可分为：

（1）**休克型**　精神萎靡、面色苍白、四肢冷、脉细数、呼吸急促、血压下降及脉压小，严重时紫绀、皮肤明显花纹、血压明显下降或测不出、脉细微难触及、少尿或无尿等。

（2）**脑型（呼吸衰竭型）**　剧烈头痛、反复呕吐、血压偏高，继之呼吸节律不齐、深浅不一，呈双吸气或叹息样呼吸，甚至呼吸暂停等，瞳孔忽大忽小、两侧大小不等、对光反应迟钝或消失等。

（3）**混合型**　以上两型的表现同时出现，病情最重，病死率高。

二、慢性菌痢

菌痢反复发作或迁延不愈超过 2 个月者为慢性菌痢。治疗不及时和（或）不彻底、全身或局部抵抗力低下、福氏菌感染等因素，均与菌痢转为慢性有关。

1. 慢性隐匿型　过去有菌痢史，现无症状，但大便培养或乙状结肠镜检查有菌痢表现，为菌痢的重要传染源。

2. 慢性迁延型　持续有轻重不等的痢疾症状，大便成形或较稀，带黏液或少量脓血，腹部可有压痛。也可腹泻与便秘交替出现。此型最为多见。

3. 急性发作型　有急性菌痢史，急性期后症状不明显，可因某种因素如饮食不当、受凉、劳累而出现急性菌痢表现，但常较急性菌痢轻。

【实验室及其他检查】

1. 血象　急性期白细胞计数及中性粒细胞有中等度升高。慢性期可有轻度贫血。

2. 粪便检查　典型菌痢粪便中粪质少，脓血（鲜血）黏液便。显微镜下有大量脓细胞、红细胞及巨噬细胞。

3. 免疫学检查　如免疫荧光抗体法、玻片固相抗体吸附间接免疫荧光法等，这些方法具有简便、快速、敏感性高等优点，但可出现假阳性。

4. 病原学检查

（1）**细菌培养**　应在抗菌药物使用前采样，取粪便脓血部分及时送检，早期多次送检可提高细菌培养阳性率，同时应做药物敏感试验以指导临床合理选用抗菌药物治疗。粪便培养出痢疾杆菌可以确诊。

（2）**特异性核酸检测**　采用核酸杂交或聚合酶链反应（PCR）可直接检查粪便中的痢疾杆菌核酸，具有灵敏度高、快速简便等优点，但必须在具备检测条件的单位进行，故未广泛应用。

5. 乙状结肠镜检查　慢性期患者肠黏膜呈颗粒状，可见溃疡或息肉形成。自病变部位刮取分泌物做培养可提高检出率。

【诊断与鉴别诊断】

一、诊断

夏秋季节发病，发热、腹痛腹泻、里急后重、典型脓血便或黏液便，左下腹压痛，粪便中检出脓细胞、红细胞、巨噬细胞，粪便培养或免疫检测阳性，则可诊断为急性菌痢。

发病急，高热、惊厥、烦躁不安、嗜睡、昏迷的患儿，有休克和（或）呼吸衰竭者应想到中毒型菌痢的可能，肛门拭子采便或盐水灌肠取材涂片检查和细菌培养阳性可诊断为中毒型菌痢。

过去有菌痢史，多次典型或不典型腹泻2个月以上，粪便黏液脓性或呈间歇性黏液脓性，粪便培养阳性者可诊断为慢性菌痢。

二、鉴别诊断

1. 阿米巴痢疾　为致病性溶组织阿米巴侵入结肠壁所致，病变主要在结肠上段。起病较缓，少有毒血症状，里急后重轻，大便次数较菌痢少，腹痛多在右侧。粪便呈果酱样，有腥臭；镜检仅少许白细胞，红细胞凝集成团，可找到活动的、吞噬红细胞的阿米巴滋养体，慢性者可发现包囊。乙状结肠镜检查可见散在溃疡，溃疡边缘整齐，边缘部分涂片及活检可查到阿米巴滋养体。甲硝唑治疗有效。

2. 急性肠炎　应与急性轻型菌痢区别。本病常有饮食不洁史，水样大便，少有脓血，亦无里急后重，大便培养有助于鉴别。

3. 流行性乙型脑炎　应与中毒型菌痢相区别。两者均常发生于夏秋季，都有高热、惊厥、昏迷。乙脑病情发展略缓，2~3天后才昏迷，常无周围循环衰竭，大便无脓血、黏液，亦不能培养出痢疾杆菌，脑脊液、血液中可分离出乙型脑炎病毒或特异性IgM抗体。

4. 结肠癌与直肠癌　常有慢性腹泻和脓血便，同时因继发感染用抗生素后症状也可缓解，故极易误诊为慢性菌痢。所以凡是具有慢性腹泻患者，不论何种年龄，都应常规肛指检查和乙状结肠镜检查，对疑有高位肿瘤应行钡剂X线检查或纤维结肠镜检查。结肠癌与直肠癌多发生在中年以后，常有排便习惯与粪便性状改变，腹部可扪及肿块，进行性贫血、消瘦，粪便隐血试验持续阳性。

【治疗】

一、急性菌痢的治疗

1. 一般治疗　患者应按肠道传染病隔离至症状消失后1周或大便培养连续两次阴性为止。卧床休息。饮食以流质、半流质为主，忌多渣、难消化或有刺激性的食物。

2. 对症治疗　只要有水和电解质丢失，无论有无脱水表现，均应口服补液，补液量为丢失量加上生理需要量。高热及呕吐次数较多者，应通过静脉补液。严重腹痛的患者，可肌肉注射维生素 K_3 10mg 或阿托品 0.5 mg。一般腹痛者，可用颠茄片 8mg，3 次/天；或654-2 10mg，3 次/天。高热并有严重全身症状者，在强有力的抗菌药物治疗的基础上可给予地塞米松 2～5 mg，肌肉注射或静脉滴注。中等发热、全身症状不严重的患者，可服用阿司匹林 0.5g，3 次/天，共 1～2 天。除了退热作用以外，阿司匹林尚有减少肠液分泌的作用。

3. 抗菌治疗　首选氟喹诺酮类药物。该类药物具有抗菌谱广，口服易吸收等优点。可用诺氟沙星每次 0.2g，3～4 次/天；或环丙沙星每次 0.2g，2～3 次/天，口服。其次可用庆大霉素 8 万 U，2 次/天，肌肉注射，应注意观察可能发生的不良反应。其次可选择复方磺胺甲基异噁唑、阿奇霉素、多西环素、三代头孢菌素等。抗生素治疗的疗程一般为 5～7 天。黄连素有减少肠道分泌的作用，在使用抗生素时可同时使用，每次 0.3g，3 次/天，7 天为一疗程。

抗生素的选择，应结合药物敏感试验，在一定地区内注意轮换用药。抗菌药物疗效的考核应以粪便培养阴转率为主，治疗结束时阴转率应达 90%以上。

二、中毒性菌痢的治疗

应采取综合急救措施，力争早期治疗。

1. 抗菌治疗　药物选择基本与急性菌痢相同，但应先采用静脉给药，情况好转后改为口服。此外可用第三代头孢菌素如头孢哌酮、头孢他定、头孢噻肟等。

2. 抗休克治疗

（1）扩充血容量　早期应央速输液，立即用低分子右旋糖酐 10～15ml/kg 及 5% 碳酸氢钠 5mg/kg，于 1/2～1 小时静脉滴注，以迅速扩张血容量。以后则生理盐水与葡萄糖各半，按 20～50ml/kg 静脉快速滴注，6～8 小时滴完。休克改善后维持输液以葡萄糖为主，与含钠液体比例为 3～4:1，24 小时维持量为 50～80ml/kg，缓慢静滴。

（2）血管活性药物的应用　中毒性菌痢主要为高阻低排性休克，宜采用山莨菪碱（654-2）0.5～1mg/kg（成人 20～40mg），静脉推注，每 5～15 分钟 1 次。可以对抗乙酰胆碱并具有扩张血管的作用，直至面色变红润、四肢转暖、血压回升及呼吸改善。如用药后效果不佳，可以改用酚妥拉明（苄胺唑啉）、多巴胺或去甲肾上腺素。

（3）纠正代谢性酸中毒　可用 5% 碳酸氢钠，5ml/kg 约可提高二氧化碳结合力 4.4mmol/L。

（4）糖皮质激素的应用　氢化可的松 5～10mg/kg 静脉滴注，一般用 3～5 天。

3. 防治脑病　发热者给予物理降温，可以降低氧耗或减轻脑水肿。对于高热及频繁惊厥患者可以短暂给予冬眠合剂氯丙嗪及异丙嗪各 1～2mg/kg 肌肉注射，可以加强物理降温的效果。当患者频繁惊厥，昏迷加深，呼吸不规则，口唇发绀，应及时采用 20% 甘露醇，每 6～8 小时静脉推注 1.5～2g/kg。同时给予地塞米松静滴，限制钠盐摄入，对控制脑水肿有一定作用。

4. 抢救呼吸衰竭　保持呼吸道通畅，给氧，严格控制入液量。必要时给予尼可刹米、山梗菜碱等呼吸兴奋剂肌注或静脉注射。危重者应呼吸监护、气管插管或用人工呼吸器。

三、慢性菌痢的治疗

慢性菌痢疗效欠佳，需长期系统治疗，积极寻找诱因加以治疗。如有显著症状而大便培养阳性，应隔离治疗；应尽可能多次进行大便培养及细菌药敏试验。必要时做乙状结肠镜检查，以便作为用药及判断疗效的参考。

1. 抗生素 联合应用两种不同类的抗菌药物，剂量足、疗程较长，且需重复 1 个或 2 个疗程。

2. 菌苗治疗 用自身菌苗或混合菌苗隔天皮下注射 1 次，开始每次 0.25ml，逐渐增至每次 2.5ml，20 天为 1 个疗程。

3. 局部灌肠 5% 大蒜浸液或 0.5% 卡那霉素 100~200ml 保留灌肠，每天 1 次，10~15 次为 1 个疗程。也可在灌注液中加入 0.25% 普鲁卡因 10ml、氢化可的松 25mg，以提高疗效。

4. 肠道菌群失调的处理 因长期使用抗生素易有菌群失调。应限制豆制品和乳类摄入量。并可应用微生态制剂如乳酸杆菌或双歧杆菌制剂等纠正。

【预防】

1. 管理传染源 早期发现患者和带菌者，及时隔离和彻底治疗。对从事饮食业、保育及自来水厂工作的人员应定期体检。

2. 切断传播途径 搞好"三管一灭"，即管好水、粪和饮食，消灭苍蝇。饭前便后洗手。

3. 保护易感人群 可采用口服多价减毒活菌苗，免疫期可维持 6~12 个月，少数人服用后可出现腹泻。常用的菌苗有：①自然无毒株；②有毒或无毒痢疾杆菌与大肠杆菌杂交的菌株；③变异菌株。目前国内主要采用变异菌株，如福氏（F_{2a}）型依链株。

第五十六章

霍　乱

霍乱（cholera）是由霍乱弧菌所致的烈性肠道传染病，属甲类传染病。临床表现轻重不一，大多数患者仅有轻度腹泻，典型病例可表现为急剧泻吐、脱水、周围循环衰竭等。重者死亡率极高，常造成世界流行。

【病原学】

霍乱弧菌革兰染色阴性，菌体长 1.5～2.0μm，宽 0.3～0.4μm，短小弯曲如逗点状，有一根尾部鞭毛，长为菌体的 4～5 倍，运动极为活泼，在暗视野悬液中可见穿梭运动。

霍乱弧菌的抗原结构有耐热的菌体（O）抗原和不耐热的鞭毛（H）抗原。H 抗原为霍乱弧菌属所共有，O 抗原是霍乱弧菌分群和分型的基础。据 O 抗原的特异性可将其分为 139 个血清群。

WHO 腹泻控制中心据霍乱弧菌能否被 O_1 群抗血清凝集及致病性不同而分为三群。① O_1 群霍乱弧菌：包括古典生物型和爱尔托（El Tor）生物型。据本群弧菌 O 抗原的 A、B、C 三个抗原组成成分在各菌中的不同组合，可将其进一步分为原型（AC）、异型（AB）和中间型（ABC）3 个血清型。②非 O_1 群霍乱弧菌：1992 年曾在印度和孟加拉湾暴发流行。包括 O_2～O_{139} 群的霍乱弧菌，其中仅 O_{139} 群对人类有致病性，可引起一种新型霍乱。③不典型 O_1 群霍乱弧菌：虽可被多价 O_1 群血清凝集，但该群不产生肠毒素，无致病性。我国流行的霍乱弧菌以埃尔托生物型、异型为主。

霍乱弧菌在外环境中存活力很有限。在正常胃酸中能生存 4 分钟，在未经处理的粪便中存活数天。经干燥 2 小时或加热 55℃10 分钟即可死亡，煮沸立即死亡。对消毒剂敏感，如在 1：500000 高锰酸钾中数分钟即被杀灭，在 0.1% 漂白粉中 10 分钟即死亡。

【流行病学】

1. 传染源　患者与带菌者是霍乱的传染源，隐性及轻型者更为重要。典型患者的粪便含菌量每毫升可达 10^7～10^9 弧菌，排菌时间一般为 5 天，但可长达 1 月。海洋甲壳类生物表面可黏附爱尔托弧菌，所分泌的酶能分解甲壳作为其营养而长期存活。当进食污染海产品后可发生霍乱流行。

2. 传播途径　本病主要借污染水传播；污染的食品和手以及苍蝇等，对传播疾病也起到一定作用。

3. 易感人群　人群普遍对本病易感。在新感染区，成人比儿童易受感染；在地方流行区，儿童发病率较成人为高。病后再次发生严重感染者少见。实验证明人群对第二次感染具有高度抵抗力，时间可维持 3 年。

4. 流行特征 霍乱的流行季节常为夏秋季，且多在 7～10 月份。印度的恒河三角洲和印尼的苏拉威西岛分别为古典型和埃尔托型霍乱的地方性疫源地，由此向东南亚传播并造成世界性流行。其分布有沿海沿江为主的地理特点，尤其是埃尔托型霍乱更是如此。流行形式为暴发型与慢性迁延散发型两种并存。是否有周期性流行的特征目前尚不能证实。应注意 O_{139} 霍乱，疫情凶猛，传播迅速，病例散发，无家族聚集现象，人群普遍易感，与 O_1 群、非 O_1 群其他弧菌感染无交叉免疫力，且现有的霍乱菌苗对此感染无保护作用。

【发病机制】

在正常情况下，经口感染的霍乱弧菌可被胃酸杀灭。胃酸分泌减少或被高度稀释、或入侵的弧菌数量过多，霍乱弧菌可通过胃进入小肠，然后通过鞭毛活动、黏蛋白溶解酶、菌毛等，黏附于肠黏膜上皮细胞表面，生长繁殖，由肠毒素起致病作用。霍乱肠毒素有 A、B 两个亚单位，亚单位 B 与肠黏膜细胞结合后，亚单位 A 与毒素整个分子脱离，并移行至细胞膜内侧，激活腺苷环化酶而使环磷酸腺苷大量积聚在黏膜细胞内，刺激肠黏膜细胞分泌大量电解质等。由于肠黏膜分泌增强，回收减少，因而大量肠液聚集在肠腔内，形成本病特征性的剧烈水样腹泻。霍乱毒素作用于肠道杯状细胞，使大量黏液微粒出现于粪便中，形成米汤样或米泔状大便。霍乱弧菌的内毒素来自弧菌细胞壁，与霍乱发病关系不大。弧菌产生的酶（如黏蛋白酶）、代谢产物或其他毒素（如血管渗透因子、溶血素等）对人体有一定损害作用。

【病理生理】

霍乱的剧烈吐泻，导致水和电解质大量丢失，迅速形成严重脱水，继而出现周围循环障碍。钾、钠、钙及氯化物的丢失，可致肌肉痉挛、低钠、低钾和低钙血症等。由于胆汁分泌减少，肠液中含有大量水、电解质和黏液，所以吐泻物呈米泔水样。碳酸氢盐与钠的丢失及周围循环衰竭可引起代谢性酸中毒。如病情进一步发展，严重的循环衰竭所造成的肾缺血、低钾及毒素对肾脏的直接作用等，则可导致肾衰竭。

【临床表现】

潜伏期 1～3 天，短者数小时，长者 7 天。多突然发病，少数在发病前 1～2 天有腹胀、轻泻等前驱症状。各型霍乱弧菌所致的临床表现大致相同，但古典型和 O_{139} 型以重型较多，埃尔托型所致者轻型较多，无症状者更多。

一、典型表现

病程可分 3 期。

1. 泻吐期 多数以无痛性急剧腹泻开始，继而呕吐，不伴里急后重。少数可因腹直肌痉挛而致腹痛。大便量多，每次可超过 1000ml，每天十余次甚至难以计数。开始大便为泥浆样或水样含粪质，后为米泔水样或清水样，甚或呈洗肉水样，稍有鱼腥味。镜检无脓细胞。可伴有呕吐，常为喷射性，呕吐物先为胃内容物，以后为米泔水或清水样。一般无发热。本期持续数小时至 1~2 天。

2. 脱水期 此期严重泻吐导致大量水和电解质丧失，可出现脱水和周围循环衰竭。患者神志淡漠、表情呆滞或烦躁不安、口渴声嘶、眼球下陷、面颊深凹、皮肤湿冷且弹性消失、手指皱瘪等。肌肉痉挛多见于腓肠肌和腹直肌。腹舟状，有柔韧感。脉细速或不能触及，血压降低，少尿、无尿等。此期一般为数小时至 2~3 天。

3. 恢复期 脱水纠正后，多数症状逐渐消失，声音恢复，皮肤湿润，尿量增加。约 1/3 患者有反应性发热，多波动于 38℃~39℃。发热持续 1~3 天后可自行消退。

二、临床类型

1. 无症状型 感染后无任何症状，仅呈排菌状态，称接触或健康带菌者，排菌期一般为 5~10 天，个别可迁延数月或数年，成为慢性带菌者。

2. 轻型 患者稍有不适，每天数次腹泻，质稀，无呕吐无脱水表现，血压、脉搏均正常，血浆比重为 1.026~1.030，尿量略减少。

3. 中型 每天泻吐达 10~20 次。大便呈米泔水样，有一定程度的脱水。血压稍低，脉细速，血浆比重为 1.031~1.040，24 小时尿量在 500ml 以下。

4. 重型 泻吐频繁，脱水严重，休克状态，血压甚至不能测出，脉细速常不能触及，血浆比重 >1.041，24 小时尿量在 50ml 以下或无尿。

5. 暴发型 又称干性霍乱，甚罕见。起病急骤，不待泻吐出现，即因中毒性循环衰竭而死亡。

三、常见并发症

有急性肾衰竭、急性肺水肿、低钾综合征等。

【实验室检查】

1. 血液检查 血液浓缩，红细胞和血红蛋白相对增高，白细胞计数（10~30）×10⁹/L，中性粒细胞及大单核细胞增多。血清钾、钠、氯化物和碳酸盐降低，血 pH 下降，尿素氮增加。

2. 尿检查 尿液多呈酸性，可有蛋白、红细胞、白细胞及管型。

3. 粪便常规检查 可见黏液和少许红、白细胞。

4. 细菌学检查 ①粪便悬滴检查及制动试验：暗视野镜检可见运动活泼呈穿梭状的弧菌，并能被特异性抗血清所抑制；②涂片染色可见革兰阴性稍弯曲的弧菌；③荧光抗体检测粪便中弧菌，可于 1~2 小时内获得结果；④粪便培养应选择可疑或典型菌落，阳性率更高，并可分型；⑤免疫荧光法与 PCR 法可检出病原菌。

5. 血清学检测 抗菌抗体和抗肠毒素抗体，前者于发病第 5 日出现，半月时达峰值，继而下降，到 10 个月时恢复正常。慢性带菌者可持续高水平。

【诊断与鉴别诊断】

一、诊断

1. 疑似诊断　①具有典型霍乱症状的首发病例，病原学检查尚未肯定前；②霍乱流行期间与霍乱患者有明确接触史，并发生泻吐症状，而无其他原因可查者。2 项中有 1 项即可诊断。对此应进行隔离、消毒，做疑似霍乱的疫情报告和每天大便培养，若连续 2 次培养阴性，可作否定诊断，并做疫情订正报告。

2. 霍乱诊断　有下列情况之一者可诊断霍乱：①有腹泻症状，粪便培养霍乱弧菌阳性即可确诊；②霍乱流行期间，凡有典型症状，但粪便培养未发现霍乱弧菌，经血清抗体测定呈 4 倍增长者可确诊；③疫原检索中发现粪便培养阳性前后各 5 天内，有腹泻症状及接触史者，可诊断为轻型霍乱。

二、鉴别诊断

1. 急性细菌性痢疾　多有发热、腹痛及里急后重，大便为黏液脓血状，量少，大便镜检有大量脓细胞、红细胞、吞噬细胞，培养可获痢疾杆菌。

2. 急性胃肠炎　食物中毒性胃肠炎患者有食用不洁食物史，同食者常集体发病。起病急，常先吐后泻，排便时可有剧烈腹痛，粪便呈黄水样，较臭，偶有黏液及脓血。常伴发热等。大肠杆菌性肠炎常有发热、恶心、呕吐、腹绞痛，大便水样或蛋花样，粪培养均可有相应的大肠杆菌生长。

【治疗】

对于确诊及疑诊病例应分别隔离，彻底消毒排泄物。患者症状消除后，粪便连续两次培养阴性才能解除隔离。

一、补液疗法

1. 静脉补液　及时适当的补充液体和电解质是治疗本病的关键环节。输液的剂量和速度，应据病情轻重、脱水程度、血压脉搏、尿量及血浆比重等决定。成人患者治疗开始以生理盐水快速静脉输注，待血压回升后减速并改用含糖 541 液，其每升含氯化钠 5g、碳酸氢钠 4g、氯化钾 1g，另加 50% 葡萄糖 20ml。24 小时的补液量按轻、中、重型分别为 3000 ~ 4000ml、4000 ~ 8000ml 和 8000 ~ 12000ml。

2. 口服补液　霍乱肠毒素使肠道液体大量排出，并不影响葡萄糖和钠离子吸收，在吸收葡萄糖的同时可增加氯化钠及水的吸收。因此轻、中型患者可予口服补液，对重症患者先予静脉补液，待休克纠正、情况改善后，亦可改为口服补液。口服补液配方为每升水中含葡萄糖 20g、氯化钠 3.5g、碳酸氢钠 2.5g、氯化钾 1.5g。在第一个 6 小时，成人口服液量为 700ml/h，以后每 6 小时口服量按前一个 6 小时出液量的 1.5 倍计算。

二、抗菌治疗

可缩短病程，减少腹泻次数，但仅为辅助治疗。近年已发现四环素的耐药菌株，但对多西环素（doxycycline）仍敏感，成人200mg每天2次，小儿6mg/（kg·d）分2次口服。常选用复方新诺明、多西环素、诺氟沙星、环丙沙星等。以上任选一种药物，连服3天。

三、对症治疗

注意纠正酸中毒、低血钾，使用血管活性药物纠正休克，必要时可用地塞米松或氢化可的松。如出现心力衰竭、肺水肿，则应暂停或减慢输液速度，酌情应用西地兰、速尿等。对急性肾衰竭者应纠正酸中毒及电解质紊乱，必要时可采用透析治疗。抗肠毒素治疗可选氯丙嗪或黄连素。

【预防】

1. 控制传染源　及时检出患者，尽早予以隔离治疗。流行期间应做好国境卫生检疫和国内交通检疫。对密切接触者应严密检疫5天，或予以预防性服药，如多西环素200mg顿服或诺氟沙星200mg，每天3次，连服2天。

2. 切断传播途径　改善环境卫生，加强饮水消毒和食品管理，对患者和带菌者的排泄物进行严格消毒。此外应消灭苍蝇等传播媒介。

3. 提高人群免疫力　以往应用疫苗免疫人群，由于不能防止隐性感染和带菌等故已不提倡应用。目前应用基因工程技术研制的只产生B亚单位活菌苗可诱生有效的亢毒素和抗菌免疫。

第五十七章

血吸虫病

血吸虫病（schistosomiasis）共有 5 种，分别由日本血吸虫、曼氏血吸虫、埃及血吸虫、间插血吸虫和湄公血吸虫引起。在我国是指由日本血吸虫寄生于人体门静脉系统引起的疾病。患者因皮肤接触含有血吸虫尾蚴的疫水而感染发病。急性期临床表现以发热、肝肿大和压痛、血嗜酸性粒细胞增多为特征。慢性期主要表现为肝脾肿大和慢性腹泻，晚期多发展为肝硬化、腹水和巨脾。本病为人畜共患疾病，感染率较高，控制疾病传播难度大。目前，全国有血吸虫病病人 84.3 万（其中晚期血吸虫病 2.8 万人），钉螺每平方米面积 38.5 亿。我国血防工作虽然取得了很大的成绩，但仍面临严峻的疫情形势。

【病原学】

血吸虫雌雄异体合抱寄生于门静脉系统血管内。雌虫在肠壁小静脉末梢产卵。大多数虫卵沉积于肠壁及肝组织内，少部分穿破黏膜进入肠腔，随大便排出体外。虫卵在水中适宜温度（25℃~30℃）下，经数小时至 24 小时孵出毛蚴，毛蚴侵入中间宿主钉螺体内，经母胞蚴和子胞蚴二代发育繁殖，形成大量尾蚴，尾蚴从螺体逸出进入水中。人畜接触疫水时，尾蚴经皮肤或黏膜侵入体内，发育成童虫，随血流经心肺进入肝门静脉内，发育成成虫后雌雄虫体合抱，再从肝门静脉移至肠系膜静脉或直肠静脉的肠壁小静脉末梢产卵。

【流行病学】

1. 传染源　主要是受感染的人和哺乳动物。钉螺是唯一的中间宿主。

2. 传播途径　有 3 个重要环节：①患者与病畜的粪便入水，血吸虫卵孵化成毛蚴；②钉螺孳生，毛蚴得以寄生发育繁殖成尾蚴；③人畜接触疫水或饮用含有尾蚴的生水。

3. 易感人群　人群普遍易感，男性青少年为多。夏秋季为感染高峰。感染后有部分免疫力。

【发病机制】

血吸虫尾蚴钻入皮肤后，引起毛细血管扩张、充血、水肿，以及中性粒细胞和嗜酸性粒细胞浸润，皮肤出现红色丘疹，称为"尾蚴皮炎"。尾蚴发育成童虫，并随血流经心肺向门静脉移行过程中，可穿透毛细血管壁，造成肺部的一过性浸润，引起咳嗽、痰中带血等症状。童虫分泌的毒素、代谢产物及死虫分解的蛋白类物质诱发机体免疫反应，产生大量免疫复合物，引起发热、全身性皮疹、淋巴结肿大及肾损害等临床表现。

血吸虫的慢性、持续性病理损害，与成虫产卵后虫卵沉积引起肉芽肿形成有关。虫卵在沉积部位发育成熟，卵内毛蚴分泌可溶性抗原（SEA），经卵壳超微孔释出，致敏 T 淋巴细胞，产生各种细胞因子，吸引巨噬细胞及嗜酸性粒细胞等聚集到虫卵周围，形成肉芽肿。同时产生大量免疫复合物在虫卵周围呈辐射状沉积，称为 Hoeppli 现象。新形成的虫卵肉芽肿体积较大，其中央易出现坏死、液化，形成嗜酸性脓肿。结肠壁的虫卵肉芽肿和嗜酸性脓肿，常向肠腔溃破，形成溃疡，引起腹痛、腹泻和脓血便。SEA、T 淋巴细胞和巨噬细胞均产生成纤维细胞刺激因子，促使成纤维细胞增殖并合成胶原。随着卵内毛蚴衰老、死亡，SEA 释放量减少，成纤维细胞逐渐演化为纤维细胞，肉芽肿发生纤维化。血吸虫卵在肝内的不断沉积、肉芽肿形成和纤维化，是造成门静脉高压和肝硬化的重要病理学基础。

【病理】

病变以乙状结肠和直肠最为显著。

1. 结肠 急性期黏膜充血、水肿。黏膜下层有堆积的虫卵结节，溃破后形成浅表溃疡。慢性期肠壁增厚，黏膜粗糙不平，有息肉样增生。可见结肠狭窄、肠系膜增厚与大网膜缠结成团等病变。

2. 肝脏 早期肝脏肿大，表面可见粟粒状黄色颗粒，为血吸虫卵结节；晚期肝脏门静脉及其分支周围纤维组织增生，形成干线型肝纤维化，引起门静脉阻塞。阻塞部位在肝血窦之前，是造成门静脉高压症的重要原因。

3. 脾脏 早期脾脏肿大，急性血吸虫病尤为显著，与感染有关。晚期脾脏因门静脉高压，呈阻塞性充血，肿大显著，长期淤血引起纤维组织增生，质地坚硬，并可引起脾功能亢进。

4. 异位损害 是指虫卵或成虫寄生于门静脉系统之外的器官引起的病变，以肺部和脑部较多。肺部病变为间质性粟粒状虫卵肉芽肿伴周围肺泡渗液。偶可在尸检时发现肺动脉中有雌雄合抱的成虫。脑部虫卵肉芽肿病变多见于顶叶和颞叶的大脑灰白质交界处。其他如脊髓、淋巴结、肾脏、生殖系统等偶可有虫卵沉积。

【临床表现】

可分为急性、慢性与晚期血吸虫病和异位损害。

一、急性血吸虫病

多发于夏秋季以 7～9 月份常见。男性青少年居多，有明确的疫水接触史。平均潜伏期约 40 日左右。起病急，有发热等全身症状。

1. 发热 急性期均有发热。热型以间歇热多见，其次为弛张热。体温常于午后升高，约 38℃～40℃，伴畏寒，午夜汗出热退。稽留热仅见于重型患者。相对缓脉多见，易误诊为伤寒。一般患者发热期为 1 个月左右。轻型患者仅持续数日，重型患者可长达数月，并可伴有严重贫血、消瘦、浮肿等症状。

2. 过敏反应 有荨麻疹、血管神经性水肿、全身淋巴结肿大、血嗜酸性粒细胞显著增多等。

3. 腹部症状 约半数以上患者有腹痛、腹泻，约 10% 左右患者有脓血便。重型患者有腹部压痛、柔韧感和腹水形成，似结核性腹膜炎。约 90% 患者有肝肿大（左叶显著）、压痛，约 50% 患者有轻度脾肿大。

4. 肾脏损害 少数病人有蛋白尿，细胞和管型不常见。动物实验提示血吸虫病性肾炎与免疫复合物有关。

二、慢性血吸虫病

占血吸虫病患者绝大多数，因流行区居民反复小量感染引起，可无明显临床症状。也可由急性期患者治疗不彻底演变而成。

1. 无症状患者 无任何症状和体征。常于血吸虫普查或因其他疾病就诊时发现虫卵而确诊。

2. 有症状患者 以腹痛、腹泻常见，多数大便稀，偶带黏液、脓血。少数呈持续黏液脓血便，伴里急后重感，与痢疾相似。病程早期以肝肿大为主，尤其肝左叶肿大明显，以后逐渐出现脾肿大。

三、晚期血吸虫病

主要指血吸虫病的肝纤维化阶段。可分为巨脾型、腹水型、结肠增殖型和侏儒型。各型可有交叉存在现象。

1. 巨脾型 最多见。脾肿大可达脐下或横径越过正中线。质地坚硬，可扪及明显切迹。

2. 腹水型 腹水是严重肝硬化的重要标志。腹胀、腹部膨隆，常有脐疝、腹壁静脉曲张和下肢浮肿。少数患者可出现黄疸。

3. 结肠增殖型 肠道症状较为突出。经常性腹痛、腹泻、便秘或腹泻与便秘交替。左下腹可扪及包块或痉挛性条索状物。本型有并发结肠癌可能。

4. 侏儒型 现已少见。因内分泌腺不同程度萎缩和功能减退，以性腺和垂体功能不全最明显，故表现为垂体性侏儒。

四、异位损害

1. 肺血吸虫病 多见于急性患者。由虫卵沉积引起肺间质肉芽肿性病变。有轻微咳嗽、胸部隐痛，X 线于中下肺野可见弥漫云雾状、点片状、粟粒样浸润阴影，边缘模糊。经治疗后可于 3~6 个月逐渐吸收、消失。

2. 脑血吸虫病 可分为急性和慢性两型。前者多有脑膜脑炎症状：如意识障碍，脑膜刺激征阳性，瘫痪，抽搐等。脑脊液检查正常或蛋白质和白细胞轻度增多。后者主要表现为局限性癫痫发作，头痛，偏瘫等。颅内 CT 扫描或 MRI 有助于诊断。粪检可找到虫卵。及时诊断治疗，预后较好。

除肺、脑以外，血吸虫还可在胃、胆囊、肾、阑尾等其他脏器及组织寄生并发生病变。

【实验室及其他检查】

一、血象

急性期患者血嗜酸性粒细胞显著增多，白细胞总数多在（10~30）×10³/L之间，嗜酸性粒细胞占20%~40%。但重症患者反而减少、甚至消失，代之以中性粒细胞增多。慢性患者血嗜酸性粒细胞在20%以内。晚期患者白细胞与血小板减少，常有不同程度贫血，嗜酸性粒细胞增多不明显。

二、粪便

从粪便中检出虫卵或孵出毛蚴为确诊本病的依据。一般采用沉淀孵化法，以提高检出阳性率。但轻型患者虫卵排出少，需多次反复检查。晚期患者由于肠壁纤维化，虫卵不易排出，阳性率低，需改用直肠黏膜活检或免疫学检查。

三、肝功能

急性患者血清中γ球蛋白轻度增高，血清丙氨酸转移酶（ALT）轻度增高。慢性患者肝功能多正常。晚期患者血清白蛋白明显降低，并有白蛋白与球蛋白比例倒置现象。

四、影像学

1. 超声显像检查　可判断肝纤维化程度，门静脉壁回声区带增强（≥6mm）呈线状者为轻度；呈管状为中度；呈网状分隔者为重度。

2. CT扫描　可显示晚期患者肝包膜增厚钙化及肝纤维化、分隔状钙化的特异性图像，也有助于脑血吸虫病的影像学分型诊断。重度纤维化可表现为龟背样图像。

五、免疫学

包括血吸虫抗原皮内试验和检测血吸虫成虫、童虫、尾蚴与虫卵特异性抗体的各种免疫学试验。常用的有环卵沉淀试验（COPT）、间接荧光抗体试验（IFA）、间接血凝试验（IHA）、酶联免疫吸附试验（ELISA）等，敏感性均在80%以上。目前国内已采用单克隆抗体技术检测患者血中循环抗原，有助于判断疾病活动性，并可作为观察疗效的参考指标。

六、直肠黏膜活组织

对多次粪便检查阴性的疑似患者，可在直肠镜下取病变处黏膜做压片或病理检查，较易查见虫卵。对晚期血吸虫患者活检时，要小心谨慎，防止直肠大出血和穿孔的危险。

【诊断与鉴别诊断】

一、诊断

1. 急性血吸虫病　①夏秋季节在流行区有疫水接触史；②有皮炎、发热、肝肿大且压痛、腹泻等症状；③白细胞总数和嗜酸性粒细胞显著增多；④病原学检查（包括粪便检查和直肠黏膜活检）检出虫卵或尾蚴，或免疫学试验阳性。

2. 慢性血吸虫病　①有疫水接触史；②有长期不明原因腹痛、腹泻、脓血便、肝（尤以左叶为主）脾肿大，或局限性癫痫发作等；③血嗜酸性粒细胞显著增多；④病原学检查（包括粪便检查和直肠黏膜活检）检出虫卵或尾蚴，或免疫学试验阳性。

3. 晚期血吸虫病　在慢性血吸虫病基础上增加两项：①巨脾、腹水、上消化道出血、腹内肿块或侏儒等；②影像学检查证实有肝纤维化。

二、鉴别诊断

急性血吸虫病发热应与伤寒、阿米巴肝脓肿、粟粒性结核、败血症等鉴别。流行病学资料、肝肿大且压痛、血嗜酸性粒细胞增多有助于血吸虫病诊断。

慢性血吸虫病腹泻、便血，易与阿米巴痢疾、肠结核、结肠癌相混淆。粪便培养、肠镜检查、病原学检查、免疫学检查均有助于血吸虫病诊断。

晚期血吸虫病肝脾肿大、腹水，应与慢性病毒性肝炎、肝癌及其他原因引起的肝纤维化相鉴别。根据影像学检查、生化检查和有关病原学检查，不难鉴别。

【治疗】

一、病原学治疗

吡喹酮是治疗血吸虫病的首选药，具有疗效高、不良反应轻、疗程短、适应证广泛等优点。

1. 急性血吸虫病　成人总剂量为 120mg/kg，儿童 140mg/kg，4~6 日疗法，每日剂量分 2~3 次服用。一般病例可采用每次 10mg/kg，每日 3 次，连服 4 日。

2. 慢性血吸虫病　成人吡喹酮总剂量为 60mg/kg，每次 10mg/kg（以 60kg 体重为限），每日 3 次，连服 2 日。儿童体重在 30kg 以下者，总量为 70mg/kg。

3. 晚期血吸虫病　晚期患者口服吡喹酮后，药物经侧支循环直接进入血循环，血药浓度增高，半衰期明显延长，用药剂量可减少。一般可按总剂量 40mg/kg，1 日疗法，顿服或分 2 次服完。

药物不良反应：轻微且短暂，以神经肌肉和消化系统反应为多见。一般无须处理，多可自行消退。研究表明缓释片与普通片疗效相当而不良反应显著低于后者。伴有严重心律紊乱或心力衰竭未获控制、晚期血吸虫病腹水、肝功能失代偿或肾功能严重障碍者暂缓治疗；精神病及癫痫患者用药应慎重并做好抢救措施。

二、对症治疗

急性期发热患者应住院治疗，适当补液，保持水电解质平衡。高热及中毒症状严重者可予小剂量肾上腺皮质激素。巨脾型患者如伴明显脾功能亢进、上消化道出血史可行脾切除加大网膜后固定术，以降低门静脉高压，消除脾功能亢进。但仅有脾肿大者一般不主张即行脾切除术，以免降低人体免疫力。对腹水及上消化道出血患者的治疗，与门脉性肝硬化处理相同。

【预防】

1. 控制传染源　在重流行区内，应人畜同步治疗。重点人群用吡喹酮 40mg/kg，1 次疗法。耕牛按 30mg/kg 计算，1 次灌服，也可用硝硫氰氨混悬液一次静脉注射。

2. 切断传播途径　①消灭钉螺为中心环节，可采用土埋法及氯硝柳胺等药物灭螺。②粪便应做无害化处理，不用新鲜粪便施肥，防止粪便污染水源。

3. 保护易感人群　①加强个人防护：应涂擦防蚴药、穿上长筒胶鞋、尼龙防护裤、戴手套等方可下水。②服预防药物：在流行区流行季节可用吡喹酮 25mg/kg，1 次顿服，隔 2 周服药 1 次；或 40mg/kg，1 次顿服，隔 1 月服药 1 次。也可用蒿甲醚 6mg/kg（以 50 kg 体重为限），每周 1 次顿服，共 7 次。或青蒿琥珀酯给接触者口服 300mg，每周 1 次，连服 3 周，可有效预防急性血吸虫病。③血吸虫疫苗正在研制中，具良好前景。

教材与教学配套用书

新世纪全国高等中医药院校规划教材

注：凡标〇号者为"普通高等教育'十五'国家级规划教材"；凡标★号者为"普通高等教育'十一五'国家级规划教材"

（一）中医学类专业

1　中国医学史（常存库主编）〇★
2　医古文（段逸山主编）〇★
3　中医各家学说（严世芸主编）〇★
4　中医基础理论（孙广仁主编）〇★
5　中医诊断学（朱文锋主编）〇★
6　内经选读（王庆其主编）〇★
7　伤寒学（熊曼琪主编）〇★
8　金匮要略（范永升主编）★
9　温病学（林培政主编）〇★
10　中药学（高学敏主编）〇★
11　方剂学（邓中甲主编）〇★
12　中医内科学（周仲瑛主编）〇★
13　中医外科学（李曰庆主编）★
14　中医妇科学（张玉珍主编）〇★
15　中医儿科学（汪受传主编）〇★
16　中医骨伤科学（王和鸣主编）〇★
17　中医耳鼻咽喉科学（王士贞主编）〇★
18　中医眼科学（曾庆华主编）〇★

19　中医急诊学（姜良铎主编）〇★
20　针灸学（石学敏主编）〇★
21　推拿学（严隽陶主编）〇★
22　正常人体解剖学（严振国　杨茂有主编）★
23　组织学与胚胎学（蔡玉文主编）〇★
24　生理学（施雪筠主编）〇★
　　生理学实验指导（施雪筠主编）
25　病理学（黄玉芳主编）〇★
　　病理学实验指导（黄玉芳主编）
26　药理学（吕圭源主编）
27　生物化学（王继峰主编）〇★
28　免疫学基础与病原生物学（杨黎青主编）〇★
　　免疫学基础与病原生物学实验指导（杨黎青主编）
29　诊断学基础（戴万亨主编）★
　　诊断学基础实习指导（戴万亨主编）
30　西医外科学（李乃卿主编）★
31　内科学（徐蓉娟主编）〇

（二）针灸推拿学专业（与中医学专业相同的课程未列）

1　经络腧穴学（沈雪勇主编）〇★
2　刺法灸法学（陆寿康主编）★
3　针灸治疗学（王启才主编）
4　实验针灸学（李忠仁主编）〇★

5　推拿手法学（王国才主编）〇★
6　针灸医籍选读（吴富东主编）★
7　推拿治疗学（王国才）

（三）中药学类专业

1　药用植物学（姚振生主编）〇★
　　药用植物学实验指导（姚振生主编）
2　中医学基础（张登本主编）
3　中药药理学（侯家玉　方泰惠主编）〇★
4　中药化学（匡海学主编）〇★
5　中药炮制学（龚千锋主编）〇★
　　中药炮制学实验（龚千锋主编）

6　中药鉴定学（康廷国主编）★
　　中药鉴定学实验指导（吴德康主编）
7　中药药剂学（张兆旺主编）〇★
　　中药药剂学实验
8　中药制剂分析（梁生旺主编）〇
9　中药制药工程原理与设备（刘落宪主编）★
10　高等数学（周　喆主编）

11 中医药统计学（周仁郁主编）

12 物理学（余国建主编）

13 无机化学（铁步荣 贾桂芝主编）★

　　无机化学实验（铁步荣 贾桂芝主编）

14 有机化学（洪筱坤主编）★

　　有机化学实验（彭松 林辉主编）

15 物理化学（刘幸平主编）

16 分析化学（黄世德 梁生旺主编）

　　分析化学实验（黄世德 梁生旺主编）

17 医用物理学（余国建主编）

（四）中西医结合专业

1 中外医学史（张大庆 和中浚主编）

2 中西医结合医学导论（陈士奎主编）★

3 中西医结合内科学（蔡光先 赵玉庸主编）★

4 中西医结合外科学（李乃卿主编）★

5 中西医结合儿科学（王雪峰主编）★

6 中西医结合耳鼻咽喉科学（田道法主编）★

7 中西医结合口腔科学（李元聪主编）

8 中西医结合眼科学（段俊国主编）★

9 中西医结合传染病学（刘金星主编）

10 中西医结合肿瘤病学（刘亚娴主编）

11 中西医结合皮肤性病学（陈德宇主编）

12 中西医结合精神病学（张宏耕主编）★

13 中西医结合妇科学（尤昭玲主编）★

14 中西医结合骨伤科学（石印玉主编）★

15 中西医结合危重病学（熊旭东主编）

16 中西医结合肛肠病学（陆金根主编）

（五）护理专业

1 护理学导论（韩丽沙 吴 瑛主编）★

2 护理学基础（吕淑琴 尚少梅主编）

3 中医护理学基础（刘 虹主编）★

4 健康评估（吕探云 王 琦主编）

5 护理科研（肖顺贞 申杰主编）

6 护理心理学（胡永年 刘晓虹主编）

7 护理管理学（关永杰 宫玉花主编）

8 护理教育（孙宏玉 简福爱主编）

9 护理美学（林俊华 刘 宇主编）★

10 内科护理学（徐桂华主编）上册★

11 内科护理学（姚景鹏主编）下册★

12 外科护理学（张燕生 路 潜主编）

13 妇产科护理学（郑修霞 李京枝主编）

14 儿科护理学（汪受传 洪黛玲主编）★

15 骨伤科护理学（陆静波主编）

16 五官科护理学（丁淑华 席淑新主编）

17 急救护理学（牛德群主编）

18 养生康复学（马烈光 李英华主编）★

19 社区护理学（冯正仪 王 珏主编）

20 营养与食疗学（吴翠珍主编）★

21 护理专业英语（黄嘉陵主编）

22 护理伦理学（马家忠 张晨主编）★

（六）七年制

1 中医儿科学（汪受传主编）★

2 临床中药学（张廷模主编）○★

3 中医诊断学（王忆勤主编）○★

4 内经学（王洪图主编）○★

5 中医妇科学（马宝璋主编）○★

6 温病学（杨 进主编）★

7 金匮要略（张家礼主编）○★

8 中医基础理论（曹洪欣主编）○★

9 伤寒论（姜建国主编）★

10 中医养生康复学（王旭东主编）

11 中医哲学基础（张其成主编）★

12 中医古汉语基础（邵冠勇主编）★

13 针灸学（梁繁荣主编）○★

14 中医骨伤科学（施 杞主编）○★

15 中医医家学说及学术思想史（严世芸主编）○★

16 中医外科学（陈红风主编）○★

17 中医内科学（田德禄主编）○★

18 方剂学（李 冀主编）○★

新世纪全国高等中医药院校创新教材（含五、七年制）

1 中医文献学（严季澜主编）★

2 中医临床基础学（熊曼琪主编）

3 中医内科急症学（周仲瑛 金妙文主编）★

4 中医临床护理学（杨少雄主编）★

5　中医临床概论（金国梁主编）
6　中医食疗学（倪世美主编）
7　中医药膳学（谭兴贵主编）
8　中医统计诊断（张启明主编）★
9　中医医院管理学（赵丽娟主编）
10　针刀医学（朱汉章主编）
11　杵针学（钟枢才主编）
12　解剖生理学（严振国　施雪筠主编）★
13　神经解剖学（白丽敏主编）
14　医学免疫学与微生物学（顾立刚主编）
15　人体形态学（李伊为主编）★
　　人体形态学实验指导（李伊为主编）
16　细胞生物学（赵宗江主编）★
17　神经系统疾病定位诊断学（高玲主编）
18　西医诊断学基础（凌锡森主编）
19　医学分子生物学（唐炳华　王继峰主编）★
20　中西医结合康复医学（高根德主编）
21　人体机能学（张克纯主编）
　　人体机能学实验指导（李涎主编）
22　病原生物学（伍参荣主编）
　　病原生物学实验指导（伍参荣主编）
23　生命科学基础（王曼莹主编）
　　生命科学基础实验指导（沃振丰主编）
24　应用药理学（田育望主编）
25　药事管理学（江海燕主编）
26　卫生管理学（景　琳主编）
27　卫生法学概论（郭进玉主编）
28　中药成分分析（郭　玫主编）
29　中药材鉴定学（李成义主编）
30　中药材加工学（龙全江主编）★
31　中药调剂与养护学（杨梓懿主编）
32　中药药效质量学（张秋菊主编）
33　中药拉丁语（刘春生主编）

34　针灸处方学（李志道主编）
35　中医气功学（刘天君主编）
36　微生物学（袁嘉丽　罗　晶主编）★
37　络病学（吴以岭主编）
38　中医美容学（王海棠主编）
39　线性代数（周仁郁主编）
40　伤寒论思维与辨析（张国骏主编）
41　药用植物生态学（王德群主编）
42　方剂学（顿宝生　周永学主编）
43　中医药统计学与软件应用（刘明芝　周仁郁主编）
44　局部解剖学（严振国主编）
45　中医药数学模型（周仁郁主编）
46　药用植物栽培学（徐　良主编）★
47　中西医学比较概论（张明雪主编）★
48　中药资源学（王文全主编）★
49　中医学概论（樊巧玲主编）★
50　中药化学成分波谱学（张宏桂主编）★
51　中药炮制学（蔡宝昌主编）★
52　人体解剖学（严振国主编）（英文教材）
53　中医内科学（高天舒主编）（英文教材）
54　方剂学（都广礼主编）（英文教材）
55　中医基础理论（张庆荣主编）（英文教材）
56　中医诊断学（张庆宏主编）（英文教材）
57　中药学（赵爱秋主编）（英文教材）
58　组织细胞分子学实验原理与方法
　　（赵宗江主编）★
59　药理学实验教程（洪　缨主编）
60　医学美学教程（李红阳主编）
61　中医美容学（刘　宁主编）
62　中药化妆品学（刘华钢主编）
63　中药养护学（张西玲主编）
64　医学遗传学（王望九主编）

新世纪全国高等中医药院校规划教材配套教学用书

（一）习题集

1　医古文习题集（许敬生主编）
2　中医基础理论习题集（孙广仁主编）
3　中医诊断学习题集（朱文锋主编）
4　中药学习题集（高学敏主编）

5　中医外科学习题集（李曰庆主编）
6　中医妇科学习题集（张玉珍主编）
7　中医儿科学习题集（汪受传主编）
8　中医骨伤科学习题集（王和鸣主编）

（二）易学助考口袋丛书

中医执业医师资格考试用书

责任编辑　戴皓宁

封面设计　谢　璇

《内科学》　　（主编　徐蓉娟）

本 教 材 为：

新世纪全国高等中医药院校规划教材

普通高等教育"十五"国家级规划教材(第一版)

国家中医类别中医、中西医结合执业医师、执业助理医师资格考试指定参考书

全国临床中医学、中西医结合医学、中药学、中医护理学专业技术资格考试指定参考书

ISBN 978-7-80156-438-2

01>

9 787801 564382

定价：31.00元